全病程管理规范化培训教材

血液内科疾病全病程管理

徐雅靖 欧阳玉燕 袁叶 主编

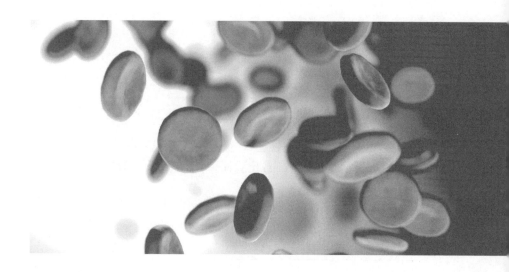

Full Course Management
of Hematological Diseases

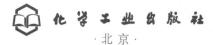
·北京·

内容简介

全病程管理是传统医疗与互联网医疗的融合，也是未来 DRG/DIP 付费或者按人头包干付费等支付改革机制下必要的解决方案。本书由中南大学湘雅医院牵头，中南大学湘雅二医院、中山大学附属第一医院等共同协作完成，总结探索 10 余年全病程服务的经验，为全国血液科开展全病程服务提供参考。本书主要介绍全病程管理的理念、个案管理的内涵、血液科全病程服务内容、服务流程及操作细则，详细介绍 30 余种血液系统疾病及血液内科治疗与护理的全病程管理，且附有全病程管理满意度调查问卷、血液内科疾病个案管理收案评估表、血液内科住院期间信息登记和个案管理计划、血液内科复诊后信息登记和个案管理计划表等。多学科合作贯穿院前、院中、院后，实现对患者的全程管理，力求推动我国全病程服务模式在医疗领域的广泛应用，帮助医疗机构在新的支付体系下开启新的价值医疗和整合式医疗服务体系。

本书适合血液科医生、护理人员，以及相关的个案管理师、社工、营养师、康复师、药师、管理人员阅读参考。

图书在版编目（CIP）数据

血液内科疾病全病程管理 / 徐雅靖，欧阳玉燕，袁叶主编． -- 北京：化学工业出版社，2024. 9. -- ISBN 978-7-122-46622-8

Ⅰ．R552

中国国家版本馆CIP数据核字第2024PU9880号

责任编辑：戴小玲　赵爱萍　　　　　　装帧设计：张　辉
责任校对：杜杏然

出版发行：化学工业出版社（北京市东城区青年湖南街 13 号　邮政编码 100011）
印　　装：河北延风印务有限公司
710mm×1000mm　1/16　印张 29¼　字数 545 千字　2025 年 6 月北京第 1 版第 1 次印刷

购书咨询：010-64518888　　　　　　　售后服务：010-64518899
网　　址：http://www.cip.com.cn
凡购买本书，如有缺损质量问题，本社销售中心负责调换。

定　　价：128.00元　　　　　　　　　　　　　　　版权所有　违者必究

编写人员名单

主　编　徐雅靖　欧阳玉燕　袁　叶
副主编　彭德艳　刘　琼　黄苇萍　陈　娅　肖　滔
编　者（以姓氏笔画为序）

丁瑜欣　王昱雪　王　娜　王家麟　刘　飞
刘　卓　刘　思　刘　琼　刘　薇　闫婷玉
许　攀　孙慢艺　杜美六　李　丹　李　莺
李娟娟　向金卓　阳振邦　杨玉婷　肖　滔
佘克勤　邹　苗　张跃芳　张　红　陈　旭
陈　娅　陈　聪　陈梦青　陈　琳　欧阳玉燕
易伟华　罗旺辉　赵　青　赵苗苗　胡　露
胡欢畅　段雄超　姚　慧　袁　叶　袁玉银
聂　倩　莫　娅　莫　萍　徐雅靖　高婷婷
郭　璇　郭贵香芝　黄　靖　黄苇萍　曹小娟
曹阳丹　曹湘陵　彭德艳　曾　健　曾必云
谢焕琪　窦钰姣　谭露君　廖海心　廖斌韬
廖崇文　廖尚武

主　审　周　阳　付　斌

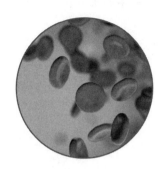

前言

近年来，国家相继出台《关于进一步完善医疗卫生服务体系的意见》《关于推进分级诊疗制度建设的指导意见》《"健康中国2030"规划纲要》等政策，要求不断改善人民群众看病就医体验，落实分级诊疗，建立信息共享、互联互通机制，实现全人群、全生命周期的疾病健康管理。而当前医院之间存在"信息孤岛"，双向转诊不畅通，阻碍分级医疗体系的建设，也无法实现对患者分类分级持续性健康照护。在深化医改背景下，各级医院也急需寻求新的模式来建立医联体协作提质增效和积累健康大数据。因此，探索以患者为中心全程个性化的健康照护体系，建立新型患者服务模式，是国家政策的要求，是人民健康的需求，也是医院发展的需要，已成为各级医院改革和创新的迫切之需。基于此本书梳理全病程管理模式的应用，总结全病程管理模式在血液系统疾病患者中的管理流程，以期为各级医院血液科开展全病程管理服务提供参考。

本书共三篇十六章，第一篇总论：第一章全病程管理概述；第二章血液内科全病程管理临床实践；第三章血液系统疾病概述；第四章血液系统疾病特殊检验技术。第二篇是血液系统疾病全病程管理：第五章贫血性疾病；第六章白细胞疾病（髓系）；第七章白细胞疾病（淋系）；第八章浆细胞疾病；第九章骨髓增殖性肿瘤；第十章出血性疾病。第三篇是血液内科治疗及护理：第十一章常规化疗；第十二章放疗；第十三章免疫治疗；第十四章造血干细胞移植；第十五章营养治疗；并附全病程相关表格。

本书是一本临床实用型专著，涉及多种常见的血液系统疾病院前、院中、院后管理流程清晰，图文并茂，适合开展全病程管理服务模式的医生护士、个案管理师、社工、营养师、康复师、药师、管理人员阅读参考，有助于规范血液科全病程管理实践流程，保障医疗质量与安全，更好地为患者提供全病程管理服务。

　　本书凝结着编者们的智慧，尽管在编写过程中查阅了国内外相关文献资料，但难免存在疏漏之处，希望读者和同行提出宝贵意见，我们将持续改进。本书的出版得益于编者们不惜时间，反复审阅雕琢，在此向所有对本书的出版作出贡献的单位和个人表示由衷的感谢！

编　者

2024年7月15日

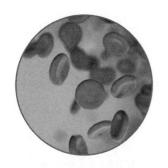

目 录

第一篇 总论

第一章 全病程管理概述 — 2
- 第一节 全病程管理发展背景 — 2
- 第二节 全病程管理的定义及内涵 — 5
- 第三节 全病程个案管理模式 — 15

第二章 血液内科全病程管理临床实践 — 21
- 第一节 血液内科全病程管理的开展基础 — 21
- 第二节 血液内科全病程管理的服务内容 — 23
- 第三节 血液内科全病程管理的服务流程 — 26
- 第四节 血液内科全病程管理的实施细则 — 28

第三章 血液系统疾病概述 — 30
- 第一节 血液系统解剖与生理 — 30
- 第二节 血液系统常见疾病 — 45

第四章　血液系统疾病特殊检验技术 —— 53

- 第一节　骨髓细胞形态学检验技术 —— 53
- 第二节　流式细胞学检验技术 —— 59
- 第三节　染色体核型分析及荧光原位杂交技术 —— 62
- 第四节　血液分子生物学检验技术 —— 66

第二篇　血液系统疾病全病程管理

第五章　贫血性疾病 —— 74

- 第一节　再生障碍性贫血 —— 74
- 第二节　纯红细胞再生障碍性贫血 —— 85
- 第三节　自身免疫性溶血性贫血 —— 93
- 第四节　缺铁性贫血 —— 102

第六章　白细胞疾病（髓系）—— 110

- 第一节　急性髓系白血病（非早幼粒细胞白血病）—— 110
- 第二节　急性早幼粒细胞白血病 —— 122
- 第三节　骨髓增生异常综合征 —— 129
- 第四节　慢性髓细胞性白血病 —— 136

第七章　白细胞疾病（淋系）—— 144

- 第一节　急性淋巴细胞白血病 —— 144
- 第二节　淋巴母细胞淋巴瘤 —— 152
- 第三节　霍奇金淋巴瘤 —— 159
- 第四节　弥漫大B细胞淋巴瘤 —— 171
- 第五节　滤泡性淋巴瘤 —— 180

  第六节 边缘区淋巴瘤 —— 187

  第七节 慢性淋巴细胞白血病 —— 196

  第八节 淋巴浆细胞淋巴瘤/华氏巨球蛋白血症 —— 207

  第九节 外周T细胞淋巴瘤 —— 214

  第十节 血管免疫母细胞性T细胞淋巴瘤 —— 224

  第十一节 NK/T细胞淋巴瘤 —— 231

第八章 浆细胞疾病 —— 239

  第一节 多发性骨髓瘤 —— 239

  第二节 系统性轻链型淀粉样变性 —— 251

第九章 骨髓增殖性肿瘤 —— 259

  第一节 真性红细胞增多症 —— 259

  第二节 原发性血小板增多症 —— 267

  第三节 原发性骨髓纤维化 —— 273

第十章 出血性疾病 —— 279

  第一节 过敏性紫癜 —— 279

  第二节 原发免疫性血小板减少症 —— 290

  第三节 血栓性血小板减少性紫癜 —— 299

  第四节 血友病 —— 309

  第五节 血栓性疾病——易栓症 —— 320

第三篇 血液内科治疗及护理

第十一章 常规化疗 —— 336

第十二章　放疗 ··· 345

第十三章　免疫治疗 ··· 354
　　第一节　嵌合抗原受体T细胞治疗 ·· 354
　　第二节　双特异性抗体治疗 ··· 368
　　第三节　程序性细胞死亡蛋白/PD-L1治疗 ······························ 380

第十四章　造血干细胞移植 ··· 391
　　第一节　自体造血干细胞移植 ··· 391
　　第二节　异基因造血干细胞移植 ·· 411

第十五章　营养治疗 ··· 434

附表1　血液系统疾病常用药物 ··· 448

附表2　血液内科住院期间信息登记和个案管理计划 ··············· 456

附表3　血液内科复诊后信息登记和个案管理计划 ·················· 457

附表4　血液系统疾病个案管理收案评估 ······························· 458

附表5　全病程管理满意度问卷调查 ······································ 458

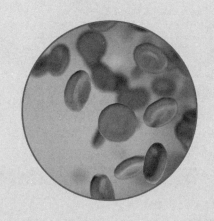

第一篇 总论

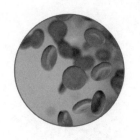

第一章
全病程管理概述

第一节 全病程管理发展背景

一、国家政策引导

根据《国务院办公厅关于促进"互联网+医疗健康"发展的意见》(国办发〔2018〕26号)、《国务院关于实施健康中国行动的意见》(国发〔2019〕13号)、《关于深入推进"互联网+医疗健康""五个一"服务行动的通知》(国卫规划发〔2020〕22号)和中共中央办公厅、国务院办公厅2023年3月印发的《关于进一步完善医疗卫生服务体系的意见》等文件和政策,要求健全"互联网+医疗健康"连续服务体系。鼓励医疗机构应用互联网等信息技术,拓展医疗服务的空间与内容,构建起涵盖诊前、诊中、诊后的线上线下一体化医疗服务模式,以缓解看病就医难,实现全人群、全生命周期的健康管理,提升人民健康水平。积极发展"互联网+医疗健康",建设面向医疗领域的工业互联网平台,加快推进互联网、区块链、物联网、人工智能、云计算、大数据等在医疗卫生领域的应用,强化健康医疗大数据共享交换与保障体系建设。推进医疗联合体内信息系统统一运营和互联互通,加强数字化管理。

基于国家政策的引导,促进了我国"互联网+医疗"迅速发展,主要原因有:

(1) 医疗改革需求 随着经济的发展和社会的进步,我国医疗资源分布不均衡、看病难、看病贵等问题逐渐凸显。而"互联网+医疗"能够弥补医疗资源分布不均衡的现状,缓解看病难、看病贵的问题,提高医疗资源的利用效率。

(2) 人口老龄化和疾病谱转变 随着人口老龄化和疾病谱的转变以及慢性病的发病率增加,传统的以急性病为主的医疗模式难以满足慢性病患者的长期管理需求。而"互联网+医疗"能够为老年人及慢病者提供便捷的医疗服务，满足其对医疗的个性化需求，提供针对性的健康管理和医疗服务。

（3）移动互联网普及　随着移动互联网的普及，人们可以通过智能手机、平板电脑等设备随时随地获取医疗健康信息，实现线上预约挂号、远程医疗等服务。这为"互联网+医疗"的发展提供了强大的技术支撑和广阔的市场前景。

（4）技术创新驱动　移动互联网、大数据、云计算、人工智能等技术的发展，为"互联网+医疗"的创新提供了强大的支撑。例如，通过大数据分析，医疗机构可以更好地了解患者需求，优化诊疗流程；人工智能的应用，提高了医疗服务的精准性和效率。

（5）产业融合发展　互联网与医疗产业的融合，促进了医疗资源的优化配置和医疗服务的个性化发展。通过互联网技术，可以实现医疗资源的共享和优化，提高医疗服务的质量和效率。

（6）全球发展趋势　在全球范围内，"互联网+医疗"已经成为医疗行业发展的趋势。各国政府和医疗机构都在积极探索互联网技术在医疗领域的应用，以提高医疗服务的质量和效率，满足人民日益增长的医疗健康需求。未来，"互联网+医疗"将继续发挥其优势，为人们提供更加便捷、高效、个性化的医疗服务。

二、医疗卫生行业的困惑

近年来，我国医疗卫生行业面临诸多的困惑，主要体现在以下几个方面：

（1）医护人员短缺　根据国家卫生健康委发布的《2023年我国卫生健康事业发展统计公报》数据统计，截至2023年，全国卫生人员总数1523.7万人，比上年增加82.7万人，每千人口执业（助理）医师3.40人，每千人口注册护士4.00人。

（2）医疗资源分布不均衡　东部地区的医疗资源相对丰富，中西部地区相对匮乏。以三级医院的分布为例，东部地区每千万人口拥有的三级医院数量高于中西部地区。在医疗设备方面，先进医疗设备在大城市的集中程度较高，部分贫困地区的医疗机构仍缺乏关键的诊疗设备。

（3）医患关系紧张　有的患者对医疗技术的期望过高，以及医患沟通不畅、信任缺失等问题，致部分患者就医体验差。

（4）医疗成本上涨　国家统计局发布的《中华人民共和国2023年国民经济和社会发展统计公报》显示，我国居民人均消费支出中医疗保健支出从2018年的8.5%上升至2023年的9.2%，排在第5位。

（5）医疗信息化建设仍存在不足　我国医疗机构的信息化建设虽然取得了一定进展，但由于标准不统一、数据格式差异等原因，不同系统之间的数据交换和共享存在困难，仅有约 30% 的机构表示能够与其他医疗机构实现较为有效的信息共享。

三、"互联网+医疗健康"的崛起

互联网医疗，是互联网在医疗行业的新应用，代表了医疗行业新的发展方向，是指通过以互联网为载体，为用户提供健康教育、在线医疗咨询、电子健康档案、疾病风险评估、健康指标监测、电子处方、远程会诊及远程治疗和远程康复等多种形式的健康管理服务。

2000—2010 年，在线问诊和远程医疗技术逐渐发展起来。2010—2020 年，"互联网+医疗健康"进入快速发展阶段，在线问诊和远程医疗服务得到更广泛的应用。2020 年至今，"互联网+医疗健康"进一步深化和完善，随着 5G 技术的普及和医疗设备的智能化，远程手术、智能诊断等高科技医疗服务逐渐成为现实。

"互联网+医疗健康"的崛起在以下几个方面展现出重要影响：

（1）在线问诊和远程医疗 "互联网+医疗健康"使得患者可以通过在线问诊平台与医生进行交流和咨询，避免了传统门诊的排队和等待时间。同时，远程医疗技术的发展使得患者可以在家中通过视频或音频与医生进行远程诊断和治疗，尤其对于偏远地区和无法前往医院的患者具有重要意义。

（2）健康管理和健康监测 "互联网+医疗健康"推动了健康管理的数字化和个性化。健康管理平台和移动应用程序可以帮助人们记录健康数据、制订健康计划，并提供相应的健康建议和指导。此外，智能穿戴设备的普及也使得人们可以实时监测自身的健康指标，如心率、血压、睡眠等，有助于提前预防和管理慢性疾病。

（3）在线药店和药物配送 "互联网+医疗健康"促进了在线药店的兴起，人们可以通过互联网平台方便地购买药品和健康产品，节省了时间和精力。同时，药物配送服务的发展使得药品可以快速送到患者手中，特别适用于慢性疾病患者和行动不便者。

（4）大数据和人工智能应用 "互联网+医疗健康"通过整合和分析大量的医疗数据，为医疗决策提供科学依据。人工智能技术的应用可以辅助医生进行诊断和治疗，提高医疗效率和准确性。"互联网+医疗健康"的发展，有利于解决中国医疗资源不平衡和人们日益增加的健康医疗需求之间的矛盾，是卫生行政部门积极引导和支持的医疗发展模式。

综上所述因素促使医疗机构和决策者寻求更加综合、连续和协同的医疗模式，以提高医疗质量、患者满意度和资源利用效率。全病程管理因此应运而生，成为现代医疗的重要发展方向之一。

第二节　全病程管理的定义及内涵

全病程管理是指跨团队、多角色全程协作连续整合的主动健康管理模式，通过个案管理师全程跟进，通过数字化全病程管理平台，将"线上＋线下""诊前＋诊后"服务一体化融合的全生命周期个案管理式医疗服务。一般包含预约诊疗、线上咨询、双向转诊、个案管理、延伸服务五大服务模块。

【组织架构说明】

随着医疗服务模式的转变，越来越多的医院将全病程管理的理念贯穿和运用到医院各服务环节中。全病程管理的顺利实施，需要有一个系统全面的组织架构，站在患者角度，场景化设计就医全流程所涉及的所有服务，围绕患者为中心，将全病程管理的服务落实到患者所需要的每一个步骤和每一个实施的部门。所以，从整体层面来说，全病程管理是跨团队、多角色全程协作连续整合的主动健康管理模式。

全病程管理实践，理想的全病程管理架构是由当地卫生行政部门做好顶层设计，搭建好区域内公共系统平台，开通信息互联互通，建立制度和管理标准，对区域内大型三甲牵头医院做好布局和分工；再由牵头医院按照医院实际需求来设计全病程管理服务，在院内联动相关部门和临床科室，并带动医联体机构或专病／专科联盟，也可以联合第三方公司共同实施开展全病程管理。在以卫生行政部门牵头的全病程管理模式下，从医院层面来看，可实现区域内患者医疗信息共享；从患者层面来看，能够享有区域内优质医疗服务。这种模式更有利于分级诊疗的落地实施。但是，国内目前以卫健委牵头的全病程管理模式还面临许多问题亟待破解，比如信息化建设不够完善、医保与收费缺乏相关制度等。

以大型三甲医院牵头的全病程管理模式是目前应用比较广泛的模式。一般由医院指定牵头部门来实施开展全病程管理工作。完善的顶层设计，包括院前、院中、院后各流程中涉及的各部门，合作的医联体机构和第三方合作平台等都可以是全病程管理覆盖的组织架构。

全病程管理的组织架构体系根据不同的医疗机构、卫生系统和地区的需要而有所不同，但通常包括以下核心要素：

（一）管理层

（1）牵头部门负责整体管理和决策，包括全病程管理顶层设计，全面规划、指导、推进全病程管理各项工作顺利开展。

（2）网络信息部门负责提供全面技术支持及信息监管。

（3）医疗、护理部门负责全病程管理工作的推广、服务和质量管理、风险把控及个案管理人才培养等。

（4）运营部门负责平台日常运营、线上线下服务管理和生态链资源链接等。

（5）财务审计部门负责运营平台财务收支情况的审计与监管工作。

（6）对外合作部门负责与社区、医联体及专科专病联盟的拓展合作等；全病程管理组织架构体系可以借鉴图1-2-1。

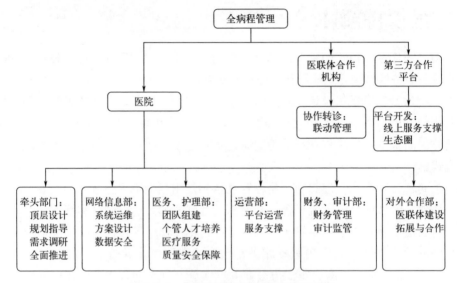

图1-2-1　全病程管理组织架构体系示意

（二）全病程管理团队

（1）医生是核心，需要具备临床经验和专业知识，能够负责患者的诊断、治疗和康复计划，并提供医疗指导和监督。

（2）个案管理师是指接受过个案管理训练的人员，针对某种特定的疾病，负责与医生、医疗小组及患者协调沟通，制订诊疗计划与目标，并确保患者能如期完成所需的检查和治疗，以便在预定的时间内达成期望的目标。

（3）护士负责患者的护理工作，包括监测病情、执行医嘱、提供健康教育和支持患者的自我管理。

（4）药师负责管理药物治疗和药物的咨询与指导。

（5）康复师负责康复指导，医学影像师负责影像审核。

（6）心理医生/咨询师提供心理支持和治疗。

（7）信息技术人员负责数据收集和分析，维护健康信息技术系统，确保数据安全和合规性。

（8）质控主管和测量分析师负责质控改进和管理，监测医疗服务质量并提出改进建议，评估医疗绩效和成果。

（9）教育和培训者负责为医疗团队提供全病程管理培训，为患者提供教育和培训。

（10）社会工作者提供社会支持和辅导，协助患者解决与疾病相关的心理、经济和社会问题，提供社会资源和服务的信息。

这些组织架构要素旨在确保全病程管理团队能够有效协作、提供高质量的医疗服务，同时满足患者的健康需求和目标。根据不同的医疗机构和地区情况，这些要素的具体角色和职责可能会有所不同，以适应特定的需求和资源。

【数字化全病程管理平台服务模块】

数字化全病程管理平台体现数字化管理，一般是由数字化全病程管理平台、医疗客服集成平台和健康管理在线服务系统等组成的综合性管理平台。根据目前已开展全病程管理服务的医疗健康管理机构服务模块分类，一般可以归纳为预约诊疗、线上咨询、双向转诊、全病程个案管理、延伸服务五大服务模块。

一、数字化全病程管理平台

数字化全病程管理平台是指提供医联体及合作机构全病程管理的操作平台，包括照护评估、出院准备、双向转诊、居家随访、院后随访、个案管理、健康教育、短信提醒等功能，通过对接院内电子病历系统、检验系统、健检系统等，建立患者院前、院中、院后完整的健康电子档案。

二、医疗客服集成平台

医疗客服集成平台是指通过建立标准化医疗客服呼叫中心，提供咨询、预约挂号、转诊、远程会诊、报告查询与投诉、复诊提醒、疾病随访、满意度调查等综合性服务的客服集成平台。

三、健康管理在线服务系统

健康管理在线服务系统是指通过整合医院微信公众号、微信小程序、微博、支付宝服务窗、官方网站等，提供智能机器人问答、在线咨询、患者教育、院外随访、个案管理、健康管理、掌上药店、便民住宿、交通指引等一站式全程化服务功能。

四、服务模块介绍

（一）预约诊疗

预约诊疗在全病程管理中运用广泛，通过预约管理可以为患者节省门诊复诊、住院等待时间，提升患者就诊体验感、提高随访依从性，让患者高效就医，让医生有序看诊，提高医疗效率，从而使全病程管理覆盖面更加宽广，节奏有序。

预约诊疗服务针对不同人群和需求做了相应的设计，主要有预约挂号、预约检查、预约住院三个方面。

1. 预约挂号

（1）线上预约　全病程管理可以由个案管理师根据照护计划要求通过医院官方在线咨询平台，比如微信公众号、微信小程序或者APP等工具，对患者进行复诊提醒、复诊预约或提供预约挂号指引与资源对接。

（2）电话预约　尽管手机普及率已经很高，但老年、贫穷地区的患者存在一些不太会用现代互联网手段进行预约挂号与咨询的，很多医院设立了专门提供该类服务的客服中心，通过客服中心电话，患者可以申请电话预约挂号，客服中心也会提供相应的分诊建议、诊前提醒等服务。

（3）全病程管理门诊预约　是针对专科管理患者提供的个性化服务，为了确保复杂性疾病的患者能够规范化随访治疗，接近患者下次随访期的时候，系统会通过公众号与电话形式近随访日期提醒患者，督促患者及时上线进行挂号预约。管理患者可以通过线上预约、电话预约与转接个案管理师预约下一次的随访门诊。若是公众号与电话提醒都没有得到管理患者的反馈，此时个案管理师将介入，为患者提供主动管理服务。

对于异地患者由于各种原因可能无法按规范门诊随访，但病情不允许延后复诊的患者，个案管理师针对这类情况将采取线下检查、线上远程随访的方式，请患者于当地医院做好基本的检查项，后续通过线上评估的方式完成一次随访。对于线上评估病情严重的患者，则会转介医生进行专业医学干预并提供相应的医联体联盟单位治疗建议、全病程管理病房应急救治预约等资源，确保患者的生命安全。

2. 预约检查

医院通过统一平台对患者身份及就诊信息进行梳理汇总，为符合复诊条件的患者提供便捷的互联网复诊及预约检查服务。医生根据患者上传的病史及资料，通过线上问诊沟通，予以综合分析并提供复诊计划和指导，为其在线续方，并开具检查、检验等项目。同时，个案管理师会依据服务内容提前为患者预约好检验检查项目。

3. 预约住院

为改善住院秩序，减少患者就诊奔波，提高诊疗效率，部分大型三甲医院已开展床位集中预约，床位预约中心能够综合医院的床位信息，实现跨科收治，使之最优化地将床位开放给患者。通过数字化全病程管理平台对接医院管理信息系统（hospital information system，HIS），实现数据整合、信息共享、流程协同。针对全病程管理患者需要定期住院治疗或病情变化需要及时住院就医时，患者无须来医院开具住院证，个案管理师借助数字化全病程管理平台提交住院申请，待专科医生审核通过后，即可触达医院的床位预约中心，从而实现住院预约。

（二）线上咨询

我国"互联网＋医疗"相关医疗健康产业发展迅速，国家政策支持医疗卫生机构、符合条件的第三方机构搭建互联网信息平台，开展远程医疗、健康咨询、健康管理服务，促进医院、医务人员、患者之间的有效沟通。

全病程管理过程中，线上咨询是应用最多的一项服务，指结合电信运营商资源，利用互联网及通信设备搭建医患线上线下互动平台，通过视频、语音、图文等线上咨询方式，由医生、护士、药师、康复师、营养师、心理师等为广大人群及常见病、慢性病患者提供就医咨询或用药、康复、运动、营养、心理等健康咨询服务。线上咨询在提供便利、降低成本、打破地域限制、提供舒适安全的环境以及保护隐私等方面都具有重要的意义，是现代社会中不可或缺的一种咨询方式。

（三）全病程个案管理

个案管理的起源正是价值医疗，旨在从细节、环节、流程上助力医养融合和相关机制的建立，帮助协调控费，最后达到多赢的局面。在这个体系里，医疗人员以特定疾病表现和以人的生命健康发展为中心，多个医务角色和多个医疗阶段整合在一起来实现患者对于健康的需求。

全病程个案管理是一种医疗健康照护服务模式，围绕某一个疾病或单个个案为中心，以专家级医生为核心，通过多专业、多团队、多环节、跨机构的合作，比如以全病程专病联盟或医联体内多角色多团队协作方式，按单病种整合式管理方案和路径，为个案提供涵盖院前服务、院内诊疗、出院后的康复护理等连续性的医疗健康照护服务，实现全人、全程、全照护管理式一体化服务。

此外，全病程个案管理还强调信息的连续性和数据化收集。通过规范制订、流程建立、信息介入等手段，使得个案的照护过程得以连续，并且健康信息得以数据化收集。这些信息可以建立全病程管理的数据库，为医疗科研、医疗流程改进提供依据，进而对医疗机构在医疗服务过程中的质量监控起到积极作用。

（四）双向转诊

2015 年和 2017 年国务院办公厅分别印发了《关于推进分级诊疗制度建设的指导意见》和《关于推进医疗联合体建设和发展的指导意见》，提出构建基层首诊、双向转诊、急慢分治、上下联动的分级诊疗模式，以慢性病分级诊疗为突破口，以区域医疗中心建设、科学合理规划布局医联体为重点推进分级诊疗制度。

双向转诊工作作为沟通上级医院与基层医院的桥梁，是有效减轻大医院医疗压力，提高病床周转率，促使医疗资源逐步下沉，缓解"看病难""看病贵"问题的重要举措。

1. 定义

双向转诊是指根据病情需要和医疗资源分布，在医疗机构之间实现医疗服务的有序流动。它主要包括从基层医疗机构向上级医疗机构的转诊，以及从上级医疗机构向基层医疗机构的反向转诊两种情况。简而言之，就是"小病进社区，大病进医院，康复回社区"的就医新格局。

具体来说，当患者在基层医院诊治有困难时，比如不能诊断疾病、诊疗条件欠缺、技术水平不够等，由基层医院申请转到上级医院或专科医院诊治。待病情稳定时，再转回基层医院继续治疗。转诊过程是根据病情需要而进行的上下级医院间、专科医院间或综合医院与专科医院间的转院诊治过程，可以充分利用各级医疗机构资源，优势互补，协同发展。医联体内要推动以电子病历为核心的医院信息化建设，搭建医疗信息共享平台和远程会诊平台，实验室检查、影像的集中检查、优先检查，以及检查规范的统一和检查结果的调阅、互认。同时推动预约诊疗、患者诊断、治疗信息、健康档案信息的共享，逐步完善公共卫生、预防保健和医疗救治等信息的共享互用机制。

通过双向转诊制度，可以积极发挥大中型医院在人才、技术及设备等方面的优势，同时充分利用各社区医院的服务功能和网点资源，促使基本医疗逐步下沉社区，社区群众危重病、疑难病的救治到大中型医院。这样不仅可以缓解看病难、看病贵的问题，还可以提高医疗资源的利用效率，促进医疗服务的公平性和可及性。

2. 指导原则

（1）知情同意原则　从维护患者利益出发，充分尊重患者的选择权，真正使患者享受到双向转诊的方便、快捷、有效服务。同时，也要加强宣传教育，使患者了解双向转诊的意义和流程，提高患者的认知度和接受度。

（2）分级诊疗原则　小病、常见病在基层、社区医院就诊，危急重症在上级医院。根据患者病情和医疗机构服务能力，合理确定上转和下转标准，确保患者得到及时、有效的救治。

（3）就近转诊原则　根据患者病情和医疗机构服务可及性，就近转诊患者，做到方便、快捷。同时，也要加强医疗机构之间的协作和沟通，确保转诊流程的顺畅和高效。

（4）针对性和有效性原则　根据患者的病情有选择地将患者转诊至专科、专病特色明显的医疗机构，提高患者诊治的有效性。同时，医疗机构之间要建立起有效、严密、实用、畅通的上下转诊渠道，为患者提供整体性、持续性的医疗服务，确保双向转诊工作的顺利实施和取得实效。

（5）资源共享原则　在确保安全的前提下，尽量做到检查结果通用，减少不必要的重复检查，降低患者就诊费用。同时，也要加强医疗机构之间的技术合作和人才流动，促进卫生资源的合理利用和优化配置。

3. 转诊流程

（1）上转流程　①转诊门诊：申请机构转诊负责人登录数字化全病程管理平台，填写上转申请单→医院转诊专员处理转诊申请单→若同意，协同门诊安排转诊号源→反馈转诊安排情况→申请机构接收转诊安排并通知患者→患者按预约时间持有效证件至医院相应诊室就诊。②转诊住院：申请机构通过数字化全病程管理平台提交相关资料、申请转诊→医院转诊专员分派专科医生会诊→会诊医生审核并提交会诊意见（同意收案）→转诊住院申请发送至床位预约中心→床位预约中心按照专科收治原则，安排床位并通知患者入院→患者按约定入院时间持有效证件，至住院结算中心办理入院手续。

（2）下转流程　医生开具转诊医嘱→个案管理师在数字化全病程管理平台填写照护需求评估表，完善病友转诊说明，填写转诊目的并选择下转目标医院→目标医院处理转诊信息，并反馈转诊的同意/拒绝意见→个案管理师告知患者转诊反馈意见→患者办理出院，按约定时间持有效证件至目标医院办理入院手续。双向转诊流程如图1-2-2所示。

（五）延伸服务

全病程管理延伸服务主要包含远程健康管理、健康干预、健康科普、居家随访、医联体及合作机构全病程管理等。

（1）远程健康管理　全病程管理团队利用视频、电话、短信、上门、远程健康管理平台、智能穿戴设备等方式，对出院或转诊后患者进行追踪随访及进行远程健康指导，并借由信息系统建立患者出院后连续完整的照护数据。远程健康管理能够及时发现患者的健康问题，并提供相应的解决方案，从而帮助他们控制病

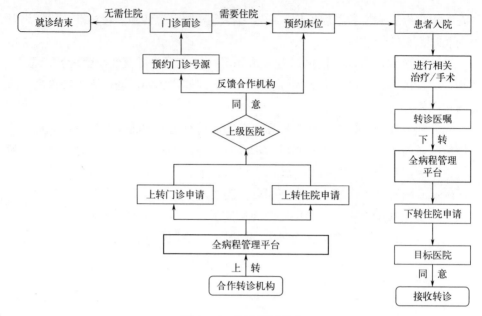

图 1-2-2 双向转诊流程

情和改善预后。远程健康管理不仅限于临床医疗服务，它还包括健康信息服务、健康教育和健康服务等非临床方面的内容。例如，提供医疗保健教育服务，远程监控生理指标（如心电图、血糖、血压等），以及远程医疗医患会诊等。

（2）健康干预　即全病程管理团队对影响患者健康的不良行为、不良生活方式及习惯等危险因素以及导致的不良健康状态进行综合处置的医学措施与手段。主要干预方式有健康教育、运动干预、心理干预、饮食营养干预等，以达到预防疾病、加速康复、减少并发症发生、少用药或脱离用药、养成健康生活方式、提高生活质量等目的。

（3）健康科普　全病程管理团队通过科学的方法，向患者及家属宣传与健康相关的知识，以促进患者的健康意识和健康行为。健康科普的内容包括但不限于普及卫生健康相关法规与政策、科学健康观、合理膳食、适量运动、戒烟限酒、心理平衡等健康知识，还包括预防疾病、早期发现、紧急救援、及时就医、合理用药、应急避险等必备技能。这些知识以患者易于理解、接受、参与的方式呈现和传播，如健康讲座、健康课程、健康咨询服务等。

（4）居家随访　在全病程管理过程中，全病程管理团队根据需求对患者进行定期的、有计划的、个性化的家庭访问，并通过面对面的交流、观察以评估其健康状况、生活习惯、心理状态，监督健康计划的执行情况，及时发现和解决潜在的健康问题，并提供必要的健康指导和支持。居家随访有助于加强患者与医护人员之间的沟通和信任，提高患者的健康意识和自我管理能力，从而改善健康状况，提高生活质量。

（5）医联体及合作机构全病程管理　以全病程管理服务需求为核心，根据医院需求遴选出全病程管理工作链所需的健康服务机构，包括医联体单位、双向转诊机构、养老护理机构、母婴护理中心、临终关怀机构、日间照护机构、康复机构，以及智能穿戴设备商、网上智慧药房、健康保险公司等，共同完成全病程管理工作。

【全病程管理的内涵】

一、全病程管理的内容

全病程管理涵盖了从疾病的预防、早期诊断、治疗到康复的全过程。全病程管理的主要内容包括以下方面：

（1）健康促进与疾病预防　包括推广健康生活方式、疫苗接种、定期体检等，旨在降低疾病发生的风险。

（2）早期筛查与诊断　通过定期检查、筛查等手段，早期发现潜在的健康问题或疾病，以便及早干预治疗。

（3）治疗与康复　包括药物治疗、手术治疗、放疗、康复训练等，旨在缓解疾病症状、控制疾病进展，并促进患者的康复。

（4）慢病管理　针对慢性疾病，通过持续的监测、药物管理、生活方式干预等手段，控制疾病进展，提高生活质量。

（5）终末期护理与病患安宁　为晚期疾病患者，提供舒适的护理，关注患者的生活质量，提供患者和家属的心理支持。

（6）健康教育与自我管理　向患者提供关于疾病知识、治疗方案、自我管理等方面的教育，增强患者的健康素养和自我管理能力。

（7）医患沟通与共同决策　强调医患之间的有效沟通，将患者作为治疗团队的合作伙伴，共同制订治疗计划。

二、全病程管理的特点

（1）多学科协作　全病程管理强调不同科室和医务人员之间的协作，建立多学科的医疗团队，共同为患者提供医疗服务。

（2）信息共享　全病程管理利用信息技术来支持医疗服务，包括电子病历、健康管理平台等，方便医患沟通和数据共享。

（3）远程医疗应用　全病程管理借助远程医疗技术，实现在线咨询、远程随访、远程会诊等服务，方便患者就医和医生的远程指导。并可以借助大数据和人工智能技术，对医疗数据进行分析和挖掘，提高医生的辅助诊断能力，优化治疗方案，实现精准医疗。

（4）强调健康管理　全病程管理不仅关注疾病的治疗，还重视患者的健康管理和预防，提供健康教育和科学的健康指导，帮助患者养成健康的生活方式，减少疾病的发生和复发。

三、全病程管理的核心价值

（1）以患者为中心　全病程管理将患者置于核心位置，将医疗服务从以医生为中心的传统模式转变为以患者为中心。它重视患者的整体需求和个性化需求，致力于提供满足患者期望的医疗服务，帮助患者更好地管理和控制疾病，提高生活质量。

（2）协作和连续性　全病程管理鼓励不同科室、不同医务人员之间的协作，建立多学科的医疗团队，共同参与患者的诊疗和治疗。通过信息共享和医疗资源优化配置，实现医疗服务的连续性和一致性，确保患者在整个疾病过程中得到持续性的医疗关怀。

（3）优化资源利用　全病程管理通过合理配置医疗资源，避免重复检查和冗余治疗，提高医疗服务效率，降低医疗成本。这对于缓解医疗资源紧张和提高医院综合竞争力具有重要意义。

（4）提升医疗质量和效率　全病程管理通过优化医疗流程，强调预防和早期诊断，提高了医疗服务的质量和效率。患者得到更加全面和连续的医疗服务，医院在整体绩效上也能够得到提升。

全病程管理的核心价值在于通过整合医疗资源、提高医疗服务的质量和效率，实现以患者为中心的医疗模式，使得医疗服务更加人性化、个性化和智能化，为患者提供更优质的医疗体验和健康管理。同时，全病程管理也对于推动医疗体制改革和提高医疗服务水平具有重要意义。

四、全病程管理的原则

（1）早期干预和预防　全病程管理强调疾病的早期诊断和干预，以防止疾病的进展和并发症的发生，促进健康教育和生活方式干预，降低疾病风险。

（2）整体性和协同性　从患者的整体健康状况出发，进行多学科、多专业的协同合作，使各个医疗环节之间信息共享，确保医疗资源的高效利用。

（3）个体化治疗　根据患者的病情、健康状况、偏好和价值观，制订个体化的治疗计划，注重患者的主观感受，提高治疗依从性。

（4）连续性护理 在不同医疗环节中保持护理的连续性，包括住院、门诊、康复等阶段，避免治疗断层，提供持续的医疗服务。

（5）监测和评估 对治疗效果进行定期监测和评估，根据情况调整治疗计划，关注患者的生活质量和满意度。

第三节 全病程个案管理模式

一、个案管理的起源

个案管理起源于 20 世纪初的社会工作领域，其初衷是为贫困和弱势人群提供社会援助。美国个案管理协会将个案管理定义为：个案管理包括评估、计划、实施、协调、监督和评价所选择的治疗和服务的合作性程序。该程序通过与患者的交流并协调可利用的资源来满足个人的健康需求，从而促进高质量的、具有成本效益的医疗结局。

随着社会的发展和人们对生活质量要求的提高，个案管理逐渐从单一的社会援助转变为更广泛的领域，包括心理健康和整体性的健康服务。20 世纪 50 年代，心理学的发展为个案管理提供了理论基础，使个案管理开始关注个体的心理、情感和社会因素。

到了 20 世纪 70 年代，个案管理在美国得到了广泛应用和推广。随着社会问题和人口老龄化的加剧，政府、非营利组织和医疗机构逐渐认识到个案管理在解决社会问题和提供综合服务方面的重要性。进入 21 世纪，个案管理在全球范围内得到了迅猛发展。信息技术的进步使得个案管理变得更加高效和便捷，例如个案管理软件、电子病历和电子健康记录的使用。同时，个案管理也开始关注整个社会生态系统对个体发展的影响，扩大了服务对象的范围，包括儿童、青少年、成人和老年人等不同年龄和人群。个案管理广泛应用已有 50 多年，其成效得到了充分验证。

二、个案管理在国内的发展

个案管理在我国的发展可以追溯到 1949 年之前，当时北京协和医院开办了社会服务部，之后带动了全国的个案社会工作热潮。然而，在改革开放之前，个案社会工作的发展处于停滞期，主要关注居民民事纠纷。改革开放后，个案社会工作逐渐得到了重视和发展。随着社会问题的增多和人们对生活质量要求的提高，个案管理的理念开始被引入我国的医疗保健和社会福利体系中。政府、非营利组织和医疗机构开始认识到个案管理在解决社会问题和提供综合服务方面的重要性，并逐渐加强了个案管理方面的政策支持和资金投入。

目前，我国的个案管理工作已经取得了一定的成效。在医疗保健领域，个案管理开始在一些大型医院得到应用和推广，帮助医院为患者提供更加连续和综合的服务。在社会福利领域，个案管理也开始在社区、养老院等机构得到应用，为弱势群体提供更好的社会援助。

三、全病程个案管理的内涵

全病程个案管理模式的核心理念是以患者为中心提供个性化的治疗计划和方案，并通过全程管理和多学科团队合作，提高治疗效果和患者的康复质量。全病程个案管理师作为患者与医护团队之间的桥梁，负责协调和管理整个治疗过程，确保患者得到全面、连续和综合的服务。

（一）全病程个案管理的五个过程

全病程个案管理大抵按照管理过程五要素来划分，包括评估、计划、执行与协调、监测、评价五个过程。

（1）评估　是全病程个案管理模式的首要步骤，其主要目的是对患者的健康状况进行全面、系统的了解。个案管理师需要收集患者的相关信息，包括身体状况、心理状况、社会背景等，以明确患者的需求和问题。评估的内容可能包括病史采集、体格检查、心理评估等。通过评估，个案管理师能够确定患者的具体情况，为后续制订个性化的管理计划提供依据。

（2）计划　在评估的基础上，个案管理师需要制订具体的管理计划。计划应该明确目标、列出关键任务，并为实现这些目标设定时间表。个案管理师需要与患者及其家属、医疗团队等相关人员进行沟通，确保计划的可行性和可接受性。计划可能涉及多个方面，如治疗安排、康复计划、护理支持等，旨在为患者提供全面、连续的服务。

（3）执行与协调　在执行阶段，个案管理师需要按照计划推动各项任务的实施。这可能涉及协调医疗资源、安排治疗过程、提供心理支持等。个案管理师需要与患者及其家属保持密切沟通，确保他们了解治疗进展和注意事项。同时，个案管理师还需要与医疗团队的其他成员进行协作，确保计划的顺利执行。

（4）监测　是确保全病程个案管理模式有效实施的关键环节，个案管理师需要定期评估患者的状况，了解治疗反应和康复进展。需要收集和分析各种数据，如生命体征、实验室检查结果等。通过监测，个案管理师能够及时发现问题并采取相应的措施进行调整和优化管理计划。

（5）评价　是对全病程个案管理模式实施效果的总结和反思。个案管理师需要评估管理计划是否达到了预期的目标，分析成功和失败的原因，并提出改进建议。评价的结果可以为今后的个案管理工作提供经验借鉴和改进方向。同时，个案管理师还需要将评价结果与患者及其家属进行分享，共同讨论下一步的管理策略。

（二）全病程个案管理的三项原则

依据个案管理的定义，可以归纳为三项个案管理的原则：

（1）以个案为中心　个案管理需要以个案为中心，围绕个案整体评估其医疗、心理、家庭社会背景、职业等各方面需求及问题，根据需求整合各专业团队，共同围绕个案提供综合性照护。

（2）服务的整合　个案管理的对象一般是经评估有多重问题、需要长时间介入的个案，尤其针对再入院、病情复杂或有合并症、慢性疾病、有多方面需求的个案，可能涉及不同专科、转诊、心理社会问题或商保、救助、辅具资源链接等，因此需个案管理师整合多专业团队合作服务，以满足个案个别且多元的健康需求。

（3）延续性照护　因需要管理的个案一般是病情复杂且经个案管理师评估后需要长期追踪管理，以保证个案出院后居家或转入当地医疗机构，能继续获得康复指导、提醒按计划复诊及相关疾病指导等，通过延续性照护管理，以提高个案的就医依从性、减少并发症的发生、提高生活质量。

（三）全病程个案管理师的八种角色

全病程个案管理师可以为患者提供全面的医疗健康照护服务，帮助患者实现健康管理的目标，在医疗体系中扮演着重要的角色，他们的职责广泛且多样化，主要归纳为以下几种：

（1）照护管理者　全病程个案管理师需要与医生、护士、康复师等其他医疗团队成员密切合作，共同制订和执行患者的照护计划，共同管理整个照护流程，确保患者得到合适和及时的医疗服务。

（2）全人照护提供者　全病程个案管理师不仅关注患者的生理健康，也关注其心理健康及社会需求。为其提供全面的照护，包括疾病的预防、治疗、康复及终末期关怀等。

（3）协调者　全病程个案管理师在整个医疗体系中起到桥梁的作用，负责协调医生、护士、药师、社工等医疗团队成员，确保患者得到连贯和高效的医疗服务。

（4）咨询者　全病程个案管理师为患者及家属提供关于疾病、治疗及康复等方面的咨询，帮助患者及家属了解自己的病情和治疗方案。

（5）教育者　全病程个案管理师对患者及其家属进行健康教育，提高患者及家属对疾病的认知能力、自我管理能力和康复知识，帮助他们更好地应对疾病和治疗过程中的各种问题。

（6）代言者　全病程个案管理师代表患者的利益，确保患者在医疗服务中的权益得到保障，负责与医疗团队、保险公司等相关方进行沟通和协调，以满足患者的需求。

（7）照护成果促进者　全病程个案管理师通过跨区域、跨团队的管理模式，实现全程个案追踪和连续诊疗的闭环管理模式，从而提高患者自我健康管理能力，降低非计划再入院率，节约医疗费用支出。

（8）研究者　全病程个案管理师还需要对个案管理领域的研究和实践进行探索和创新，不断完善和优化照护管理模式，提高医疗服务的效率和质量，推动个案管理的发展和完善。

（四）全病程个案管理师所需的六种能力

全病程个案管理师作为医疗体系中的重要角色，需要具备一系列的能力和素质，以下是对全病程个案管理师所需的几种能力的详细阐述：

（1）拥有强烈的动机及热情　全病程个案管理师需要具备强烈的职业动机和热情，因为这项工作需要高度的责任心和使命感，需要关注患者的需求，愿意为患者提供全面的服务。

（2）组织管理能力　全病程个案管理师需要具备出色的组织管理能力，从而高效地规划和管理患者的照护计划，科学合理分配资源，妥善处理多个任务，做好时间管理。

（3）专业能力　全病程个案管理师需要具备扎实的医学知识和技能，能够评估患者的健康状况，理解治疗方案，并提供相应的照护指导。此外，他们还需要了解相关医疗政策、法规和伦理原则。

（4）行政管理知识及技巧　全病程个案管理师需要掌握一定的行政管理知识及技巧，包括财务管理、人力资源管理、项目管理等，能够与医疗团队成员、患者及家属进行有效的沟通和协调。他们需要了解如何制订计划、分配资源、监控进度并及时调整计划。

（5）良好的沟通能力　全病程个案管理师需要具备良好的沟通能力，能够清晰、准确地与患者、家属及其他医疗团队成员进行交流。倾听患者需求，提供信息，并协调各方意见以达成共识。

（6）学习、教育能力　全病程个案管理师需要持续学习新知识、新技能，以适应不断变化的医疗环境。具备较强的教育能力，对患者及家属进行健康教育，提高患者对疾病的自我管理能力。

（五）全病程个案管理师的职责

1. 专职个案管理师的工作职责

（1）协助临床各专科个案管理师开展工作，定期参与临床查房，通过理论授课和临床带教对专科个案管理师进行个案管理专业培训指导，熟悉使用数字化全病程管理平台。

（2）协助及指导临床科室熟悉转诊流程，开展双向转诊工作，督促转诊落实。

（3）拓展全病程远程健康管理工作，负责对意向科室予以全病程管理项目介绍及远程健康管理方案设计与实施（单病种远程健康管理可行性评估、服务内容设计、物料设计、操作培训、具体实施、流程梳理、成本核算、个案管理师专项培训及院后管理效果评价服务）。

（4）协同医务部、护理部、临床科室等共同完善各专科单病种医护患一体化临床路径和单病种个案管理作业指导书。

（5）收集临床各科室全病程管理相关数据，每月工作总结汇报，提供持续改进措施。

2. 专科个案管理师的工作职责

（1）参与及推进所在科室开展全病程管理各项工作，掌握数字化全病程管理平台的运用。

（2）开展专病种个案管理工作　①参与病房查房，访视患者，收集患者健康资料和病史，评估患者身体、情绪、认知、心理和社会支持状态，掌握患者健康需求。②介绍并让患者及家属理解治疗方案、出院小结、院后用药方法，并保证患者用药和健康活动依从性，以减少不必要的重新入院。③监测并管理住院长度，组织为患者服务的医疗团队开会，并根据医嘱，与医疗团队一起草拟出院时间和出院计划。④为患者提供合适的院后照护资源或保证患者出院后转诊到适合的医疗机构，得到有效的院后服务。⑤按照出院计划追踪随访患者院后情况，执行院后健康管理服务，整理患者电子健康档案。⑥熟悉转诊流程，开展双向转诊工作，评估患者需求并制订出院准备计划，完成患者出院转诊的流程。⑦协助科室开展远程健康管理相关工作，协助收案，根据照护需求和出院计划完善个案管理照护计划，执行院后追踪随访，随访的内容以病种管理指标或是出院准备计划的评估与监测指标为主。完善院后电子健康档案。⑧负责全病程管理各项数据的记录和整理，及时在数字化全病程管理平台上完成相应记录。

3. 线上个案管理师的工作职责

（1）负责线上咨询与指导，如：各类非医疗咨询、复诊提醒与安排、就诊流程指导等。

（2）线上患者对话转介全病程管理团队成员，如：检验检查报告解读、治疗方案咨询、不适症状处理等转介医生；管道护理、伤口护理等转介护士；营养指导、营养方案制订等转介营养师；药物指导、药物不良反应监测等转介药师；心理咨询指导转介心理咨询师。

（3）提供患者预约诊疗服务，如：预约挂号、预约检查、预约住院、预约转诊等。

（4）推送相关管理通知或健康科普知识给患者，如：复诊通知、计划性入院通知、随访调查通知、科普推文、线上科普直播通知、满意度调查问卷等。

（5）协助收案，向有需求的复诊患者精准介绍符合病种要求的全病程远程健康管理服务，意向患者转介给团队个案管理师收案。

（6）不断完善数字化全病程管理平台在线知识库，定期对知识库内容进行收集、整理、更新；扎实做好数据管理工作，全面收集、整理、分析并及时汇报相关数据。

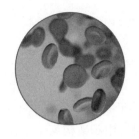

第二章

血液内科全病程管理临床实践

第一节 血液内科全病程管理的开展基础

一、血液内科开展全病程管理的必要性

血液系统疾病主要包括贫血、白细胞相关疾病、浆细胞疾病、骨髓增生性疾病、出血性疾病及其他血液系统少见病等。很多血液病发病急、进展快、诊断难、治疗复杂、预后差。血液疾病治疗是一个非常复杂的系统工程，常见的治疗有化疗、免疫治疗、造血干细胞移植、新药临床试验、放疗等，对于治疗周期、预后、合并症及所需准备的费用等都需要综合考量，提前向患者及家属做好沟通，此外，还需要长期监测重要指标和随访，以了解疾病控制情况，包括细菌、病毒、真菌的感染和控制状况、免疫系统恢复情况、移植后供者细胞是否稳定植活、移植物抗宿主病的发生以及其他器官的功能情况等。一旦出现异常，必须及时处理。

基于以上血液系统疾病的特点，我们开展血液内科全病程管理，为患者提供治疗前后全程综合管理。结合线上线下服务，提供全面、个性化、专业化指导，帮助患者提升依从性和自我照顾能力，确保治疗效果。通过提供全方位的医疗关怀，个案管理师进行全程监控和管理，医生运用便捷咨询平台，能随时掌握病情进行干预指导，帮助患者有效降低复发风险，提高生存质量和延长生存期。通过全病程科学管理，让患者复诊便捷、省时、省心、省力。

二、血液内科全病程管理的组织架构

血液内科全病程管理一般由牵头部门根据全病程管理的理念和原则，负责

整体部署和工作指导。实行血液内科主任负责制，由科主任组织全科全体医护人员，将全病程管理理念贯穿于血液内科患者院前、院中、院后全流程。通过科学合理分工合作，由个案管理师链接患者与医护团队、第三方平台，认真执行全病程管理各项服务。通过全病程管理以提高治疗效果、提升患者及家属的依从性和自我照护管理能力、提升医疗照护质量、降低非必要的医疗成本、提升患者就医获得感等。血液内科全病程管理组织架构见图 2-1-1。

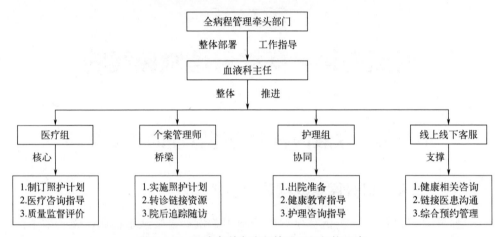

图 2-1-1　血液内科全病程管理组织架构示意

三、全病程管理团队的分工及协作

全病程管理是以医疗团队为核心，由血液内科医疗团队确定全病程管理病种，医护分工合作，个案管理师衔接全程，线上线下共同对患者进行管理和服务。

（一）医生主导指导专病管理方案

（1）专病的全病程管理由主管医生明确患者出院后治疗方案，指导病区个案管理师制订院后照护计划。

（2）对患者予以院后疾病相关问题咨询和指导。

（3）根据患者病情，指导线上个管师主动干预及追踪随访。

（4）对于需要来院复诊的患者，评估患者病情，开具检验检查单、处方单等。

（5）通过数字化全病程管理平台，评估计划入院及因病情变化需要再入院的患者病情，审核住院申请单。

（二）专科个案管理师及护理组协同全程管理患者

（1）根据专科收案标准，使用一致的评估指标筛选患者，确认患者问题或需求，对符合收案标准的患者予以收案，并指导患者掌握数字化全病程管理平台使用方法。

(2）通过数字化全病程管理平台为患者制订个性化照护计划。

(3）执行照护计划，予以复诊到期提醒、计划复诊及计划入院安排，定期随访，根据康复情况个性化康复、营养、用药、心理指导等。

(4）随访过程中评估照护计划的适宜性、治疗目标进度等，根据患者需求链接医疗资源，并通过数字化全病程管理平台完善院后电子健康档案。

(5）根据专科专病效果评价指标，对管理的患者进行评价，评价其是否达到预期管理目标，及时调整管理方案及健康干预。

（三）线上个案管理师整合线上线下服务一体化

线上个案管理师一般为有医学背景及医院工作经验的人员，经全病程管理相关培训考核后承担在线咨询平台相关服务，通过线上线下一体化服务，无缝对接医护团队和患者，患者通过在线咨询平台一键触达人工服务，完成线上咨询、复诊、入院、购药、预约检查等。

(1）线上服务主要有在线咨询指导、评估，以及收集主诉转介医护团队、综合管理服务（含预约挂号、预约检查、预约入院等）、主动健康管理（服务通知、健康宣教、远程穿戴设备预警管理等）、健康数据收集管理、满意度随访等。

(2）线下服务主要有全病程管理患者的接待咨询、复诊资料准备、服务指导、协助收案、线下开单及预约服务、预约反馈服务、邮寄服务等。一般设置全病程管理专用窗口，一站式对接全病程管理患者在院内的所有线下服务。

第二节　血液内科全病程管理的服务内容

全病程管理的服务贯穿于患者院前管理、院内诊断、连续性治疗、院后康复追踪的整体过程。

一、服务内容说明

(1）流程指导　提供全病程管理加入流程指导、咨询平台使用指导等。

(2）咨询服务　为全病程管理患者提供各种与疾病和治疗相关的咨询服务。包括医生的专业疾病咨询指导、个案管理师的护理康复咨询指导、药师用药咨询指导、线上客服患者权益、服务流程咨询指导等。

(3）复诊管理　为全病程管理定期复诊患者提供复诊开单、检查检验预约、预约医生面诊。

(4）预约服务　包括预约挂号、预约检验检查、代取号等。

(5) 住院服务 对定期住院治疗或因病情变化需要及时住院的患者，经医生线上评估同意后，由个案管理师在数字化全病程管理平台进行远程住院申请、打印住院证，准备并保管复诊相关物件，如检查单、病历本、处方单、检验检查结果等。

(6) 结果查询 代取和邮寄检验检查结果报告，线上检验检查结果咨询服务。

(7) 综合干预 定期随访患者，了解其功能康复情况，及时给予指导，预防可能出现的并发症或问题，并及时维持原方案、调整治疗方案。

(8) 个性化健康管理 根据患者的实际情况提供最为合适的整合型一体化服务方案。

(9) 综合性管理服务 覆盖诊疗后的定期治疗、用药、康复、营养等综合性管理服务。

二、血液内科常见病种全病程管理的服务内容设计

(1) 血液内科造血干细胞移植患者全病程管理的服务内容设计 血液疾病中需要做移植的主要病种包括白血病、淋巴瘤、多发性骨髓瘤、再生障碍性贫血（aplastic anemia，AA）等。造血干细胞移植的目的是替换异常细胞或恢复造血、免疫功能，以达到治疗疾病、提高生存率的效果。在合适的情况下，造血干细胞移植可以为患者提供治愈或改善疾病预后的机会。造血干细胞移植前通常会进行详细的评估和准备工作，以确保手术的安全性和效果。造血干细胞移植患者全病程管理的服务内容设计，详见表2-2-1。

表2-2-1 血液内科造血干细胞移植患者全病程管理的服务内容设计

服务类别	内容、频次及服务说明						
	单次咨询	单次复诊	移植前常规服务（3个月）	移植前特殊服务（6个月）	移植治疗后半年内服务	移植治疗后半年至1年服务	移植治疗1年后服务
专家咨询	1	—	3	2	6	2	2
复诊管理	—	1	—	—	18	8	6
远程住院申请	—	—	—	—	必要时	必要时	必要时
综合干预随访	—	—	—	—	6	3	4
预约服务	—	—	—	—	不限次腰穿预约	不限次腰穿预约	—
个性化健康管理	—	—	移植前供者相关体检	经配型患者无合适亲缘供者，团队医生进入中华骨髓库检索合适供者			

续表

服务类别	内容、频次及服务说明						
	单次咨询	单次复诊	移植前常规服务（3个月）	移植前特殊服务（6个月）	移植治疗后半年内服务	移植治疗后半年至1年服务	移植治疗1年后服务
综合管理服务	—	—	患者移植前相关检查与其他科室会诊	对无关供者进行联络安排	—	—	—

（2）血液内科贫血类患者全病程管理服务内容设计　贫血是指人体外周血红细胞容量减少，低于正常范围下限，不能运输足够的氧至组织而产生的临床综合征。先天性和获得性再生障碍性贫血、骨髓增生异常综合征以及地中海贫血等贫血类疾病的诊断和治疗较复杂，如果不能及时、有效地治疗会危及生命。多数情况下造血干细胞移植和免疫治疗是以上多种贫血类疾病的主要治愈方法。贫血会增加医疗照护的成本，也会让患者失去工作的能力而降低其生产力，通过全病程管理可以帮助患者提高依从性，并按照诊疗计划完成从移植前到移植后的全程延续性管理照护。贫血类患者全病程管理的服务内容设计，详见表2-2-2。

表2-2-2　贫血类患者全病程管理的服务内容设计

服务类别	内容、频次及服务说明						
	单次咨询	单次复诊	移植前常规服务（3个月）	移植前无关供者申请	院外前半年复诊管理（6个月）	院外后半年复诊管理（6个月）	专病协作医师远程讨论
专家咨询	1	—	1	2	6	2	—
复诊管理	—	1	不限次	—	18	8	—
远程住院申请	—	—	—	1	—	—	—
综合干预随访	—	—	—	2	3	1	—
预约服务	—	—	—	—	—	—	必要时预约专家门诊
个性化健康管理	—	—	—	经配型患者无合适亲缘供者，团队医生进入中华骨髓库检索合适供者；个案管理师进行检索配型进度等相关信息通报	—	—	骨髓衰竭疾病协作组机构专家与协作组医生沟通病情，提出诊断治疗意见和执行建议
综合管理服务	—	—	患者移植前相关检查与其他科室会诊	志愿者供者高分匹配、体检、选定供者全流程专人跟进	—	—	—

第三节　血液内科全病程管理的服务流程

全病程管理是一种全面、持续的医疗照护模式，旨在为患者提供更好的医疗服务和健康管理。全病程管理的服务流程一般分为收案、管案、结案。

一、收案

收案是全病程管理的起始阶段，主要任务是确定患者是否符合全病程管理的标准，并建立患者健康档案。在收案阶段，医生会收集患者的病史、体格检查和必要的实验室检查信息，评估患者的病情和医疗需求，并与患者及其家属沟通全病程管理的目标和计划。如果确定患者符合全病程管理的标准，医疗团队会为患者制订个性化的治疗方案和随访计划，建立健康档案。

（1）收案对象　①依据专科疾病诊断确诊为血液系统疾病患者，性别、年龄不限；②经医生评估需要被管理且自愿加入管理的患者；③依从性好，愿意依照医生出院照护计划按时来医院规律复诊的患者。

（2）收案步骤　①个案管理师为患者做出院指导，介绍全病程管理服务。②患者了解服务内容，同意加入管理并签署知情同意告知书。③个案管理师指导患者使用并掌握在线咨询平台操作方法。④个案管理师于数字化全病程管理平台为患者建立健康档案，完成收案。

二、管案

管案是全病程管理的核心阶段，主要任务是对患者进行全面和持续的医疗照护和管理。在管案阶段，医生会根据为患者制订的个性化的治疗方案和随访计划，并组织多学科团队对患者进行全面和持续的医疗照护和管理。多学科团队可能包括医生、护士、营养师、康复师、心理治疗师等，他们会根据各自的专长对患者进行全面的评估和治疗。同时，医生还会定期与患者及其家属进行沟通和交流，了解患者的病情变化和治疗效果，及时维持原方案、调整治疗方案和随访计划。管案步骤如下：

（1）评估　评估的目标在于及时全面了解个案状况，为制订照护计划做准备。个案管理师依据专科评估表及照护需求评估表对患者的基本情况、生理、心理、社会管理等各方面进行全方位的评估。包括患者的个人基本情况、生命体征、既往病史、自理能力、肢体活动、饮食睡眠习惯、压力性损伤危险、跌倒/坠床、疼痛、情绪、医疗保险、家庭经济和支持情况、宗教信仰评估等。

（2）计划　个案管理师依据评估结果为患者制订专科个案管理照护计划。依据病种管理期限、复诊频次制订门诊复查方案，导入复诊时间系统自动提醒；依据院后不同时间段的健康宣教内容制订健康教育方案，导入数字化全病程管理平台；依据随访周期导入随访提醒和疗效评价提醒。

（3）执行与协调　个案管理师根据系统提醒，通过短信、问卷、公众号推文等形式推送健康教育内容给患者；通过随访提醒，按照疾病种类和随访表单对患者进行个性化随访，经评估需要复诊或再入院者，与团队医生和线上个案管理师共同为患者做好复诊及入院安排；根据照护计划定期对患者进行满意度评价和疗效评价。

（4）监测　个案管理师根据随访结果，评估患者院后检查指标是否正常，康复锻炼、用药方法等是否正确，并指导居家护理方法、饮食调理、规范用药、督促规律复诊等。

（5）评价　经过定期追踪随访、指导和干预，患者在管理期限内按照计划定期复查或计划入院，个案管理师根据收案率、患者满意度、失联率、随访达成率、非计划性再入院率、转诊率及治疗依从性、并发症发生率、生存质量良好率、心理状况良好率等方面从医疗质量、患者管理两个维度进行整体评价，评价患者是否达到预期管理目标。

三、结案

结案是全病程管理的结束阶段，主要任务是评估治疗效果和总结经验教训。在结案阶段，医生会对患者的病情和治疗情况进行评估，了解患者的治疗效果和康复情况，总结全病程管理的经验教训，不断完善和改进全病程管理流程和服务质量。结案步骤如下：

（1）结案条件　①患者管理周期结束达成管案目标；②失联（3个月内连续追踪3次未得到回复）；③因病情加重死亡；④因个人原因要求退出管理者。

（2）结案办理　①个案管理师与患者确认，告知管理周期结束；②做好相关健康生活方式指导；③个案管理师于数字化全病程管理平台完成结案程序，包含记录完整、结案确认。

四、全病程管理流程

全病程管理收案、管案、结案三个过程相互衔接、相互配合，形成了一个完整的患者照护过程。通过这样的管理模式，可以帮助医疗机构提供更加全面和个性化的医疗服务，提高治疗效果和生活质量。详见图2-3-1。

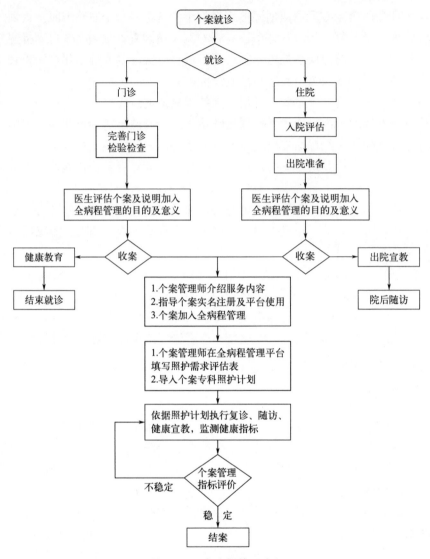

图 2-3-1 全病程管理流程

第四节 血液内科全病程管理的实施细则

一、全病程管理上线流程

（1）医院全病程管理主导部门与血液内科意向团队介绍全病程管理服务相关内容，沟通上线服务的需求。

（2）专职个案管理师指导团队填写全病程管理上线资料收集模板（含医护团队信息、知识库、随访计划、病种临床路径等）及全病程管理——上线申请表。

（3）确定上线单病种团队名称、病种、服务内容、团队成员及团队分工等。

（4）确定团队形象照、设计平台展示版面和相关物料，专职个案管理师和科室双方进行审核，定稿后印制。

（5）专职个案管理师与科室确定上线时间，在数字化全病程管理平台开设团队账号，完成上线培训后正式上线运行。

（6）专职个案管理师对科室进行初期（1～2周）上线指导及个案管理系统指导。

（7）确认宣教主题，同期进行推文、视频、直播等宣传、推广。

二、全病程管理团队工作细则

（1）血液内科专病团队指定专人填写全病程管理上线资料收集模板及全病程管理——上线申请表。

（2）团队负责人确定病种及团队名称、团队成员，完善院后照护管理方案。

（3）团队负责人审核确认相关宣传物料，包括宣传折页、易拉宝、立牌等。

（4）上线医护团队参加上线培训，熟悉管理内容、流程及数字化全病程管理平台操作。

（5）医护团队参与及提供推文、视频、直播等宣教素材，共同推动全病程管理服务。

（6）医护团队紧密协作，医生提供咨询、评估、康复指导、用药指导、就诊必要性说明、开复诊检查等服务；专科个案管理师依据照护计划建立电子健康档案、定期追踪随访、安排复诊及住院等。

参考文献

[1] 夏健，陈华，袁叶. 神经内科疾病全病程管理 [M]. 北京：化学工业出版社，2022.

[2] 刘庆，唐运娇，袁健. 神经外科疾病全病程管理 [M]. 北京：化学工业出版社，2022.

[3] 杨立成，鲍琳辉，田义娟，等. 医联体模式下构建双向转诊机制的探讨 [J]. 中国医院，2015，19（7）：33-35.

[4] Case Management Society of America. (n.d.) [S].Retrieved February[2013-12-08].http://www.cmsa.org/Home/CMSA/Whatis a Case Manager/tabid/224/Default.aspx.

[5] Sutherl and D，Hayter M. Structured Review: evaluating the effectiveness of nurse case managers in improving health outcomes in three major chronic disease[J]. J Clin Nurs，2009，18（21）：2978-2992.

[6] 黄晓军，吴德沛. 内科学：血液内科分册 [M]. 北京：人民卫生出版社，2015.

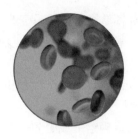

第三章

血液系统疾病概述

第一节 血液系统解剖与生理

血液系统由血液及造血系统组成,包括造血器官(骨髓、胸腺、肝、脾、淋巴结等)、外周血血细胞及血浆(含凝血相关因子等)。血液系统属于结缔组织的一种,起源于中胚层。其主要功能包含血细胞的生成和调节,营养物、氧和代谢物的输送,凝血及纤维蛋白溶解(简称"纤溶")等。

【造血组织和造血器官】

造血组织是指生成血细胞的组织,包括卵黄囊、胎肝、淋巴结、骨髓等。根据人体发育阶段大致将造血过程分为出生前胚胎和胎儿期造血及出生后两个不同发育阶段,与之主要造血器官也不同。

一、出生前胚胎和胎儿期造血

根据胚胎发育,可将造血过程分为三个时期,即卵黄囊造血期、胎肝造血期及骨髓造血期。

(1)卵黄囊造血期 约在胚胎发育第3周开始,在卵黄囊壁上的中胚层细胞聚集形成许多细胞团称为血岛,是人类最初的造血中心。血岛中央的细胞分化成原始血细胞,即最早的造血干细胞(hematopoietic stem cell,HSC),最初生成的初级巨幼型幼红细胞,称为第一代幼红细胞;但血岛内不产生粒细胞和巨核细胞。血岛周边部分的细胞分化为原始血管细胞。在胚胎第9周,卵黄囊造血停止,由胎肝造血所取代,进入胎肝造血期。

(2) 胎肝造血期　始于胚胎第 9 周，至第 4～5 个月达高峰。从胎儿第 5 个月以后，胎肝造血逐渐减少，至出生时停止。胎肝造血以红细胞为主，主要产生有核红细胞，此为第二代幼红细胞。早期胎肝很少生成粒细胞和巨核细胞，胎儿第 4 个月以后胎肝才有粒细胞和少量巨核细胞生成，胎肝不产生淋巴细胞。①胸腺是最早的中枢淋巴器官。胸腺中的 HSC 来自胎肝。这些迁移到胸腺的 HSC 在胸腺内经胸腺素的诱导分化为前 T 淋巴细胞。②脾脏造血发生在胎儿第 3 个月，首先以红细胞生成为主，后续生成巨核细胞和粒细胞；第 5 个月后生成淋巴细胞和单核细胞，红细胞和粒细胞生成迅速减少；出生后成为终身生成淋巴细胞的器官，脾脏中的造血细胞也来源于胎肝迁移来的 HSC。③淋巴结形成于胎儿第 3 个月末，短暂参与红细胞生成。胎儿第 4 个月后，淋巴结成为终身生成淋巴细胞和浆细胞的器官。

(3) 骨髓造血期　胎儿第 3 个月时，在股骨等长管状骨的骨髓中已开始造血。胎儿第 5 个月以后，随着肝脾造血逐渐减少，骨髓成为胎儿的造血中心，因此第 5 个月后称为骨髓造血期。胎儿第 8 个月时，骨髓造血高度发达，成为红细胞、粒细胞和巨核细胞的主要生产器官，同时也生成淋巴细胞和单核细胞。骨髓是人类终身造血的场所，具有巨大的造血空间和强大的应激能力。但是胎儿期骨髓容量有限部分依赖髓外造血。

出生前、胚胎和胎儿期、造血期的三个阶段此消彼长、相互交替，细胞生成的顺序为红细胞、粒细胞、巨核细胞、淋巴细胞和单核细胞。

二、出生后造血器官

一般分为骨髓造血、淋巴器官造血及髓外造血。

（一）骨髓造血

出生后在正常情况下，骨髓是唯一产生红细胞、粒细胞和血小板的场所，也产生淋巴细胞和单核细胞。骨髓根据细胞类型、组织结构及功能等分为红骨髓和黄骨髓。

(1) 红骨髓　造血功能活跃，从出生至 4 岁，全身骨髓腔内均为红骨髓。5 岁后随着年龄的增长，红骨髓逐渐脂肪化，由远心端向近心端发展。至 18 岁时，红骨髓仅存在于扁平骨、短骨、长管状骨的近心端，而且这种脂肪化随年龄增长而缓慢发展。

(2) 黄骨髓　主要由脂肪细胞组成，因此也称为脂肪化的骨髓。健康成人黄骨髓约占骨髓总量的 50%。黄骨髓仍然保持造血的潜能，当机体需要时，又可重新转变为红骨髓参与造血。因此，正常情况下，骨髓造血的代偿能力较强。

（二）淋巴器官造血

淋巴器官是以淋巴组织为主的器官，在体内实现免疫功能。根据发生和功能的不同，可分为中枢淋巴器官和周围淋巴器官两类，主要由淋巴组织构成，包括胸腺和淋巴结，如图 3-1-1 所示。

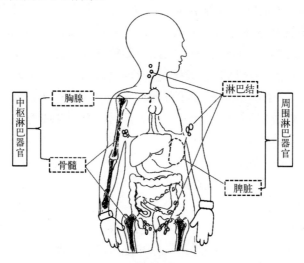

图 3-1-1　淋巴器官造血组织结构示意

中枢淋巴器官在胚胎时期出现较早，如胸腺和骨髓。T 淋巴细胞由胸腺产生，B 淋巴细胞由骨髓产生。两者均通过血液循环至外周淋巴器官，促进外周淋巴器官的发育。

周围淋巴器官在胚胎时期出现较晚，主要包括淋巴结、脾、扁桃体，以及消化道及呼吸道黏膜内的淋巴组织。周围淋巴器官能够接受和容纳由中枢淋巴器官迁移而来的淋巴细胞。在抗原刺激下，淋巴细胞增殖分化，产生参与免疫应答的效应 T 淋巴细胞或浆细胞。所以，周围淋巴器官是免疫活性细胞定居和增殖的场所，也是免疫应答的重要部位。外周淋巴器官广泛分布于全身各重要部位，形成第二道免疫防线。

1. 胸腺

胸腺是 T 淋巴细胞分化、发育、成熟的场所。胸腺起源于第 3 对咽囊内胚层，位于胸骨后、心脏上方。人胸腺的大小和结构随年龄的增长有明显改变。胸腺发生于人胚胎第 9 周，在胎儿第 20 周发育成熟，是发生最早的免疫器官。胸腺在胚胎期至 2 岁内发育最快（重量为 15～20g）；2 岁至青春期仍继续增大（重量为 30～40g），但速度减慢；青春期以后胸腺随年龄的增长退变萎缩（重量约 10g），表现为胸腺细胞减少，脂肪组织增多。老年期胸腺萎缩，胸腺微环境改变,脂肪组织增多;T淋巴细胞发育、成熟减弱,功能衰退,导致机体免疫力下降,容易发生感染和肿瘤。

(1) 胸腺的组织结构　胸腺分左右两叶,表面覆盖一层结缔组织被膜,被膜伸入胸腺实质将实质分隔成若干胸腺小叶,其直径为1~2mm。胸腺小叶的外层淋巴细胞密集,染色较深,称为皮质;内层染色较浅,称为髓质。①皮质:腺皮质分为浅皮质区和深皮质区。皮质内85%~90%的细胞为未成熟T淋巴细胞(即胸腺细胞)。②髓质:含有大量的胸腺上皮细胞,少量胸腺细胞、单核巨噬细胞和树突状细胞,故染色较浅。

(2) 胸腺的功能　①T淋巴细胞分化、成熟的场所:胸腺是T淋巴细胞发育的主要场所。胸腺毛细血管周围包围着一层较为完整的网状纤维组织,在皮层与血液循环之间形成屏障,防止血液循环中的抗原进入胸腺皮层,因而T淋巴细胞能在皮层中得到屏障的保护,在无外界干扰的条件下成熟。②免疫调节作用:胸腺基质细胞分泌多种胸腺激素及胸腺肽类分子,可诱导T淋巴细胞分化发育,调节机体的免疫平衡,增强成熟T淋巴细胞对抗原或其他刺激的反应等。③自身耐受的建立与维持:细胞在胸腺微环境发育过程中,自身反应性T淋巴细胞通过抗原受体,即T细胞受体与胸腺基质细胞表达的自身抗原肽——主要组织相容性复合体(major histocompatibility,MHC)呈高亲和力结合,引发阴性选择,导致自身反应性淋巴细胞克隆被清除而形成自身耐受。

2. 脾

脾是胚胎时期的造血器官,自骨髓开始造血后,演变为人体最大的外周淋巴器官,占全身淋巴组织总量的25%,含有大量的淋巴细胞和巨噬细胞,是机体细胞免疫和体液免疫的中心。

(1) 脾的组织结构　脾自间叶细胞发育而来,在胚胎发育的第5周开始,胚胎胃背系膜上有增厚的间充质,是脾内结缔组织的原基。自胎儿第5个月始,脾脏的造血功能逐渐被骨髓代替,而变成一个淋巴器官。脾保存了少量造血干细胞,在一定条件下可恢复造血。脾的表面有结缔组织被膜,实质比较柔脆,分为白髓和红髓。①白髓:是淋巴细胞聚集之处,沿中央动脉呈鞘状分布,中央动脉周围有厚层弥散淋巴组织,称为动脉周围淋巴鞘,富含T淋巴细胞,相当于淋巴结的副皮质区,此区还有散在的树突状细胞和巨噬细胞。②红髓:位于白髓周围,可分为脾索和血窦。脾索为网状结缔组织形成的条索状分支结构,是B淋巴细胞增殖、分化之处,常含有较多浆细胞。

(2) 脾的功能　①储血功能:脾是人体的"血库"。正常情况下,当人体静息时,它贮存血液,当处于运动、失血缺氧等应激状态时,它又将血液排送到血液循环中,以增加血容量。②滤血功能:脾是血液循环中重要的滤过器,脾索中的网状结构及巨噬细胞形成的过滤系统可以清除颗粒和细胞。正常情况下，衰老的粒细胞、血小板和红细胞都可被脾清除。脾功能亢进时可导致红细胞、血小板、粒细胞减少。血液中出现病菌、抗原、异物、原虫时，脾脏中的巨噬细胞、淋巴细胞也会将其清除，从而发挥过滤作用，使血液得到净化。③免疫功能：脾是高效的免疫器官，在机体的防御、免疫应答中具有重要作用。脾是T淋巴细胞和B淋巴细胞定居的场所，也是机体对血源性抗原发生免疫应答的场所。脾对淋巴细胞亚群构成的调节，是肿瘤免疫的一个重要环节。脾切除后，外周血T细胞亚群发生改变，辅助性T淋巴细胞的数量减少，抑制性T淋巴细胞数量相对增高，导致机体对肿瘤的免疫作用减弱。④造血功能：脾在胎儿第3～5个月为重要造血器官，成人脾内仍含有少量造血干细胞，因此成人脾在严重贫血或某些病理状态下可以恢复造血。

3. 淋巴结

淋巴结为结构完整的外周淋巴器官，由淋巴细胞集合而成，位于淋巴管行程中，是产生免疫应答的重要器官之一。淋巴结构受不同抗原刺激后发生变化，能反映机体免疫功能状态。

（1）淋巴结组织结构　淋巴结呈豆形，一侧隆凸，连接数条输入淋巴管，外侧凹陷，称为门，有输出淋巴管和神经血管出入。淋巴结的实质分为皮质区和髓质区。①皮质：位于被膜下方，由浅层皮质、副皮质区及皮质淋巴窦构成。浅层皮质为皮质的B淋巴细胞区，由薄层的弥散淋巴组织及淋巴小结组成。②髓质：髓质位于淋巴结中央，门部结缔组织与深层皮质之间，由髓索及髓窦组成。

（2）淋巴结的主要功能　具有滤过淋巴液，产生淋巴细胞和浆细胞，参与机体的免疫反应和淋巴细胞再循环功能。①滤过淋巴液，产生淋巴细胞和浆细胞：当局部感染时，细菌、病毒或癌细胞等可沿淋巴管侵入淋巴结，引起局部淋巴结肿大。当淋巴液缓慢地流经淋巴窦时，巨细胞可清除其中的异物。通常情况下，淋巴结对细菌的清除率可达99%，但对病毒及癌细胞的清除率较低。清除率通常与抗原的性质、毒力、数量以及机体的免疫状态等密切相关。②免疫应答：淋巴结是成熟T淋巴细胞和B淋巴细胞的主要定居场所，其中T淋巴细胞约占淋巴细胞总数的75%，B淋巴细胞占25%。抗原进入淋巴结后，具有相应受体的淋巴细胞转化为效应T淋巴细胞、浆细胞。效应T淋巴细胞和浆细胞分泌的抗体随输出淋巴管经胸导管进入血液，分布至全身，发挥免疫应答效应。发生体液免疫应答时，淋巴小结增多、增大，髓索内浆细胞增多。发生细胞免疫应答时，副皮质区明显扩大，效应T淋巴细胞输出增多。③参与淋巴细胞再循环：来自血液循环的淋巴细胞穿过淋巴结深皮质区的毛细血管后微静脉进入淋巴结实质，通过输出淋巴管分别汇入胸导管和右淋巴导管，最终分别注入左、右静脉角返回血液循环。

（三）髓外造血

在生理状态下，自出生 2 个月后，婴儿的肝、脾、淋巴结等便已不再制造红细胞、粒细胞和血小板。但在某些病理情况下，如骨髓纤维化等骨髓增殖性肿瘤及某些恶性贫血时，这些组织又可重新恢复其造血功能，称为髓外造血。髓外造血也可发生在胸腺、肾上腺、腹腔的脂肪、胃肠道等部位。Emma Lefrancais 等（2017）研究证实肺脏也储存了大量造血祖细胞和干细胞，可恢复受损骨髓的造血功能。

【血细胞的发生和演变】

血细胞发生是造血干细胞在一定的微环境和某些因素的调节下，先增殖分化为各类血细胞的祖细胞，然后祖细胞定向增殖、分化为各种成熟血细胞的过程。造血祖细胞在不同的集落刺激因子（colony stimulating factor，CSF）作用下，分别分化为形态可辨认的各种血细胞。

（一）造血干细胞

造血干细胞是生成各种血细胞与免疫细胞的起始细胞，又称多能干细胞。在胚胎第 9～10 天，中胚层开始出现造血干细胞，形成造血位点，以后逐步发育成卵黄囊中的血岛。造血干细胞主要分布于胎肝。脐带血、胎肝血是胎儿期外周血的一部分，也含有造血干细胞。

出生后，造血干细胞主要存在于红骨髓，约占骨髓有核细胞的 0.5%。造血干细胞的生物学特性如下。①很强的增殖潜能：在一定条件下造血干细胞能大量增殖；但在一般生理条件下，多数细胞（约 75%）处于 G 期静止状态。②多向分化能力：在一些因素的作用下能分化形成各系造血祖细胞，并由此进一步分化为各系血细胞。③自我复制或自我更新：正常情况下造血干细胞不对称性有丝分裂产生两个子细胞，一个分化为早期祖细胞，另一个子细胞保持干细胞的全部特性，这种分裂方式可使造血干细胞终生保持恒定的数量。

（二）造血祖细胞

造血祖细胞是由造血干细胞增殖分化而来的且分化方向确定的干细胞，又称定向干细胞。造血祖细胞可再分别分化为形态可辨认的各种幼稚血细胞。造血祖细胞的增殖能力有限，它们依靠造血干细胞的增殖来补充。造血祖细胞可通过体外集落形成实验测定。在不同的 CSF 作用下，可分别出现不同的血细胞集落。目前已确认的造血祖细胞有：

（1）红细胞系造血祖细胞，必须在红细胞生成素（由肾脏产生）作用下才能形成红细胞集落，又称红细胞集落形成单位。

（2）中性粒细胞-巨细胞系造血祖细胞，需在粒细胞生成素（由巨细胞产生）作用下形成该种细胞的集落，又称粒细胞-巨噬细胞集落形成单位。

（3）巨核细胞系造血祖细胞，需在血小板生成素作用下形成巨核细胞集落，又称巨核细胞集落形成单位。

（三）各类血细胞的发生和分化

大致可分为三个阶段：原始阶段、幼稚阶段（又分早、中、晚三期）和成熟阶段（图3-1-2）。其形态演变也有一定规律：

（1）胞体由大变小，但巨核细胞则由小变大。

（2）胞核由大变小，红细胞的核最终消失，粒细胞核由圆形逐渐变成杆状，

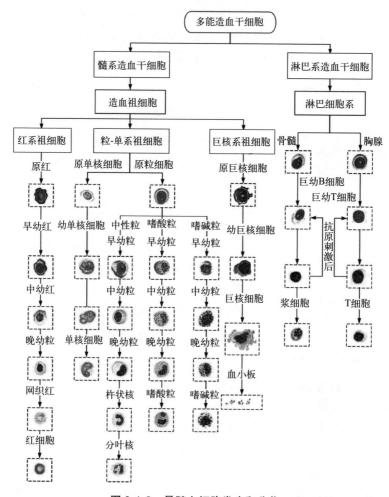

图 3-1-2 骨髓血细胞发生和分化

（引自：黄晓军. 血液系统与疾病 [M]. 2 版. 北京：人民卫生出版社，2021.）

最终形成分叶核，但巨核细胞的核由小变大呈分叶状。核染色体由细疏变粗密（即常染色质由多变少），核着色由浅变深，核仁由明显渐至消失。

（3）胞质由少变多，嗜碱性逐渐变弱，但单核细胞和淋巴细胞仍保持嗜碱性；胞质内的特殊物质从无到有并逐渐增多，如粒细胞的特殊颗粒、巨核细胞的血小板颗粒、红细胞的血红蛋白，均从无到有，逐渐增多。

（4）细胞分裂能力从有到无，但淋巴细胞仍保持很强的潜在分裂能力。

【血细胞的生理特性和功能】

血细胞可分为红细胞、白细胞及血小板三大类。

（一）红细胞

红细胞主要在人体骨髓生成（特别是红骨髓），红细胞发生历经原红细胞、早幼红细胞、中幼红细胞、晚幼红细胞，而晚幼红细胞脱去胞核成为网织红细胞，并最终发育为成熟红细胞。从原红细胞发育至晚幼红细胞需 3～4 天。红系祖细胞向红系前体细胞的增殖分化，是红细胞生成的关键环节。红系祖细胞可分为早期红系祖细胞和晚期红系祖细胞两个亚群。

1. 红细胞的数量

是血液中数量最多的血细胞，人体每小时产生数亿个红细胞。健康成年男性红细胞计数为（4.0～5.5）×10^{12}/L，成年女性为（3.5～5.0）×10^{12}/L。血红蛋白（hemoglobin，Hb）是红细胞内最主要的蛋白质，与红细胞的功能密切相关。成年男性血红蛋白浓度为 120～160g/L，成年女性为 110～150g/L。正常人的红细胞数量和血红蛋白浓度可因性别、年龄、生活环境和机体功能状态不同而有所差异。若血液中红细胞数量和血红蛋白浓度低于正常值，则可引起贫血等。

2. 红细胞的形态

正常成熟的红细胞无细胞核和细胞器，呈中间薄、周边厚的双凹圆盘形，直径 7～8μm。成熟的红细胞无线粒体，糖酵解是其获得能量的唯一途径。红细胞从血浆摄取葡萄糖，通过糖酵解产生三磷酸腺苷（adenosine triphosphate，ATP），为细胞膜上钠泵的活动提供动力，以保持细胞内外 Na^+、K^+ 的浓度差值及细胞容积和双凹圆盘状的形态。

3. 红细胞的生理特性和功能

红细胞具有可塑变形性、悬浮稳定性和渗透脆性等生理特性，这都与红细胞的双凹圆盘形有关。

（1）可塑变形性　正常红细胞在外力作用下具有变形能力，红细胞在全身血管中循环运行时，常要变形通过口径比自身尺寸小的毛细血管和血窦孔隙，在通过后又会恢复原状。可塑变形性是红细胞生存所需的最重要的特性。变形性取决于红细胞的几何形状、红细胞的黏度和红细胞膜的弹性，其中正常红细胞的双凹圆盘形的几何形状最为重要。若红细胞成为球形，则其表面积与体积之比降低，变形能力就会减弱。

（2）悬浮稳定性　将经过抗凝处理的血液垂直静置于血沉管内时，由于红细胞的比重大于血浆，会逐渐下沉。正常红细胞沉降速率缓慢，表明红细胞能相对稳定地悬浮于血浆中，称为红细胞的悬浮稳定性。通常用红细胞在初始 1h 末下沉的距离表示红细胞沉降的速度，称为红细胞沉降率（erythrocyte sedimentation rate，ESR），简称血沉。正常成年男子血沉为 0～15mm/h，成年女性为 0～20mm/h。沉降越快，表示红细胞的悬浮稳定性越小。

（3）渗透脆性　红细胞在低渗盐溶液中发生膨胀破裂的特性称为红细胞渗透脆性，简称脆性。通常情况下衰老红细胞对低渗盐溶液的抵抗力低，即脆性高；而初成熟的红细胞的抵抗力高，即脆性低。渗透脆性越大，细胞膜抗破裂的能力越低。红细胞在等渗的 0.9% 氯化钠注射液中可保持正常大小和形态。红细胞对低渗盐溶液具有一定的抵抗力。如果红细胞在＞0.45% 氯化钠注射液中就开始溶血，表明红细胞脆性增大（抵抗力减小），在＜0.40% 氯化钠注射液中才开始溶血，则表明脆性减小。

4. 红细胞的功能

红细胞的主要功能是运输氧气和二氧化碳。双凹圆盘形使红细胞具有较大的气体交换面积，有利于细胞内外氧气和二氧化碳的交换。血液中 98.5% 的氧气，是以与血红蛋白结合成氧合血红蛋白的形式存在，极少部分溶解于血浆。血液中的二氧化碳主要以碳酸氢盐和氨基甲酰血红蛋白的形式存在，分别占二氧化碳运输总量的 88% 和 7%。红细胞内含有丰富的碳酸酐酶，在它的催化下，血液运输二氧化碳的能力可提高 18 倍。此外，红细胞含有多种缓冲对，对血液中的酸、碱物质有一定的缓冲作用。

5. 红细胞生成需要的物质

红细胞生成需要有足够的蛋白质、铁、叶酸和维生素 B_{12} 的供应。此外，红细胞生成还需要氨基酸、维生素 B_6、维生素 B_2、维生素 C、维生素 E 及微量元素铜、锰、钴、锌等。

（1）铁　是合成血红蛋白的必需原料。正常成年人体内共有铁 4～5g，其中约 65% 存在于血红蛋白中，15%～30% 以铁蛋白的形式储存于网状内皮系统和肝细胞中。成人每天需要 20～30mg 的铁用于生成红细胞，其中 95% 来自体内血红蛋白分解后释出的铁的再利用。

（2）叶酸和维生素 B_{12}　正常情况下，体内储存有 4～5mg 维生素 B_{12}，而红细胞生成每天仅需 1～3μg，故当维生素 B_{12} 吸收发生障碍时，常在 3～4 年后才出现贫血。正常人体内叶酸的储存量为 5～20mg，每天叶酸的需要量约为 200μg，当叶酸摄入不足或吸收障碍时，3～4 个月后可发生巨幼细胞贫血。叶酸和维生素 B_{12} 是红细胞发育成熟所必需的物质，二者是合成 DNA 不可缺少的辅酶。叶酸在体内需转化成四氢叶酸后，才能参与 DNA 的合成。叶酸的转化需要维生素 B_{12} 的参与。维生素 B_{12} 缺乏时，叶酸的利用率下降，可引起叶酸的相对不足。

6. 红细胞生成的调节

当机体内外环境发生某些变化时，红细胞可根据机体需要而调整数量和分布，当机体有需要时，如失血或某些疾病使红细胞寿命缩短时，红细胞的生成率还能在正常基础上增加数倍。正常成年人体内有 $(2～3)\times10^{13}$ 个红细胞，每 24h 便有 0.8% 的红细胞进行更新；红细胞的生成主要受促红细胞生成素（erythropoietin，EPO）和雄激素的调节。

（1）促红细胞生成素　是机体红细胞生成的主要调节物，是一种热稳定（80℃）的糖蛋白。EPO 可促进红系祖细胞向前体细胞分化，并加速这些细胞的增殖。血浆 EPO 的水平与血液血红蛋白的浓度呈负相关，严重贫血时血浆中 EPO 浓度可增高 1000 倍左右。贫血时体内 EPO 增高可促进红细胞生成；而红细胞增高时，EPO 分泌则减少，这一负反馈调节使血中红细胞的数量能保持相对稳定。在胚胎期，肝脏是合成 EPO 的主要部位。出生后，肾脏是产生 EPO 的主要部位。除肾来源外，正常人体内有 5%～10% 的 EPO 是由肾外组织（如肝）产生，在生理情况下，血浆中有一定量的 EPO，可维持正常的红细胞生成。

（2）雄激素　主要通过作用于肾脏，促进 EPO 的合成，使骨髓造血功能增强，增加血液中红细胞数量。另外，雄激素也可直接刺激骨髓，促进红细胞生成。

7. 红细胞的破坏

红细胞的平均寿命为 120 天，每天约有 0.8% 的衰老红细胞被破坏。红细胞在流经脾、肝、肺脏时，由于衰老红细胞的可塑变形性减弱而渗透脆性增加，难以通过微小的孔隙，容易滞留在脾、肝等处而被巨细胞所吞噬。90% 的衰老红细胞被巨噬细胞吞噬，称为红细胞的血管外破坏。巨噬细胞吞噬红细胞后，释放出铁、氨基酸和胆红素，铁和氨基酸可被重新利用，胆红素转变为胆色素而随粪或尿排出体外。

还有 10% 的衰老红细胞在血管中受机械冲击而破损，称为血管内破坏。血管内破坏所释放的血红蛋白立即与血浆中的触珠蛋白结合而被肝摄取，经处理后铁以铁黄素形式储存于肝细胞中，而脱铁血红素被转为胆红素经胆汁排出。当发生大量溶血时，血浆中血红蛋白浓度过高超出触珠蛋白的结合能力，未能与触珠蛋白结合的血红蛋白将经肾排出，出现血红蛋白尿。

(二)白细胞

1. 白细胞的数量和分类

白细胞是无色有核的球形细胞,体积比红细胞大,它们从骨髓入血后一般于24h内以变形运动穿过微血管壁,进入结缔组织或淋巴组织,发挥防御和免疫功能。成人白细胞正常值为$(4.0 \sim 10.0) \times 10^9$/L,男女无明显差别,婴幼儿稍高于成人。根据白细胞胞质内有无特殊颗粒,可分为有粒白细胞和无粒白细胞。有粒白细胞常称粒细胞,根据其特殊颗粒的嗜色性,又可分为中性粒细胞、酸性粒细胞和嗜碱性粒细胞三种。无粒白细胞则有单核细胞和淋巴细胞两种。

2. 白细胞的生理特性和功能

所有的白细胞都能伸出伪足做变形运动,凭借这种运动白细胞得以穿过血管壁,这一过程称为血细胞渗出。白细胞具有趋向某些化学物质游走的特性,称为趋化性。能吸引白细胞发生定向游走的化学物质,称为趋化因子。体内具有趋化作用的物质包括:细菌毒素、细菌或人体细胞的降解产物,以及抗原-抗体复合物等。白细胞按照这些物质的浓度梯度游走到这些物质的周围,把异物包围起来并吞入胞质内,即为吞噬作用。白细胞的吞噬不仅具有选择性,并且在特异性抗体和某些补体的激活产物调理下,白细胞对外源性异物的识别和吞噬作用加强。

(1)中性粒细胞 中性粒细胞是数量最多的白细胞,占白细胞总数的50%~70%。细胞直径10~12μm。核呈深染的弯曲杆状或分叶状,分叶核一般2~5叶,叶间有细丝相连,正常以2~3叶者居多。核的叶数与细胞在血流中的停留时间呈正相关。当机体受严重细菌感染时,大量新生中性粒细胞从骨髓进入血液,杆状核与2叶核的细胞增多,称核左移;若4~5叶核的细胞增多,称核右移,表明骨髓造血功能发生障碍。中性粒细胞的变形运动能力和吞噬活性都很强。中性粒细胞是体内游走速度最快的细胞,最快可达30μm/min,感染发生时中性粒细胞是最先到达炎症部位的效应细胞,6h左右局部中性粒细胞的数目达高峰。中性粒细胞吞噬细菌后对细菌进行非氧杀伤;也可通过产生大量具有强细胞毒性的活性氧基团(如超氧阴离子、过氧化氢、羟自由基及单线态氧等)进行依氧杀菌,中性粒细胞的非氧杀菌能力低于依氧杀菌能力。中性粒细胞还吞噬和清除衰老的红细胞以及抗原-抗体复合物等。当血液中的中性粒细胞数目减少到1×10^9/L时,机体的抵抗力明显降低,容易发生感染。

(2)嗜酸性粒细胞 占白细胞总数的0.5%~3%,直径为10~15μm,核常为2叶。胞质内充满粗大均匀、略带折光性的嗜酸性颗粒。嗜酸性粒细胞在血液中一般停留6~8h后,进入结缔组织,特别是肠道结缔组织,可存活8~12天。体内的嗜酸性粒细胞主要存在于组织中,其数量是血液中的100倍。血液中嗜酸性粒细胞的数目有明显的昼夜周期性波动，清晨细胞数减少，午夜时细胞数增多，两者差异可大于40%，这种周期性波动可能与血液中肾上腺皮质激素含量的昼夜波动有关。嗜酸性粒细胞具有重要的两个作用。①限制嗜碱性粒细胞和肥大细胞在Ⅰ型超敏反应中的作用：一方面通过产生前列腺素E抑制嗜碱性粒细胞合成和释放生物活性物质；另一方面又通过吞噬嗜碱性粒细胞和肥大细胞排出的颗粒以及释放组胺酶和芳基硫酸酯酶等酶类分别灭活嗜碱性粒细胞所释放出的组胺、白三烯等生物活性物质。②参与对蠕虫的免疫反应：对于不能被细胞吞噬的大目标物，如蠕虫的幼虫，嗜酸性粒细胞释放颗粒内所含有的主要碱性蛋白、水解酶和过氧化物酶等，损伤幼虫体。

(3) 嗜碱性粒细胞　数量最少，<1%的白细胞总数，细胞直径10～12μm，核分叶或呈"S"形或不规则形。胞质内含有紫蓝色嗜碱性颗粒，大小不等，分布不均。嗜碱性粒细胞来源于骨髓中的造血祖细胞，部分祖细胞在骨髓中分化为嗜碱性粒细胞后进入血液，部分祖细胞在幼稚阶段进入血液，然后进入结缔组织，分化为肥大细胞。嗜碱性粒细胞在组织中可存活10～15天。嗜碱性粒细胞的胞质中存在较大的碱性染色颗粒，其内含有肝素、组胺、嗜酸性粒细胞趋化因子A等。嗜碱性粒细胞释放的肝素具有抗凝血作用，有利于保持血管通畅，使吞噬细胞能到达抗原入侵部位而将其破坏。

(4) 单核细胞　占白细胞总数的3%～8%，是体积最大的白细胞，直径为14～20μm。核呈肾形、马蹄形或不规则形，核常呈偏位，胞质丰富，内含许多细小的嗜天青颗粒，即过氧化物酶、酸性磷酸酶等溶酶体。单核细胞具有活跃的变形运动、明显的趋化性和一定的吞噬功能。从骨髓进入血液的单核细胞仍然是尚未成熟的细胞。单核细胞在血液中停留2～3天后迁移到组织中，继续发育成巨噬细胞。后者细胞体积增大，直径可达60～80μm，细胞内溶酶体颗粒和线粒体的数目增多，具有比中性粒细胞更强的吞噬能力，可吞噬更多、更大的细菌和颗粒。

(5) 淋巴细胞　占白细胞总数的20%～30%，圆形或椭圆形，大小不等。血液中的淋巴细胞大部分为直径6～8μm的小淋巴细胞，小部分为直径9～12μm的中淋巴细胞。在淋巴组织中还有直径为13～20μm的大淋巴细胞，但不存在于血液中。淋巴细胞是主要的免疫细胞，在机体防御疾病过程中发挥关键作用，在免疫应答反应过程中也起核心作用。淋巴细胞分成T淋巴细胞、B淋巴细胞和自然杀伤（natural killer，NK）细胞三大类。T淋巴细胞主要与细胞免疫有关，B淋巴细胞主要与体液免疫有关，而NK细胞则是机体固有免疫的重要执行者。

3. 白细胞的生成

与红细胞一样，白细胞也起源于骨髓中的造血干细胞。在细胞发育过程中经历定向祖细胞、可识别的前体细胞等阶段,然后成为具有多种细胞功能的成熟白细胞。

4. 白细胞的破坏

白细胞在血液中停留的时间较短,一般来说,中性粒细胞在循环血液中停留 6~8h 后进入组织,4~5 天后衰老死亡,或经消化道排出;若有细菌入侵,中性粒细胞在吞噬过量细菌后,因释放溶酶体酶而发生自我溶解,与破坏的细菌和组织碎片共同形成脓液。单核细胞在血液中停留 2~3 天,然后进入组织,并发育成巨噬细胞,在组织中可存活 3 个月左右。

(三)血小板

1. 血小板的数量和形态结构

(1)数量 血小板正常值为 $(100 \sim 300) \times 10^9/L$。正常人血小板计数可有 6%~10% 的变动范围,通常午后较清晨高,冬季较春季高,剧烈运动后和妊娠中晚期升高,静脉血的血小板数量较毛细血管血液中的高。

(2)形态结构 血小板是骨髓中巨核细胞脱落的胞质小块,故有完整的细胞膜,无细胞核,并非严格意义上的细胞。血小板呈双凸扁盘状,直径 2~4μm,当受到机械或化学刺激时(如黏附于玻片),则伸出突起呈不规则形。在血涂片上,血小板呈多角形,常聚集成群。血小板中央部有血小板颗粒,称颗粒区;周边部称透明区。血小板表面吸附有血浆蛋白,其中有许多凝血因子。透明区含有微管和微丝,参与血小板形状的维持和变形。颗粒区有特殊颗粒、致密颗粒和少量溶酶体。特殊颗粒内含血小板因子Ⅳ、血小板源性生长因子、凝血酶致敏蛋白等。致密颗粒内含有 5-羟色胺、二磷酸腺苷(adenosine diphosphate,ADP)、ATP、钙离子等成分。

2. 血小板的特性和功能

(1)黏附 血小板与非血小板表面的黏着称为血小板黏附。血小板黏附需要血小板膜上血小板膜糖蛋白(platelet glycoprotein,GP)Ⅰb/Ⅰ/Ⅴ复合物、血管内皮下组织成分(主要是胶原纤维)和血浆血管性血友病因子(vWF)的参与。

(2)释放 血小板受刺激后将储存在致密体、α 颗粒或溶酶体内的物质排出的现象,称为血小板释放或血小板分泌。

(3)聚集 血小板与血小板之间的相互黏着称为血小板聚集。

(4)收缩 血小板具有收缩能力。血小板中存在着类似肌肉的收缩蛋白系统,包括肌动蛋白、肌球蛋白、微管等。

(5)吸附 血小板表面可吸附血浆中的多种凝血因子(如凝血因子Ⅰ、Ⅴ、Ⅺ等)。如果血管内皮破损,随着血小板黏附和聚集于破损的局部,可使局部的凝血因子浓度升高，有利于血液凝固和生理性止血。

3. 血小板的破坏

进入外周血液中的血小板寿命为 7～14 天，但血小板只在最初两天具有生理功能。血小板的破坏随血小板日龄的增加而增加。衰老的血小板主要在脾、肝和肺组织中被吞噬破坏。另外在维持血管内皮完整（血小板融入血管内皮）以及生理性止血活动中，血小板聚集后其本身将解体并释放出全部活性物质。

【血浆的生理特性和功能】

血液由血细胞和血浆组成。血浆是包含多种溶质的水溶液，其中 91%～92% 是水分，溶质包括血浆蛋白和小分子物质，如电解质、有机化合物（营养物质、代谢产物、激素等）及一些气体（氧气、二氧化碳等）。血浆是机体内环境的重要组成部分，正常情况下机体通过各种调节作用使血浆中各种成分及理化性质保持相对稳定。在患病时血浆的某些成分可偏离正常范围，故测定血浆成分有助于某些疾病的诊断。

（一）血浆蛋白

正常成年人血浆蛋白含量为 65～85g/L，其中白蛋白为 40～48g/L，球蛋白为 15～30g/L。血浆蛋白是血浆中多种蛋白质的总称，占血浆总量的 6.2%～7.9%。血浆蛋白分子量较大，不易透过毛细血管壁，组织液与血浆的主要差别是组织液中蛋白质含量很少。血浆蛋白主要在肝合成，肝病时常引起血浆白蛋白/球蛋白的比值下降。血浆蛋白在形成血浆胶体渗透压、维持酸碱平衡、物质运输、血液凝固、抗凝、纤维蛋白溶解、机体防御和营养等方面，有着重要的作用。

用盐析法可将血浆蛋白分为白蛋白、球蛋白与纤维蛋白原三大类；用电泳法又将白蛋白区分为白蛋白和前白蛋白，将球蛋白区分为 α_1 球蛋白、α_2 球蛋白、α_3 球蛋白、β 球蛋白、γ 球蛋白等。亦有其他方法还可以将血浆蛋白做更进一步的细分。

（1）白蛋白　相对分子质量约为 69000，是血浆中的主要蛋白质，在形成血浆胶体渗透压和运输某些小分子物质和脂溶性物质方面发挥主要作用。

（2）球蛋白　α_1 球蛋白与糖结合形成糖蛋白，球蛋白可以与维生素 B_{12}、胆红素等多种物质结合形成结合蛋白质。β 球蛋白主要与脂质形成脂蛋白，血液中的脂质约有 75% 是和 β 球蛋白结合的。γ 球蛋白不仅具有酶的活性，还参与抗体的形成。人体大部分免疫球蛋白是 γ 球蛋白，与机体的特异性免疫密切相关。

（3）纤维蛋白原　是一种能够溶解于水的血浆蛋白质，是凝血过程、血栓形成过程中的重要物质。高纤维蛋白原是各种血栓性疾病的重要危险因素，在临床中被认为是疾病状态的标志物。

(二)电解质

血浆中的阳离子以 Na^+ 为主,还有 K^+、Ca^+、Mg^{2+} 等。阴离子主要是 Cl^-,还有 HCO_3^-、HPO_4^{2-}、SO_4^{2-} 等。血浆中的电解质在形成血浆晶体渗透压、保持神经和肌肉的正常兴奋性、维持酸碱平衡等方面具有重要作用。由于电解质和水都很容易透过毛细血管壁与组织液中的物质进行交换,故血浆中电解质的含量与组织液的基本相同。电解质约占血浆总量的 0.9%,大部分呈离子状态。临床检测循环血浆中各种电解质的浓度可大致反映组织液中这些物质的浓度。

(三)非蛋白含氮化合物

血浆中除蛋白质以外的含氮化合物总称为非蛋白含氮化合物,主要有尿素、尿酸、肌酸、肌酐、氨基酸、氨、肽、胆红素等,这些物质中所含的氮称为非蛋白氮(non-protein nitrogen,NPN)。正常成人血浆中 NPN 含量为 14.3~25mmoL/L,其中 1/3~1/2 为尿素氮。这些化合物中绝大多数为蛋白质和核酸分解代谢的终产物,可经血液运输到肾脏,并随尿液排出体外,有助于了解机体代谢的终产物。测定血浆中 NPN 或尿素氮含量,有助于了解体内蛋白质代谢状况和肾脏的功能。

(四)血浆的理化性质

主要为血浆的比重、黏度、渗透压、pH,详见表 3-1-1。

表 3-1-1 血浆的理化性质

项目	正常值	作用
血浆的比重	正常人全血的比重为 1.050~1.060 血浆的比重为 1.025~1.030 红细胞的比重为 1.090~1.092	(1)血液中红细胞数量越多,其比重越大,其高低主要取决于血浆蛋白的含量,与红细胞内血红蛋白的含量呈正相关。 (2)利用红细胞和血浆比重的差异,可进行血细胞比容(hematocrit,HCT)和红细胞沉降率的检测,以及红细胞与血浆的分离
血浆的黏度	以水的黏度为 1,则全血的相对黏度为 4~5,血浆的相对黏度为 1.6~2.4(温度为 37℃时)	液体的黏度来源液体内部分子或颗粒的摩擦,即内摩擦,是形成血流阻力的重要因素之一
血浆的渗透压	血浆渗透压约为 300mOsm,相当于 770kPa 或 5790mmHg	(1)血浆晶体渗透压 由晶体物质所形成的渗透压称为晶体渗透压。血浆中的晶体渗透压主要来自溶解于其中的晶体物质,其中 80% 来自 Na^+ 和 Cl^-,对于保持细胞内、外的水平衡,维持细胞的正常形态及其功能极为重要。 (2)血浆胶体渗透压 血浆中的蛋白质,尤其是蛋白所形成的渗透压是形成血浆胶体渗透压的主要部分。血浆胶体渗透压在调节血管内、外水的平衡和维持正常血浆容量方面起重要作用

续表

项目	正常值	作用
血浆的 pH	正常人血浆 pH 为 7.35～7.45	（1）当血浆 pH 低于 7.35 时，称为酸中毒 （2）高于 7.45 时则为碱中毒 （3）血浆 pH 低于 6.9 或高于 7.8 时都将危及生命

参考文献

[1] 黄晓军. 血液系统与疾病[M]. 2版. 北京：人民卫生出版社，2021.

[2] 黄晓军，吴德沛. 内科学 血液内科手册[M]. 2版. 北京：人民卫生出版社，2022.

[3] 葛均波，徐永健，王辰. 内科学[M]. 9版. 北京：人民卫生出版社，2018.

[4] 王建枝，钱睿哲. 病理生理学[M]. 9版. 北京：人民卫生出版社，2018.

[5] Lichtman M A，Kaushansky K，Prchal J T，et al. 威廉姆斯血液学[M]. 9版. 陈竺，陈赛娟，译. 北京：人民卫生出版社，2018.

[6] 陈灏珠，等. 实用内科学[M]. 15版. 北京：人民卫生出版社，2017.

[7] 张梅，胡翊群，等. 血液与肿瘤疾病[M]. 北京：人民卫生出版社，2015.

[8] Cheng H，Sun G，Cheng T. Hematopoiesis and microenvironment in hematological malignancies[J]. Cell Regen（Lond），2018，7（1）：22-26.

第二节　血液系统常见疾病

血液系统疾病是指所有原发于或主要发生于血液和造血组织，并以血液学异常为主要表现的疾病。各种遗传性或后天性的病因可使血液和造血组织发生器质性或功能性异常，在临床上表现为各种血液病。这类血液病被称为原发性血液病，多有其独特的血液学发病原理和临床表现。另一类是继发性血液病，是其他器官或组织的病变通过某些机制累及血液和造血组织而出现的血液学异常，其转归常取决于原发疾病。

【血液系统疾病的分类】

（1）红细胞疾病　如各类贫血和红细胞增多症等。

（2）粒细胞疾病　如粒细胞缺乏症、中性粒细胞分叶功能不全（Pelger-Huët 畸形）、惰性白细胞综合征及类白血病反应等。

（3）单核细胞和巨细胞疾病　如炎症性组织细胞增多症等。

（4）克隆性髓系细胞疾病　如真性红细胞增多、原发性血小板增多症与家族性血小板增多症、阵发性睡眠性血红蛋白尿症、骨髓增生异常综合征、急性髓系白血病、慢性髓细胞性白血病、原发性骨髓纤维化等。

(5) 多克隆淋巴疾病　如淋巴细胞增多症与淋巴细胞减少症、原发性免疫缺陷综合征、获得性免疫缺陷综合征、单核细胞增多综合征等。

(6) 克隆性淋巴细胞和浆细胞疾病　如急性淋巴细胞白血病（acute lymophoblastic leukemia，ALL）、慢性淋巴细胞白血病、毛细胞白血病、大颗粒淋巴细胞白血病、霍奇金淋巴瘤、弥漫大B细胞淋巴瘤及相关疾病、滤泡性淋巴瘤、套细胞淋巴瘤、伯基特淋巴瘤、骨髓瘤、淀粉样变性等。

(7) 出血性及血栓性疾病　如血管性紫癜、血小板减少症、血友病、抗磷脂抗体综合征、弥散性血管内凝血（disseminated intravascular coagulation，DIC）以及血栓性疾病等。

【血液系统疾病的诊断】

血液系统疾病相比于其他系统疾病，表现多为全身性，症状与体征多种多样，特异性不强，继发性血液异常甚至可能多于原发性血液病，这是由于血液系统是功能各异的血细胞和血浆成分的综合体，同时执行着多方面的重要生理功能，无固定形态，流动于全身各处，肝、肾感染性疾病、结缔组织病等其他系统疾病均可引起血常规变化。血液系统疾病的许多诊断是依据血液和骨髓的组织学检查结果而得出，因此实验室检查在诊断中占突出地位。

（一）病史采集

(1) 现病史　评估患者的一般情况，如生活自理能力等，有助于评估疾病的严重程度并预估治疗效果。询问患者目前症状，评估体征，了解近期治疗情况。

(2) 既往史　询问患者有无肝炎、结核等传染病史，有无慢性病史、手术、外伤、输血病史及药物、食物过敏史等。

(3) 个人史　询问患者有无药物、毒物或放射性物质接触史，生活习惯，如饮食、抽烟饮酒习惯等。询问患者性功能和性生活史及月经孕产史等。

(4) 家族史　血液系统疾病有可能是常染色体显性遗传、常染色体隐性遗传或X连锁遗传。家族史可以为遗传性疾病的诊断提供重要的依据，应包括（外）祖父母、父母、兄弟姐妹、子女、舅舅、姑妈和侄子辈的相关病史。另外，还需考虑到近亲结婚、新的基因突变等情况。

药物、放射线及化学毒物均可引起粒细胞和（或）血小板减少、再生障碍性贫血、溶血性贫血、巨幼细胞贫血、高铁血红蛋白血症等。偏食、嗜酒等可造成某些造血原料缺乏，导致缺铁性贫血、巨幼细胞贫血等。胃大部切除术后可继发营养障碍。月经过多、胃肠道或泌尿道慢性失血等可致失血性贫血及铁缺乏。血友病、地中海贫血、遗传性球形红细胞增多症等为遗传性疾病。EB病毒感染与淋巴瘤密切相关，过敏性紫癜、弥散性血管内凝血、溶血等可由感染诱发。

（二）常见症状

血液病的症状和体征主要是血细胞或血浆成分功能障碍的表现，如贫血或红细胞功能障碍可致乏力、面色苍白、头昏、心悸等；红细胞增多可致多血质面容、血压升高和血液黏滞度增高。而血液黏滞度增高可导致头痛、眩晕、多汗、疲乏、耳鸣、眼花、健忘等症状，重者可出现复视、视物模糊等。白细胞减少或功能障碍可致感染；血小板及凝血系统异常可致出血或血栓倾向。为有利于诊断，这些症状可被分为一般症状和特殊症状。

（1）一般症状　主要有发热、乏力、体重减轻等，这些症状广泛存在于众多疾病，对血液系统疾病诊断有提示作用的主要是特殊症状，包括严重贫血、出血倾向特别是多部位严重出血、容易感染、肝脾肿大、淋巴结肿大及骨痛等。

（2）特殊症状　①贫血：是血液病最常见的症状，一般表现为皮肤黏膜苍白和心肺功能障碍。依其程度及进展速度的不同，可以表现为倦怠、工作耐力下降、颜面及口唇苍白、头昏、劳力性心悸及气促、起立时眼前昏黑、卧床时耳内轰鸣，直至不能胜任劳动或工作，不能生活自理，卧床不起等。②出血倾向：是凝血、止血机制异常的结果。其特点是多为全身性，出血程度与创伤诱因不成比例，凡有自发广泛或局部出血，或外伤、术后出血不止，或兼有家族成员出血病史者，均提示有血液病性出血的可能。③发热、容易感染：血液病的发热多属感染性，主要见于各类恶性血液病、急性再生障碍性贫血、粒细胞缺乏症及免疫缺陷病等，其基本原因是机体防御功能减低，表现为反复发生感染，尤其是口腔、肛门周围、皮肤和软组织、呼吸系统等部位，感染较难控制，对常用剂量抗感染药物治疗反应不佳，易发生败血症。但也有不少血液病，发热就是其固有症状之一。如严重贫血、慢性髓细胞性白血病等可有低热；各种恶性血液病、溶血性贫血的急性再生障碍危象等可有中度乃至高热，但热型无一定规律；有的淋巴瘤可呈周期性发热。

（三）体格检查

（1）皮肤　瘀斑、脱皮、面色潮红、发绀、黄疸、溃疡、指甲异常、面色苍白、瘀点、毛细血管扩张、皮疹（如红斑狼疮、白血病皮肤浸润、皮肤T细胞淋巴瘤）。

（2）眼　黄疸、结膜苍白、充血，分泌物增多，视网膜静脉充血或断裂。

（3）口腔　出血、黄疸、黏膜溃疡、苍白、舌面平滑。

（4）淋巴结　健康成年人的腹股沟淋巴结、儿童的颈部淋巴结可有轻微肿大，但这些部位的淋巴结中度或明显肿大则应视为异常。

（5）胸部　胸骨和（或）肋骨压痛。

（6）肝脾　有无肿大、脾区摩擦感。

（7）关节　疼痛、肿胀、畸形。

（8）神经系统　精神异常、脑神经异常、外周神经异常及脊髓相关症状。

（四）实验室检查

（1）正确的血细胞计数、血红蛋白测定以及血涂片细胞形态学（表3-2-1）是最基本的诊断方法，常可反映骨髓造血病理变化。

表3-2-1　通过血涂片能提示或确诊的疾病

疾病	血涂片的阳性发现
慢性淋巴细胞白血病	小淋巴细胞增多
慢性髓细胞性白血病	早幼粒细胞、中幼粒细胞、嗜碱性粒细胞、过分叶现象
髓系来源的白血病	原始细胞、粒细胞获得性Pelger-Huët畸形、异形红细胞、血小板异常
克隆性血细胞减少（病态造血）	红细胞大小不均、着色不均、异形红细胞、中性粒细胞颗粒减少、粒细胞获得性Pelger-Huët畸形、粒细胞减少、血小板减少、巨大血小板
急性白血病	原始细胞
免疫性溶血性贫血	球形红细胞、嗜多色性红细胞、红细胞聚集、红细胞现象
遗传性球形红细胞增多症	球形红细胞、嗜多色性红细胞
遗传性椭圆形红细胞增多症	椭圆形红细胞
遗传性卵圆形红细胞增多症	卵圆形红细胞
血红蛋白C病	靶形红细胞、球形红细胞
血红蛋白S病	镰状红细胞
血红蛋白SC病	靶形红细胞、镰状红细胞
轻型地中海贫血（α或β）	小红细胞、靶形红细胞、泪滴状红细胞、嗜点彩红细胞、畸形红细胞
重型地中海贫血（α或β）	小红细胞、靶形红细胞、泪滴状红细胞、嗜点彩红细胞、畸形红细胞，但较轻型更易见
铁缺乏	小红细胞、红细胞淡染、嗜点彩红细胞缺乏
骨髓瘤、巨球蛋白血症	红细胞缗钱状排列
巨幼细胞贫血	大红细胞、巨大红细胞、过分叶的粒细胞
严重的感染	粒细胞增多，胞质内颗粒、空泡增多，Döhle小体
传染性单核细胞增多症	异形淋巴细胞
粒细胞缺乏症	中性粒细胞减少
变态反应性疾病	嗜酸性粒细胞增多

(2) 网织红细胞计数，反映骨髓红细胞的生成功能。

(3) 骨髓检查及细胞化学染色（包括骨穿刺液涂片及骨髓活检），对某些血液病有确诊价值（如白血病、骨髓瘤、骨髓纤维化等）及参考价值（如增生性贫血）。细胞化学染色对急性白血病的鉴别诊断是必不可少的，如过氧化物酶、碱性磷酸酶（alkaline phosphatase，ALP）、非特异性酯酶染色等。

(4) 出血性疾病检查，出血时间、凝血时间、凝血酶原时间、白陶土部分凝血活酶时间、纤维蛋白原定量为基本的检查。尚可做血块收缩试验、血小板聚集和黏附试验以了解血小板功能，亦有凝血因子检测以评估体内凝血因子活性。

(5) 溶血性疾病检查，常用的试验有游离血红蛋白测定、血浆结合珠蛋白测定、Rus 试验、尿隐血（血管内溶血）；酸溶血试验、蔗糖溶血试验（阵发性睡眠性血红蛋白尿症）；渗透脆性试验（遗传性球形红细胞增多症）；高铁血红蛋白还原试验（红细胞葡萄糖-6-磷酸脱氢酶缺乏）；抗人球蛋白试验（自身免疫性溶血性贫血）等以确定溶血原因。

(6) 生化及免疫学检查，如诊断缺铁性贫血的铁代谢检查。自身免疫性血液疾病及淋巴系统疾病常伴有免疫球蛋白的异常、细胞免疫功能的异常及抗血细胞抗体异常。应用特异性单克隆抗体进行免疫学分型，已成为急性白血病的诊断标准之一。淋巴瘤的诊断均需做免疫组化检查。

(7) 细胞遗传学及分子生物学检查，如染色体检查及基因诊断。

(8) 造血细胞的培养与测试技术。

(9) 器械检查，如超声波、CT、MRI 及正电子发射计算机体层显像（positron emission tomography-CT，PET/CT）等对血液病的诊断有很大帮助。

(10) 放射性同位素应用于红细胞寿命或红细胞破坏部位测定、骨髓显像、淋巴瘤显像等。

(11) 组织病理学检查，如淋巴结或浸润包块的活检、脾活检以及体液细胞学病理检查。淋巴结活检对诊断淋巴瘤及其与淋巴结炎、转移癌的鉴别有意义；脾活检主要用于脾显著增大的疾病；体液细胞学检查包括胸腔积液、腹腔积液和脑脊液中的瘤细胞（或白血病细胞）的检查，对诊断、治疗和预后判断有价值。

【血液系统疾病的治疗】

本章简单梳理治疗分类，疾病的具体治疗详见疾病篇的各个章节。

（一）一般治疗

如营养、心理治疗等，去除病因使患者脱离致病因素。

（二）保持正常血液成分及其功能

（1）补充造血所需营养　巨幼细胞贫血时，补充叶酸和（或）维生素 B_{12}；缺铁性贫血时，补充铁剂。

（2）刺激造血　如慢性再生障碍性贫血时应用雄激素刺激造血；粒细胞减少时应用粒细胞集落刺激因子刺激中性粒细胞释放等。

（3）脾切除　切脾去除体内最大的单核-巨噬细胞系统器官，减少血细胞的破坏与潴留，从而延长血细胞的寿命。切脾对遗传性球形红细胞增多症所致的溶血性贫血有确切疗效。

（4）过继免疫治疗　如给予干扰素或在异基因造血干细胞移植后的供者淋巴细胞输注。

（5）成分输血及抗生素的使用　严重贫血或失血时输注红细胞，血小板减少、有出血危险时补充血小板。白细胞减少，有感染时予以有效的抗感染药物治疗。

（三）去除异常血液成分和抑制异常功能

（1）化疗　联合使用作用于不同周期的化疗药物可杀灭病变细胞。

（2）放疗　γ射线、X线等电离辐射杀灭白血病或淋巴瘤细胞。

（3）诱导分化　全反式维A酸、三氧化二砷通过诱导分化，可使异常早幼粒细胞加速凋亡或使其分化为正常成熟的粒细胞，是特异性去除白血病细胞的新途径。

（4）治疗性血液成分单采　通过血细胞分离器选择性地去除血液中某一成分，可用于治疗白血病等。血浆置换术可治疗巨球蛋白血症、某些自身免疫性疾病、同种免疫性疾病及血栓性血小板减少性紫癜等。

（5）免疫抑制　使用糖皮质激素、环孢素、抗淋巴细胞免疫球蛋白/抗胸腺细胞球蛋白等，减少淋巴细胞数量，抑制其异常功能以治疗自身免疫性溶血性贫血、再生障碍性贫血及异基因造血干细胞移植时发生的移植物抗宿主病等。

（6）抗凝及溶栓治疗　如弥散性血管内凝血时为防止凝血因子进一步消耗，采用肝素抗凝。血小板过多时为防止血小板异常聚集，可使用双嘧达莫等药物。一旦有血栓形成，可使用尿激酶等溶栓以恢复血流通畅。

（四）靶向治疗

如酪氨酸激酶抑制剂治疗慢性髓细胞性白血病。

（五）表观遗传学抑制

如组蛋白去乙酰化酶（histone deacetylase，HDAC）口服抑制剂西达本胺，用于治疗复发及难治性外周T细胞淋巴瘤；去甲基化药物5-氮杂-2′-脱氧胞苷一线治疗老年多发性骨髓瘤及急性髓系白血病。

(六) 造血干细胞移植 (hematopoietic stem cell transplantation, HSCT)

通过预处理，去除异常的骨髓造血组织，然后植入健康的造血干细胞，重建造血与免疫系统。造血干细胞移植是一种可能根治血液系统恶性肿瘤和遗传性疾病等的综合性治疗方法。

(七) 细胞免疫治疗

嵌合抗原受体T (chimeric antigen receptor T, CAR-T) 细胞免疫治疗在急性淋巴细胞白血病及非霍奇金淋巴瘤治疗中有显著作用。

【血液系统疾病的护理】

(1) 病情观察　密切观察病情变化，定时监测生命体征，患者如有不适及时报告医师，做好记录。备好急救药品和物品，积极配合医师进行抢救。①化疗时，重点观察患者有无心脏毒性反应（如有无胸闷、气促），心电监护仪心率和波形有无较大的变化，有无胃肠道反应（如恶心呕吐，呕吐次数、呕吐物的量及性质等，大小便有无异常），遵医嘱准确记录出入水量、饮食睡眠等。②抑制期时，重点观察患者有无出血和感染倾向，如每日查看患者的血常规，重点关注血小板计数和中性粒细胞计数。a.当血小板低于 $50\times10^9/L$ 时，检查患者全身皮肤及牙龈有无出血，询问大小便，减少活动等。低于 $20\times10^9/L$ 时，应每日查看患者皮肤、牙龈，询问大小便，卧床休息为主。低于 $10\times10^9/L$ 时，绝对卧床休息，每日询问患者有无头痛、腹痛等不适，重点观察患者有无眼睑、口腔、全身皮肤有无出血等。b.中性粒细胞低于 $1.0\times10^9/L$ 时，注意观察患者有无发热，口腔、肛周有无感染，勤更衣、注意卫生，保持皮肤清洁，避免挖鼻、掏耳等造成继发性感染，每日监测患者体温，如有发热的患者应加强体温监测和降温护理，有无腹泻等，做好保护性隔离。

(2) 输液安全　选择适宜的输液工具，根据指南要求，所有行化疗的患者，推荐使用中心静脉输注化疗药物，可在行化疗或特殊刺激性强的药物输注前，尽早宣教，尽早签署中心静脉置管同意书、风险谈话书、宣教书等，保障患者输液安全。

(3) 饮食与营养　饮食需营养丰富，给予高热量、高蛋白质、高维生素、易消化的食物，多食新鲜蔬菜与水果。有消化道出血时，暂禁食或进少量流质食物。化疗时饮食宜清淡，少量多餐，多饮水，多进食新鲜果汁。忌生冷、坚硬、

（4）休息与活动　根据病情合理安排患者体位。病情轻或缓解期患者可酌情进行适当的活动，但不可过劳，注意活动中体力的变化，必要时给予协助。重症患者要绝对卧床休息。卧床患者定时每2h翻身一次，预防压力性损伤。

（5）病室环境　应保持清洁，充分换气，阳光充足，温湿度适宜，严格执行消毒隔离制度，限制探视人员，防止交叉感染。行大剂量化疗（high dosechemo radiotherapy，HDR）和免疫治疗的患者，粒细胞显著减少时，应做好保护性隔离，移居单间或层流洁净病房。移植病房的环境按照移植要求，详见第十四章造血干细胞移植。

（6）心理护理　关心爱护患者，给予患者及家属心理支持，了解与解除患者的不安情绪，对有慢性疾病、长期治疗效果不佳、移植或手术治疗患者做好心理护理。对有恶性难治性疾病的患者要警惕其情绪的异常变化，及时采取措施，防止意外发生。对于病危或临终患者的家属，应给予关照。

（7）安全防护　病区应有安全防护措施和安全警示标识。地面应防滑，走廊、卫生间安装扶手，病床脚轮要固定牢固。严重贫血患者改变体位时要缓慢，防止突然体位改变而发生晕厥。儿童、老年、危重患者应加床挡，躁动不安者可加约束带。对患者和家属做好安全指导。

（8）健康教育　对患者及家属进行健康教育，包括讲解有关疾病知识、治疗、护理方法和预防保健常识等。对出院患者做好出院指导，嘱患者按时用药，定期复查。

参考文献

[1] 王建祥，肖志坚，等. 邓家栋临床血液学 [M]. 2版. 上海：上海科学技术出版社，2020.
[2] Lichtman M A, Kaushansky K, Prchal J T, et al. 威廉姆斯血液学 [M]. 9版. 陈竺，陈赛娟，译. 北京：人民卫生出版社，2018.
[3] 黄晓军. 血液系统与疾病 [M]. 2版. 北京：人民卫生出版社，2021.
[4] 葛均波，徐永健，王辰. 内科学 [M]. 9版. 北京：人民卫生出版社，2018.

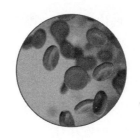

第四章

血液系统疾病特殊检验技术

第一节 骨髓细胞形态学检验技术

骨髓细胞形态学检验技术（简称骨髓形态）是辅助血液病诊断、疗效观察的重要手段之一。骨髓形态检验通过骨髓穿刺的方式抽取骨髓液制备涂片，经染色后在普通光学显微镜下进行骨髓细胞观察，以了解骨髓中各种血细胞数量、比例、形态及有无异常细胞等。通常来说骨髓形态检查包括常规检验和细胞化学染色两部分。

【骨髓形态常规检验】

（一）骨髓涂片及普通染色

骨髓涂片及普通染色是骨髓形态学检验的重要前置环节，直接影响标本能否正常检测、检测结果是否可靠等。其主要步骤如下：

(1) 骨髓涂片　注射器抽取少许骨髓液滴在玻片上备用，左手持载玻片，右手持推片边缘蘸取少许骨髓液置于载玻片一端，并将推片与载玻片呈 30°角（根据骨髓液浓稠程度适当调整角度）匀速向前将骨髓液制成厚薄适宜的涂片。此外，需同时推取 2～3 张外周血涂片备检。

(2) 普通染色　一般采用瑞氏-吉姆萨染液进行染色（简称瑞-吉染色）。选择 2～4 张骨髓小粒多、制备良好、新鲜、干透的骨髓涂片，将血膜面朝上，滴加 2～3 滴瑞-吉染色 A 液覆盖整张血膜，随后滴加 2～3 倍量的 B 液（通常为 pH 6.4～6.8 的磷酸盐缓冲液）混匀染色 10～15min（具体时间依据环境温度、实验室条件调节,可在低倍镜下实时观察染色状态以确定最适宜时间),最后使用自来水流水冲洗,自然晾干以备观察。

(3)判断取材　普通染色后在光学显微镜下初步阅片判断取材是否合格,如取材稀释需重新做骨穿。取材稀释是指抽吸骨髓时混入较多外周血,其判断标准如下。①部分稀释:骨髓小粒少或不见,骨髓特有细胞少,有核细胞少,成熟细胞/幼稚细胞大于3/5。②完全稀释:骨髓涂片与外周血涂片的细胞分类完全一样。

(二)骨髓涂片镜检

(1)低倍和高倍镜观察　骨髓涂片制备后,选择骨髓小粒多、染色良好的涂片在显微镜下观察。首先使用低倍镜总体判断骨髓涂片质量,选择视野满意的区域初步进行有核细胞计数、分类,并转换至高倍镜观察以判断骨髓增生程度。骨髓增生程度的判断多采用5级分类法(详见表4-1-1)。而后再次切回低倍镜进行全片巨核细胞计数,当病情需要时应使用高倍镜或油镜分类一定数量的巨核细胞。最后观察全片异常细胞,包括有无体积较大、成堆分布的转移癌细胞、淋巴瘤细胞等,低倍镜找到可疑细胞后需转换油镜进行观察。

表 4-1-1　骨髓增生程度的 5 级分类法及临床意义

增生程度分级	有核细胞/红细胞	每高倍镜视野有核细胞数	临床意义
极度活跃	1:1	>100	各种白血病
明显活跃	1:10	50~100	各种白血病、增生性贫血
活跃	1:20	20~50	健康人、贫血
减低	1:50	5~10	造血功能低下、部分稀释
极度减低	1:100	<5	再生障碍性贫血、完全稀释

(2)油镜观察　选择血膜薄厚适宜、染色良好的部位进行计数及分类,一般选择体尾交界处;至少计数200个有核细胞(除巨核细胞、破碎细胞、分裂象外)并仔细观察各系细胞增生情况、各阶段细胞比例及形态学特征。

(三)骨髓涂片报告

骨髓形态检验的报告单主要包括以下几方面内容:

(1)患者的基本信息,包括年龄、性别、临床诊断、穿刺部位、标本接受时间、骨髓涂片号、门诊或住院信息等。

(2)骨髓取材、涂片及染色情况,常使用良好、尚可、欠佳来描述。

(3)骨髓增生程度、粒红比值、各系统及各阶段细胞百分比等。

(4)检验结果的文字描述,包括粒、红、淋巴、浆、单核、巨核系统的增生情况、总体比例、各阶段细胞比例及形态以及全片巨核细胞数(必要时需分类一定数量巨核细胞），血小板数量及分布情况。除详细描述骨髓涂片情况外，需对外周血涂片和细胞特殊化学染色情况进行描述。最后在报告结论处给出诊断意见及建议。对急性白血病复查的患者，应与上次涂片比较并得出疾病完全缓解、部分缓解、复发等意见。如骨髓取材不佳应做出骨髓稀释、骨髓部分稀释等说明并及时反馈临床。表 4-1-2 列举成人大致正常骨髓象特点。

表 4-1-2　成人大致正常骨髓象特点

增生情况	增生活跃
粒红比值	（2～4）∶1
粒细胞系统	占 40%～60%，以中性中幼粒及以下阶段细胞为主，其中原始粒细胞＜2%，早幼粒细胞＜5%，嗜酸性粒细胞＜5%，嗜碱性粒细胞＜5%
红细胞系统	约占 20%，以中、晚幼红细胞为主，原始红细胞＜1%
淋巴细胞系统	成熟淋巴细胞约占 20%，其他阶段细胞少见或罕见
浆细胞系统	成熟浆细胞＜2%，其他阶段细胞罕见
单核细胞系统	成熟单核细胞＜4%，其他阶段细胞少见或罕见
巨核细胞系统	全片以幼巨、颗粒巨及产板巨为主，血小板易见，成堆分布
其他细胞	组织细胞、吞噬细胞、分裂象细胞少见或偶见，寄生虫及明显异常细胞未见
细胞形态	红细胞、血小板及各种有核细胞形态无明显异常

【细胞化学染色】

细胞化学染色是以细胞形态学为基础，运用化学反应原理对细胞内的多种化学物质作定性、定位、半定量分析的一种方法，因其直观、简单的特点被广泛应用于血液病的诊断、鉴别诊断及白血病分型等。随着免疫学技术的发展，白血病分型已很大程度依赖流式细胞术方法，但对于某些特定酶的鉴别及部分难以鉴别的白血病，细胞化学染色依然具有重要的诊断价值。常见的细胞化学染色包括铁染色、中性粒细胞碱性磷酸酶染色（neutrophil alkaline phosphatase，NAP）、过碘酸 - 希夫反应（periodic acid-Schiff reaction，PAS）、髓过氧化物酶染色（myeloperoxidase，MPO）、多种酯酶染色等。

（一）铁染色

骨髓是人体储存铁元素最重要的场所，铁元素主要以铁蛋白和含铁血黄素两种形式存在。分布在巨噬细胞内的铁称为细胞外铁，分布在幼稚红细胞内的铁称为细胞内铁。铁染色的原理是采用普鲁士蓝反应，了解体内铁的储存和利用情况。

1. 染色结果判断

（1）细胞外铁　通过观察骨髓小粒的巨噬细胞胞质内有无蓝色沉淀来判断。根据小粒中铁的分布方式及数量分为 5 级：（-）无蓝色颗粒等；（+）少量铁颗粒或偶见少数铁小珠；（++）较多铁颗粒、铁小珠；（+++）很多铁颗粒、铁小珠和少数铁小块；（++++）极多铁颗粒、铁小珠并有很多铁小块。正常参考范围：（+）～（++）。

（2）细胞内铁　指分布在中、晚幼红细胞的铁，其胞质内出现蓝色铁颗粒为阳性，称铁粒幼红细胞。根据铁颗粒多少将铁粒幼细胞分为四型：Ⅰ型（1～2颗）、Ⅱ型（3～5颗）、Ⅲ型（6～9颗）及Ⅳ型（≥10颗）。正常参考范围：25%～90%，为Ⅰ、Ⅱ型。

2. 临床意义

（1）骨髓铁增高　再生障碍性贫血、地中海贫血、巨幼细胞贫血、白血病、感染、多次输血等可导致骨髓铁增高。骨髓增生异常综合征骨髓铁颗粒正常或增高，某些类型可见较多环形铁粒幼细胞。

（2）骨髓铁减低　缺铁性贫血时细胞外铁为阴性，细胞内铁低于参考范围或完全消失。治疗后骨髓铁可恢复正常（细胞内铁先恢复）。多种原因引起的慢性失血可有不同程度铁减少或缺失。

（二）中性粒细胞碱性磷酸酶染色

中性粒细胞碱性磷酸酶是一种存在于中性粒细胞中且能分解磷酸酯的水解酶，定位于成熟中性粒细胞胞质酶活性部位。

NAP 主要存在于成熟中性粒细胞胞质中，其他细胞如嗜酸性粒细胞、嗜碱性粒细胞、淋巴细胞、单核细胞、浆细胞、巨核细胞及血小板等均为阴性反应。在正常生理状况下，NAP 活性在新生儿时期较高，60 岁以后降低，成年女性较成年男性高，妊娠时呈阶梯式增加，分娩时达高峰，产后降至正常。紧张、恐惧和剧烈运动等应激状态时 NAP 活性可增加。

（1）染色结果判断　若中性粒细胞胞质中出现紫红色即为阳性，苏木素复染后胞核通常为蓝色。根据细胞内有无阳性颗粒，分为 5 级：（-）无阳性颗粒，积分 0 分；（+）有少数阳性颗粒，约占胞质面积 1/4，积分 1 分；（++）有中等数量阳性颗粒，约占胞质面积 1/2，积分 2 分；（+++）有大量阳性颗粒，充满胞质但有少量空隙，约占胞质面积 3/4，积分 3 分；（++++）充满阳性颗粒，没有空隙，积分 4 分。正常参考范围：按 100 个成熟中性粒细胞计算，阳性率为 30%～70%，阳性积分为 35～100 分。

（2）临床意义　①NAP 病理性增高：见于类白血病反应及细菌感染、急性或慢性淋巴细胞白血病、淋巴瘤、多发性骨髓瘤、慢性中性粒细胞白血病、骨髓增殖性肿瘤、再生障碍性贫血等。②NAP 病理性降低：见于急性粒细胞白血病或慢性粒细胞白血病（chronic myelocytic leukemia, CML）、阵发性睡眠性血红蛋白尿症等。

（三）过碘酸-希夫反应

过碘酸-希夫反应又称糖原染色。细胞质内的糖原或多糖类物质含有乙二醇基，过碘酸是氧化剂，可使乙二醇基氧化形成双醛基，继而恢复雪夫试剂中的品红对醌结构显红色，红色物质定位于糖原存在的部分。

（1）染色结果判断　胞质内出现红色即为阳性，苏木素复染后胞核为蓝色，用甲基绿复染后胞核呈绿色。粒、单核及有核红细胞根据胞质内红色深浅程度分为5级。0级（强嗜碱性）：胞质深蓝色，无红色（如原始红细胞）。Ⅰ级：蓝色为主，轻微红色（早幼红细胞）。Ⅱ级：蓝红混合（嗜多色性，中幼红细胞）。Ⅲ级：红色为主，残留少量蓝色（晚幼红细胞）。Ⅳ级：完全红色（成熟红细胞，无核）。淋巴细胞主要根据胞质内阳性多少及性状分级：(-) 无阳性反应物；(+) 有 < 10 个中粗颗粒或弥漫性浅红色染色，弱阳性；(++) 有 ≥ 10 个中粗颗粒组成不完整环冠，或有半圈粗颗粒，或有一个块状；(+++) 中粗颗粒组成两个不连续环冠，或由粗颗粒组成一个环冠，或块状/珠状颗粒组成半环；(++++) 粗颗粒组成两个完整环，或珠/块状颗粒绕核组成单环。

（2）临床意义　①阳性结果：红血病、红白血病、骨髓增生异常综合征中有核细胞可呈阳性，有时有核红细胞阳性反应强且阳性率高，甚至红细胞也呈阳性。白血病多呈阳性，但根据阳性程度及性状特点可辅助判断细胞系列用以鉴别白血病类型。需要特别注意的是急性白血病 PAS 染色结果常不典型。PAS 染色对于红细胞系统疾病，特别是恶性增生的红白血病和良性增生的巨幼细胞贫血具有一定的诊断和鉴别诊断价值。然而，恶性增生的红细胞并不都呈阳性反应，而良性增生的红细胞也并不都是阴性反应，需要结合临床资料进行综合分析。②阴性结果：某些红系良性疾病，如缺铁性贫血、地中海贫血、巨幼细胞贫血、再生障碍性贫血、其他溶血性贫血中的有核红细胞常呈阴性，个别细胞可阳性但反应弱。

（四）髓过氧化物酶染色

髓过氧化物酶是髓系发育的重要标志，可显色粒系、单核细胞中的嗜天青颗粒。需要特别注意的是流式细胞术也可检测 MPO，但因方法学不同，结果可能出现不一致。

（1）染色结果判断　阳性结果定位在胞质内酶活性部位。按阳性指数分为5级。

（2）临床意义　MPO 染色是临床上辅助判断急性白血病类型首选的、最重要的细胞化学染色方法。该方法简单且敏感，具有很强的实用价值。急性白血病时，白血病细胞 MPO 反应强弱的一般顺序为：M3 > M2b > M2a > M6 > M4 > M1 > M5 > ALL。表 4-1-3 列举了急性白血病的染色结果与特点。

表 4-1-3　急性白血病的染色结果与特点

白血病细胞	染色结果及特点	
原始粒细胞	阴性、阳性	（+）～（++），粗大、聚集
异常早幼粒细胞	强阳性	充满胞质（细胞外质为阴性）
异常中幼粒细胞	强阳性	充满胞质，部分细胞在胞核凹陷处呈团块状
原始及幼稚单核细胞	阴性、弱阳性	颗粒细小
其他白血病细胞	原始及幼稚淋巴细胞、原始红细胞、原始巨核细胞均阴性	

（五）氯乙酸 AS-D 萘酚酯酶染色

氯乙酸 AS-D 萘酚酯酶（naphthol AS-D chloroacetate esterase，NAS-DCE）是一种特异性酯酶，是粒细胞及肥大细胞的标志酶，主要存在于特异性颗粒中，比 MPO 表达稍晚。

（1）染色结果判断　阳性结果定位在胞质内酶活性部位。重氮盐为盐酸副品红时，若胞质内出现鲜艳红色沉淀即为阳性。苏木素复染后胞核呈蓝色，用甲基绿复染胞核呈绿色。分级标准基本同 NAP 分级，分为 5 级。

（2）临床意义　NAS-DCE 几乎仅出现在粒细胞内，特异性高。主要用于辅助鉴别急性白血病的类型，尤其是有助于 MPO 阳性的急粒及急单的鉴别。但该试验敏感性较 MPO 弱，临床上常与 MPO 一起辅助粒细胞的鉴定。NAS-DCE 染色时，如有一定数量白血病细胞 NAS-DCE 染色呈阳性，则可以肯定白血病细胞中有粒细胞存在；若呈阴性时，则不能排除粒细胞存在的可能。

（六）中性非特异性酯酶染色

中性非特异性酯酶（nonspecific esterase，NSE）染色包括了 α- 醋酸萘酚酯酶染色和醋酸 AS-D 萘酚酯酶染色等，两者临床意义相似，临床上通常选择一种应用即可。染色时将两张骨髓涂片分别进行 NSE 染色以及氟化钠抑制试验对比，计算出氟化钠抑制率，若抑制率≥ 50% 即为氟化钠抑制试验阳性。

参考文献

[1] 史敏, 李波, 李顺义, 等. 主要细胞化学染色在急性白血病分型中的评价 [J]. 临床检验杂志, 2002, 20（5）: 303.

[2] 夏薇, 陈婷梅, 等. 临床血液学检验技术 [M]. 北京: 人民卫生出版社, 2015.

[3] 胡丽华, 陈万新. 临床血液细胞形态学图谱 [M]. 北京: 人民卫生出版社, 2020.

[4] Farhi D C. 临床血液、骨髓细胞形态学——正常与病理特征 [M]. 西安: 第四军医大学出版社, 2014.

[5] 丛玉隆, 刘源, 秦小玲. 骨髓细胞形态学检验技术与临床 [M]. 天津: 天津科学技术出版社, 2002.

[6] 卢兴国. 骨髓细胞学和病理学 [M]. 北京: 科学出版社, 2008.

[7] Guo L, Huang P, He H, et al. A method to classify bone marrow cells with rejected option[J]. Biomed Tech (Berl), 2022, 67（3）: 227-236.

[8] Tomasian A, Jennings J W. Bone marrow aspiration and biopsy: techniques and practice implications[J]. Skeletal Radiol, 2022, 51（1）: 81-88.

[9] Morrison S J, Scadden D T. The bone marrow niche for haematopoietic stem cells[J]. Nature, 2014, 505（7483）: 327-334.

第二节　流式细胞学检验技术

随着流式细胞仪结构及功能的改进和提高，流式细胞术作为一种敏感而快速分析细胞及颗粒的技术，其应用范围越来越广，目前在血液病、肿瘤治疗及干细胞和细胞治疗等领域起着重要的作用。尤其是在血液淋巴系统肿瘤的诊断、分期、疗效的评估中已经成为指导诊疗工作不可缺少的依据。

近年来，流式细胞术有了很大的发展。硬件上，传统的流式细胞仪可以检测的参数越来越多，最先进的流式细胞仪可以检测50种以上的荧光参数。质谱流式细胞仪理论上可以检测更多的参数，光谱流式细胞仪使得同时检测20种以上的荧光素在临床上已成现实。依托流式细胞术发展而来的流式细胞学检验技术已经成为血液肿瘤综合诊断的关键一环，在精准诊断时代为主诊医生提供关键辅助。

【流式细胞学检验技术介绍】

（一）基本原理

流式细胞学检验技术依赖于性能良好的流式细胞仪，流式细胞仪均安装有一根或多根激光器，其基本原理是：待测样本中的细胞经液流系统传送，形成单细胞流，并依次通过流式细胞仪的流动室。在激发光照射区域，细胞上标记的荧光染料受到激光的激发，从而产生荧光信号。在不同的实验体系中，根据细胞学标记的荧光素不同，在不同波长的激光激发下，发射出不同波长的荧光，这些荧光信号可以反映不同的细胞生物学特征。细胞受到激光照射后产生的光信号被相应接收器接收并放大，转换为与光强度相关的电子信号，然后经计算机储存和处理分析以图形形式直观地显示细胞分布情况。这些信号可以反映相应的细胞特征，如前向角散射光（forward scatter，FSC）反映细胞相对大小，侧向角散射光（side scatter，SSC）反映细胞内部复杂程度如颗粒数等。

（二）检测标本的制备和保存

流式细胞学检测目前普遍采用的方法是多色直接免疫荧光标记法，主要包括以下四种主要的标本制备方法：细胞膜抗原标记、细胞内或核内抗原标记、细胞内细胞因子测定及细胞周期与 DNA 倍体分析。

（1）标本保存方法　一般选择肝素或乙二胺四乙酸（ethylenediaminetetra-acetic acid，EDTA）抗凝，室温可短期保存，尽量在 12h 送检，若未能及时送检，于 4℃冰箱保存。EDTA 抗凝可保存 12～48h，肝素抗凝最多可保存 72h。EDTA 抗凝剂适用于白细胞的免疫表型分析，优点是防止成熟的髓系细胞贴壁造成的细胞损失，并具有较强的抗血小板聚集能力。肝素抗凝常用于白细胞功能研究，能更好地保持细胞活性，适用于放置时间较长，不能及时检测的标本，但不适合用于血小板的相关检测。

（2）细胞计数　大部分实验室多采用手工计数法，长期开展且经验丰富的实验室可根据观察离心后的白膜情况大致判断细胞量。免疫表型检测时，一般将细胞浓度调整到 1×10^7/mL，每管取 50～100μL 进行抗体标记。MRD 检测时往往需要获得 1×10^6 或更多的细胞，每管取 200μL 细胞。每管细胞体积 < 250μL，如果需要加入的细胞量太多，则应将标本适当浓缩。总之，为了保证最有效的抗原/抗体反应，抗体体积与样本体积比值最好在 1∶10 左右。

（3）孵育抗体　现多采用直接连接荧光素的单克隆抗体进行多色免疫荧光标记。该方式具有操作简单、背景荧光低、信噪比高、可同时标记多色抗体等诸多优点，应用较为广泛。根据标记抗体部位的不同，多色免疫荧光染色分为细胞表面和细胞内抗原染色两种。其中细胞表面抗原标记主要包括加样、标记抗体、溶血、洗涤、上机检测五个步骤。细胞内抗原标记在上述五个步骤中增加了透膜和固定的操作。

（三）上机检测和数据分析

在上机检测前需要对流式细胞仪进行校准和调整，结合多色免疫荧光光谱特点单独标记调节荧光补偿，保存相应模板参数信息以便后续检测调取。

流式细胞数据分析包括单参数和多参数分析，其主要的目的是鉴别样本中是否存在异常的细胞，而不同组织中异常细胞的识别主要依赖于对其中正常细胞的光散射和免疫表型特征的详细认识。其中"设门"对于流式数据分析至关重要。"设门"即根据光散射和（或）荧光特征，通过流失分析软件圈定某种细胞群，然后可以对门内细胞各个参数进行单独分析，其主要目的是在混合细胞群体中划分出性质不同的细胞群，以便对不同细胞进行单独的分析。设门的总原则是要用多参数数据创造可以区分不同类型的正常和异常细胞的图形。

(1) 散射光（FSC/SSC）设门　前向角散射光（FSC）的强度与细胞的大小体积有关。侧向角散射光（SSC）与细胞内部的精细结构和颗粒性质有关。在正常骨髓或外周血中，淋巴细胞和有核红细胞 FSC 和 SSC 均较小，两群细胞难以分开，经常划为一个区域。相比之下，单核细胞的 FSC 和 SSC 较淋巴细胞稍大，多数可以分开，但往往有重叠。粒细胞的 SSC 和 FSC 均较大，形成一群细胞。当异常细胞在骨髓或外周血中明显增多时，比较容易划分，但异常细胞数不多时，没有形成明显的分布界限时，这样的设门方法就会不准确。因此需要运用光散射和荧光设门的方法。

(2) CD45/SSC 设门　CD45 是白细胞的共同抗原，只表达在白细胞上，而成熟的红细胞和血小板为隐形。CD45 的表达水平在不同系列细胞及同系列细胞的不同发育阶段均不同。如淋巴细胞、单核细胞、粒细胞及幼稚细胞表达 CD45 的量不同，表现为 CD45 荧光强度不同。淋巴细胞最强、单核细胞次之，粒细胞比单核细胞弱。幼稚细胞比成熟细胞弱。再结合细胞的 SSC 值（即细胞的颗粒性），可将骨髓细胞分为淋巴细胞、单核细胞、粒细胞及幼稚细胞群。FSC/SSC 设门难以将幼稚细胞与正常淋巴细胞和红细胞分开，利用 CD45/SSC 设门，其突出特点在于可将幼稚细胞与成熟细胞区分开。因此能够做到精准地对幼稚细胞进行免疫表型的分析，使分型的准确性大大提高。

【流式细胞学检验技术在血液病领域的应用】

(1) 分型诊断　流式免疫分型的应用使得白血病和淋巴瘤的诊断进入了一个崭新的阶段，使得形态学不典型、诊断分型困难的疾病诊断变得容易，并使一些形态学不能明确诊断的疾病得以发现。但鉴于血液系统疾病的复杂性，使得流式细胞术在血液病中的应用掌握起来变得越来越困难，需要颇具经验的专业技术人员进行仔细分析，方可获得准确诊断信息。

(2) 微量残留病（minimal residual disease，MRD）的监测　治疗后微小残留病的评估也是流式细胞术在血液病中应用的一个重要领域，临床缓解目前已不能有效评估患者预后，新的严格意义的完全缓解标准是 MRD 阴性。目前血液病的治疗已经全面进入 MRD 时代，根据 MRD 的水平评估患者的预后，进行危险度分层、指导个性化的治疗是白血病治疗的新策略。

(3) 造血干细胞计数及免疫监测　造血干细胞移植是白血病治疗的重要方式，是目前多种血液系统肿瘤唯一的治愈手段。流式细胞术在造血干细胞移植领域也发挥着重要的作用，检查动员外周血、采集物中造血干细胞的数量、监测移植后的免疫重建和疗效评估均需要运用到流式细胞术。

（4）其他血液病　流式细胞术在红细胞及血小板疾病、阵发性睡眠性血红蛋白尿症、自身免疫性溶血性贫血和免疫相关性血细胞减少患者的诊断中也起着重要的作用，通过 *CD55/CD59*、血小板膜糖蛋白以及各种淋巴细胞亚群检测可获得机体的免疫功能信息以辅助诊断。

参考文献

[1] Jafari，Tierens K，Rajab A，et al. Visualization of cell composition and maturation in the bone marrow using 10-color flow cytometry and radar plots[J]. Cytometry B Clin Cytom，2018，94B（2）：219-229.

[2] Tian M Y，Liu Z Y，Han M，et al. Malignant plasmacytes in bone marrow detected by flow cytometry as a predictor for the risk stratification system of multiple myeloma[J]. Cytometry B Clin Cytom，2022，102B（1）：44-49.

[3] McKinnon K M. Flow cytometry：an overview[J]. Curr Protoc Immunol，2018，120：5.1.1-5.1.11.

[4] Shapiro H M，Telford W G. Lasers for flow cytometry：current and future trends[J]. Curr Protoc Cytom，2018，83：1.9.1-1.9.21.

[5] Ahmad N，Kumari N，Tirkey D，et al. Evaluation of acute leukaemias by flow cytometry and its correlation with diagnosis using morphological and special staining techniques[J]. Cureus，2024，16（2）：e54126.

第三节　染色体核型分析及荧光原位杂交技术

一、染色体核型分析

染色体一词是 1888 年 Waldeyer 首先提出来的，意为可染色的小体，染色体的超微结构是由直径达 10nm 的 DNA-组蛋白复合物高度螺旋化的纤维所组成。由此可见，染色体和基因二者密切相关，染色体的任何改变必然导致基因的异常。而遗传学异常是肿瘤细胞的特征，也是驱动肿瘤形成和进展的基础。多数血液肿瘤患者采用染色体显带技术可检出核型异常，部分具有明确的指导诊断、分型、危险度分层和靶向治疗价值。核型分析技术已广泛应用于血液系统疾病的诊断分型、疗效评估、预后判断及个体化治疗。以下主要介绍染色体核型分析在血液肿瘤中的应用。

（一）染色体核型分析的原理

通过培养法处理的骨髓标本，采用秋水仙素阻留中期分裂象，并利用低渗液处理细胞，固定液固定后制片。R 显带：通过热变性姬姆萨 R 显带法显带分析，其原理为 DNA 受热变性，富含 AT 碱基对区段单链化，不易着色呈浅带，富含 GC 碱基对仍为双链结构易着色，呈深带。G 显带：通过胰蛋白酶抽提 DNA 上富含 GC 碱基对区段结合的蛋白质,以致降低了该区段和染料的亲和力,呈浅带;反之,DNA 上富含 AT 碱基对的区段和组蛋白结合紧密,胰酶处理时不易被抽提,故和染料有较强的亲和力,呈深带。

(二)标本来源

(1) 急性白血病　视患者情况可采集骨髓或外周血。推荐采用骨髓(BM)。当外周血白细胞总数 $> 10 \times 10^9/L$ 并且幼稚细胞比例 $> 10\%$ 时,可采用外周血(PB)进行短期培养。

(2) 慢性淋巴细胞白血病　骨髓或外周血均可,但推荐采用外周血进行加刺激剂的 72h 培养。

(3) 慢性髓细胞性白血病　慢性期患者推荐采用骨髓。如发生加速或急变,当外周血白细胞总数 $> 10 \times 10^9/L$ 并且幼稚细胞比例 $> 10\%$ 时,可采用外周血进行短期培养。

(4) 骨髓增生异常综合征　推荐采用骨髓。

(5) 多发性骨髓瘤　采用骨髓进行核型分析。建议对骨髓细胞进行 CD138 磁珠分选后,进行荧光原位杂交(fluorescence in situ hybridization,FISH)检测(骨髓量 $> 15mL$)。

(6) 淋巴瘤　根据淋巴瘤是否侵犯骨髓而定。可采用淋巴结穿刺液或淋巴结活检标本,当淋巴瘤晚期侵犯骨髓时可采用骨髓。

(7) 范科尼贫血(Fanconi anemia)　必须采用外周血。

(8) 体质性(先天性)异常检测　必须采用外周血。血液病患者排除体质性异常进行染色体检测抽取外周血时,必须保证外周血分类无幼稚细胞。

(9) 其他血液病患者　推荐采用骨髓。特殊情况可以采用脑脊液、胸腹水。

(三)标本采集

染色体标本采集管:肝素抗凝管(绿色帽管),用于短途(即时)运送标本。骨髓培养瓶:5mL 骨髓培养基(内含 78% RPMI 1640 培养液、20% 小牛血清、0.2% 肝素、1% 青链霉素及 1% 谷氨酰胺),用于长途(大于 1h)运送标本。

(四)操作步骤

临床医生按照《骨髓穿刺标准化操作规程》采集骨髓标本。

(五)标本采集注意事项

(1) 尽量使用肝素抗凝剂,EDTA 抗凝剂可影响细胞的分裂能力,易造成制片失败(无分裂象)。

（2）骨髓抽取量应视外周血白细胞计数之高低而定，白细胞计数高于 100×10^9/L，取 0.5mL 即可；低于 10×10^9/L 取 3～5mL；（10～100）$\times10^9$/L 取 1～3mL。

（3）尽可能采集第 1 或 2 管骨髓以保证细胞数量充足。

（4）采集过程中要求无菌操作，不能出现凝块。

（六）标本运送及保存

为保证细胞活性，标本采集后注入肝素抗凝管，应室温下立即送检，或加入骨髓培养基中，尽快或室温保存 24h 内送检处理（慢性淋巴细胞白血病标本可 4℃保存 24h 内送检）。

（七）染色体制备

血液病患者样本多采用短期培养法来制备骨髓细胞染色体（除慢性淋巴细胞白血病、范科尼贫血以及体质性异常检测外），骨髓经有核细胞计数后按一定的细胞密度 [（1～3）$\times10^6$/mL] 接种到培养基内，经 24h 或 48h 培养后再收获细胞制片。

（八）染色体数量异常

（1）染色体数量异常　染色体数目异常的主要原因是减数分裂或有丝分裂时染色体不分离。数目异常包括数量减少或增加。通常用"＋"或"－"号置于染色体基数之前用来表述。例如增加了两个 8 号染色体，用"+8, +8"表示，但注意不能用"+8*2"表示。"-7"表示单体 7 号染色体异常，即减少了一条 7 号染色体。

（2）染色体结构异常　导致染色体发生结构改变的基础是断裂及断裂后的重排。染色体的断裂可以是自发的，也可以是某种致癌因素所引起的。常见的染色体结构异常包括如下几种。①缺失：染色体长臂或短臂部分片段的丢失，包括末端丢失或中间节段缺失，以末端丢失为多，用"del"表示。②易位：指染色体断裂后的片段接到另一条染色体上，导致染色体发生重排，两条染色体发生断裂后相互交换片段称为相互易位，这种异常并不造成基因总量的变化，因此又称为平衡易位，是最常见的一种易位方式，也是大多数融合基因产生的遗传学基础，通常用字母"t"。③倒位：一条染色体两处断裂后，中间片段旋转 180°后重新接合，即倒位，用"inv"表示。根据是否涉及着丝粒，又分为染色体臂间倒位和染色体臂内倒位。④重复：指染色体某些部位发生自我复制。这种复制可以发生一次，也可发生多次，一次复制用"dup"表示，两次重复用"trp"表示，在书写时还需要注意重复的方向，分为正向重复和反向重复。

（九）染色体核型分析的临床意义

（1）在白血病分型诊断方面的意义　在多种血液系统恶性肿瘤中可发现特异性染色体异常。如慢性粒细胞白血病费城染色体（Ph染色体）发生率可达90%以上，成为CML的特征性细胞遗传学标准，对其诊断具有重要意义。急性白血病的各亚型也可见到各类特异性染色体异常，如t（8；21）（q22；q22）常见于AML-M2型；t（15；17）（q24；q21）见于AML-M3型，t（4；11）（q21；q23）见于早前B细胞急性淋巴细胞白血病。需要注意的是，遗传学和形态学这种一一对应的关系不是绝对的，由于目前特异性染色体异常已作为WHO白血病分型诊断的主要指标之一，当形态学未达到急性白血病诊断标准，但出现特异性遗传学异常时，也可通过特异性遗传学标志明确白血病诊断。

（2）在预后判断、指导治疗方面的作用　染色体异常与白血病的预后密切相关，在疾病治疗方案的选择上也有指导价值。急性髓系白血病中具有t（15；17），inv（16），t（8；21）异常的患者疗效好，缓解期较长。而具有-5，-7，17p-的患者预后较差。在急性淋巴细胞白血病中，染色体超二倍体ALL患者对治疗的反应良好，其次是亚二倍体，而t（9；22），t（4；11），t（8；14）则预后差。对于慢性粒细胞白血病出现双Ph，+8，i（17q）等附加异常或克隆演变时，往往预示着疾病进展。慢性淋巴细胞白血病患者当出现13q-时，一般提示疾病发展缓慢，患者生存期较长。

（3）在造血干细胞移植中的应用　染色体检查是验证造血干细胞移植是否成功的方法之一，供受双方如果性别不同时，可将性染色体进行记号，判断嵌合率。但是因为染色体核型分析通常仅随机分析20个分裂象且精度不高，目前这样判断移植后嵌合的方式并不常用，且如果供受双方均为同一性别，也无法通过性染色体进行判断，因此存在局限性。

二、荧光原位杂交

荧光原位杂交是20世纪80年代在细胞遗传学、分子生物学和免疫学相结合的基础上发展起来的一种新技术，它利用已知核酸序列作为探针，以荧光素直接标记或先以非放射性物质标记后与靶DNA进行杂交，再通过免疫细胞化学过程连接上荧光素标志物，最后在荧光显微镜下观察杂交信号，从而对标本中待测核酸进行定性、定位和定量分析。

染色体核型分析通常受到以下3个因素困扰：①标本有丝分裂指数低下或缺乏有丝分裂象；②染色体显带效果差，难以正常分析；③复发的染色体异常。染色体荧光原位杂交技术应运而生，它极大地提高了常规染色体核型分析的敏感性、准确性和可靠性。

（一）FISH 在临床中的应用

FISH 在血液病中的应用大致可以概括为以下 8 个方面：①检测染色体的数目和结构异常；②识别标记染色体的来源和性质；③监测治疗效果；④检测早期复发和微小残留病灶；⑤识别易基因移植后骨髓细胞来源；⑥识别恶性肿瘤细胞来自何种细胞系列；⑦检测间期细胞包括非分裂细胞和终末细胞的核型状况；⑧检测基因缺失或基因扩增。

（二）FISH 与常规染色体核型分析对比的优缺点

（1）优点　简便迅速，能在短时间（2 天）出具结果；敏感性和特异性高；能对非分裂细胞和终末细胞进行分析。

（2）缺点　染色体异常的检测取决于能否获得相应的探针；对三体检测敏感性高于对单体或缺失的检测；一次杂交通常只能检测 1 个或几个异常，而不能像常规染色体核型分析那样对整个基因组的染色体数目和结构异常同时进行检测。

参考文献

[1] 许晓东，胡翠华，常乃柏，等. 成人急性髓细胞白血病免疫分型特点及临床预后分析 [J]. 中国实验诊断学，2010，14（3）：423-426.

[2] 薛永权. 白血病细胞遗传学及图谱 [M]. 天津：天津科学技术出版社，2003.

[3] 毛翠，应逸. 恶性血液病细胞遗传学图谱 [M]. 北京：人民军医出版社，2015.

[4] 中华医学会血液学分会实验诊断血液学学组. 血液病细胞-分子遗传学检测中国专家共识（2013 年版）[J]. 中华血液学杂志，2013，34（8）：733-736.

[5] Khoral P, Atenafu E G, Craddock K J, et al. Prognostic effect of complex karyotype, monosomal karyotype, and chromosome 17 abnormalities in B-cell acute lymphoblastic leukemia[J]. Clin Lymphoma Myeloma Leuk，2017，17（4）：215-219.

[6] Ertz-Archambault N, Kelemen K. Relapse and cytogenetic evolution in myeloid neoplasms[J]. Panminerva Med，2017，59（4）：308-319.

[7] Wan, Thomas S K. Cancer cytogenetics: an introduction[J]. Methods Mol Biol，2017，1541：1-10.

[8] Gonzales P R, Mikhail F M. Diagnostic and prognostic utility of fluorescence in situ Hybridization（FISH）analysis in acute myeloid leukemia[J]. Curr Hematol Malig Rep，2017，12（6）：568-573.

第四节　血液分子生物学检验技术

血液分子生物学检验技术是指以血液或骨髓细胞中的 DNA 和 RNA 为诊断材料，使用聚合酶链反应技术、基因测序或印迹杂交技术等分子生物学技术手段通过检测基因的存在、缺陷或表达异常，从而对疾病作出诊断的技术。随着分子生物学技术的发展和应用，临床上对血液系统疾病的诊断早已从细胞水平上升到分子水平，比如20世纪70年代首次运用印迹杂交技术实现地中海贫血的基因诊断，从而有力推动了分子生物学在血液病诊断中的应用。目前，血液分子生物学检验技术已经在多种疾病诊断、产前诊断和基因携带者筛查中发挥作用，并为疾病的预防、诊断、治疗和转归提供了准确信息和决策依据。

【血液分子生物学检验技术介绍】

血液分子生物学检验技术主要包括聚合酶链反应技术、DNA测序技术、限制性片段长度多态性、转基因技术及基因芯片技术等分子生物学技术。目前这些技术已应用于血液病基因分析、基因诊断、白血病分型、指导治疗、判断预后和微量残留病检测等方面。以下简要介绍临床较为普遍及常用的聚合酶链反应技术和DNA测序技术。

（一）聚合酶链反应技术

聚合酶链反应（polymerase chain reaction，PCR）技术于1985年由美国Mullis等建立。PCR的基本过程类似于DNA的天然复制，特异性依赖于与靶序列两端互补的寡核苷酸引物。整个过程由"变性→退火→延伸"三个基本反应步骤构成。每完成一个循环仅需2~4min，2~3h后就能把靶核酸扩增放大几百万倍。PCR技术使体外扩增核酸片段成为可能，使人们能够在几小时内从试管中获得大量特异核酸片段。由于核酸是生物体储存和传递遗传信息的载体，因此能够迅速获得大量特异核酸片段的PCR技术给生命科学各个领域的研究手段带来了革命性的变化。该技术已经与DNA克隆、DNA重组和DNA测序等技术一样成为血液分子生物学一项不可缺少的工具。

（二）DNA测序技术

1. 第一代测序技术

基因测序技术始于1977年，Sanger发明的DNA双脱氧末端终止测序法拉开了序幕。Sanger在1958年和1980年因为胰岛素测序和DNA测序而两度获得诺贝尔化学奖，是第四位两度获得诺贝尔奖以及唯一获得两次诺贝尔化学奖的人。Sanger测序（第一代测序）是DNA测序技术的"金标准"，曾在人类基因组计划中发挥了关键推动作用，并且在现在仍被用来获得高度准确且可信赖的测序数据。Sanger法是基于DNA合成反应的测序技术，又称为SBS法、末端终止法。1975年由Sanger提出，并于1977年发表第一个完整的生物体基因组序列。

Sanger测序核心原理：由于双脱氧核苷酸(ddNTP)的3'位置脱氧，其在

DNA 的合成过程中不能形成磷酸二酯键，因此可以用来中断 DNA 合成反应，在 4 个 DNA 合成反应体系中分别加入一定比例带有放射性同位素标记的 ddNTP（分为：ddATP、ddCTP、ddGTP 和 ddTTP），通过凝胶电泳和放射自显影，根据电泳带的位置确定待测分子的 DNA 序列。在每个反应体系中，ddNTP 相对于 dNTP 是很少的，所以只有部分新链在不同的位置特异性终止，最终就会得到一系列长度不一的序列。

该方法因准确率高，被称为基因检测的金标准，但是耗时长，成本高。2001 年人类基因组计划就是采用 Sanger 测序完成的，从 1990 年人类基因组计划建立开始，全球的科学家历时 11 年耗资 30 亿美元完成。进入 21 世纪后，随着物理及化学技术的发展，开始采用相同激发波长但不同发射波长的荧光基团来标记 ddNTP，ATGC 对应不同的荧光基团产生不同颜色的光被计算机读取，测序的速度和效率大大提高。

2. 第二代测序技术

第二代测序技术也称高通量测序或下一代测序技术（next-generation sequencing，NGS）技术，相对于第一代测序，它可以实现大规模平行测序，基本原理是将基因组分割成短片段，对短片段测序再进行拼接。对比第一代测序技术拥有高通量、低成本等优势，目前相同数据量的检测，其成本约为第一代测序技术的 0.01%，极大地推动了测序技术在临床检测方面的应用。

2005 年 454 公司基于焦磷酸测序法推出了 Genome Sequencer 20 System（GS 20）系统，开启了高通量测序的进程。2007 年，罗氏公司收购了 454，并推出了一系列性能更优的 NGS 系统，极大地提升测序通量和准确性。尽管具有读长优势，但是测序通量和成本始终限制了 454 平台的推广，同样数据量下成本约是 illumina 的 100 倍，因此罗氏在 2016 年底终止了 454 NGS 测序相关的业务。

2006 年 Solexa 公司推出了 Genome Analyzer 系统，包括 DNA 簇、桥式 PCR 和可逆阻断等技术。这使得 GA 系统在高通量、低成本、应用范围广等方面具有明显优点。2007 年，Illumina 公司收购了 Solexa 并发布第二代测序仪。

第二代测序经过这些年的发展已经步入成熟期，目前市场上根据测序技术可以把第二代测序平台分为 4 类：边合成边测序法（illumina）、半导体测序法、联合探针锚定聚合测序法（华大智造）和焦磷酸测序法。

【血液分子生物学检验技术的临床应用】

（一）恶性血液病融合基因的检测

白血病融合基因（fusion gene），是白血病的分子生物学特异性标志。近年来，由于分子生物学技术的发展，对白血病细胞分子遗传学改变的了解也不断深入。

已经认识到大部分的白血病中存在着染色体结构畸变，包括缺失、重复、倒位、易位等，导致原癌基因及抑癌基因结构变异，原癌基因激活或抑癌基因失活，产生新的融合基因，编码融合蛋白。有些基因是调控细胞增殖、分化和凋亡的转录因子，当基因发生变异，直接影响了下游信号传递途径，导致细胞增殖能力增强、凋亡障碍、分化障碍等，产生白血病表型。

近年来，对白血病分子特征的研究取得了明显进展，尤其是对染色体易位形成融合基因，有一些已作为诊断不同类型白血病的分子生物学特异性标志和确定诊断的唯一依据，如急性早幼粒细胞白血病（acute promyelocytic leukemia，APL）：*PML/RARA* 融合基因；急性髓细胞性白血病（acute myelogenous leukemia，AML）-M4Eo：*CBFB/MYH11* 融合基因；慢性粒细胞白血病（CML）或部分急性淋巴细胞白血病（ALL）：*BCR/ABL1* 融合基因；AML-M2：*AML1/ETO*；ALL-L3：*MYC/IgH*；AML-M4/M5：*11q23/MLL* 异常等。

一些典型的白血病融合基因是某种白血病的特异性分子诊断标志，如 *BCR-ABL* 融合基因，可出现在 95% 以上的慢性粒细胞白血病（CML）中。患者预后效果的好坏，与融合基因的类型有一定关系，如急性早幼粒细胞白血病（APL）特有的 *PML-RARA* 融合基因，对 APL 患者用全反式维甲酸（ATRA）诱导缓解治疗，其预后非常好，复发率低。而有些基因，如 *MLL* 相关融合基因，预后差，死亡率高。

随着精准医疗、精准诊断的提出与发展，白血病的诊断和治疗效果评估，不再单一依赖于形态学，其他的手段如分子生物学、流式细胞术等被广泛应用。分子生物学中的融合基因检测，作为白血病分型诊断的组成部分，在白血病的诊断和精准治疗中发挥重要作用。

荧光定量 PCR 法检测融合基因，能为临床提供治疗的精准靶点，如出现 *PML/RARα* 融合基因即可诊断急性早幼粒细胞白血病，维甲酸、砷剂治疗具有 90% 以上的治愈可能；出现 *BCR/ABL P210* 融合基因，诊断慢性粒细胞白血病，予以靶向药物的治疗使白血病达到长期控制。血液病实验室将会陆续开展新的项目，帮助临床提升诊疗技术水平，为患者带来更多的福音。

细胞遗传学分型与疾病的预后关系密切，对于指导临床个性化治疗方案的选择和判断预后具有十分重要的意义。急性白血病有 *PML/RARA*、*CBFB/MYH11*、*AML1/ETO* 融合基因预后较好，化疗完全，缓解率高，可长期缓解或治愈，不主张早期做造血干细胞移植；而对于有 *MLL* 异常、*MYC/IgH* 融合基因的 AML，*BCR/ABL* 融合基因的 ALL 对化疗反应差，复发率高，建议其有条件者，应积极行造血干细胞移植。

随着白血病化疗方案的改善和造血干细胞移植的进展，白血病的完全缓解（complete remission，CR）率明显提高，然而仍有许多 CR 患者在数年内复发，其主要原因是血液学 CR 后体内仍残留 $10^6 \sim 10^9$ 白血病细胞，称为微小残留病（minimal residual disease，MRD）。有学者认为 MRD 是血液学 CR 乃至持续完全缓解（continued complete remission，CCR）期间白血病复发的根源，如何早期准确地诊断 MRD 是防治白血病复发的前提，MRD 的监测也是指导临床治疗、评价治疗效果和预测复发的实验室指标。目前已用于检测 MRD 的技术主要有流式细胞计数法和 PCR 技术，敏感度可达到 $10^3 \sim 10^5$（即 $10^3 \sim 10^5$ 细胞中有 1 个肿瘤细胞）以上，应用最广的是 PCR 技术。用于 PCR 检测的靶基因主要是白血病特异性染色体易位产生的融合基因，白血病患者体内融合基因转录本的拷贝数随病情进展逐渐升高；随病情好转逐渐下降，并且早于细胞遗传学的染色体核型分析。定期检测白血病微量残留病很有必要。临床上通过检测微量残留病融合基因表达水平，可更早预测白血病的复发；指导白血病的临床治疗，根据融合基因表达水平的多少，决定是否继续化疗；有利于评价药物治疗效果，是否耐药，并依此指导临床更换治疗方案；评价造血干细胞移植的净化效果。

（二）恶性血液病基因突变检测

恶性血液病目前认为是多种基因异常或突变的结果，这些突变包括基因丢失、新基因的插入或替代等。然而仅 40% 左右的急性白血病有特异性的融合基因，一些恶性血液病，尤其是骨髓增殖性肿瘤、骨髓增生异常综合征等，没有特异性的免疫学、染色体或融合基因异常，在疾病的早期阶段难以与再生障碍性贫血、类白血病反应等良性血液病相鉴别。由于所有恶性血液肿瘤都能检测到某种或多种基因突变，因此当这类疾病具有一些临床表现，且相关基因突变阳性时，往往能对疾病的诊断提供重要提示，基因突变的检查可明显提高恶性血液肿瘤的准确率及速度。

检测基因突变的方法主要有一代测序和 NGS 方法。如前所述一代测序法（Sanger 法）的测序长度可达 600 ~ 1000bp，是目前测序方法中读序最长的，但 Sanger 测序法的检测灵敏度有限，对于单个核苷酸点变异的检测灵敏度为 10% ~ 15%，也就是说，白血病细胞比例需要在 10% 以上才能用该方法测出。此外，一代测序法较慢，很难一次检测大量的基因。

二代测序法（NGS）具有高准确性、高通量、高灵敏度和低运行成本等突出优势，可以较快检测出几百种甚至全基因测序，对 DNA 和 RNA 序列进行分析。NGS 一次筛查很多白血病基因可以发现一个患者携带的多种基因变异。同样是急性白血病类型，不同患者携带的基因变异种类及组合、频率可能很不一样，它们可以预测白血病的预后、指导靶向用药。治疗后可用 10 万层以上的深度测序定量这些变异基因，可以判断疗效，帮助指导维持原方案或调整治疗方案甚至治疗路线。

（三）免疫球蛋白重链（IgH）基因和 T 细胞受体（TCR）基因重排的检测

IgH 和 TCR 的编码基因具有多态性。IgH 基因重排是产生个体多样性和独特性的主要原因。由于白血病细胞源于造血干细胞，所以白血病细胞是单克隆性的。用 PCR 方法对重排基因进行扩增，正常白细胞的扩增产物大小不等，呈模糊的阶梯状，而白血病细胞扩增产物经电泳后条带是单一的。约 80% 的 B 淋巴细胞白血病可检测到 IgH 基因重排。通过 PCR 方法检测 IgH 和 TCR 基因重排，有助于急性淋巴细胞白血病的分型以及微量残留病的检测。

（四）遗传性血液病的诊断

血红蛋白病是常见的遗传性溶血性疾病，血友病是常见的遗传性出血性疾病。基因缺陷包括基因缺失、点突变、插入、倒位等。对于基因重排，可通过 RT-PCR 进行检测；对于点突变则可用 PCR 结合酶切位点分析，即当点突变使某一酶切位点消失或在某一区域出现新的酶切位点时，可用该酶切点两侧的引物进行扩增，然后将扩增产物用适当的内切酶切割，根据电泳图谱来判断有无内切酶切点的改变。对于与限制性内切酶位点无连锁的点突变，则可采用 PCR 结合特异寡核苷酸探针斑点杂交法进行诊断。

（五）HLA 基因多态性检测

采用 PCR 扩增产物的反相杂交（斑点杂交）进行 HLA 基因多态性检测十分简便、有效。将每个位点的所有寡核苷酸探针固定在固相支持物上，引物先经生物素化后，进行待测 DNA 的基因扩增，从而得到生物素化的 DNA 放大产物。用此产物与膜上的探针杂交，然后进行显色或化学发光。这样每个样本只需杂交一次即可完成。此方法适合造血干细胞移植的 HLA 基因配型及 HLA 基因与疾病相关性分析等。

（六）肿瘤细胞多药耐药基因的检测

多药耐药性（multiple drug resistance，MDR）是指肿瘤细胞接触了一种药物以后，不但对该药产生耐药性，而且对其他结构和作用机制不同的药物也产生耐药性。研究发现，MDR 的出现常与多药耐药基因过度表达有关，目前已建立 RNA 印迹法、斑点和狭缝印迹法、RT-PCR 法及原位杂交法，从 mRNA 水平对患者进行测定，了解肿瘤细胞的耐药特性。有研究表明，急性髓细胞性白血病多药耐药基因的表达与预后有密切相关，即多药耐药基因阳性者 CR 率低，生存期短，且易早期复发。

（七）基因治疗

基因治疗的目的是应用 DNA 重组技术和基因转移技术，把野生型的基因导入患者体细胞内，成为正常的基因产物，来补偿缺陷基因的功能，从而使疾病得到纠正。目前认为基因治疗的靶细胞是造血干细胞或间质干细胞等。常用的载体是逆转录病毒和腺病毒。采用含人因子Ⅸ基因逆转录病毒载体转染血友病 B 患者的原代皮肤成纤维细胞，使其表达一定浓度的因子Ⅸ，这将为血友病 B 治疗提供新的方法。

参考文献

[1] Coccaro N, Anelli L, Zagaria A, et al. Next-generation sequencing in acute lymphoblastic leukemia[J]. Int J Mol Sci, 2019, 20（12）: 2929.

[2] Aleem A, Haque A R, Roloff G W, et al. Application of next-generation sequencing-based mutational profiling in acute lymphoblastic leukemia[J]. Curr Hematol Malig Rep, 2021, 16（5）: 394-404.

[3] Alonso C M, Llop M, Sargas C, et al. Clinical utility of a next-generation sequencing panel for acute myeloid leukemia diagnostics[J]. J Mol Diagn, 2019, 21（2）: 228-240.

[4] Teixeira A, Carreira L, Abalde Cela S, et al. Current and emerging techniques for diagnosis and MRD detection in AML: a comprehensive narrative review[J]. Cancers（Basel）, 2023, 15（5）: 1362.

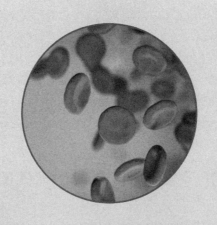

第二篇 血液系统疾病全病程管理

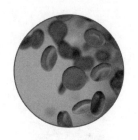

第五章

贫血性疾病

第一节 再生障碍性贫血

再生障碍性贫血简称再障,它是由于骨髓造血功能受损而导致的贫血、白细胞减少和血小板减少的综合征。临床主要表现为骨髓造血功能低下,可见进行性贫血、感染、出血和全血细胞减少❶。其年发病率在我国为0.74/10万,可发生于各年龄组,其高发年龄分别为15~25岁的青壮年和65~69岁的老年人,男、女发病率无明显差异❷。其发病机制复杂、治疗难度大,尤其是重型再障,病情凶险,如不及时治疗,1年病死率可达80%~90%❸。

【院前管理】

入院前的评估途径包括线上就诊、线下门诊/急诊就诊。

一、主要诊疗

(1)线上就诊患者 医生根据患者的主诉、临床表现及检验/检查资料评估病情,医生给出相应的指导,需住院的患者在线上开具预住院证,通知患者或家属住院时间和相关注意事项。

(2)线下门诊/急诊患者 根据患者的主诉和临床表现评估病情,采集现

---

❶ 尤黎明,吴瑛.内科护理学[M].7版.北京:人民卫生出版社,2022.
❷ 中华医学会血液学分会红细胞疾病(贫血)学组.再生障碍性贫血诊断与治疗中国指南(2022年版)[J].中华血液学杂志,2022,43(11):881-888.
❸ 徐敏,叶梦华,刘婷,等.再生障碍性贫血患者生存质量量表的编制及信效度检验[J].中华护理杂志,2023,58(23):2880-2888.

病史、既往史、用药史，完成基本检验和检查项目，如抽血查血常规、凝血功能、肝肾功能、生化全套、心肌酶学、肌钙蛋白、脑利尿钠肽（brain natriuretic peptide，BNP）、输血前四项、血型、免疫学、基因检测等；完成必要的检查如骨髓穿刺、骨髓活检、CT、心电图、胸部 X 线、超声等常规检查，结合患者病史及检验检查报告，明确诊断，开具预住院证。

二、个案管理

（1）收集患者个案信息 采取线上线下相结合的方法，采集患者现病史、既往史、用药史。填写血液系统疾病个案管理收案评估表，见附表 4。

（2）评估病情危重程度进行预检分诊 ①初治/病情危重患者：初治且病情稳定的患者，个案管理师协助患者或家属办理线上预约住院，院前中心候床。病情危重的患者，出现严重贫血征象或出现急性感染、出血、晕厥等，或检验报告：血红蛋白＜60g/L、中性粒细胞绝对值＜$0.5×10^9$/L、血小板计数＜$20×10^9$/L 及网织红细胞绝对值＜$15×10^9$/L 等指标异常，应积极与住院部沟通优先办理住院手续，协助患者或家属办理相关手续，交代相关注意事项。②急诊科收治的患者：按医院绿色通道尽快收至住院部，协助患者或家属办理相关手续，交代相关注意事项。③病情稳定的复诊且候床患者：周期治疗，跟踪随访，预约床位，办理预住院手续，告知患者或家属住院时间和相关注意事项。④复诊且无须住院的患者：按照全病程管理给予相应的随访。

【院中管理】

一、病史采集

（1）现病史 评估患者有无贫血表现，如面色苍白、乏力、头昏、心悸和气促等，急重型者多呈进行性加重，而轻型者呈慢性过程。评估患者有无出血表现如皮肤瘀点、紫癜或大片瘀斑，口腔黏膜血疱、球结膜出血、鼻出血、牙龈出血等，或深部脏器出血如呕血、咯血、便血、血尿、阴道出血、眼底出血，女性有无阴道出血等。有无感染表现，如发热、咳嗽咳痰等。详细了解门/急诊及其他医院的就诊资料，是否已完善相关检验、检查。了解既往治疗情况，有无合并其他疾病等。

（2）既往史 有无心脏病、高血压、脑卒中、糖尿病及癌症等病史。是否有过敏史。

（3）个人史 询问患者有无吸烟、饮酒史，有无毒物、放射性物质接触史，有无特殊用药史等。

（4）家族史 了解患者有无家族遗传病史等。

二、体格检查

（1）基础体格检查　测量患者生命体征如体温、呼吸、脉搏、血压的测量，评估患者有无发热、发热程度及热型的变化特点，脉搏、呼吸的频率变化，血压是否正常。测量患者身高、体重，评估患者有无消瘦、肌力减弱等情况。评估患者意识形态，是否存在意识障碍，神志是否清醒，对答是否切题。

（2）专科体格检查　①视诊：面色、嘴唇有无发白，全身皮肤黏膜有无出血点、瘀斑、眼底、球结膜、巩膜有无黄染等。②触诊：全身有无包块、结节，肝脾有无肿大等。

三、实验室及其他检查

（1）实验室检查　①血常规检查如白细胞计数及分类、红细胞计数及形态、血红蛋白水平、网织红细胞百分比和绝对值、血小板计数和形态。②肝、肾、甲状腺功能，肝炎病毒、EB病毒（EBV）、巨细胞病毒（CMV）、细小病毒B19等及免疫球蛋白、补体、免疫固定电泳检查。血清铁蛋白、叶酸和维生素B_{12}水平。

（2）免疫相关指标检测　T细胞亚群（如CD4+、CD8+、Th1、Th2、Treg等）、细胞因子（如IFN-γ、IL-4、IL-10等）、NK细胞亚群、自身抗体和风湿抗体及大颗粒淋巴细胞白血病相关标志物检测。

（3）流式细胞术检测　骨髓CD34+细胞数量、阵发性睡眠性血红蛋白尿症（PNH）克隆（CD55、CD59、Flaer）。

（4）骨髓穿刺与活检　不同平面多部位骨髓穿刺：至少包括髂骨和胸骨。骨髓涂片分析：造血细胞增生程度；粒、红、淋巴系细胞形态和各阶段百分比；巨核细胞数目和形态；小粒造血细胞面积；有无异常细胞等。至少取2cm骨髓组织（髂骨）标本用以评估骨髓增生程度、各系细胞比例、造血组织分布（有无灶性CD34+细胞分布等）情况，以及是否存在骨髓浸润、骨髓纤维化等。

（5）细胞遗传学　常规染色体核型分析、荧光原位杂交［*del(7)*、*del(7q−)*、+8、*del(5q)*、*del(20q)*等］以及遗传性疾病筛查（儿童或有家族史者推荐做染色体断裂试验），胎儿血红蛋白检测。

（6）影像学检查　X线、CT、MRI等。

四、诊断

（一）AA的诊断标准

（1）血常规检查　全血细胞（包括网织红细胞）减少，淋巴细胞比例增高。至少符合以下三项中的两项：血红蛋白<100g/L，血小板计数<$50×10^9$/L或中

性粒细胞绝对值＜$1.5×10^9$/L。

（2）骨髓穿刺　多部位（不同平面）骨髓增生减低或重度减低；小粒空虚，非造血细胞（淋巴细胞、网状细胞、浆细胞、肥大细胞等）比例增高；巨核细胞明显减少或缺如；红系、粒系细胞均明显减少。

（3）骨髓活检（髂骨）　全切片增生减低，造血组织减少，非造血细胞增多，网硬蛋白不增加，无异常细胞。

（4）排除检查　必须排除先天性和其他获得性、继发性骨髓衰竭症，如阵发性睡眠性血红蛋白尿症、低增生骨髓异常综合征或白血病、自身抗体介导的全血细胞减少［包括免疫相关性全血细胞减少症（immunorelated pancytopenia，IRP）和伊文思综合征（Evans syndrome）］、急性造血功能停滞、骨髓纤维化、恶性淋巴瘤、严重的营养性贫血、分枝杆菌感染等。

（二）AA严重程度确定（Camitta标准）

再生障碍性贫血的相关诊断标准根据《再生障碍性贫血诊断与治疗中国指南（2022年版）》，分为重型再生障碍性贫血（severe aplastic anemia，SAA）诊断标准，非重型再生障碍性贫血（non-severe aplastic anemia，NSAA）诊断标准。

（1）SAA的诊断标准　①骨髓细胞增生程度＜正常的25%；如≥正常的25%但＜50%，则残存的造血细胞应＜30%。②血常规需具备下列三项中的两项：中性粒细胞绝对值（ANC）＜$0.5×10^9$/L；网织红细胞绝对值＜$20×10^9$/L；血小板计数（PLT）＜$20×10^9$/L。③若ANC＜$0.2×10^9$/L，则诊断为极重型AA（VSAA）。

（2）NSAA的诊断标准　未达到SAA。根据是否依赖血制品输注，将NSAA分为输血依赖型（TD-NSAA）和非输血依赖型（NTD-NSAA），TD-NSAA有向SAA转化风险。成分输血指征：Hb≤60g/L；PLT≤$10×10^9$/L，或PLT≤$20×10^9$/L伴有明显出血倾向。平均每8周至少1次成分输血且输血依赖持续时间≥4个月者称为TD-NSAA。

五、治疗方案

AA的治疗手段主要分为支持疗法、免疫抑制疗法、干细胞移植等。治疗路线图见图5-1-1。

（一）支持疗法

1.加强保护措施

注意饮食及环境卫生，SAA需要保护性隔离；避免诱发或加重出血；避免接触放射性物质、苯及其衍生物，停用或禁用有骨髓抑制作用的药物。

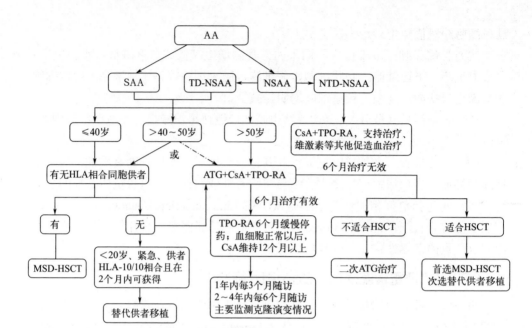

图 5-1-1 再生障碍性贫血（AA）治疗路线

SAA—重型再生障碍性贫血；NSAA—非重型再生障碍性贫血；TD-NSAA—输血依赖非重型再生障碍性贫血；NTD-NSAA—非输血依赖非重型再生障碍性贫血；HLA—人类白细胞抗原；ATG—抗胸腺细胞球蛋白；CsA—环孢素 A；TPO-RA—促血小板生成素受体激动剂；HSCT—造血干细胞移植；MSD-HSCT—同胞全相合造血干细胞移植

2. 对症治疗

（1）控制感染　对于感染性高热的患者，应反复多次进行血液、分泌物和排泄物的细菌培养及药物敏感试验，并根据结果选择敏感的抗生素。必要时可先采用经验性广谱抗生素治疗，再根据细菌培养结果选择敏感的抗生素。对于重症患者，为控制病情，防止感染扩散，多主张早期、足量、联合用药。长期应用广谱抗生素易继发二重感染或导致肠道菌群失调。若发生真菌感染还需同时进行抗真菌治疗。必要时可输注白细胞混悬液。

（2）控制出血　用促凝血药（止血药），如酚磺乙胺等。合并血浆纤溶酶活性增高者可用抗纤溶药物，如氨基己酸（但泌尿系统出血患者禁用，因氨基己酸从肾脏排泄，抑制尿激酶，可引起血凝块，堵塞尿路）。子宫出血可肌注丙酸睾酮。对于出血严重，如内脏出血（包括消化道出血等）或有内脏出血倾向者（如血小板计数 $< 20 \times 10^9/L$），可输注同血型浓缩血小板、新鲜冷冻血浆，效果不佳者可改输 HLA 配型相合的血小板。

（3）纠正贫血　血红蛋白低于 60g/L 伴明显缺氧症状者，可输注浓缩红细胞。但多次输血会影响其日后造血干细胞移植的效果，因为输注 HLA 不匹配的血制品可能引起同种免疫，增加移植排斥的概率，因此要严格掌握输血指征，尽量减少输血的次数。有条件行异基因 HSCT 的再障患者要及早进行 HLA 配型。

（4）祛铁治疗　患者因红细胞生产不足，铁利用障碍，并需要长期输注红细胞，大部分会出现铁过载。定期监测铁蛋白，并对于水平＞ 1000ng/mL 的患者进行祛铁治疗，以减少心脏、胰腺、肝脏等脏器功能的损伤。

（二）针对不同发病机制的治疗

（1）免疫抑制疗法　主要包括合理应用抗胸腺细胞免疫球蛋白（antithymocyte glubulin，ATG）、抗淋巴细胞免疫球蛋白（antilymphocyte glubulin，ALG）及 CsA。其中 ATG/ALG 联合环孢素的治疗方案已成为目前再障治疗的标准疗法之一。也有使用 CD3 单克隆抗体、吗替麦考酚酯、环磷酰胺等治疗重型再障。

（2）促进造血　①雄激素适用于各种类型的再障，并为 NSAA 的首选治疗，其作用机制是刺激肾脏产生促红细胞生成素，并直接作用于骨髓，促进红细胞生成。长期应用还可促进粒细胞系统和巨核细胞系统细胞的增生。常用药物有司坦唑醇、达那唑、十一酸睾酮等。②造血生长因子适用于各种类型的再障，尤其是重型再障（SAA）。单用无效，多作为辅助性药物，在免疫抑制治疗时或之后应用，有促进骨髓恢复的作用。常用药物主要有：粒细胞 - 巨噬细胞集落刺激因子（granulocyte-macrophage colony-stimulating factor，GM-CSF）或粒细胞集落刺激因子（granulocyte colony-stimulating factor，G-CSF）、重组人促红细胞生成素（erythropoietin，EPO）、艾曲波帕（eltrombopag）、重组人血小板生成素（thrombopoietin，TPO）及白细胞介素 11（IL-11）等。

（3）造血干细胞移植　同胞全相合 HSCT（MSD-HSCT）目前仍被认为是 SAA 与 TD-NSAA 适合移植患者的首选治疗方案。对 IST 无效、适合移植但无 HLA 相合同胞供者的 SAA 与 TD-NSAA 患者，也可采用替代供者移植，包括无关供者移植（MUD-HSCT）、Haplo-HSCT 和 CB-HSCT/UCBT。

六、护理工作

（一）制订临床护理路径

以重型再生障碍性贫血患者为例，制订其临床护理路径，详见表 5-1-1。

（二）护理要点

1. 病情观察

（1）注意观察患者的贫血表现及程度，如有疲乏、无力、头晕、体力活动时气急、心悸等，应注意卧床休息以减少氧耗，并加强保护，预防跌倒，协助生活

表 5-1-1 重型再生障碍性贫血（SAA）的临床护理路径

姓名：_____ 性别：_____ 年龄：_____ 住院号：_____
住院日期：____年___月___日 出院日期：____年___月___日 标准：___天

项目	时间			
	住院第1天	住院第2天	住院第3天至治疗结束	出院日
健康教育	□入院介绍：病房环境、设施、医院相关制度、主管医生和责任护士 □告知各项检查的目的、注意事项 □指导饮食、卫生、活动等，向患者宣教基本健康常识，如戒烟、戒酒等 □安全防护介绍 □做好心理疏导 □评估患者静脉情况	□介绍疾病相关知识、用药知识及相关饮食注意事项 □指导正确留置标本 □再次告知各项检查注意事项 □告知骨髓穿刺的目的、注意事项 □做好心理疏导	□向患者讲解特殊治疗目的、作用、相关不良反应及注意事项 □向患者宣教每日或隔日复查血常规、每周复查血生化的重要性和必要性 □治疗期间患者饮食、卫生指导，嘱咐患者适当多饮水 □对陪伴家属进行健康指导 □指导预防感染和出血 □心理指导	□出院指导：用药、饮食、卫生、休息，监测血常规、生化指标等 □静脉导管（PICC/PORT）出院指导 □指导办理出院手续 □告知患者全病程服务及科室联系电话 □定期门诊随访
护理处置	□准确核对患者信息，协助患者佩戴腕带 □入院护理评估：询问病史、相关查体、危险因素评估 □监测和记录生命体征 □建立护理记录（病危、重患者） □卫生处置：剪指（趾）甲，沐浴（条件允许时），协助患者更换病服 □完成各项检验的准备（加急检验及时采集标本并送检） □静脉置管谈话（必要时）	□完成各项检验标本的留取并及时送检 □遵医嘱完成相关检查及其他对症治疗 □遵医嘱准确记录24h出入量及危重症患者护理记录 □密切观察患者病情变化，针对高危因素持续护理评估	□遵医嘱完成相关检查 □遵照医嘱及时给予对症治疗 □遵医嘱准确记录24h出入量和（或）重症记录 □执行预防感染的护理措施 □针对高危因素持续护理评估	□为患者领取出院带药 □协助整理患者用物 □告知患者出院流程 □有携带静脉导管患者填写院外维护手册 □床单位终末消毒
专科护理	□执行血液病护理常规 □观察病情、及时追踪检查检验结果，及时提醒医生 □感染、出血护理 □输血护理（需要时） □化疗护理 □心理护理	□观察患者病情变化，重点观察有无出血倾向、药物不良反应 □感染、出血护理 □输血护理（需要时）	□观察患者病情变化，重点观察有无出血倾向、药物不良反应等 □感染、出血护理 □输血护理（需要时） □化疗护理 □心理护理 □静脉置管护理	□预防感染及出血指导 □心理护理

续表

项目	时间			
	住院第1天	住院第2天	住院第3天至治疗结束	出院日
专科护理	□置入静脉导管后观察有无渗血、渗液、疼痛等不适	□用药护理（进行环磷酰胺治疗的患者，做好化疗护理，嘱患者多饮水） □心理护理 □静脉置管护理		
病情变化记录	□无 □有 原因：1. 2.	□无 □有 原因：1. 2.	□无 □有 原因：1. 2.	□无 □有 原因：1. 2.
签名时间				

助理，密切观察患者的生命体征并详细记录。

（2）注意观察患者有无齿龈、鼻腔黏膜、皮肤及消化系统出血等表现，尤其要观察有无重要脏器出血如颅内出血等症状。嘱患者勿抓挠皮肤，卧床休息，避免磕碰。如出现鼻出血、牙龈出血及眼底出血及时给予对症处理，少量鼻出血可给予1∶1000盐酸肾上腺素棉球贴敷出血处；眼底出血者嘱咐患者不可揉擦眼球，避免出血加重。

（3）观察患者有无感染表现，如出现发热，应遵医嘱留取细菌培养及药敏试验，观察常见感染灶（呼吸道、口腔、肛周等）相关症状和体征，查找感染部位，及时给予有效的治疗和护理。

（4）观察慢性再生障碍性贫血患者有无贫血进行性加重、急性发作等表现。

2. 用药护理

遵医嘱正确给药；药物按照厂家说明书合理贮存，生物制剂不得与其他药物配伍使用；根据医嘱定期监测患者血药浓度、血常规、肝肾功能等。用药期间应鼓励患者多饮水，减少药物毒性反应。特殊药物输注时严格控制速度，密切观察有无不良反应，并予以相应的脏器功能保护措施。

（1）用药常规护理 ①抗胸腺细胞球蛋白（ATG）/抗淋巴细胞免疫球蛋白（ALG）：对于应用ATG/ALG治疗的患者，用药前须做过敏试验；用药过程中应用糖皮质激素防止过敏反应，密切观察患者有无寒战、胸闷、喉头痉挛等情况，监测生命体征变化，必要时给予心电监测，监测心率、血压、血氧饱和度；静脉滴注ATG不宜过快，每日剂量应维持滴注12～16h。用药期间维持PLT＞$10×10^9$/L，因 ATG/ALG 具有抗血小板活性的作用，血小板悬液输注需要量可能会增加，防止加重出血风险。给予保护性隔离，加强基础护理，严格执行消毒隔离制度，预防出血和感染。②环孢素：应用环孢素治疗期间需定期监测环孢素血药浓度，根据血药浓度调整用药剂量，使环孢素谷值维持在成人 200～400ng/mL，儿童 150～250ng/mL。监测肝肾功能，必要时同时服用保肝药物，预防肝细胞损伤。定期监测骨髓象、血常规、T 细胞免疫学改变及药物不良反应等，以利于用药剂量及疗程的调整。严格遵医嘱服药，不可擅自停药或改变服药剂量。指导患者口服环孢素时应避开就餐时间，一般推荐餐前 1h 以上或餐后 2h 以上服用，注意不要与高钾食物、药品及保钾利尿药同用，并注意避免与有肾毒性的药物（如氨基糖苷类、两性霉素 B 等）一起使用，以免加重肾脏损害。因伏立康唑会使环孢素浓度升高，应用时需加强监测环孢素血药浓度。③雄性激素：观察应用雄性激素的患者是否有水肿、痤疮、毛发增多、停经（女性患者）等症状，安慰患者并做好解释工作，告知在停药后上述症状可逐渐消退。同时应注意个人卫生，避免局部感染。

（2）使用药物相关副作用的护理

① 恶心、呕吐、食欲减退：a. 避免空腹服用药物，饭后服药可减轻对胃肠道的刺激；b. 清淡饮食，每天少量多餐，选择高热量、高蛋白质的富含营养的食物。

② 皮肤受损：淋浴时建议使用温水沐浴，尽量减少使用刺激性强的沐浴产品及香皂；外出时做好物理防晒，如使用防晒袖套、遮阳伞等。

③ 发热：指导患者保持良好的作息，保证充足的睡眠时间；指导患者多饮水，保证每日的饮水量；若患者出现高热等，每 1h 测量 1 次体温，并做好相关护理记录，遵医嘱予药物降温。

3. 心理护理

（1）提供信息和教育　向患者提供关于再障的详细信息（包括疾病的原因、治疗选项和预后等方面的知识以及相关的心理健康资源，如书籍、网站或应用程序）。这可以帮助患者了解疾病的性质并有效管理情绪，减少患者焦虑和恐惧感，提高生活质量。

（2）情绪支持　再障患者可能会经历焦虑、抑郁和情绪波动等心理问题。提供情绪支持，鼓励患者表达自己的感受，并提供心理咨询或支持小组等资源。

（3）建立社会支持系统　鼓励患者与家人、朋友和其他患者建立联系，参加支持小组或线上社区，分享经验和情感支持。这样的支持系统可以帮助患者感到被理解和接受，减轻心理压力。

（4）应对技巧　教授患者应对压力和焦虑的技巧，如放松训练、深呼吸、冥想等。这些技巧有助于调节情绪和提高心理抗压能力。

七、个案管理

个案管理师协助患者及家属了解治疗方案,加强预防感染和出血的宣教;强化疾病的饮食、活动、药物、心理等相关知识讲解;汇总医师、护士、营养师、药师、康复师、心理咨询师的意见,制订患者个性化康复计划,包括运动、药物、营养、心理等方面管理;掌控康复计划的实施进度并进行效果评价;制订出院前准备计划。填写血液内科住院期间信息登记和个案管理计划表,详见附表2。

八、出院指导

(1)服药指导　遵医嘱按时、按量、按疗程用药,切勿私自停药或者增减药物剂量。若出现消化道不良反应,如恶心、呕吐、腹泻等,要及时就诊。避免服用对造血系统有害的药物,如氯霉素、磺胺、保泰松、安乃近、阿司匹林等。

(2)饮食指导　造血干细胞移植后,应避免食用可能变质的食物,以防止感染。不能饮酒,以防止影响肝功能。低盐饮食,以防止出现高血压,多吃一些富含钾和镁的食物,如枣、香蕉、海参等。在平时的生活中,可以多吃一些新鲜的蔬菜和水果、富含蛋白质的食物,如豆制品等,有助于提升机体免疫力,增强机体的抗病能力。

(3)休息与活动　指导患者保证充足的睡眠与休息,可减少机体的耗氧量。本病可能复发,若又出现皮肤苍白、乏力、心搏加快、气短等症状,提示疾病可能复发或加重,请及时就医。

(4)复诊指导　嘱患者学会自我监测,具体包括头晕、头痛、心悸、气促等症状,生命体征(特别是体温与脉搏),皮肤、黏膜(苍白与出血),常见感染灶的症状(咽痛、咳嗽、咳痰、尿路刺激征、肛周疼痛等),内脏出血的表现(黑便与便血、血尿、阴道出血等)。若有上述症状或体征出现或加重,提示有病情恶化的可能,及时线上联系个案管理师或及时到医院就诊。

【院后管理】

一、制订个性化院后随访计划

个案管理师组织主管医师、责任护士、营养师、康复师共同为患者制订出院随访管理计划,包括短期、中期、长期随访计划[以接受IST联合TPO-RA方案治疗的SAA患者为例(表5-1-2)]。随访观察点为ATG/ALG用药后3个月、6个月、9个月、1年、1.5年、2年、2.5年、3年、3.5年、4年、5年、10年。

表 5-1-2　IST 联合 TPO-RA 方案治疗的 SAA 患者院后随访计划

姓名：_____　性别：_____　年龄：_____　住院号：_____　出院日期：____年___月___日
随访日期：____年___月___日　随访第_____次　随访人：_____

项目	时间					
	3 个月	6 个月	9 个月	12 个月	18 个月	24 个月
主要诊疗	□常规复查项目包括血常规、血生化、免疫学、凝血功能、环孢素血药浓度检查 □骨髓形态学检查、细胞遗传学、组织学、骨髓活检、影像学检查（必要时） □根据检测结果调整治疗方案					
主要护理	□出院后一周电话随访 □评估有无头晕、乏力、乏味、呕吐、咳嗽、发热、出血、疼痛等不适 □提醒服药、复诊及再住院的相关注意事项 □评估患者对居家相关危险因素的掌握程度 □随访数据收集					
个案管理	□解答患者问题咨询 □线上推送患者居家/住院管理的文章和视频，强调居家生活指导、复查等注意事项 □提前为患者预约门诊、检验、检查、住院等预约服务 □收集患者饮食、运动、服药依从性等信息 □信息反馈					
患者配合	□出院后第一周在当地复查 1～2 次血常规，之后每周一次血常规、血生化，凝血功能视病情而定，第一年每 3 个月来院面诊，一年后每 6 个月来院面诊 □注意自我症状评估如有无头晕、头痛、乏力、乏味、咳嗽等不适，加强感染、出血等风险识别，发热时监测体温，并报告个案管理师 □注意观察药物不良反应如胃肠道不适等 □养成良好生活方式如加强营养、清淡、易消化饮食，适当运动，情绪稳定等					
疑问解答						

二、提供全病程信息化服务

个案管理师进行全病程管理满意度调查，调查表见附表 5。根据患者随访计划安排患者返院治疗，填写血液内科复诊后信息登记和个案管理计划表，见附表 3。在随访过程中患者病情变化，立即通知医生评估，需住院的患者，由个案管理师在全病程分级诊疗系统（HCCM）填写《转住院申请表》，由医生在 HCCM 系统审核并在申请表上填写建议，通知患者入院日期及入院前准备事项。无须住院的患者，则由个案管理师按照随访计划进行，形成完整闭环的疾病全程管理，确保患者就医安全。

参考文献

[1] 李燕娟, 张连生, 李莉娟. 重型再生障碍性贫血的治疗与造血干细胞移植 [J]. 器官移植, 2023, 14（3）: 442-448.

[2] 张东华. 重型再生障碍性贫血患者造血干细胞移植的临床研究进展 [J]. 中国实用内科杂志，2021，41（10）：828-831.

[3] 蔡玉丽，兰洋，易美慧，等. 重型再生障碍性贫血患儿的临床特征及预后分析 [J]. 中国实验血液学杂志，2021，29（6）：1896-1902.

[4] Zern A E, Churpek J E, et al. Approach to the diagnosis of aplastic anemia.[J]. Blood Advances, 2021, 5（12）: 2660-2671.

[5] Guan Jing, Zhao Yi Hui, Wang Ting, et al. Traditional Chinese medicine for treating aplastic anemia[J]. J Pharm Pharm Sci，2023，13（26）：11863.

[6] Javan M R, Saki N, Bahareh M B. Aplastic Anemia, cellular and molecular aspects[J]. Cell biology international，2021，45（12）:2395-2402.

第二节　纯红细胞再生障碍性贫血

纯红细胞再生障碍性贫血（pure red cell aplasia，PRCA），简称纯红再障，是由多种病因引起的骨髓单纯红细胞系列造血衰竭，表现为严重贫血、网织红细胞和骨髓红系细胞比例减少或者缺如，而粒细胞、巨核细胞系生成无异常❶。根据其病因又可分为先天性 PRCA 和获得性 PRCA。

先天性 PRCA 又称 Diamod-Blackfan anemia 综合征（DBA），是由核糖体蛋白结构基因突变导致核糖体生物合成异常，为红细胞内源性生成缺陷所导致，多数伴有基因突变，其中 *RPS19* 是最常见的突变基因❷。40%～45% 患者具有遗传性❸，多在婴幼儿时期发病，约 1/3 的患者合并先天畸形，造血干细胞移植是唯一可以治愈本病的方法❸。获得性 PRCA 分为原发性 PRCA 和继发性 PRCA。原发性 PRCA 的病因不明，普遍认为是一种自身免疫性疾病。继发性 PRCA 病因繁杂，包括白血病、淋巴细胞增殖性疾病、系统性红斑狼疮、类风湿关节炎、ABO 血型不合的造血干细胞移植、实体瘤（胸腺瘤多见）、病毒感染、细菌感染、药物、妊娠等，其中最常见的是胸腺瘤和 T 细胞大颗粒淋巴细胞白血病❹。

【院前管理】

参见本章第一节再生障碍性贫血的相关内容。

---

❶ 韩啟转. 成人获得性纯红细胞再生障碍性贫血 15 例临床分析 [J]. 大理大学，2023：1-2.

❷ 万扬，竺晓凡. 儿童先天性纯红细胞再生障碍性贫血诊疗进展[J]. 中国实用儿科杂志，2014，29(11): 877-880.

❸ Sakaguchi H, Nakanishi K, Kojima S. Inherited bone marrow failure syndromes in 2012[J]. Int J Hematol，2013, 97(1): 20-29.

❹ 牛占恩，任文平. 简明血液病学 [M]. 吉林：吉林科学技术出版社，2019.

【院中管理】

一、病史采集

（1）现病史　评估患者有无贫血症状和体征，如心悸、气促、皮肤苍白等；有无出血及发热；有无肝、脾、淋巴结肿大；有无大小便异常等。详细了解患者门诊/急诊及其他医院的就诊资料，是否已完善相关检验、检查。

（2）既往史　评估患者既往有无贫血症状，如面色苍白、头晕、乏力、纳差、活动后心慌以及症状的持续时间。有无其他基础疾病史如高血压、糖尿病、冠心病等；有无此疾病的相关治疗史和相关用药史等；有无传染病如乙肝、梅毒、艾滋病等。

（3）个人史　询问患者有无吸烟史、饮酒史、药物过敏史等。

（4）家族史　了解患者有无血液系统相关疾病家族史，父母亲是否近亲结婚等。

二、体格检查

1. 基础体格检查

参见本章第一节。

2. 专科体格检查

（1）面容与外貌　观察患者面色、口唇、甲床等，了解其贫血的严重程度，评估患者有无贫血貌，有无使用激素药物等导致的"满月脸"等外貌变化。

（2）头颈部　①视诊：睑结膜有无苍白、球结膜有无充血或出血；双侧瞳孔是否等大等圆，对光反射是否灵敏；鼻腔有无出血，鼻黏膜有无损伤；口腔、牙龈有无出血、渗血、红肿等，口腔黏膜有无溃疡；咽喉壁有无充血、双侧扁桃体有无肿大及脓性分泌物。②触诊：评估患者有无淋巴结肿大。患者常取坐位或卧位，一般从耳前、耳后、枕部、颈部、腋窝、腹股沟等常见淋巴结肿大的部位开始，逐步向其他部位扩展。医生用指尖轻轻触摸淋巴结，注意感受淋巴结的大小、形状、质地、活动度等。同时要注意触摸患者淋巴结时有无压痛、红肿等异常表现。

（3）躯干　①视诊：评估患者有无皮下出血点、瘀斑等；腹部外形有无变化；肛周有无感染。②触诊：评估患者有无胸骨痛；腹部有无包块，有无压痛；有无肝、脾、淋巴结肿大。③叩诊：评估患者有无腹部叩击痛。④听诊：肺部有无异常呼吸音，有无心脏杂音、心律不齐。

（4）四肢　①视诊：评估甲床有无异常，评估上、下肢有无出血点、瘀斑等。②触诊：评估患者有无关节疼痛。

（5）其他　评估患者意识状态、运动、感觉等神经功能，了解神经系统有无异常、有无病理反射和脑膜刺激征。部分 PRCA 患者可能出现神经系统症状，如头痛、眩晕等。

三、实验室及其他检查

（一）先天性纯红细胞再生障碍性贫血

（1）血常规　血常规表现为大细胞正色素性贫血、网织红细胞减少，白细胞正常或轻度降低，血小板正常或轻度增高。

（2）骨髓象　骨髓红系增生低下，粒红比例增高，粒系和巨核细胞系增生活跃。

（3）免疫分型　直接抗球蛋白试验（direct antiglobulin test，DBA）可以检测到核糖体蛋白基因突变。*RPS19* 基因突变者常有红细胞腺苷脱氨酶水平的增高。

（二）获得性纯红细胞再生障碍性贫血

（1）血常规　血常规表现为不同程度的贫血，呈正常色素正常细胞性。白细胞和血小板计数多在正常范围内；白细胞分类正常，红细胞及血小板形态正常。血细胞比容较正常减少。

（2）骨髓象　细胞增生度正常，以孤立性红系造血障碍为突出特征，各期有核红细胞均明显减少，原始红细胞常消失。粒系和巨核系造血正常，无病态造血现象。急性自限性者在骨髓恢复期则表现为红系造血活跃，有时可见到巨大原始红细胞。本病无髓外造血。

（3）其他贫血检查指标　溶血性贫血试验如抗人球蛋白试验及酸溶血试验阴性，乳酸脱氢酶和间接胆红素水平正常。铁代谢指标无缺铁证据。

（4）病毒及抗体　有条件时，可以检测相关的病毒及抗体滴度，尤其是微小病毒 B19。

（5）影像学检查　除以上检查外，可能还需要配合医生完善 B 超检查、CT 以及 X 线检查等。

四、诊断

诊断标准参考《获得性纯红细胞再生障碍诊断与治疗中国专家共识（2020年版）》，根据其贫血症状和体征，正细胞正色素性贫血，网织红细胞计数减少，白细胞和血小板正常；骨髓红系增生不良，粒系及巨核系正常，一般可以诊断该疾病。其中 DBA 的诊断主要根据以下标准：①婴儿期（小于 2 岁）即出现正细胞性（或大细胞性）正色素性贫血；②网织红细胞计数减少；③骨髓红系造血前体细胞明显减少或缺乏（<有核细胞 5%）；④染色体脆性试验异常。继发性纯红再障的发病机制都尚未明确，但是大部分最终都是免疫异常引起的，治疗上主要也是免疫治疗为主。

五、治疗方案

（1）对症支持治疗　出现贫血（或血红蛋白< 80g/L）相关症状者输注浓缩红细胞。对于长期依赖输血的患者，如果出现继发性血色病，需要评估体内铁负荷，并采用祛铁治疗。

（2）病因治疗　一般而言，对于胸腺瘤并发 PRCA 者，应尽可能切除胸腺瘤。术后 PRCA 缓解率可达 25%～50%，还可改善对类固醇激素的治疗反应。对于继发性 PRCA 要祛除病因，疑似与药物或者病毒感染相关，应立即停用一切可疑药物并控制感染。

（3）免疫抑制治疗　①糖皮质激素：为首选治疗方式，常用药物为泼尼松，起始剂量为 1mg/(kg·d)，多在 1 个月左右生效，若连续服用 2～3 个月无效，应考虑更换其他治疗方式。②细胞毒性药物：常用药物为环磷酰胺。起始剂量为 50mg/d，每周增加 50mg/d 至最大 150mg/d。多在 2～3 个月生效。③环孢素：建议每日剂量 3～5mg/kg，给药每日两次，还需根据血药浓度进一步调整剂量，应监测肾功能。治疗后 2～4 周起效，疗程不应少于 3 个月。④ ATG 建议使用 5 天，同时需要进行抗过敏治疗。⑤大剂量免疫球蛋白输注：通过反馈性免疫调节效应，抑制 B、T 淋巴细胞功能，阻断单核巨噬细胞系统 Fc 受体。

（4）单克隆抗体　①利妥昔单抗：为抗 CD20 单克隆抗体，已广泛用于 B 细胞淋巴瘤及其他一些自身免疫性疾病的治疗。对于以上疾病伴发 PRCA 患者，在应用利妥昔单抗治疗后，PRCA 和原发病均明显好转。②达利珠单抗：为抗白介素 2（IL-2）受体的单克隆抗体。③阿仑珠单抗：为抗 CD52 单克隆抗体，应用于某些免疫介导的疾病，包括 T 细胞功能异常相关的 PRCA。

（5）血浆置换术　对于以上免疫治疗无效时，可尝试使用血浆置换。连续 2～3 周，每周最少置换 3 次。

（6）异基因造血干细胞移植　此法是唯一能治愈 DBA 的方法，输血依赖的 DBA 应及早进行移植，首选 HLA 匹配同胞供体。

六、护理工作

（一）制订临床护理路径

参考本章第一节相关内容。

（二）输血护理

1. 输血前护理

向患者解释输血的目的及注意事项，消除患者紧张情绪，取得患者配合，并且协助患者取舒适体位。

2. 输血中护理

（1）输血时间　取回的血液应尽快使用，输血前将血液轻轻摇匀，避免剧烈震荡，血液内不得加入任何药物。

（2）输血前后　均用生理盐水冲洗输血器。

（3）输血速度　应先慢后快，前15min速度不超过20滴/分，15min后若无不良反应，根据患者病情、年龄调节滴速，一般成人40～60滴/分，老人20～40滴/分，小儿一般每分钟输入1～2mL，新生儿每分钟不超过8～10滴，并且告知患者及家属不可随意调节滴速。

（4）严密观察　在输血过程中严密观察患者有无输血不良反应，常见输血不良反应有以下几种。①发热反应：发现患者出现发热反应，立即停止输血；遵医嘱予抑制发热反应的药物，严重者予肾上腺皮质激素；高热时予降温，畏寒时予患者保暖举措，严密观察患者生命体征，体温、呼吸、脉搏、血氧饱和度等，并认真做好护理记录，有病情变化及时汇报管床医生。②过敏反应：输血前详细询问患者有无过敏史、有无输血既往史；输血过程中发现患者有局部轻微皮肤瘙痒、荨麻疹等，可减慢输血速度，继续观察；若患者过敏反应强烈，则立即停止输血，报告医生，保持患者呼吸道通畅，立即予高流量吸氧，遵医嘱予抗过敏药物，严密观察患者生命体征，并认真做好相关护理记录。③溶血反应：输血前认真做好血型鉴定和交叉配血试验；一旦患者发生溶血时，应立即停止输血，维持静脉通路，报告医生，进行抢救；保留患者输注余血，采集患者血标本重做血型鉴定和交叉配血试验；严密观察患者生命体征和尿量、尿色的变化并认真做好护理记录；对少尿、无尿患者及时报告医生，遵医嘱予对应处理；若出现休克，及时进行抢救，予抗休克治疗。④循环负荷过重（急性左心衰竭）：对有心肺功能异常的患者及老年人、儿童患者，输血时应严格限制滴速；患者在输血过程中出现胸闷、呼吸困难、发绀、咳粉红色泡沫样痰等症状，应立即停止输血，报告医生，配合抢救，协助患者取端坐位，双腿下垂；立即予高流量吸氧，湿化液用20%～30%乙醇；遵医嘱予强心、利尿、扩血管等药物治疗以减轻心脏负荷，同时严密观察患者用药反应、生命体征及病情变化。

3. 输血后护理

（1）体位　协助患者取舒适体位，多关心询问患者，密切观察患者生命体征，是否出现迟发性输血反应。

（2）记录　在护理记录上认真记录输血开始时间、输血巡视时间、输血结束时间以及输血品种、数量。输血交叉配血单应及时放入病历夹保存。

（3）输血反应　若患者出现输血不良反应时，应逐项填写输血不良反应单并及时上报输血科。

（4）输血后空血袋　保留 24h，以防出现不良反应时应及时核查。

（三）血浆置换术的护理

（1）术前护理　术前一天告知患者血浆置换的注意事项，消除患者紧张情绪；告知患者前一天和当天进食少量清淡饮食，不可食用油腻的食物，以免血清中脂肪过多。

（2）术中护理　给予心电监测，密切观察患者生命体征，注意观察患者的反应，如出现心慌、胸闷等情况，立即停止操作，告知医生予相应处理；注意患者各管道是否通畅，若出现机器报警及时查看原因；血浆置换过程中注意保暖，避免患者着凉。

（3）术后护理　操作完毕拔出穿刺针，局部用无菌棉球覆盖胶布固定按压 5min 以上，以免出血。

（四）PRCA 胸腺切除术后护理

（1）对症护理　①观察患者痰液的性质、颜色和量，并做好护理记录；②观察患者呼吸的情况，必要时协助患者取半坐位或坐位，以减轻胸闷、憋喘等症状；③观察患者术后疼痛程度，予疼痛评分，并做好评分记录，必要时遵医嘱使用镇痛药物；④术后发热的患者，应给予物理降温或药物降温，并指导患者多饮水，及时更换潮湿床单、被套。

（2）呼吸道护理　手术麻醉可能对患者肌力造成一定程度的影响，最终导致呼吸道阻塞。指导患者学习正确的咳嗽方法，并在患者吸气终末时用手指按压胸骨柄上窝，刺激患者咳嗽；针对自主咳嗽较为困难的患者可采用祛痰剂或鼻导管吸痰的方式进行对症护理。

（3）饮食护理　指导患者进食高蛋白质、高热量、高维生素、无刺激性的食物，指导患者注意饮食和餐具的清洁，不吃生冷、辛辣等刺激性食物。菜肴的烹饪应细软清淡、富含营养、易于消化吸收。

（4）心理护理　指导患者保持良好的精神状态，增强战胜疾病的信心。

（五）用药护理

参考本章第一节相关内容。

（六）异基因造血干细胞移植的护理

详见第十四章第二节。

七、个案管理

参见本章第一节。

八、出院指导

（一）疾病预防指导

尽可能避免或减少接触与此病发病相关的药物和理化因素。针对危险品的职业性接触者，如室内装修工人、橡胶制鞋厂工人等，应严格遵守操作流程，做好个人防护，定期体检，监测血常规。加强个人身体锻炼，增强体质。积极控制疾病高危诱发因素，戒烟限酒、规律作息、避免熬夜，加强营养，适当运动，保持良好心态。进食健康、营养、易消化的食物，如高蛋白质、低盐、低脂食物，多食水果、蔬菜，避免辛辣等刺激性食物，防止便秘。

（二）服药指导

主要包括糖皮质激素、免疫抑制剂与抗生素的使用。向患者及家属详细介绍药物的名称、用量、用法、疗程及不良反应，叮嘱其遵医嘱按时按剂量服用药物，切勿私自停药或者增减药物剂量，注意观察药物的不良反应，定期复查血常规。常见治疗药物不良反应及注意事项指导如下。

1. 糖皮质激素

（1）不良反应　①医源性肾上腺皮质功能亢进：如皮质醇增多症（库欣综合征）、物质代谢和神经系统功能异常症状。②诱发或加重感染：由于免疫功能降低、防御能力减弱，机体容易继发感染或使体内潜在病灶扩散。③消化系统、心血管、内分泌等并发症：如消化性溃疡、动脉粥样硬化、糖尿病等。④骨质疏松及椎骨压缩性骨折：由于激素导致内源性维生素 D 不足，抑制成骨活动和钙的肠道吸收，以致发生骨质疏松和自发性骨折。

（2）注意事项　①合理使用药物：应用糖皮质激素时，需要严格掌握适应证和禁忌证，防止滥用。需要严格遵照医嘱进行服用，防止因使用不当而引起不良反应。②密切监测自身病情变化：如遇血糖升高、白细胞升高及其他不良反应时，应及时处理。如出现消化性溃疡（如胃痛、呕血、便血等）、高血压病、糖尿病、精神病等时应立即停药并告知线上健康管理师采取相应措施并及时就医。对于肾上腺皮质功能亢进、高血压病、动脉粥样硬化、糖尿病等患者应避免使用糖皮质激素。③定期检查：血糖、尿糖、尿酮体、尿蛋白；肝功能、肾功能；血常规；胆固醇、血电解质；心电图；身高、体重及腰围等，必要时进行眼底及骨密度测定检查。④适量运动：适当的运动可以促进身体新陈代谢，增强自身体质，同时也可减轻糖皮质激素导致的肌肉萎缩和骨质疏松等副作用。

2. 环孢素

（1）不良反应　①肝、肾毒性：环孢素可能导致转氨酶升高，肾小管损伤，长期使用可能引发肝纤维化、肝硬化或肾功能不全等。因此，长期使用环孢素的患者应定期监测肝、肾功能。②感染：由于环孢素会抑制免疫系统，接受环孢素治疗的患者容易感染。感染可能是细菌、病毒或真菌引起的，常见的有感冒、肺炎等。对于任何感染症状，都应及时就医并告知医生正在接受环孢素治疗。③其他不适：包括神经毒性（如手抖、肌肉无力等）、高钾血症、胃肠道不适（如恶心、呕吐等）、血脂异常等。

（2）注意事项　①调整药物剂量：根据患者情况及时调整环孢素剂量，避免药物过量或不足。②定期监测指标：告知患者定期来院复诊，定期监测肝功能、肾功能、血压等指标，以便及时发现不良反应。③合理配伍用药：避免与肾毒性药物合用，降低不良反应风险。④生活方式调整：告知患者保持健康的生活方式，包括合理饮食、适量运动、保持良好的心态等。⑤加强患者教育：向患者详细介绍环孢素的用法用量、不良反应及处理方法，提高患者自我管理意识和能力。

3. 环磷酰胺

（1）不良反应　①消化系统反应：恶心、呕吐、食欲缺乏等，严重时可发生出血性胃炎。②骨髓抑制：表现为白细胞减少，尤其是粒细胞减少，血小板及红细胞也会受到一定程度的影响。严重时可发生感染、出血，甚至危及生命。③泌尿系统毒性：此药物可引起出血性膀胱炎，表现为尿急、尿频、尿痛等症状，严重时可出现血尿。长期使用此药物还可能导致肾损伤，甚至发生肾衰竭。④免疫抑制：此药物会抑制机体的免疫功能，使患者更容易发生感染。⑤其他不良反应：如脱发、肝功能损害、口腔黏膜炎等。

（2）注意事项　①告知患者在接受环磷酰胺治疗期间应定期进行血常规、尿常规、肝肾功能等检查，以便及时发现并处理不良反应。②在使用环磷酰胺期间，患者应保持良好的生活习惯，避免接触感染源，防止感染的发生。如有感染症状应及时就医，避免病情加重。③对于出血性膀胱炎等泌尿系统毒性症状，指导患者在治疗期间应保证充足的饮水量，遵医嘱予碱化尿液和使用美司钠解救，监测尿 pH 维持 ≥ 6.5，嘱患者记录每日的尿量、颜色及性质。如有异常应及时告知医生，以便得到及时处理。④在治疗期间，医生可能会给患者开具一些辅助药物，如镇吐药、护胃药等。患者应按时按量服用这些药物，以保证治疗的顺利进行。⑤环磷酰胺对妊娠有致畸作用，育龄期女性在使用环磷酰胺前应进行避孕。⑥由于环磷酰胺会影响机体的免疫功能，患者在接受治疗期间应注意个人卫生，尽量避免到人群密集的地方活动。⑦在治疗结束后，患者应按照医生的建议进行复查，以便了解自身的恢复情况。

（三）疾病监测与复诊指导

出院后定期复查血常规，做好自我疾病监测。主要是贫血、出血、感染的症状体征和药物不良反应的自我监测。具体包括头晕、恶心、呕吐、心悸、气促等症状；生命体征的测量，尤其是体温、脉搏的监测；皮肤黏膜是否存在出血点、瘀斑等；常见感染症状如咽痛、咳嗽、咳痰、尿路感染等；出血症状如黑便、血尿等。若出现以上症状，提示有病情变化或加重的可能，应及时向个案管理师报告，及时就医。

【院后管理】

个案管理师组织主管医师、责任护士、营养师、康复师制订出院随访管理计划，包括短期、中期、长期随访计划，参见表5-1-2，个案管理师根据随访计划表进行出院后随访。

参考文献

[1] 韩雪. 儿童再生障碍性贫血的病因及流行病学研究进展 [J]. 中国小儿血液与肿瘤杂志，2021，26（1）：60-63.

[2] 黄晓军，张梅，胡豫，等. 血液系统与疾病 [M]. 2版. 北京：人民卫生出版社，2021.

[3] 中华医学会血液学分会红细胞疾病（贫血）学组. 获得性纯红细胞再生障碍诊断与治疗中国专家共识（2015年版）[J]. 中华血液学杂志，2015，36（5）：363-365.

[4] 王英慧，赵晶，王雯欣，等. 获得性纯红细胞再生障碍性贫血10例报告并文献复习 [J]. 临床血液学杂志，2017，30（7）：554-556.

[5] 刘文静，王甘露. 个性化护理在胸腺瘤患者全胸腺切除术后的应用效果研究 [J]. 临床医学工程，2023，30（12）：1733-1734.

第三节　自身免疫性溶血性贫血

自身免疫性溶血性贫血（autoimmune hemolytic anemia，AIHA）是一种由于机体免疫功能紊乱导致自身抗体产生，进而介导红细胞破坏加速（溶血）超过骨髓代偿发生的贫血❶。AIHA 的年发病率为（0.8～3.0)/10 万。根据自身抗体与红细胞最适反应温度，AIHA 可分为温抗体型（37℃，占 60%～80%）、冷抗体型（20℃，占 20%～30%）和温冷抗体混合型（约占 5%）。AIHA 还可分为原发性和继发性。约 50% 的温抗体型 AIHA 为继发性，可继发于造血及淋巴细胞增殖性疾病，如慢性淋巴细胞白血病、非霍奇金淋巴瘤、霍奇金淋巴瘤、卡斯尔曼病（Castleman disease）、骨髓纤维化、实体瘤、免疫性疾病、感染、药物、原发免疫缺陷病、妊娠以及异基因造血干细胞移植后等❷❸。

【院前管理】

一、主要诊疗

（1）线上就诊患者　医生根据患者的主诉、临床表现及检验/检查资料评估病情，给出相应的指导，需住院的患者在线上开具预住院证，通知患者或家属住院时间和相关注意事项。

（2）线下门诊/急诊患者　根据患者的主诉和临床表现评估病情，采集现病史、既往史、用药史，完成基本检验和检查。检验包括血常规及分类、血涂片、网织红细胞计数、肝肾功能（含胆红素及分类）、乳酸脱氢酶；免疫全项（含抗核抗体、抗 ds-DNA 抗体和 IgG、IgA 和 IgM）、风湿抗体（含类风湿因子）、抗磷脂抗体、血清蛋白电泳、免疫固定电泳；有条件单位可检测 B、T 细胞亚群及相关细胞因子；HBV、HCV、HIV、EB 病毒（EBV）、巨细胞病毒（CMV）、细小病毒 B19 和肺炎支原体。检查包括全身浅表淋巴结 B 超及胸部、腹部、盆腔 CT 等，骨髓细胞形态学、骨髓病理、淋巴细胞免疫表型。

二、个案管理

（1）收集患者个案信息　见本章第一节。

（2）评估病情危重程度进行预检分诊　①初治/病情危重，急性重型 AIHA、急性溶血性贫血患者，积极与住院部沟通优先办理住院手续，若病房床位紧张则协助急诊收治，协助患者或家属办理相关手续，交代相关注意事项。②急诊科收治的患者、病情稳定的复诊且候床患者、维持原方案或调整治疗方案的患者及复

---

❶ Fattizzo B，Zaninoni A，Pettine L，et al. Low-dose rituximab in autoimmune hemolytic anemia: 10 years after[J]. Blood，2019，133（9）：996-998.

❷ Barcellini W，Fattizzo B. How I treat warm autoimmune hemolytic anemia[J]. Blood，2021，137（10）：1283-1294.

❸ 中华医学会血液学分会红细胞疾病（贫血）学组．自身免疫性溶血性贫血诊断与治疗中国专家共识（2017年版）[J]．中华血液学杂志，2017，38（4）：265-267.

诊无须住院的患者，见本章第一节。

【院中管理】

一、病史采集

评估患者有无溶血的征象（如乏力、贫血、黄疸、尿色改变、脾肿大等）；有无腰背痛、寒战、高热、晕厥、血红蛋白尿；有无面色苍白及黄疸，肝、脾、淋巴结肿大；有无腹部及胃肠不适（如呕吐、腹泻）；有无头痛、精神异样（烦躁、昏迷）；有无背部及下肢肌肉、末梢肢体发绀；有无自身免疫性疾病（系统性红斑狼疮、类风湿关节炎、溃疡性结肠炎）或其他疾病如淋巴系统肿瘤（包括慢性淋巴系统肿瘤，包含慢性淋巴细胞性白血病）、实体瘤/卵巢皮样囊肿；有无支原体、EB病毒、巨细胞病毒、细小病毒B19、轮状病毒、腺病毒感染、呼吸道合胞病毒和流感病毒感染；有无传染病（HIV、梅毒、甲肝、乙肝、丙肝等）；有无使用嘌呤类似物（氟达拉滨、克拉屈滨）、头孢菌素（头孢双硫唑甲氧、头孢曲松、哌拉西林）、β-内酰胺酶抑制药（他唑巴坦、舒巴坦）；有无输血史、血型不合的异基因造血干细胞移植、实体器官移植及输血后慢性溶血。详细了解门诊/急诊及其他医院的就诊资料，是否已完善相关检验、检查。

二、体格检查

（1）基础体格检查　参考本章第一节相关内容。

（2）专科体格检查　根据诊断学从上至下，从前到后的顺序，重点评估患者有无肿瘤浸润、贫血、出血、感染等血液疾病专科表现。①头部：评估患者有无贫血貌，眼睑、嘴唇有无发白，眼底、球结膜、巩膜有无黄染，鼻腔、口腔有无肿瘤浸润、出血、感染，口腔有无溃疡，扁桃体有无肿大。②颈部：评估患者有无淋巴结肿大。③躯干：a.视诊，评估患者有无皮下出血点、瘀斑等，肛周有无感染。b.触诊：评估患者有无胸骨、腹部压痛，有无肝、脾、淋巴结节肿大。c.叩诊：评估患者有无腹部叩击痛。d.听诊：肺部有无异常呼吸音，有无心脏杂音、心律不齐。④四肢：评估甲床有无异常，评估上下肢有无出血点、瘀斑等。评估患者有无关节疼痛。⑤其他：中枢浸润的患者需进行神经系统体格检查，有无病理反射和脑膜刺激征。

三、实验室及其他检查

（1）外周血细胞分析　外周血象表现为不同程度血红蛋白减少，贫血一般为正细胞正色素性贫血，网织红细胞的比例及绝对值明显增高，血涂片中红细胞碎片易见，可见到球形红细胞及有核红细胞。白细胞计数正常或轻度升高，血小板正常或升高。

（2）骨髓细胞形态学　骨髓象特征性地表现为幼红细胞增生性骨髓象，粒/红比例倒置，偶见红细胞轻度巨幼样变。发生再障危象时骨髓增生低下，全血细胞及网织红细胞减少。

（3）生化检查　可见血清总胆红素升高，以间接胆红素升高为主，乳酸脱氢酶升高，急性溶血时结合珠蛋白降低，但这些指标均为非特异性。

（4）特异性检查　①抗红细胞自身抗体检查：a. 直接抗球蛋白试验，检测被覆红细胞膜自身抗体。温抗体自身抗体与红细胞最佳结合温度为37℃，冷抗体自身抗体与红细胞最佳结合温度为0～5℃。b. 间接抗球蛋白试验检测血清中的游离温抗体。c. 冷凝集素试验检测血清中冷凝集素。冷凝集素是IgM型冷抗体，与红细胞最佳结合温度为0～5℃。冷凝集素效价＞1∶32时即可以诊断冠状动脉痉挛。冠状动脉痉挛的直接抗球蛋白试验结果为补体C3阳性。d. 冷热溶血试验检测冷热双相溶血素（D-L抗体）。D-L抗体是IgG型冷热溶血素，在0～4℃时与红细胞结合，并吸附补体，但并不溶血；在30～37℃发生溶血。肺毛细血管瘤的冷热溶血试验阳性，直接抗球蛋白试验结果为补体C3阳性。②病因学检查：有无淋巴细胞增殖性疾病和自身免疫性疾病，有无感染、免疫缺陷、血型不合、同种免疫，有无使用易导致溶血的药物。

四、诊断

（1）血红蛋白水平达贫血标准。

（2）检测到抗红细胞自身抗体。

（3）至少符合以下一条：网织红细胞百分比＞4%或绝对值＞120×10^9/L；结合珠蛋白＜100mg/L；总胆红素≥17.1μmol/L（以非结合胆红素升高为主）。

五、治疗

（1）治疗方案　AIHA的治疗大致分为支持治疗、糖皮质激素、二线治疗、继发性AIHA治疗及其他药物和治疗方法。详见表5-3-1 AIHA的治疗分类。

（2）AIHA治疗疗效标准　①痊愈：继发于感染者，在原发病治愈后，AIHA也治愈。无临床症状、无贫血、DAT阴性。冷凝集素综合征（cold agglutinin syndrome，CAS）患者冷凝集素效价正常。阵发性寒冷性血红蛋白尿症（paroxysmal cold hemoglobinuria，PCH）患者冷热溶血试验阴性。②完全缓解：临床症状消失，红细胞计数、血红蛋白水平和网织红细胞百分比均正常，血清胆红素水平正常。DAT和间接抗球蛋白试验（indirect antiglobulin test，IAT）阴性。③部分缓解：

表 5-3-1　AIHA 的治疗分类

支持治疗	1. 应尽量避免或减少输血。AIHA 由于存在自身抗体，增加了交叉配血难度，增大了发生同种抗体致溶血性输血反应的风险。检测自身抗体抗 ABO、Rh 血型特异性，对供者进行选择及交叉配血试验。 2. 输血时机，应根据贫血程度、有无明显症状，对于急性溶血性贫血患者，出现严重症状时能排除同种抗体者须立刻输注红细胞；抢救时不强调应用洗涤红细胞。对于慢性贫血患者，血红蛋白在 70g/L 以上时可不必输血；血红蛋白在 50～70g/L 时，如有不能耐受的症状，可适当输血；血红蛋白在 50～70g/L 以下时应输血。输血前加用糖皮质激素可减轻输血反应的发生。缓慢滴注，密切观察有无输血反应。 3. 常规治疗效果欠佳时可行血浆置换术或者免疫抑制治疗。 4. 注意碱化利尿、利胆去黄，并注意电解质平衡
糖皮质激素	1. 无禁忌证情况下应用，推荐起始剂量按泼尼松计算为 1mg/（kg·d），可以根据具体情况换算为地塞米松、甲泼尼龙等静脉输注。急性重型 AIHA 可能需要使用 100～200mg/d 甲泼尼龙，用药 10～14 天才能控制病情。 2. 此期间应严密检测血红蛋白水平和网织红细胞绝对值变化。糖皮质激素用至红细胞比容大于 30% 或者血红蛋白水平稳定于 100g/L 以上才考虑减量，连续 4 周，未达到上述疗效，建议考虑二线用药
二线治疗	1. 适合人群：（1）对糖皮质激素耐药或维持剂量超过 15mg/d（按泼尼松计算）；（2）其他禁忌证或不耐受糖皮质激素治疗；（3）AIHA 复发；（4）难治性/重型 AIHA。 2. 二线治疗有脾切除、利妥昔单抗、环孢素和细胞毒性免疫抑制剂（环磷酰胺、硫唑嘌呤、长春碱类药物）等
继发性 AIHA 治疗	1. 多数冷抗体型 AIHA 是继发性，治疗 AIHA 的同时保温非常重要。 2. 继发性 AIHA 需要积极治疗原发疾病，其余治疗同原发性 AIHA
其他药物治疗方法	1. 静脉输注免疫球蛋白对部分 AIHA 患者有效。 2. 血浆置换对 IgM 型冷抗体效果较好（37℃时 80%IgM 型抗体呈游离状态），但对其他吸附在红细胞上的温抗体效果不佳，且置换带入大量补体

临床症状基本消失，血红蛋白＞80g/L，网织红细胞百分比＜4%，血清总胆红素＜34.2μmol/L。DAT 阴性，或仍然阳性但效价较前明显下降。④无效：仍然有不同程度贫血和溶血症状，实验室检查未达到部分缓解的标准。

六、护理工作

（一）制订临床护理路径

为 AIHA 患者制订个性化的临床护理路径，见表 5-3-2。

（二）病情观察与护理

（1）用药护理　自身免疫性溶血性贫血患者常用的 3 种药物是泼尼松、环磷酰胺、利妥昔单抗注射液，其不良反应及护理措施详见表 5-3-3。

表 5-3-2　AIHA 患者临床护理路径

姓名：_____　性别：_____　年龄：_____　住院号：_____
住院日期：____年____月____日　出院日期：____年____月____日　标准：____天

项目	时间			
	住院第 1 天	住院第 2 天	住院第 3 天至治疗完成	出院日
健康教育	参考本章第一节 SAA 临床护理路径的健康教育			
护理处置	参考本章第一节 SAA 临床护理路径的护理处置			
专科护理	□执行血液病护理常规 □观察病情，追踪检验/检查结果，异常时及时向医生汇报 □用药患者观察用药后的不良反应 □感染、出血护理 □输血护理（需要时） □化疗护理 □血浆置换护理 □心理护理 □静脉导管护理	□观察患者病情变化，重点观察有无出血倾向、药物不良反应 □感染、出血护理 □输血护理（需要时） □化疗护理 □血浆置换护理 □心理护理 □静脉导管护理	□观察患者病情变化，观察有无感染和出血倾向等 □感染、出血护理 □输血护理（需要时） □化疗护理 □血浆置换护理 □心理护理 □静脉置管护理	□预防感染指导 □预防出血指导 □心理护理
病情变化记录	□无 □有 原因：1.　2.	□无 □有 原因：1.　2.	□无 □有 原因：1.　2.	□无 □有 原因：1.　2.
签名时间				

表 5-3-3　自身免疫性溶血性贫血患者常用药物的不良反应及护理措施

药名	不良反应	护理措施
泼尼松	消化性溃疡、水钠潴留、继发感染、皮质醇增多症、出血	注意有无心悸、气促、水肿，逐渐减量停药，预防继发性感染、出血
环磷酰胺	食欲减退、恶心、呕吐、骨髓抑制、出血性膀胱炎	多饮水，水化利尿，注意血尿
利妥昔单抗注射液	输液反应、恶心、皮疹、脱发	给予心电监测，氧气与肾上腺素备用；单独使用输液器，不与其他药物混用输液管路

（2）血常规监测　每周复查血常规，网织红细胞。

（3）雷诺现象护理　①一般护理：a.定期监测生命体征、血常规及网织红细胞；b.观察眼结膜、甲床、口唇等黏膜色泽来判断患者是否贫血及其严重程度；c.观察患者尿色，极少数患者可有血红蛋白尿，同时伴有寒战、发热、腹痛，应严格卧床，密切观察患者生命体征并记录，如出现消化系统症状如呕吐、腹泻等，应警惕溶血危象的发生；d. 继发性自身免疫性溶血性贫血常伴有原发疾病的临床表现；e. 观察巩膜、皮肤黄染情况。②对症护理：a. 贫血时执行贫血护理规范。如贫血发展急剧，有晕厥或全身衰竭状态，需保持病房安静，患者严格卧床并予床栏保护。b. 准确记录尿色、尿量，如尿色逐渐加深，甚至酱油样，说明溶血严重，及时报告医生。c. 准确记录巩膜、皮肤黄染程度。黄疸加重标志着溶血严重，结合尿色及性质，及时与医生联系，实施对症处理。d. 发热时执行发热护理规范对症处理。

（4）心理护理　向家属及患者介绍疾病有关知识，治疗药物剂量、不良反应及可能出现的不良反应。使患者了解定期化验的必要性，以及患者所处的治疗阶段，使其能积极配合治疗。定期召开患者家属座谈会，让患者及家属分享配合治疗成功经验，增强患者信心。加强护患沟通，倾听患者的心声，开展有针对性的心理咨询，教导患者掌握一定的心理应激方法，学会自我心理调节，提高心理承受力，保持良好的心理状态。

七、出院指导

（1）服药指导　遵医嘱按时按剂量服用出院药物，切勿私自停药或者增减药物剂量，注意观察药物的不良反应；出院时指导患者学会自我护理，注意观察巩膜有无黄染、尿色变化等。定期监测血压和血糖，观察有无黑便，定期复诊。伴有阵发性睡眠性血红蛋白尿症患者，忌食酸性食物和药物，如维生素 C、阿司匹林、苯巴比妥等，还应避免精神紧张、感染、过劳。服用来那度胺说明：服用剂量和疗程因个体而异，医生通常会根据患者的病情和治疗情况来调整剂量，严格按医嘱服用。

（2）复诊指导　出院后，通常在 1 个月内安排第一次复诊，患者需要定期监测红细胞计数、血红蛋白、肝功能和肾功能；如有不适，及时就诊。

（3）饮食指导　加强营养，给予高蛋白、高维生素食物。急性溶血期间避免食用酸性食品、冷冻食物和输注酸性药物（维生素 C 等），宜吃碱性食物，如豆腐、海带、奶类及各种蔬菜、水果等，有利于保护肾脏。葡萄糖 -6- 磷酸脱氢酶（G6PD）缺乏者禁食蚕豆及其制品和氧化性药物，如奎宁、呋喃类、维生素 K 等；对伴有脾功能亢进和白细胞减少者，应更注意个人卫生，食物干净，预防感染。

（4）运动指导　积极告知患者出院后应进行科学运动，定期适度运动，如散步、瑜伽或轻量级训练，可以增强体力和提高生活质量，避免从事剧烈活动；当血象正常时可适当运动，但不可过度疲劳；若是处于溶血性贫血发作期间，应减少活动或卧床休息，避免活动过度以防止晕倒；恢复期患者可适当活动。

【院后管理】

个案管理师组织主管医师、责任护士、营养师、康复师共同为患者制订个性化出院随访管理计划。根据患者所患疾病的危险因素，制订患者个性化随访重点，如服用药物、血象检测、营养摄入、并发症等。若合并严重基础疾病/并发症的患者协助积极就诊，详见表5-3-4。

表5-3-4 自身免疫性溶血性贫血个性化院后随访计划

姓名：_____ 性别：_____ 年龄：_____ 住院号：_____ 出院日期：____年___月___日
随访日期：____年___月___日 随访第_____次 随访人：_____

项目	时间		
	短期 出院后一周内完成 电话随访	中期 1～3个月线上+电话随访	长期 4～6个月/6个月以上线上+电话随访
主要诊疗	□常规复查项目包括血常规、血红蛋白、肝肾功能、电解质 □教会患者注意观察自己的症状，如疲劳、气促、心慌、黄疸等 □根据患者具体情况选择评估与基础疾病相关的检查	□常规复查项目包括血常规、血红蛋白、肝肾功能、电解质 □根据患者治疗情况复查CT、超声、心电图或动态心电图或超声心动图等检查 □根据患者具体情况选择评估与基础疾病相关的检查 □根据患者检验检查结果调整方案	□常规复查项目包括血常规、血红蛋白、肝肾功能、电解质 □根据患者治疗情况复查CT、超声、心电图或动态心电图或超声心动图等检查 □根据患者具体情况选择评估与基础疾病相关的检查 □根据患者检验检查结果调整方案
专科护理	□评估皮肤是否恢复正常 □评估服药不良反应，胃肠道反应和肝肾功能损伤 □评估患者治疗后症状的改善情况，有无其他并发症如有无发热、贫血等 □评估患者对居家相关危险因素的掌握程度 □随访数据收集	□评估治疗效果 □提醒特殊检查的注意事项 □评估患者治疗后症状的改善情况，如有无发热、贫血等 □评估复诊依从性，服药及不良反应，胃肠道反应和肝肾功能损伤 □评估患者对居家相关危险因素的掌握程度 □提醒再次治疗住院时间及注意事项 □随访数据收集	□评估治疗效果 □评估患者治疗后症状的改善情况，如有无发热、贫血等 □评估服药不良反应，胃肠道反应和肝肾功能损伤 □服药和复诊依从性 □评估患者对居家相关危险因素的掌握程度 □提醒之后复诊的时间及注意事项 □随访数据收集

续表

项目	时间		
	短期 出院后一周内完成 电话随访	中期 1～3个月线上+电话随访	长期 4～6个月/6个月以上线上+ 电话随访
个案管理	□回答患者咨询问题 □线上推送AIHA患者居家管理的文章和视频，强调自我管理的重要性、必要性 □收集患者饮食、运动、服药依从性等信息 □信息反馈	□回答患者咨询问题 □线上推送AIHA患者居家/住院管理的文章和视频，强调居家生活指导，复查血象、CT、超声等注意事项 □加强感染、出血等风险识别 □收集患者饮食、运动、服药依从性等信息 □信息反馈	□回答患者咨询问题 □线上推送AIHA患者居家/住院疾病恶化监管的文章和视频，强调居家生活指导，复查血象、CT、超声等注意事项，坚持长期管理的重要性 □加强感染、出血等风险识别 □收集患者饮食、运动、服药依从性等信息 □信息反馈
患者配合事项	□出院后第一周复查1～2次血常规，之后每周一次血常规，肝肾功能、电解质、凝血常规视情况而定 □注意自我症状评估，每日测量体温 □注意观察药物不良反应，如胃肠道不适 □落实生活方式的改变，如饮食、运动、情绪等	□每周一次血常规，肝肾功能、电解质、凝血常规视情况而定 □注意自我症状评估，每日测量体温 □注意观察药物不良反应，如胃肠道不适 □落实生活方式的改变，如饮食、运动、情绪等	□每周一次血常规，肝肾功能、电解质、凝血常规视情况而定 □注意自我症状评估，每日测量体温 □注意观察药物不良反应，如胃肠道不适 □落实生活方式的改变，如饮食、运动、情绪等

参考文献

[1] Jäger U，Barcellini W，Broome C M，et al. Diagnosis and treatment of autoimmune hemolytic anemia in adults：Recommendations from the First International Consensus Meeting[J]. Blood Rev，2020，41：100648.

[2] Fattizzo B，Michel M，Zaninoni A，et al. Efficacy of recombinant erythropoietin in autoimmune hemolytic anemia：a multicenter international study[J]. Haematologica，2021，106（2）：622-625.

[3] Röth A，Barcellin W，D'Sa S，et al. Sutimlimab in Cold Agglutinin Disease[J]. N Engl J Med，2021，384（14）：1323-1334.

[4] Xing L，Zhao M，Wang Y，et al. Characteristics of patients with autoimmune haemolytic anaemia secondary to lymphoproliferative disorder：A single-centre retrospective analysis[J]. Sci Rep，2019，9（1）：19716.

[5] Lam L，Murphy S，Kokkinaki D，et al. DNA binding to TLR9 expressed by red blood cells promotes innate immune activation and anemia[J]. Sci Transl Med，2021，13（616）：eabj1008.

[6] Jalink M，Berentsen S，Castillo J J，et al. Effect of ibrutinib treatment on hemolytic anemia and acrocyanosis in cold agglutinin disease/cold agglutinin syndrome[J]. Blood，2021，138（20）：2002-2005.

第四节　缺铁性贫血

缺铁性贫血（iron deficiency anemia，IDA）是指由于体内铁的吸收和排泄失衡，贮存铁消耗殆尽，不能满足正常红细胞生成的需要时发生的贫血，是最常见的贫血类型之一，约占总体贫血患者的60%[1][2]。贫血患者占世界人口的1/4以上，其中约一半由缺铁造成。《中国居民营养与慢性病状况报告（2020年）》显示，我国18岁及以上居民贫血率为8.7%；6～17岁儿童青少年贫血率为6.1%；孕妇贫血率为13.6%。IDA也是妊娠期最常见的并发症，一项全国性的横断面调查显示，在调查期间被诊断为IDA的孕妇占所有孕妇的13.9%，整个孕程中，IDA患病率不断升高，至孕晚期达到17.8%，有IDA病史者孕晚期IDA比例更高，为39.9%[3][4]。

【院前管理】

入院前的评估途径包括线上就诊、线下门/急诊就诊。

一、主要诊疗

（1）线上就诊患者　参见本章第一节。

（2）线下门诊/急诊患者　根据患者的主诉和临床表现评估病情，采集现病史、既往史、用药史，完成基本检验和检查，如抽血查血常规、血清铁、网织红细胞、血清转铁蛋白、免疫学、尿常规、粪常规等，完成必要的检查如骨髓穿刺、消化内镜、超声检查、神经系统等检查，结合患者病史及检验检查报告，明确诊断。需要口服铁剂的患者门诊医生开药，并指导调整饮食，重度和极重度贫血需要住院的患者开出预住院证。

二、个案管理

（1）收集患者个案信息　参见本章第一节。

（2）评估病情危重程度并进行预检分诊　①重度和极重度贫血患者：积极与

---

[1] 王蔚，王小钦.重视缺铁性贫血的治疗新理念[J].临床内科杂志，2023，40(1)：68-69.

[2] 李莉娟，张连生.缺铁性贫血规范化诊治的若干问题[J].中华医学杂志，2021，101(40)：3266-3270.

[3] Chaparro C M, Suchdev P S. Anemia epidemiology, pathophysiology, and etiology in low-and middle-income countries[J]. Ann N Y Acad Sci, 2019, 1450(1)：15-31.

[4] Tan J, He G, Qi Y, et al. Prevalence of anemia and iron deficiency anemia in Chinese pregnant women (IRON WOMEN)：a national cross-sectional survey[J]. BMC Pregnancy Childbirth, 2020, 20(1)：670.

住院部沟通优先办理住院手续,若病房床位紧张则协助急诊收治,协助患者或家属办理相关手续,交代相关注意事项。②急诊科收治的患者:按医院绿色通道尽快收至住院部,协助患者或家属办理相关手续,交代相关注意事项。③口服铁剂不耐受的患者:门诊随访患者有严重的消化道不良反应,铁剂不耐受的情况,建议患者住院进行注射铁剂治疗。④无须住院的患者:按照全病程管理给予相应的门诊随访。

【院中管理】

一、病史采集

(1) 现病史　患者的年龄、职业、文化程度、饮食、睡眠、大小便等有无异常,有无乏力、易疲倦、头晕、头痛、心悸、气促、眼花、耳鸣、食欲减退及面色苍白、心率增快等症状。

(2) 既往史　评估患者既往有无原发疾病、消化性溃疡、慢性胃炎、溃疡性结肠炎、克罗恩病、痔疮出血、异常子宫出血、黏膜下子宫肌瘤、结核病、恶性肿瘤等疾病相应的临床表现。主要包括腹痛或腹部不适、黑便或便血、持续腹泻、呕血或咯血、女性月经量增加、不明原因消瘦等。有无相关用药史及不良反应。

(3) 个人史　询问患者是否有吸烟史、饮酒史、药物过敏史等。

(4) 家族史　了解患者有无血液系统相关疾病家族史。

二、体格检查

(1) 基础体格检查　参见本章第一节。

(2) 专科体格检查　有无乏力、易疲倦、头晕、头痛、心悸、气促、眼花、耳鸣、食欲减退及面色苍白、心率增快等症状;有无组织缺铁表现,如皮肤干燥、角化、萎缩、无光泽,有无毛发干枯、易脱落,指(趾)甲缺乏光泽、脆薄、易裂,重者指(趾)甲扁平,甚至凹下呈勺状(匙状甲,也称为反甲);有无黏膜损害,多表现为口角炎、舌炎、口角皲裂、舌乳头萎缩,可有食欲下降,严重者可发生吞咽困难;有无精神、神经系统异常,儿童较明显,如过度兴奋、易激惹、好动、难以集中注意力、发育迟缓、体力下降等。少数患者可有异食癖,如喜吃生米、冰块、泥土、石子等。约 1/3 患者可发生末梢神经炎或神经痛,严重者可出现智力发育障碍等。

三、实验室及其他检查

(1) 血象检查　呈小细胞低色素性贫血,平均红细胞血红蛋白浓度(MCHC)

小于 32%，平均红细胞容积（MCV）低于 80fl，平均红细胞血红蛋白量（MCH）小于 27pg。血片中可见红细胞体积小、中央淡染区扩大。白细胞和血小板计数正常或减低。网织红细胞计数正常或轻度增高。

（2）骨髓象检查　增生活跃或明显活跃；以红系增生为主，尤以中幼红细胞、晚幼红细胞为主，其体积小、核仁染色质致密、细胞质少偏蓝色、边缘不整齐，血红蛋白形成不良，呈"核老浆幼"现象。粒系、巨核系无明显异常。

（3）铁代谢检查　检查血清铁（serum miron, ST）低于 8.95μmol/L；总铁结合力（total iron binding capacity, TIBC）升高，大于 64.44μmol/L。血清铁蛋白（serum ferritin, SF）低于 14μg/L，是早期诊断贮存铁缺乏的一个常用指标；转铁蛋白饱和度（transferrin saturation, TS）降低，小于 15%；骨髓涂片用亚铁氰化钾染色（普鲁士蓝反应）后，在骨髓小粒中无深蓝色的含铁血黄素颗粒，幼红细胞内铁小粒减少或消失，铁粒幼红细胞少于 15%。骨髓铁染色反映单核 - 吞噬细胞系统中的贮存铁，因此可作为诊断缺铁的金指标。

（4）红细胞内卟啉代谢检测　游离原卟啉（free erythrocyte protoporphyrin, FEP）＞ 0.9μmol/L（全血），锌原卟啉（zinc protoporphyrin, ZPP）＞ 0.96μmol/L（全血），FEP/Hb ＞ 4.5μg/g Hb。

（5）血清转铁蛋白受体测定　血清可溶性转铁蛋白受体（soluble transferrin receptor, sTR）是至今反映缺铁性红细胞生成的最佳指标。一般 sTR 浓度＞ 26.5nmol/L（＞ 2.25μg/mL）可诊断为缺铁。

（6）其他　主要是缺铁性贫血的原因或原发病诊断的相关检查。

四、诊断

IDA 的特点是骨髓及其他组织中缺乏可染铁，血清铁蛋白及转铁蛋白饱和度均降低，呈现小细胞低色素性贫血。其诊断依靠血常规和血清铁蛋白、血清铁、总铁结合力、转铁蛋白饱和度等铁代谢指标。IDA 的国内诊断标准（符合以下第①条和第②～⑨条中任 2 条或以上，可诊断 IDA）：①小细胞低色素性贫血，男性 Hb ＜ 120g/L，女性 Hb ＜ 110g/L，红细胞形态呈低色素性表现；②有明确的缺铁病因和临床表现；③血清铁蛋白＜ 14μg/L；④血清铁＜ 8.95μmol/L，总铁结合力＞ 64.44μmol/L；⑤转铁蛋白饱和度＜ 15%；⑥骨髓铁染色显示骨髓小粒可染铁消失，铁粒幼红细胞＜ 15%；⑦红细胞游离原卟啉（FEP）＞ 0.9μmol/L（全血），血液锌原卟啉（ZPP）＞ 0.96μmol/L（全血），或 FEP/Hb ＞ 4.5μg/gHb；⑧血清可溶性转铁蛋白受体（sTR）浓度＞ 26.5nmol/L（2.25μg/mL）；⑨铁治疗有效。

IDA 的分级依据《血液病诊断及疗效标准》中贫血分级标准，将贫血程度分四个等级。轻度：女性 Hb 90～110g/L，男性 Hb 90～120g/L。中度：Hb 61～90g/L（无性别差异）。重度：Hb 31～60g/L（无性别差异）。极重度：Hb＜31g/L（无性别差异）。

五、治疗方案

（1）病因治疗　根治缺铁性贫血的关键在于积极治疗原发病，如慢性胃炎、消化性溃疡、异常子宫出血、子宫肌瘤等。青少年、育龄期妇女、妊娠期妇女和哺乳期妇女等摄入不足引起的 IDA，应改善饮食，补充含铁食物。育龄期女性可以预防性补充铁剂，补充铁元素 60mg/d。月经过多引起的 IDA 应调理月经，寻找月经增多的原因。寄生虫感染者应驱虫治疗。

（2）补铁治疗　治疗性铁剂有无机铁和有机铁两类。无机铁的不良反应较为明显，以硫酸亚铁为代表；有机铁则包括右旋糖酐铁、富马酸亚铁、多糖铁复合物等。有口服及注射两种剂型。①口服铁剂：一般情况下首选，治疗剂量应以铁剂口服片中的元素铁含量进行计算，成人每天口服元素铁 150～200mg。常用药物有琥珀酸亚铁（0.1～0.2g，每天 3 次）、硫酸亚铁（0.3g，每天 3 次）、富马酸亚铁（0.2～0.4g，每天 3 次）等。铁剂治疗有效者于用药后 1 周左右网织红细胞计数开始上升，10 天左右渐达高峰；2 周左右血红蛋白浓度上升，1～2 个月恢复至正常。为进一步补足体内贮存铁，在血红蛋白恢复正常后，仍需继续服用铁剂 3～6 个月，待血清铁蛋白＞50μg/L 后停药。②注射铁剂：对于口服铁剂后胃肠道反应严重而无法耐受、消化道疾病导致铁吸收障碍、病情要求迅速纠正贫血（如妊娠后期、急性大出血）的患者，可选用注射剂型。常用注射铁剂有右旋糖酐铁、蔗糖铁及葡萄糖酸亚铁等。注射铁剂前，必须计算应补铁剂总量，计算公式为：注射铁总量（mg）=［需达到的血红蛋白浓度（g/L）－患者血红蛋白浓度（g/L）］× 体重（kg）× 0.33。因注射右旋糖酐铁有导致过敏性休克的可能，首次应用前必须做过敏试验。

六、护理工作

（一）制订临床护理路径

为缺铁性贫血住院患者制订个性化的临床护理路径，见表 5-4-1。

（二）护理要点

（1）口服铁剂的应用与指导　①铁剂在空腹时吸收好，空腹时铁剂吸收比餐中或餐后吸收高 3 倍。但应用口服铁剂的主要障碍是服药 30～60min 后出现恶

表 5-4-1　缺铁性贫血住院患者的临床护理路径

姓名：_____　性别：_____　年龄：_____　住院号：_____
住院日期：____年____月____日　出院日期：____年____月____日　标准：____天

项目	时间			
	住院第1天	住院第2天	住院第3天至治疗结束	出院日
健康教育	参考本章第一节 SAA 临床护理路径的健康教育			
护理处置	参考本章第一节 SAA 临床护理路径的护理处置			
专科护理	□执行血液病护理常规 □观察病情、用药后的不良反应 □贫血护理 □心理护理 □静脉导管护理	□观察患者病情变化，网织红细胞的变化 □头晕、乏力等症状有无好转 □输血护理（需要时） □心理护理 □静脉导管护理	□观察患者病情变化，做好生命体征的监测和记录 □口服补铁指导 □肌内注射铁剂指导观察肌注部位皮肤情况 □静脉补充铁剂的护理 □心理护理 □输血护理	□积极治疗原发疾病 □用药注意事项 □饮食 □卫生 □休息 □监测血常规、网织红细胞等 □心理护理
病情变化记录	□无 □有 原因：1.　2.	□无 □有 原因：1.　2.	□无 □有 原因：1.　2.	□无 □有 原因：1.　2.
签名时间				

心和胃部不适，通常连续应用 2～3 天后症状会减轻，降低剂量和睡前服用能减轻不适感。另外，10%～40% 的人口服铁剂时会出现腹泻或便秘等胃肠道不良反应，低剂量耐受性更好，因此可以从低剂量开始，每天逐渐加量。无明显胃肠道反应者，一般不应将铁剂与食物同服；正在使用抗酸剂者，应在服用前 2h 或服用后 4h 服用铁剂；建议服用铁剂的同时服用维生素 C，以促进铁的吸收。②尽量避免铁剂与含钙食品，如牛奶、钙补充剂、茶、咖啡，以及抗酸药（如碳酸钙和硫酸镁）和 H_2 受体拮抗药同时服用，可服用维生素 C、乳酸或稀盐酸等酸性药物，促进铁的吸收。③口服液体铁剂时须使用吸管，避免染黑牙齿。④服铁剂期间，粪便可能会变成黑色，这是由于铁与肠内硫化氢作用而生成黑色的硫化铁所致，应提前告知患者，以消除患者顾虑。⑤着重强调要按剂量、按疗程服药，定期复查相关实验室检查，以保证有效治疗、补足贮存铁。

（2）注射铁剂的护理　注射用铁剂的不良反应主要有注射局部肿痛或硬结形成、皮肤发黑和过敏反应。铁剂过敏反应常表现为脸色潮红、头痛、肌肉关节痛和荨麻疹，严重者可出现过敏性休克。为减少或避免局部疼痛与硬结形成，注射铁剂应采用深部肌内注射法，并经常更换注射部位。首次用药须用 0.5mL 的试验剂量进行深部肌内注射，同时备用肾上腺素，做好急救的准备。若 1h 后无过敏反应即可遵医嘱给予常规剂量，避免药液溢出引起皮肤染色，可采取以下措施：①不在皮肤暴露部位注射；②抽取药液后，更换注射针头；③采用 Z 形注射法或留空气注射法。

（3）其他　了解患者治疗的依从性，观察治疗效果及药物的不良反应，要关注患者的自觉症状，特别是原发病及贫血的症状和体征；饮食疗法与药物应用的状况；红细胞计数及血红蛋白浓度、网织红细胞计数；铁代谢的有关实验指标的变化等。

七、个案管理

对于病情较重或者患者情况特殊的患者，了解患者及家属的各方面需求及难处，尽可能提高患者用药及复诊依从性，汇总主管医师、责任护士、营养师、药师、心理咨询师的意见，加强宣教，强化疾病的饮食、活动、药物、心理等相关知识讲解，及时跟踪随访，并进行效果评价，填写附表 2 血液内科住院期间信息登记和个案管理计划。

八、出院指导

（1）服药指导　强调铁剂药物的重要性；注意服用时的事项，如尽量空腹服用或者与食物同服，建议同时服用维生素 C，以促进铁的吸收；尽量避免与牙齿直接接触等；按剂量、按疗程服药，以确保疗效。

（2）复诊指导　治疗 2～4 周后复查血红蛋白以评估疗效，如血红蛋白浓度增加 10g/L 或以上，则铁剂治疗有效。继续治疗至血红蛋白浓度恢复正常后，继续口服治疗 1～2 个月。IDA 治疗结束后，每年应至少检测 3 次血红蛋白和全血细胞计数，若结果正常，则无须进一步治疗，若不正常则应继续进行治疗。

（3）饮食指导　食物中的铁有血红素铁和非血红素铁，其中血红素铁来源于红肉等动物性食物，其吸收率可达 15%～35%。植物性食物中的铁为非血红素铁，其吸收率低，通常在 10% 以下，而以植物性膳食为主的膳食的铁吸收率通常低于 5%。柑橘、绿叶蔬菜等富含维生素 C 的食物可以促进非血红素铁的吸收。膳食铁的吸收易受到植酸、草酸、茶多酚、单宁等具有络合和螯合能力的铁吸收抑制剂的影响。因此，对于一般人群应通过改善膳食组成、改进食物加工方法等，增加膳食铁的摄入量，同时去除抑制膳食铁吸收的成分，从而改善铁的吸收率，应增加摄入富含铁、维生素 C 等微量营养素的食物，减少摄入植酸、多酚含量较高的食物。同时应增加富含叶酸、维生素 A、维生素 B_6、维生素 B_{12} 等的食物。如有条件，可寻求营养师的配餐指导以实现合理膳食。鼓励使用营养强化食品、营养补充食品、营养配方食品和膳食营养素补充剂。

【院后管理】

个案管理师组织主管医师、责任护士、营养师一起探讨随访内容。根据患者所患疾病的危险因素，侧重服用药物、血象监测、营养摄入、原发病诊治、并发症等，制订个性化院后随访计划，随访时间的间隔依据患者的病情严重程度以及上次随访时患者反馈的问题，由医生护士共同调整，及时发现问题并给予正确指导。见表5-4-2。

表5-4-2　缺铁性贫血患者个性化院后随访计划

姓名：_____　性别：_____　年龄：_____　住院号：_____　出院日期：_____年___月___日
随访日期：_____年___月___日　随访第_____次　随访人：_____

项目	时间					
	3个月	6个月	9个月	12个月	18个月	24个月
主要诊疗	□常规复查项目包括血常规、血清铁、血清铁蛋白 □骨髓形态学检查（必要时） □根据检测结果调整用药方案					
主要护理	出院后一周电话随访： □评估有无头晕、头痛、乏力、食欲下降、呕吐等不适 □提醒服药、复诊及再住院的相关注意事项 □评估患者对居家相关危险因素的掌握程度 □随访数据收集					
个案管理	□解答患者问题咨询 □线上推送患者居家/住院管理的文章和视频，强调居家生活指导、复查等注意事项 □提前为患者预约门诊、检验、检查、住院等预约服务 □收集患者饮食、运动、服药依从性等信息 □信息反馈					
患者配合	□出院后每周一次血常规。第一年每3个月来院面诊，一年后每6个月来院面诊 □注意自我症状评估如有无头晕、头痛、乏力等不适，加强跌倒等风险识别，报告个案管理师 □注意观察药物不良反应如胃肠道不适 □调整生活习惯，如进食营养、清淡、易消化饮食，科学运动，情绪稳定等					
疑问解答						

参考文献

[1] 中国中西医结合学会血液学专业委员会. 缺铁性贫血（萎黄病）中西医诊疗专家共识[J]. 中国中西医结合杂志, 2023, 43（7）: 773-779.

[2] 中国营养学会"缺铁性贫血营养防治专家共识"工作组. 缺铁性贫血营养防治专家共识[J]. 营养学报, 2019, 41（5）: 417-426.

[3] 李云龙, 娄世峰, 张曦, 等. 成人缺铁性贫血患者血液管理专家共识[J]. 检验医学与临床, 2023, 20（18）: 2625-2632, 2637.

[4] 尤黎明, 吴瑛. 内科护理学[M]. 7版. 北京: 人民卫生出版社, 2022.

[5] 马新娟. 血液系统疾病护理规范[M]. 北京: 中国协和医科大学出版社, 2022.

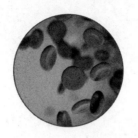

第六章

白细胞疾病（髓系）

第一节 急性髓系白血病（非早幼粒细胞白血病）

急性髓系白血病（acute myeloid leukemia，AML）是一类造血干细胞、祖细胞来源的恶性克隆性疾病❶。以骨髓与外周血中原始和幼稚髓性细胞异常增生并抑制正常造血为特征，浸润肝、脾、淋巴结、皮肤黏膜等器官，临床表现为贫血、出血、感染和发热、肝脾肿大、代谢异常等。多数病例病情进展迅速，病情急重，预后凶险，自然病程仅数周至数月❷。

AML 是成人较常见的急性白血病类型，其发病率与年龄呈正相关，随着老龄化加剧，老年 AML 发病率显著增加，其发病的中位年龄为 68 岁，发病率为 3/10 万～5/10 万❸。经典治疗方案一定程度上改善了老年 AML 患者的生存状况，老年（≥60 岁）患者 5 年总生存率仅为 10%～15%❹。1/3 的老年 AML 年龄超过 75 岁，长期生存率低，5 年总生存率仅 5%❺。随着分子生物学、免疫学等领域

---

❶ Pollyea D A, Altman J K, Assi R, et al. Acute Myeloid Leukemia, Version 3.2023, NCCN Clinical Practice Guidelines in Oncology[J]. Natl Compr Canc Netw, 2023, 21(5): 503-513.

❷ 唐庆华, 贡铁军, 马军. 急性髓细胞白血病的治疗进展[J]. 循证医学, 2022, 22(2): 80-83, 94.

❸ Fleischmann M, Schnetzke U, Hochhaus A, et al. Management oacute myeloid leukemia: current treatment options and future perspectives[J]. Cancers (Basel), 2021, 13(22): 5722.

❹ Shallis R M, Wang R, Davidoff A, et al. Epidemiology of acute myeloid leukemia: recent progress and enduring challenges[J]. Blood Rev, 2019, 36: 70-87.

❺ Kantarjian H M, Kadia T M, DiNardo C D, et al. Acute myeloid leukemia: treatment and research outlook for 2021 and the MD Anderson approach[J]. Cancer, 2021, 127(8): 1186-1207.

的发展,更多靶向药物上市应用,进一步改善老年 AML 患者的生存状况❶❷。

【院前管理】

一、主要诊疗

线下门诊/急诊的患者,医生根据患者的主诉、临床表现及既往检验或检查结果,评估患者病情,采集现病史、既往史、用药史,完成基本检验和检查,如抽血查血常规、凝血功能、肝肾功能、生化全套、心肌酶学、肌钙蛋白、BNP、输血前四项、血型、免疫学、基因检测等;完成必要的检查如骨髓穿刺、骨髓活检、CT、心电图、胸部 X 线、超声等常规检查,结合患者病史及检验检查报告,明确诊断,开具预住院证。线上就诊患者参考第五章第一节相关内容。

二、个案管理

(1)收集患者个案信息　参考第五章第一节相关内容。

(2)评估病情危重程度进行预检分诊　①初治/病情危重患者:积极与住院部沟通优先办理住院手续,若病房床位紧张则协助急诊收治,协助患者或家属办理相关手续,交代相关注意事项。②急诊科收治的患者:按医院绿色通道尽快收至住院部,协助患者或家属办理相关手续,交代相关注意事项。③病情稳定的复诊且候床患者:调整/维持治疗方案,跟踪随访,预约床位,办理预住院手续,告知患者或家属住院时间和相关注意事项。④复诊无须住院的患者:复诊病情平稳,按照全病程管理给予相应的随访。

【院中管理】

一、病史采集

(1)现病史　评估患者有无发热、咳嗽、乏力、气促、耳鸣、出血、疼痛和食欲减退等不适,有无肝、脾、淋巴结肿大,有无皮肤浸润(有无紫红斑丘疹、结节或肿块等),有无头痛,有无精神症状、感觉异常,有无大小便异常,详细了解门/急诊及其他医院的就诊资料,是否已完善相关检验、检查。了解既往治疗情况(肿瘤放疗、化疗),有无重要脏器功能不全(主要指心、肝、肾功能等),

---

❶ 蔡少芬,孔繁聪,李菲.分子靶向治疗在急性髓系白血病中的研究进展[J].临床血液学杂志,2024,37(1):76-80.

❷ 许仕琳,许海燕.CD123 靶向抑制剂治疗急性髓细胞白血病的研究新进展[J].国际输血及血液学杂志,2021,44(2):122-131.

有无合并其他疾病,如脾功能亢进、乙肝、甲肝、高血压、糖尿病、高脂血症、冠心病、脏器衰竭及弥散性血管内凝血等。

(2) 既往史　既往有无传染病和基础疾病,有无相关用药史及不良反应。

(3) 个人史　询问患者此前有无血液病病史,主要指骨髓增生异常综合征、骨髓增殖性肿瘤等,有无吸烟史、饮酒史、药物过敏史等。

(4) 家族史　了解患者有无血液系统相关疾病家族史或肿瘤家族史,有无遗传代谢性疾病病史。

二、体格检查

(1) 基础体格检查　参考第五章第一节相关内容。

(2) 专科体格检查　遵循"视、触、叩、听"原则,根据诊断学从上至下,从前到后的顺序,重点评估患者有无肿瘤浸润、贫血、出血、感染等血液疾病专科表现。

① 头部视诊:评估患者有无贫血貌,面色、眼睑、嘴唇及甲床有无苍白或肤色蜡黄,眼底、球结膜、巩膜有无黄染,鼻腔、口腔有无肿瘤浸润、出血、感染,口腔有无溃疡,扁桃体有无肿大。

② 颈部触诊:评估患者有无淋巴结肿大。

③ 躯干:a.视诊,评估患者有无皮下出血点、瘀斑等,肛周有无感染。b.触诊,评估患者有无胸骨、腹部压痛,有无肝、脾、淋巴结节肿大。c.叩诊,评估患者有无腹部叩击痛。d.听诊,有无肺部异常呼吸音,有无心脏杂音、心律不齐。

④ 四肢:a.视诊,有无甲床异常,有无上下肢出血点、瘀斑等。b.触诊,有无关节疼痛。

(3) 其他体格检查　中枢浸润的患者需进行神经系统体格检查,有无病理反射和脑膜刺激征。

① 有无病理反射:a.霍夫曼征是否为阳性,即检查者左手持被检者腕部,以右手中指与示指夹住被检者中指并稍向上提,使腕部处于轻度过伸位。以拇指迅速弹刮被检者的中指指甲,引起其余四指轻度屈曲反应则为阳性。b.巴宾斯基征是否为阳性,即检查者用竹签沿患者足底外侧缘,由后向前至小趾根部并转向内侧(阳性反应为拇趾背屈,其余各趾呈扇形展开)。c.查多克征是否为阳性,即检查者用竹签在外踝下方足背外缘,由后向前划至趾跖关节处,阳性表现同巴宾斯基征。d.戈登征是否为阳性,检查时用手以一定力量捏压腓肠肌,阳性表现同巴宾斯基征。e.奥本海姆征是否为阳性,用拇指及示指沿被检者胫骨前缘用力由上向下滑压,阳性表现同巴宾斯基征。

② 脑膜刺激征:a.有无颈项强直,即患者平躺、被动抬头的时候颈部僵硬、

肌张力过高,不能前屈,则为阳性。b. 克尼格征是否为阳性,即仰卧位,双下肢伸直,一侧下肢被动抬高受到阻力,下肢肌肉痉挛为阳性。c. 布鲁津斯基征,患者去枕仰卧位,被动抬头的时候,双侧髋关节和膝关节会主动屈曲为阳性。

三、实验室及其他检查

(1)血常规和血涂片检查 血常规可见贫血、血小板减少,白细胞数目可高可低。血涂片分类检查可见数量不等的原始和幼稚细胞。通过检测白血病细胞中过氧化物酶、糖原反应、非特异性酯酶、碱性磷酸酶来鉴别急性白血病的种类。

(2)骨髓细胞形态学 包括细胞形态学、细胞化学、组织病理学等。骨髓增生多明显活跃或极度活跃,也可以增生减低。少数甚至骨髓"干抽",主要见于白血病细胞显著增高,或合并骨髓纤维化的患者,需骨髓活检明确诊断。Auer小体是急性髓系白血病的特征。

(3)免疫分型 根据白血病细胞表达的相关抗原确定其系列来源,进一步将 AML 分为不同亚型。

(4)细胞遗传学 检查染色体核型,必要时采用荧光原位杂交法进行检查,明确 AML 患者是否存在染色体异常,有助于 AML 的诊断和判断预后。

(5)分子学检测 明确 AML 患者是否存在基因改变,有助于判断预后及选择合适的靶向治疗药物。*PML-RARa*、*RUNX1-RUNX1T1*、*CBFβ-MYH11*、*MLL* 重排、*BCR-BL1*、*C-kit*、*FLT3-ITD*、*NPM1*、*CEBPA*、*TP53*、*RUNX1*(*AML1*)、*ASXL1*、*IDH1*、*IDH2*、*DNMT3a* 基因突变,这些检查是 AML 分型、危险度分层及指导方案的基础。TET2 及 RNA 剪接、染色质修饰基因(*SF3B1*、*U2AF1*、*SRSF2*、*ZRSR2*、*EZH2*、*BCOR*、*STAG2*)等 AML 相关基因突变,对于 AML 的预后判断及治疗药物选择具有一定的指导意义。对于有 *CEBPA*、*RUNX1*、*DDX41* 等基因突变的患者,建议进行体细胞检查排除胚系易感 AML,有意愿行异基因造血干细胞移植的患者行 HLA 配型。

(6)其他辅助检查 需根据患者情况酌情完善心电图或超声心电图或动态心电图、超声检查、CT 以及 X 线检查等。有头痛、精神症状、感觉异常的患者可能还需配合医生完善头颅 CT 或 MRI、腰椎穿刺行脑脊液检查,排查神经系统出血或占位、中枢神经系统白血病。

四、诊断

在 2022 年发布的第五版 WHO 造血与淋巴组织肿瘤分类(5th WHO-Hem),如果白血病原始细胞含有 *PML∷RARA*、*RUNX1∷RUNX1T1*、*CBFB∷MYH11*、*DEK∷NUP214*、*RBM15∷MRTFA*、*KMT2A* 重排、*MECOM* 重排、*NUP98* 重排或

NPM1 突变，则不需要 20% 原始细胞的临界值来诊断 AML。

五、治疗方案

该疾病分型复杂，根据细胞遗传学和分子遗传学预后分为良好、中等、不良三大类。初发 AML 治疗的第一阶段是诱导治疗，主要方法为联合化疗，目标是使患者迅速获得完全缓解；第二阶段是巩固治疗/维持治疗，预后中等/不良患者可行造血干细胞移植治疗。根据成人急性髓系白血病（非早幼粒细胞白血病）中国诊疗指南（2023 年版）和 NCCN 指南（2024 年版）建议，将化疗治疗方案归纳为高强度治疗、中等强度治疗、低强度治疗（表 6-1-1）。

（一）AML 常用治疗方案的归纳

表 6-1-1　AML 常用治疗方案

治疗强度	治疗方案
高强度治疗	1. 单用大剂量阿糖胞苷方案（high dose cytarabine，HiDAC） 2. HiDAC 联合柔红霉素方案（3+7 经典方案，即 3 天柔红霉素 +7 天阿糖胞苷） 3. HiDAC 联合氟达拉滨方案 4. *FLT3* 突变 AML 选择 HiDAC 联合口服米哚妥林方案 5. 复发/难治性 AML 选择靶向治疗联合化疗，如维奈克拉 + 氟达拉滨 + 阿糖胞苷 + 去甲氧柔红霉素或维奈克拉 + 阿扎胞苷 + 高三尖杉酯碱等方案
中等强度治疗	1. DA 方案：标准剂量柔红霉素联合阿糖胞苷，D33 阳性患者联合吉妥珠单抗奥唑米星治疗 2. IA 方案：伊达比星联合阿糖胞苷 3. MA 方案：米托蒽醌联合阿糖胞苷方案 4. FLAG 方案：氟达拉滨 + 阿糖胞苷 + 粒细胞集落刺激因子 5. 伴有 *FLT3* 或 *ITD* 或 *TKD* 突变的中/低风险患者，选用 DA 方案联合口服吉瑞替尼或米哚妥林（midostaurin）
低强度治疗	1. VD 方案：维奈托克口服联合地西他滨 2. VA 方案：维奈托克口服联合阿扎胞苷或皮下注射小剂量阿糖胞苷（low dose cytarabine，LDAC） 3. 去甲基化方案：单药使用低强度治疗量的阿扎胞苷或地西他滨 4. 其他方案： （1）单药 Glasdegib 口服方案，CD33 阳性的患者选用吉妥珠单抗奥唑米星 （2）有 *IDH1* 突变的患者可选用单药 ivosidenib 口服，也可联合阿扎胞苷治疗 （3）有 *IDH2* 突变的患者可选用单药 enasidenib 治疗 （4）*FLT3-TD* 阳性患者可选用阿扎胞苷、地西他滨联合索拉非尼 （5）最佳支持治疗（羟基脲、输血、抗感染、促进造血等）

（二）造血干细胞移植治疗

详见第十四章第二节。

六、护理工作

（一）制订临床护理路径

以初治急性髓系白血病（非早幼粒细胞白血病）拟行诱导化疗为例，如表 6-1-2 所示。

表 6-1-2　初治急性髓系白血病（非早幼粒细胞白血病）的临床护理路径

姓名：_____　性别：_____　年龄：_____　住院号：_____
住院日期：____年__月__日　　出院日期：____年__月__日　　标准：____天

项目	时间			
	住院第 1 天	住院第 2 天至化疗期	化疗结束至骨髓抑制期结束	出院日
健康教育	□入院介绍：病房环境、设施、医院相关制度、主管医生和责任护士 □告知各项检查及骨髓穿刺的目的、注意事项 □指导饮食、卫生、活动等 □介绍漱口、坐浴的目的及方法 □安全防护介绍 □静脉置管介绍 □化疗相关知识介绍 □做好心理疏导	□介绍疾病知识 □指导预防感染和出血的护理措施 □静脉置管及置管后注意事项 □介绍药物作用、不良反应及注意事项 □化疗期间患者饮食、饮水、卫生指导 □对陪伴家属健康指导 □心理指导	1. 骨髓抑制期患者宣教 □预防感染：减少探视人员，患者保持良好个人卫生，做好手卫生，病室要按时通风，维护病室环境清洁、整齐，保证饮食卫生等 □加强静脉导管的维护宣教 □预防出血：告知患者保证充足休息，减少活动，血小板<$20×10^9$/L 或有出血倾向的患者嘱其绝对卧床休息，密切观察患者出血情况，若出现不适及时通知医护人员 □指导患者洁净饮食（必要时高压或微波灭菌） □介绍复查腰椎穿刺、鞘内注射的目的、方法和注意事项 2. 针对陪护人员宣教 □减少探视陪护人员，陪护人员进入病房要戴口罩、洗手，保持病床干净整洁 □陪护人员与患者分开进餐，陪护人员不要互串病房 □多与患者交流，询问，给予关心	□出院指导：用药、饮食、卫生、休息，监测血常规、生化指标等 □中心静脉导管出院指导 □指导办理出院手续 □告知患者全病程服务及科室联系电话 □定期门诊随访

续表

项目	时间			
	住院第 1 天	住院第 2 天至化疗期	化疗结束至骨髓抑制期结束	出院日
护理处置	□准确核对患者信息，协助患者佩戴腕带 □入院护理评估：询问病史、相关查体、血常规、检查皮肤黏膜有无出血、营养状况、血管情况等 □监测和记录生命体征 □建立护理记录（病危、重患者） □卫生处置：剪指（趾）甲，沐浴（条件允许时），更换病服 □完成各项检验的准备（加急检验及时采集标本并送检） □评估血管条件，做好静脉置管准备，术前宣教及签署置管知情同意书	□遵医嘱完成相关检验、检查 □遵照医嘱及时给予对症治疗 □正确漱口、坐浴 □遵医嘱准确记录24h出入量和（或）重症记录 □执行预防感染的护理措施 □针对高危因素持续护理评估 □静脉置管维护	□遵医嘱完成相关检验、检查 □遵照医嘱及时给予对症治疗 □正确漱口、坐浴 □遵医嘱准确记录24h出入量和（或）重症记录 □执行预防感染的护理措施 □针对高危因素持续护理评估 □静脉置管维护	□为患者领取出院带药 □协助整理患者用物 □填写静脉导管院外维护手册 □床单位终末消毒
专科护理	□执行血液病护理常规 □观察病情、用药后的不良反应 □感染、出血护理 □输血护理（需要时） □化疗护理 □心理护理 □静脉导管护理	□观察患者病情变化，重点观察有无出血倾向、化疗不良反应等 □感染、出血护理 □输血护理（需要时） □化疗护理 □心理护理 □静脉置管护理	□观察患者病情变化，重点观察有无出血倾向、感染等 □有出血、感染的患者做好相应护理 □输血护理（需要时） □化疗护理 □心理护理 □静脉置管护理	□预防感染指导 □预防出血指导 □心理护理
病情变化记录	□无 □有 原因：1.　　2.	□无 □有 原因：1.　　2.	□无 □有 原因：1.　　2.	□无 □有 原因：1.　　2.
签名时间				

（二）腰椎穿刺术后护理要点

（1）体位要求　嘱患者去枕平卧 4~6h，颅内压增高者平卧 12~24h。

（2）病情观察　严密监测生命体征、面色、神志、瞳孔等变化，询问患者局部及下肢有无感觉异常，并观察有无颅内压增高表现，如头痛、头晕、恶心、呕吐等。穿刺点加压止血，予以无菌敷贴固定，观察穿刺部位有无渗血。

（3）安全防护　防止患者发生跌倒、坠床、进食水呛咳等。

（三）骨髓穿刺术后护理要点

（1）疼痛护理　评估穿刺术后疼痛，疼痛评分≥4分时及时通知医生，遵医嘱予以对症处理，使用镇痛药时交代注意事项，复评疼痛，询问有无其他不适。

（2）皮肤护理　术后立即压迫止血10min，血小板低或凝血功能异常的患者，延长压迫时间至20～30min，避免形成骨膜下血肿。予以无菌敷料覆盖，并观察局部皮肤有无瘀斑、红肿、血肿，形成血肿的患者可予以冰敷，禁止热敷，术后三天保持穿刺部位干燥。

（四）化疗相关护理

严格遵守化疗用药的时间、剂量、顺序，准确给药，并观察不良反应。常用化疗药物的不良反应见附表1。

（1）预防静脉炎的护理　AML患者治疗期间使用化疗药和对症支持治疗（输血、静脉营养、强碱类药物等输注），对血管通路要求高，这些药物对血管具有刺激性和腐蚀性，如发生外渗，会引起静脉及周围组织炎症，甚至坏死。因此需提前评估患者治疗情况，充分告知相关风险，首选中心静脉导管给药。对于拒绝中心静脉置管的患者，除加强宣教之外还需注意以下两点。①合理选择静脉通路：每次输注药物时需确认有无回血，是否通畅，输注时及输注后严密观察输注部位有无红、肿、热、痛等不适，及时予以对症处理。输注化疗药前、后应用生理盐水冲管，以减轻药物对局部血管的刺激。②药液外渗的处理：输注过程中如有药液外渗，应立即停止输注，尽可能多地回抽液体后再拔针。遵医嘱予以2%利多卡因、地塞米松及生理盐水或化疗药拮抗剂局部封闭，并以水胶体敷料外敷。书写护理记录，每班加强外渗部位观察并进行交接班，上报静脉治疗不良事件。

（2）高尿酸血症肾病的预防及护理　鼓励患者多饮水、勤排尿、保持尿量>150mL/h，遵医嘱口服别嘌醇和碳酸氢钠片，注意观察尿量和尿色，记录24h出入量，出现少尿、无尿时，及时通知医生。

（3）高白细胞血症的预防及护理　遵医嘱使用羟基脲，严格落实患者遵医行为查看血常规指标，白细胞>$100×10^9$/L，尤其达$200×10^9$/L时，可发生白细胞淤滞症，表现为呼吸困难、低氧血症、呼吸窘迫、反应迟钝、语言不清、颅内出血等。应嘱患者多饮水，注意观察，有异常情况及时报告医生并协助处理。

（4）心理护理　患者如出现恐惧、悲观、焦虑等心理，加强心理疏导，针对心理需求提供心理支持和帮助，向患者介绍治疗成功的案例，减轻其心理负担，增强战胜疾病的信心。

（五）骨髓抑制的预防及护理

骨髓抑制是多数化疗药的常见毒性反应，大多数化疗药均可引起不同程度的骨髓抑制，此期间应加强血常规和骨髓监测、感染与出血的预防及护理，及时追踪结果。粒细胞的减少通常开始于化疗停药后一周，至停药 10～14 天达到最低点，至第 21～28 天恢复正常，呈 U 型。血小板降低比粒细胞降低出现稍晚，也在两周左右下降到最低值，其下降迅速，呈 V 型。红细胞下降出现的时间更晚。化疗后骨髓抑制的分级可分为 5 级，见表 6-1-3。粒细胞减少和血小板减少的 3 级临界点时容易出现并发症的信号，需给予积极干预措施并加强护理。

表 6-1-3　化疗后骨髓抑制的分级

项目	分级				
	0 级	1 级	2 级	3 级	4 级
血红蛋白 /（g/L）	≥110	109～95	94～80	79～65	＜65
白细胞 /（×10^9/L）	≥4.0	3.9～3.0	2.9～2.0	1.9～1.0	＜1.0
中性粒细胞 /（×10^9/L）	≥2.0	1.9～1.5	1.4～1.0	0.9～0.5	＜0.5
血小板 /（×10^9/L）	≥100	99～75	74～50	49～25	＜25

1. 预防感染

（1）加强体温监测　体温连续 1h 超过 38℃即应认为感染，应对可疑部位、血液或其他可疑体液进行细菌、真菌培养，同时参考当地病原学、药敏试验和抗生素使用情况，及时配合医生调整抗感染治疗方案，选用高效、广谱抗生素经验性治疗。

（2）易感部位检查　对发热的患者应常规检查易感部位如口腔、咽喉、肛周等，必要时（如出现红、肿、痛或溃疡）进行细菌和真菌培养检查。

（3）养成良好的卫生习惯　病区和患者用品应经常清洁消毒，感染患者做好隔离工作。有层流病床的病房，将患者转至层流病床，并做好层流病床的有效管理。行护理操作前应提醒患者戴好口罩，接触患者前后都应进行手卫生消毒清洗（可以用专门供医护人员使用的消毒水擦洗，也可用 70% 乙醇擦洗手）；操作结束后紧闭层流床床帘，确保层流环境，每班定期查看层流床的有效运行。向家属和患者宣教卫生习惯和层流床的重要性。

2. 预防出血

重点关注患者血小板计数的变化，①当血小板计数 $< 50\times10^9/L$ 时，则需要提醒患者减少活动，注意休息，避免磕碰、跌倒，以预防出血。②当血小板计数 $< 20\times10^9/L$ 时，遵医嘱患者绝对卧床休息，此期间需要每班查看患者有无出血点，有无血便、血尿，积极合血输血小板、皮下注射血小板生成素等积极预防出血及治疗和护理。

（1）口鼻出血的预防与护理　①少量出血时，予鼻部冷敷，用 1∶1000 肾上腺素或氨基己酸棉球填塞压迫止血。②出血严重时，请耳鼻喉科会诊进行后鼻道填塞止血。若使用不可吸收填塞物定时向鼻腔滴入无菌液状石蜡，待填塞物自行脱落，不可强行取出。③若 3 天后填塞物未脱落或仍有出血，请耳鼻喉科医生协助处理或再次填塞。④日常嘱患者切勿用力擤鼻、勿挖鼻孔，如有不适应告知医护人员，鼻腔干燥、不适者，予棉签蘸湿温水进行湿润或清洗，或遵医嘱使用滴鼻剂；保持室内湿度为 50%～60%。⑤保持口腔卫生，饭后漱口或口腔护理，若口腔、牙龈出血可用明胶海绵片、氨基己酸棉球、凝血酶或 0.1% 肾上腺素棉球压迫止血。

（2）眼底出血及颅内出血的预防护理　指导患者保证充足睡眠，避免情绪激动、剧烈咳嗽或用力屏气。①若患者突发视野缺损或视力下降，常提示眼底出血，应让患者减少活动，尽量卧床休息，并避免揉擦眼睛。②若患者突然出现头痛、视物模糊、呼吸急促、喷射性呕吐，甚至昏迷，提示有颅内出血，应立即配合医生实施抢救措施：立即去枕平卧，头偏向一侧，保持呼吸道通畅，吸氧，建立静脉通路，按医嘱给予 20% 甘露醇等药物，留置导尿管，观察记录患者生命体征、意识、瞳孔及尿量的变化。③正确输注凝血因子制品，严格遵守输注操作流程。输注过程中注意观察有无输血反应。

（3）消化道出血的预防及护理　①指导患者避免食用粗糙、坚硬、刺激性食物。②患者存在活动性出血时，应禁食。③建立静脉通路，配合医生实施输血、输液、止血等治疗措施。④监测出血患者病情变化，包括生命体征和周围循环状况的变化、出血量的估计、继续出血和再出血的判断。⑤指导出血患者卧床休息，大量出血者绝对卧床休息，病情稳定后逐渐增加活动量。

（4）咯血护理及预防　①少量咯血（每天 $< 100mL$）患者以静卧休息为主，大量咯血（每天 $> 500mL$，或 1 次 $> 300mL$）患者应绝对卧床休息。②大量咯血患者应禁食，小量咯血患者宜进少量温凉流质食物。③密切观察患者病情变化，注意患者有无窒息征象及休克等并发症的发生。④窒息的抢救措施：对于大咯血及意识不清的患者，在床旁备好急救设备，一旦患者出现窒息征象，立即取头低足高 45°俯卧位，面向一侧，轻拍背部，迅速排出在气道和口咽部的血块，或直接刺激咽部以咳出血块，必要时用吸痰管进行负压吸引，给予高浓度吸氧，氧流量为 6～8L/min。

七、个案管理

参考第五章第一节相关内容。

八、出院指导

（1）服药指导　告知患者用药的目的、方法及主要注意事项。遵医嘱按时按剂量服用药物，切勿私自停药或者增减药物剂量，注意观察药物的不良反应。

（2）复诊指导　出院后定时复查血常规，如有不适，及时线上联系个案管理师。

（3）生活方式指导　积极控制疾病高危诱发因素，戒烟限酒、规律作息、避免熬夜，使用软毛牙刷刷牙，加强营养、适当运动，保持良好心态。

① 饮食指导：a. 指导患者进食健康、富含营养、易消化的食物，如高蛋白质、低盐、低脂食物，多食水果、蔬菜，避免辛辣等刺激性食物，防止便秘。b. 保证饮食洁净，进食易消化、洁净的食物，不进食过热、过硬、不易消化的食物。c. 口腔血疱或溃疡时，避免口腔黏膜损伤，应指导患者进少渣食物，禁食刺激性食物。

② 运动指导：血小板计数 ≤ 50×10^9/L 或有出血倾向时，暂停运动，应卧床休息。血小板计数 ≥ 50×10^9/L 未有出血倾向时，可进行低强度的运动，如散步、太极拳等，避免从事剧烈活动。血常规正常且无其他不适，鼓励进行户外活动，如慢跑、快走等中等强度的运动。

③ 心理指导：保持积极、乐观、平静的心态，避免过激的情绪。

（4）患者居家中心静脉居置期的指导　加强导管维护的宣教，重点强调维护时间，活动注意事项，并发症的自我识别。详见本章第二节。

【院后管理】

个案管理师组织主管医师、责任护士、营养师、康复师制订出院随访管理计划，包括短期、中期及长期随访计划（表6-1-4）。根据患者所患疾病的危险因素，制订患者个性化随访重点，如服用药物、血常规检测、营养摄入、并发症等。若合并严重基础疾病或并发症的患者协助积极就诊。

表 6-1-4　AML 个性化院后随访计划

姓名：_____　性别：_____　年龄：_____　住院号：_____　出院日期：_____年___月___日
随访日期：_____年___月___日　随访第_____次　随访人：_____

项目	时间		
	短期 （出院后 1 周）	中期 （治疗结束后 1~3 个月）	长期 （全部治疗周期结束后每 3 个月）
主要 诊疗	□常规复查血常规、血生化、凝血功能（必要时）等 □根据患者治疗情况复查必要的影像学检查 □评估疗效 □根据患者检验检查结果调整治疗方案		
主要 护理	□评估患者该疗程结束后症状的改善情况，有无其他并发症，如有无发热、出血等 □评估服药依从性及不良反应，有无脏器功能损伤 □评估复诊依从性，提醒特殊检查的注意事项 □评估患者对居家相关危险因素的掌握程度 □提醒再次住院治疗/复诊时间及注意事项 □随访数据收集		
个案 管理	□解答患者问题咨询 □线上推送 AML 居家/住院管理的文章和视频，强调居家生活指导，加强感染、出血等风险识别 □复查、住院等注意事项提醒 □收集患者饮食、运动、服药依从性等信息 □信息反馈		
患者 配合	□出院后第一周复查 1~2 次血常规，评估之后无特殊每周一次血常规，血生化、凝血功能检查视病情而定 □定期完成心功能监测相关检验检查（包括心电图、心肌酶、超声心动图）等 □注意自我症状管理，注意口腔、肛门等特殊部位的卫生，如有发热，则需积极监测体温。识别头晕、乏力、出血等风险，注意皮肤有无出血点，有无牙龈出血、有无鼻衄等，如出现以上情况应及时报告个案管理师 □注意观察药物不良反应如心脏毒性、血尿、腰部疼痛、腹泻、腹胀等，若有异常应及时报告 □养成良好的生活习惯如健康营养饮食、科学运动、积极乐观、保持心情愉悦等		
疑问 解答			

参考文献

[1] 中华医学会血液学分会白血病淋巴瘤学组. 成人急性髓系白血病（非急性早幼粒细胞白血病）中国诊疗指南（2023 年版）[J]. 中华血液学杂志，2023，44（9）：705-712.

[2] Lancet J E, Uy G L, Newell L F, et al. CPX-351 versus 7+3 cytarabine and daunorubicin chemotherapy in older adults with newly diagnosed high-risk or secondary acute myeloid leukaemia: 5-year results of a randomised, open-label, multicentre, phase 3 trial[J]. The Lancet Haematol, 2021, 8（7）: e481-e491.

[3] Kantarjian H, Kadia T, DiNardo C, et al. Acute myeloid leukemia: current progress and future directions[J]. Blood Cancer Journal, 2021, 11（2）: 41.

[4] Wei AH, Montesinos P, Ivanov V, et al. Venetoclax plus LDAC for newly diagnosed AML ineligible for intensive chemotherapy: a phase 3 randomized placebo-controlled trial[J]. Blood, 2020, 135（24）: 2137-2145.

[5] Uy G L, Aldoss I, Foster M C, et al. Flotetuzumab as salvage immunotherapy for refractory acute myeloid leukemia[J]. Blood, 2021, 137（6）: 751-762.

[6] 美国国家综合癌症网络（NCCN）. NCCN临床实践指南：急性髓系白血病（2024.V1）[J]. 临床指南, 2024, 02（28）: 1-172.

第二节 急性早幼粒细胞白血病

急性早幼粒细胞白血病（acute promyelocytic leukemia，APL）是以异常早幼粒细胞增生为主的一类特殊类型的白血病❶。是急性髓系白血病（acute myeloid leukemia，AML）的一个特殊亚型，FAB组织将其称为M_3型，占AML的5%～8%，它起病急，病程短，预后凶险。典型症状为：发热、胸骨压痛、皮肤黏膜苍白、皮肤出血点和瘀斑、肝脾轻度肿大及乏力等❷。急性早幼粒细胞白血病患者常较年轻，年龄中位数30～38岁，10岁以下患者罕见。

【院前管理】

一、主要诊疗

除线下门/急诊患者之外其余部分参考第五章第一节相关内容。医生根据患者的主诉、临床表现及既往检验检查结果，评估线下门诊/急诊患者病情，完成基本检验和检查，如抽血查血常规、凝血功能、肝肾功能、生化全套、心肌酶学、肌钙蛋白、BNP、输血前四项、血型、免疫学、基因检测等；完成必要的检查，如骨髓穿刺、骨髓活检、CT、心电图、胸部X线、B超等常规检查，结合患者病史及检验检查报告，明确诊断，开具预住院证。

二、个案管理

（1）收集患者个案信息　参考第五章第一节相关内容。

（2）评估病情危重程度，进行预检分诊　参考本章第一节相关内容。

---

❶ 中华医学会血液学分会. 急性早幼粒细胞白血病中国诊疗指南（2011年版）[J]. 中华血液学杂志, 2011, 32(12): 885-886.

❷ 王建祥. 血液系统疾病诊疗规范[M]. 北京：中国协和医科大学出版社, 2020.

【院中管理】

一、病史采集

（1）现病史　询问患者有无疼痛、呕吐、发热、咳嗽、乏力、气促、耳鸣、出血和食欲减退等不适，有无肝、脾、淋巴结肿大，皮肤有无浸润，有无紫红斑丘疹、结节或肿块等。有无大小便异常，有无呕血、黑便、血尿及月经量过多等情况。详细了解门诊/急诊及其他医院的就诊资料，是否已完善检验、检查。了解既往治疗及有无合并其他疾病，如脾功能亢进、乙肝、甲肝、高血压、糖尿病、高脂血症、冠心病、脏器衰竭及弥散性血管内凝血。

（2）既往史　询问患者既往有无心脏病、高血压、脑卒中、糖尿病及癌症等传染病和基础疾病史，以及有无相关用药史及不良反应。

（3）个人史　询问患者有无吸烟史、饮酒史、药物过敏史等。

（4）家族史　了解患者有无血液系统相关疾病家族史。

二、体格检查

（一）基础体格检查

参见第五章第一节相关内容。

（二）专科体格检查

（1）胸腹部检查　胸骨中下段是否压痛；触诊脾的大小、质地，有无压痛；触诊肝大小，有无触痛，浅表淋巴结有无肿大等。

（2）皮肤检查　患者全身皮肤是否苍白，有无瘀点、瘀斑、血肿、局部发红或溃烂、水肿，以及皮肤出血点及瘀斑明显，注射部位出血不止等。

（3）五官检查　睑结膜有无苍白、球结膜有无充血或出血；双侧瞳孔是否等大等圆及对光反射情况；鼻腔有无出血、黏膜有无损伤；口腔黏膜有无溃疡、白斑、出血或血疱形成，牙龈有无出血、渗血、红肿、疼痛等；咽后壁有无充血，双侧扁桃体有无肿大及其表面有无脓性分泌物。

（4）其他检查　神经系统有无异常，例如神经反射异常及脑膜刺激征等。

三、实验室及其他检查

（1）血常规、血生化、出凝血检查　血常规可见贫血、血小板减少，白细胞数目可高可低。血涂片分类检查可见数量不等的原始和幼稚细胞。通过检测白血病细胞中过氧化物酶、糖原反应、非特异性酯酶、碱性磷酸酶来鉴别急性白血病的种类。

（2）骨髓细胞形态学（包括细胞化学） 骨髓和（或）外周血出现异常早幼粒细胞。

（3）免疫分型 $CD33^+$、$CD13^+$、MPO；CD34 和 HLA-DR 常（−），CD15 或弱（+），常共表达 CD2 和 CD9。

（4）细胞遗传学 常规染色体显带技术证实第 15 与 17 染色体易位：t（15，17）（q22；q12）或第 17 号染色体与 5 号、11 号等染色体易位：t（5，17）（q35；q12）；或 t（11，17）（q23；q12）等；荧光原位杂交技术证实 PML/RARa 融合基因。

（5）分子学检测 检测到 PML/RARα 及其变异型，包括 PLZF/RARa、NuMA/RARa、NPM/RARa、STAT5b/RARa、BCOR1/RARa、TBLR1/RAR 等分子学改变。

（6）影像学检查及其他 除以上检查外，可能还需要配合医生完善脑脊液检查、超声检查、CT 以及 X 线检查等。

四、诊断

诊断依据根据《世界卫生组织肿瘤分类：造血和淋巴组织肿瘤》（2016）和《血液病诊断及疗效标准》（张之南，沈悌，第 4 版，科学出版社）血细胞形态学（包括细胞化学）：骨髓和（或）外周血出现异常早幼粒细胞，可诊断为 APL。

五、治疗方案

（1）根据《中国急性早幼粒细胞白血病诊疗指南（2018 年版）》（中华医学会血液学分会、中国医师协会血液学医师分会）确定治疗方案和疗程。根据诱导前外周血（WBC、PLT）进行危险分层（表 6-2-1）。

（2）复发的 APL 患者

① 再诱导治疗：a. 如果是以 ATRA 和砷剂为主的治疗方案，在完全缓解后 6 个月内出现早期复发，使用以蒽环类药物为基础的再诱导治疗，也可使用他米巴罗汀联合砷剂治疗；b. 如果未使用过砷剂，使用 ATRA+ 砷剂再诱导治疗；c. 如果是 CR 后 6 个月以上的晚期复发，无论之前是否使用过砷剂，都可以使用 ATRA+ 砷剂 ± 蒽环类药物再诱导治疗；d. 临床试验。

② 缓解后治疗：a. 融合基因转阴可行自体干细胞移植或异基因造血干细胞移植；b. 融合基因转阴但无移植条件者可应用阿糖胞苷 16mg/（kg·d）×28 天，共 6 个疗程巩固；c. 融合基因阳性有 HLA 相合的同胞/无关/单倍体供者，行异基因造血干细胞移植；d. 融合基因阳性但无移植条件者，可进行临床试验及联合化疗。

③ 再诱导治疗失败（骨髓未缓解）：a. 临床试验；b. 单抗联合化疗；c. 联合化疗；

表 6-2-1　诱导前外周血危险分层

项目	低 / 中危组	高危组
血白细胞	白细胞 $< 10 \times 10^9/L$	白细胞 $\geq 10 \times 10^9/L$
治疗方案	① ATRA+ 亚砷酸或口服砷剂 ± 羟基脲 ② ATRA 亚砷酸或口服砷剂 + 蒽环类药物 ③ 砷剂不能耐受者，ATRA+DNR 或 IDA	ATRA+ 亚砷酸或口服砷剂 + 蒽环类药物。药物使用量（根据患者具体情况适当调整）： ATRA $25mg/(m^2 \cdot d)$ 口服至血液学完全缓解（CR）；亚砷酸 $0.16mg/(kg \cdot d)$ 静脉滴注至 CR 口服砷剂 $60mg/(kg \cdot d)$ 口服至 CR
评估	诱导阶段评估：诱导治疗后较早行骨髓评价可能不能反映实际情况，一般在第 4～6 周、血细胞恢复后进行骨髓评价。此时，细胞遗传学一般正常。分子学反应一般在巩固 2 个疗程后判断。诱导治疗失败患者的治疗退出本临床路径	
巩固治疗	（1）ATRA+ 亚砷酸或口服砷剂达到 CR 者：ATRA $25mg/(m^2 \cdot d)$ 口服 2 周，间歇 2 周，为 1 个疗程，共 7 个疗程。亚砷酸 $0.16mg/(kg \cdot d)$ 或者复方黄黛片 $60mg/(kg \cdot d) \times 4$ 周，间歇 4 周，为 1 个疗程，共 4 个疗程。 （2）ATRA+ 亚砷酸或口服砷剂 + 蒽环类药物达到 CR 者：① ATRA+ 亚砷酸或口服砷剂 + 蒽环类或蒽醌类药物 $\times 3$ 天，共 2～3 个疗程（ATRA 不耐受可不用）。② ATRA+ 亚砷酸或口服砷剂 + 高三尖杉酯碱（HHT）$2mg/(m^2 \cdot d) \times 7$ 天，2～3 个疗程（ATRA 不耐受可不用）。 （3）ATRA+ 蒽环类药物达到 CR 者（砷剂不能耐受者）：① ATRA+ 蒽环类或蒽醌类药物 $\times 3$ 天，共 2～3 个疗程。② ATRA+HHT $2mg/(m^2 \cdot d) \times 7$ 天，2～3 个疗程	（1）ATRA $25mg/(m^2 \cdot d)$ 口服 2 周，间歇 2 周，为 1 个疗程，共 7 个疗程。亚砷酸 $0.16mg/(kg \cdot d)$ 或者复方黄黛片 $60mg/(kg \cdot d) \times 4$ 周，间歇 4 周，为 1 个疗程，共 4 个疗程。 （2）ATRA+ 亚砷酸或口服砷剂 + 蒽环类或蒽醌类药物 $\times 3$ 天，共 2～3 个疗程（ATRA 不耐受可不用）。 （3）ATRA+ 亚砷酸或口服砷剂 + 高三尖杉酯碱（HHT）$2mg/(m^2 \cdot d) \times 7$ 天，2～3 个疗程（ATRA 不耐受可不用）。 （4）ATRA+ 化疗（砷剂不能耐受者）：① ATRA+ 蒽环类或蒽醌类药物 $\times 3$ 天 +Ara-C $100mg/(m^2 \cdot d) \times 5～7$ 天，共 3 个疗程。② ATRA+HHT $2mg/(m^2 \cdot d) \times 5～7$ 天 +Ara-C $100mg/(m^2 \cdot d) \times 5～7$ 天，共 3 个疗程
评估	巩固治疗结束后进行骨髓融合基因的定性或定量检测。融合基因阴性者进入维持治疗；融合基因阳性者 4 周内复查，复查阴性者进入维持治疗；复查阳性者按复发处理，退出本路径	
维持治疗	（1）ATRA $25mg/(m^2 \cdot d) \times 14$ 天，间歇 14 天（第 1 个月）；亚砷酸 $0.16 mg/(kg \cdot d)$ 或口服砷剂 $60mg/(kg \cdot d) \times 14$ 天，间歇 14 天后同等剂量 $\times 14$ 天（第 2～3 个月）；每 3 个月为一周期，完成 3 个循环周期，维持治疗期共计约 9 个月（诱导及巩固均为 ATRA+ 砷剂者，本维持治疗可用或不用）。 （2）砷剂不耐受者，ATRA $25mg/(m^2 \cdot d) \times 14$ 天，间歇 14 天（第 1 个月）；MTX $15mg/m^2$，每周 1 次 $\times 2$ 次，6-MP $50mg/(m^2 \cdot d) \times 14$ 天，间歇 14 天（第 2～3 个）；每 3 个月为一周期，完成 8 个循环周期（2 年）	（1）ATRA $25mg/(m^2 \cdot d) \times 14$ 天，间歇 14 天（第 1 个月）；亚砷酸 $0.16mg/(kg \cdot d)$ 或口服砷剂 $60mg/(kg \cdot d) \times 14$ 天，间歇 14 天后同等剂量 $\times 14$ 天（第 2～3 个月）；每 3 个月为一周期，完成 5 个循环。 （2）砷剂不耐受者，ATRA $25mg/(m^2 \cdot d) \times 14$ 天，间歇 14 天（第 1 个月）；MTX $15mg/m^2$，每周 1 次 $\times 2$ 次，6-MP $50mg/(m^2 \cdot d) \times 14$ 天，间歇 14 天（第 2～3 个月）；每 3 个月为一周期，完成 8 个循环周期（2 年）

注：ATRA 为全反式维甲酸；DNR 为柔红霉素；MTX 为甲氨蝶呤；IDA 为去甲氧柔红霉素；Ara-C 为阿糖胞苷；6-MP 为 6- 巯基嘌呤。

d. 他米巴罗汀联合砷剂和（或）化疗；e. 异基因造血干细胞移植。

④ 中枢神经系统白血病（CNSL）的防治：对于诊断为低/中危患者，应进行 3 次预防性鞘内治疗；对于诊断为高危或复发患者，应行 6 次预防性鞘内治疗。确诊 CNSL 退出本路径，鞘注方案为 MTX 10～15mg，Ara-C 40～50mg，地塞米松 10mg。

六、护理工作

（一）制订临床护理路径

应结合疾病和患者自身情况，参考本章第一节相关内容，为患者制订个性化的临床护理路径。

（二）护理要点

（1）严密监测生命体征，定期监测血常规及骨髓象。

（2）观察有无贫血、出血、感染、浸润等症状和体征，警惕颅内出血和中枢神经系统白血病的发生。

（3）感染的预防及护理　限制陪护和探视人员的人数及次数；严格执行无菌操作，加强手卫生及消毒隔离等感染预防工作；当患者有感染迹象时，协助医生做好血液、尿液、粪便、咽部及肛周拭子等标本采集工作，严格遵医嘱应用抗生素；当患者出现多重耐药菌感染时，应单间隔离。具体护理措施如下：①嘱患者注意保暖，避免受凉感冒。②正确洗手，避免去人群聚集的地方。③保持病室环境清洁，每日开窗通风，并做空气消毒。④患者正确佩戴口罩，避免呼吸道感染。⑤患者白细胞计数低下时可采取保护性隔离措施，对于粒细胞缺乏（成熟粒细胞绝对值＜ $0.5×10^9$/L）的患者，有条件者入住无菌层流洁净病室进行保护性隔离，防止交叉感染。⑥注意个人卫生，保持全身皮肤清洁，特别要注意会阴、肛周清洁，预防肛周感染。⑦餐具做好消毒，饮食干净卫生，必要时高压、微波消毒后食用。⑧高热患者应执行高热护理规范，物理降温可用温水擦浴，但避免酒精擦浴。

（4）髓外白血病的防治与护理　为预防中枢神经系统白血病，APL 患者鞘内注射，每疗程至少 1 次。若已发生中枢神经系统白血病，则须同时行头颅放疗。

① 鞘内注射化疗药物的护理：协助患者取屈颈抱膝侧卧位，尽量暴露腰椎间隙。穿刺及注药时避免咳嗽，当患者主诉下肢麻木时应暂停操作。操作完毕，嘱患者去枕平卧 4～6h，注意观察有无头晕、头痛、呕吐、穿刺局部渗血等。

② 中枢神经系统白血病的护理：a. 观察患者有无颅内压增高表现，如不明原因的头痛、恶心呕吐、视物模糊或复视、斜视、面部感觉异常、面肌麻痹、伸舌

偏斜或截瘫、尿便障碍或精神行为异常、意识障碍（嗜睡、昏睡、昏迷等）时，应警惕中枢神经系统白血病的发生。b.配合医生给予降颅内压处理，如静脉输注甘露醇及甘油果糖等。c.严密监测生命体征变化。d.加强安全防护，防止患者发生跌倒坠床、进食水呛咳等。

③用药护理：严格遵守化疗用药的次序、时间、剂量，准确给药，并观察不良反应。常用化疗药物的不良反应见表6-2-2，其他药物详见附表1。a.静脉炎预防及护理：详见本章第一节。b.心、肝、肾等脏器受损的预防及护理：用药期间应鼓励患者多饮水，加速代谢，减少化疗药物的不良反应。勤排尿，保持尿量＞150mL/h，遵医嘱口服别嘌醇和碳酸氢钠片，注意观察尿量和尿色，记录24h出入量。出现少尿、无尿时，及时通知医生。此外还需注意ADM、IDA等药物对心肌细胞的损害，给药时速度应缓慢，注意询问患者有无心前区不适，监测心率，必要时做心电图检查。c.全反式维甲酸综合征护理：患者服用维甲酸治疗之后，白细胞迅速增多，导致体内白血病细胞高负荷，进而容易发生维甲酸综合征。主要表现为发热、体重增加、肌肉骨骼疼痛、呼吸窘迫、肺间质浸润、胸腔积液、心包积液、皮肤水肿、低血压、急性肾衰竭甚至死亡。其他不良反应有头痛、颅内压增高、骨痛、肝肾功能损害、皮肤与口唇干燥（烧灼感、红斑及脱屑）、阴囊皮肤溃疡等。加强早期识别，核实患者每日服用量，询问患者有无不适症状，有不适症状时及时告知医生，配合积极对症处理。关注患者的血常规结果，重点查看患者白细胞计数。

表6-2-2　APL常用化疗药物的不良反应

药名	给药途径	主要不良反应
全反式维甲酸	口服	皮肤刺激表现：烧灼感、红斑及脱屑
三氧化二砷	静脉滴注	消化道、心血管反应，神经功能损害
蒽环类	静脉滴注	骨髓抑制、心脏毒性、消化道反应

④骨髓抑制期的预防及护理：参考本章第一节相关内容。

七、个案护理

详见第五章第一节。

八、出院指导

（1）患者带管期间指导　①定期维护：PICC每7天维护1次，PORT每4周维护1次。PICC携带者沐浴时用保鲜膜或PICC沐浴专用套保护，淋浴时可以举起置管侧手臂，避免淋湿。②做好自我观察：感觉气短或胸痛。体温＞38℃

或不明原因出现寒战伴发热体温＞38.5℃。置管侧手臂麻木，胳膊、颈部肿胀，臂围增大＞2cm。输液接头脱落，敷贴松脱。导管体内部分滑出体外。穿刺点渗血，且按压无效，穿刺点局部红肿、疼痛、有分泌物。导管破损断裂、管道接口破损、导管回血及时就医。③活动及注意事项：置管侧手臂可以正常活动，严禁游泳、打球、抱小孩、拖地、挂拐杖、托举哑铃等剧烈运动；严禁提5kg以上重物，严禁在置管侧手臂测血压。禁止推注造影剂（耐高压导管除外）。

（2）用药指导　告知患者用药的目的、方法及主要注意事项，特殊口服药物如靶向药、降糖药等严格遵医嘱，定期复查血常规，定期复诊，有特殊情况随时就诊。

（3）饮食指导　合理饮食，进食营养均衡、清淡、合乎患者口味的饮食，注意食物的色、香、味，鼓励少食多餐。如有粪便干燥或次数明显减少，可增加水果、蔬菜摄入。使用门冬酰胺酶期间，遵医嘱少油、低脂饮食。有口腔血疱或溃疡时，指导患者进少渣、清淡食物。

【院后管理】

个案管理师组织主管医师、责任护士、营养师、康复师制订出院随访管理计划，包括短期、中期、长期随访计划，见表6-2-3。

表6-2-3　急性早幼粒细胞白血病患者个性化院后随访计划

姓名：_____　性别：_____　年龄：_____　住院号：_____　出院日期：_____年___月___日
随访日期：___年___月___日　随访第_____次　随访人：_____

项目	时间					
	3个月	6个月	9个月	12个月	18个月	24个月
主要诊疗	□常规复查项目包括血常规、血生化、免疫学、凝血功能 □骨髓形态学检查、细胞遗传学、组织学、骨髓活检、影像学检查（必要时） □根据检测结果调整用药方案					
主要护理	□出院后一周电话随访 □评估有无头晕、乏力、呕吐、咳嗽、发热、出血、疼痛等不适 □提醒服药、复诊等相关注意事项 □评估患者对居家相关危险因素的掌握程度 □随访数据收集					
个案管理	□解答患者问题咨询 □线上推送患者居家/住院管理的文章和视频，强调居家生活指导、复查等注意事项 □提前为患者预约门诊、检查、住院等预约服务 □收集患者饮食、运动、服药依从性等信息 □信息反馈					

续表

项目	时间					
	3个月	6个月	9个月	12个月	18个月	24个月
患者配合	□出院后第一周在当地医院复查1～2次血常规，之后每周一次血常规，血生化、凝血功能视病情而定，第一年每3个月来院面诊，一年后每6个月来院面诊 □注意自我症状评估如有无头晕、头痛、乏力、咳嗽等不适，加强感染、出血等风险识别，发热时检测体温，报告个案管理师 □注意观察药物不良反应如胃肠道不适等 □养成良好的生活方式如营养、清淡、易消化饮食，科学运动，合理控制情绪，释放压力等					
疑问解答						

参考文献

[1] 朱霞明，童淑萍. 血液系统疾病护理实践手册 [M]. 北京：清华大学出版社，2016.
[2] 蒋慧. 急性早幼粒细胞白血病检查和诊断 [J]. 中国小儿血液与肿瘤杂志，2019，24（3）：116-118.

第三节　骨髓增生异常综合征

骨髓增生异常综合征（myelodysplastic syndromes，MDS）是一组起源于造血干细胞的异质性髓系克隆性疾病，其特点是髓系细胞发育异常，表现为无效造血、难治性血细胞减少，高风险向急性髓系白血病（AML）转化❶。临床表现为贫血、出血、感染、骨痛。MDS患者自然病程和预后的差异很大，发病率随年龄增长而增高，60岁以上的老年人其年发病率高达（20～50）/10万人。MDS患者治疗需综合考虑患者的年龄、一般情况、合并疾病、疾病预后危度分组及患者的治疗意愿等实施个体化的治疗方案❷。

【院前管理】

一、主要诊疗

除线下门诊/急诊患者之外的部分参考第五章第一节相关内容。医生根据患者的主诉、临床表现及检验/检查结果，评估线下门诊/急诊患者病情，根据患者的主诉和临床表现评估病情，采集现病史、既往史、用药史，完成基本检验和

---

❶ 中华医学会血液学分会. 骨髓增生异常综合征中国诊断与治疗指南（2019版）[J]. 中华血液学杂志，2019，40(2)：89-97.
❷ 马新娟. 血液系统疾病护理规范 [M]. 北京：中国协和医科大学出版社，2022.

检查，如血常规+网织红细胞、血型（ABO血型+Rh血型）、血生化、尿常规、粪常规+隐血试验、分子生物、免疫、溶血、GPI锚定蛋白检测等；完成必要检查如骨髓穿刺、CT、心电图、B超等，结合患者病史及检验检查报告，明确诊断，开预住院证。

二、个案管理

（1）收集患者个案信息　参考第五章第一节相关内容。
（2）评估病情危重程度，进行预检分诊　参考本章第一节相关内容。

【院中管理】

一、病史采集

（1）现病史　评估患者有无贫血、出血、感染以及其他症状，有无肝、脾、淋巴结肿大，有无大小便异常，详细了解门诊/急诊及其他医院的就诊资料，是否已完善相关检验、检查。了解既往治疗情况，有无合并其他疾病，有无毒物、放射线接触史等。
（2）既往史　评估患者既往有无传染病和基础疾病，有无相关用药史及不良反应。
（3）个人史　询问患者有无吸烟史、饮酒史、药物过敏史等。
（4）家族史　了解患者有无血液系统相关疾病家族史。

二、体格检查

（1）基础体格检查　参考第五章第一节相关内容。
（2）专科体格检查　①头部：评估患者有无贫血貌，眼睑、嘴唇有无发白，眼底、球结膜、巩膜有无黄染，鼻腔、口腔有无肿瘤浸润、出血、感染，口腔有无溃疡，扁桃体有无肿大。②颈部：评估患者有无淋巴结肿大。③躯干：评估患者有无皮下出血点、瘀斑等，肛周有无感染。评估患者有无胸骨、腹部压痛，有无肝、脾、淋巴结节肿大。评估患者有无腹部叩击痛。肺部听诊有无异常呼吸音，有无心脏杂音、心律失常。④四肢：评估甲床有无异常，评估上下肢有无出血点、瘀斑等。评估患者有无关节叩击痛。

三、实验室及其他检查

（1）血、尿、粪常规检验　血常规、网织红细胞、血生化、出凝血检查、血型（ABO血型+Rh血型）、尿常规、粪常规+隐血试验。

（2）骨髓细胞形态学　MDS 患者外周血和骨髓涂片的形态学异常分为两类：原始细胞比例增高和细胞发育异常。

（3）流式细胞术　目前尚无 MDS 特异性的抗原标志物或标志物组合。对于缺乏确定诊断意义的细胞形态学或细胞遗传学表现的患者，不能单独依据 FCM 检测结果确定 MDS 诊断。

（4）细胞遗传学检测　所有怀疑 MDS 的患者均应进行染色体核型检测，通常需分析≥20 个骨髓细胞的中期分裂象，并按照《人类细胞遗传学国际命名体制（ISCN）2013》进行核型描述。

（5）分子遗传学检测　新一代基因测序技术可以在绝大多数 MDS 患者中检出至少一个基因突变。MDS 常见基因突变包括 *TET2*、*RUN×1*、*AS×L1*、*DNMT3A*、*EZH2*、*SF3B1* 等。常见基因突变检测对 MDS 的诊断有潜在的应用价值，如 *SF3B1* 基因突变对 MDS 伴环状铁粒幼红细胞（MDS-RS）亚型有重要的诊断和鉴别诊断价值，应为必检基因。部分基因的突变状态对 MDS 的鉴别诊断和危险度分层有一定的价值，推荐作为选做检测项目。

（6）影像学检查　除以上检查外，可能还需要配合医生完善心电图、胸部或腹部 CT、腹部 B 超、妇科 B 超（女性）等。

四、诊断

（1）诊断依据　《骨髓增生异常综合征中国诊断与治疗指南（2019 年版）》中血细胞减少的标准为：中性粒细胞绝对值 $< 1.8×10^9/L$，血红蛋白 $< 100g/L$，血小板计数 $< 100×10^9/L$。①持续 4 个月，一系或多系血细胞减少（如检出原始细胞增多或 MDS 相关细胞遗传学异常，无须等待可诊断 MDS）。②排除其他可导致血细胞减少和发育异常的造血及非造血系统疾病。

（2）MDS 相关（主要）标准（至少满足一条）　①发育异常：骨髓涂片中红细胞系、粒细胞系、巨核细胞系发育异常细胞的比例≥10%。②环状铁粒幼红细胞占有核红细胞比例≥15%，或≥5% 且同时伴有 *SF3B1* 基因突变。③原始细胞：骨髓涂片原始细胞达 5%～19%（或外周血涂片 2%～19%）。④常规核型分析或 FISH 检出有 MDS 诊断意义的染色体异常。

（3）辅助标准　对于符合必要条件、未达主要标准、存在输血依赖的大细胞性贫血等常见 MDS 临床表现的患者，如符合≥2 条辅助标准，诊断为疑似 MDS。①骨髓活检切片的形态学或免疫组化结果支持 MDS 诊断。②骨髓细胞的流式细胞术检测发现多个 MDS 相关的表型异常，并提示红系和（或）髓系存在单克隆细胞群。③基因测序检出 MDS 相关基因突变，提示存在髓系细胞的克隆群体。

五、治疗方案

根据《骨髓增生异常综合征中国诊断与治疗指南（2019年版）》确定治疗方案和疗程。MDS的治疗目标是改善造血、提高生活质量，较高危组MDS治疗目标是延缓疾病进展、延长生存期和治愈。治疗路径见图6-3-1。

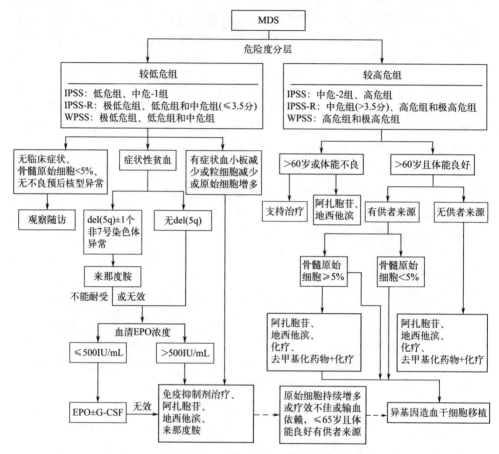

图6-3-1　骨髓增生异常综合征（MDS）的治疗路径

MDS患者常用危险度分层系统包括国际预后积分系统（IPSS）、WHO分型预后积分系统（WPSS）和修订的国际预后积分系统（IRSS-R）等

EPO为促红细胞生成素；G-CSF为粒细胞集落刺激因子

六、护理工作

（一）制订临床护理路径

应结合疾病和患者自身情况，参考本章第一节相关内容，为患者制订个性化的临床护理路径，见表6-3-1。

表 6-3-1　骨髓增生异常综合征较高危组患者的临床护理路径

姓名：_____　性别：_____　年龄：_____　住院号：_____
住院日期：____年____月____日　出院日期：____年____月____日　标准：____天

项目	时间			
	住院第1天	住院第2～14天（治疗中）	住院第15～28天（骨髓抑制期）	出院日
健康教育	参考本章第一节临床护理路径的健康教育			
护理处置	参考本章第一节临床护理路径的护理处置			
专科护理	□执行血液病护理常规 □观察病情、用药后的不良反应 □感染、出血护理 □输血护理、对症支持治疗（必要时） □化疗护理 □心理护理	□观察患者病情变化，重点观察化疗不良反应，胃肠道不适如恶心、呕吐、食欲下降等 □有无出血、感染等症状 □遵医嘱每日进行生命体征测量，发热的患者监测体温、心率、血压、血氧饱和度的变化 胃肠道反应重者遵医嘱提早、及时给予镇吐药，每日测量体重，注意营养补给 □输血护理（需要时） □化疗护理 □心理护理 □有静脉置管的患者请做好导管护理	□密切观察病情变化 □重点预防感染和出血，做好相应的护理 □输血护理（需要时） □化疗护理 □心理护理 □有静脉置管的患者请做好导管护理	□预防感染指导 □预防出血指导 □院外用药指导 □心理护理 □为携带中心静脉的患者宣教居家注意事项
病情变化记录	□无 □有 原因：1.　2.	□无 □有 原因：1.　2.	□无 □有 原因：1.　2.	□无 □有 原因：1.　2.
签名时间				

（二）护理要点

1. 支持治疗

支持治疗最主要的目标为提升患者生活质量。主要包括成分输血、促红细胞生成素、粒细胞集落刺激因子或粒细胞巨噬细胞集落刺激因子和去铁治疗。

（1）成分输血　一般在血红蛋白＜60g/L或伴有明显贫血症状时可给予红细胞输注。患者为老年人、机体代偿能力受限、需氧量增加时，建议血红蛋白≤80g/L时给予红细胞输注。血小板计数＜$20×10^9$/L或有活动性出血时，应给予血小板输注。输血遵守输血规范，应密切观察患者有无输血不良反应，如发热、胸闷、皮肤瘙痒等。

（2）造血生长因子　粒细胞集落刺激因子或粒细胞巨噬细胞集落刺激因子，推荐用于中性粒细胞缺乏且伴有反复或持续性感染的 MDS 患者。输血依赖较低危组 MDS 患者可采用促红细胞生成素＋粒细胞集落刺激因子治疗，治疗前促红细胞生成素水平＜500IU/mL 和红细胞输注依赖较轻（每月＜8U）的 MDS 患者促红细胞生成素的治疗反应率更高。行造血生长因子治疗的患者，应定期监测血常规，重点关注白细胞、中性粒细胞、红细胞、血红蛋白等指标。除此之外还需注意更换注射部位，避免出现皮下硬结、红肿等不良反应。

（3）去铁治疗　常用的去铁药物有去铁胺和地拉罗司等，对于红细胞输注依赖的患者应定期监测血清铁蛋白水平、累计输血量、器官功能监测（心、肝、胰腺）和评价铁过载程度（有条件的单位可采用核磁共振评估心脏和肝脏的铁沉积程度）。去铁治疗可有效降低 SF 水平及脏器中的铁含量。服药期间注意患者有无头晕、出血、感染，向患者宣教注意事项，如保证充足休息，减少活动，血小板 ≤ $20×10^9$/L 或有出血倾向应绝对卧床休息。使用软毛牙刷刷牙，不要挖鼻孔，不使用锐器，如有牙龈渗血、鼻腔出血、视物模糊等情况，及时通知医护人员。注意日常卫生，佩戴口罩，注意监测体温等。

2. 免疫调节剂治疗

常用的免疫调节药物包括沙利度胺和来那度胺等。部分患者接受沙利度胺治疗后可改善红系造血，减轻或脱离输血依赖，然而患者常难以耐受长期应用后出现的神经毒性等不良反应。对于伴有 *del*(5q)±1 种其他异常（除 -7/7q⁻ 外）的较低危组 MDS 患者，如存在输血依赖性贫血，可应用来那度胺治疗，部分患者可减轻或脱离输血依赖，并获得细胞遗传学缓解，延长生存。对于不伴有 *del*(5q) 的较低危组 MDS 患者，如存在输血依赖性贫血且对细胞因子治疗效果不佳或不适合采用细胞因子治疗，也可以选择来那度胺治疗。重点关注患者使用药物后有无不良反应，如可能发生周围神经病（手或足麻木感、麻刺感、疼痛或灼热感）、直立性低血压、口干、皮肤干燥和便秘，还会发生发热、皮疹、水肿、甲状腺功能减退、中性粒细胞减少以及过敏反应。如有上述不良反应立即告知医生并予以对症处理。

3. 免疫抑制治疗

免疫抑制剂包括抗胸腺细胞球蛋白和环孢素，可考虑用于具备下列条件的患者：预后分组为较低危、骨髓原始细胞比例＜5% 或骨髓增生低下、正常核型或单纯 +8、存在输血依赖、HLA-DR15 阳性或存在 PNH 克隆。抗胸腺细胞球蛋白可引起血清病和肾炎，还可出现发热、寒战、白细胞减少、血小板减少和皮疹等。环孢素也具有一定的不良反应，如果长时间使用，可能会导致胃肠道不适，出现恶心、呕吐、腹泻等症状。同时也可能会导致肾功能损伤，出现少尿、无尿、蛋白尿等症状。另外，还可能会导致高血压，出现头痛、头晕、心悸等症状。同时也会导致肝功能损伤，出现黄疸、肝区疼痛等症状。因此对于使用免疫抑制剂治疗的患者应该注意患者有无以上不良反应，尽早识别和干预。

4. 表观遗传学修饰治疗（去甲基化药物）

常用药物包括 5-阿扎胞苷和 5-阿扎-2-脱氧胞苷（decitabin，地西他滨）。去甲基化药物可应用于较高危组 MDS 患者，与支持治疗组相比，去甲基化药物治疗组可降低患者向 AML 进展的风险。较低危组 MDS 患者如出现严重粒细胞减少和（或）血小板减少，也可应用去甲基化药物治疗，以改善血细胞减少。

（1）阿扎胞苷　推荐用法为 75mg/（m^2·d）×7 天皮下注射，28 天为 1 个疗程。接受阿扎胞苷治疗 MDS 患者首次获得治疗反应的中位时间为 3 个疗程，约 90% 治疗有效的患者在 6 个疗程内获得治疗反应。推荐 MDS 患者接受阿扎胞苷治疗 6 个疗程后评价治疗反应，有效患者可持续使用。使用阿扎胞苷皮下注射时，严密观察患者注射部位皮肤反应，如出现红、肿、热、痛、硬结，应及时干预，可外涂喜辽妥或湿敷地塞米松。需每日更换注射部位，避免定点注射。

（2）地西他滨　其最佳给药方案仍在不断探索中，较低危组 MDS 患者地西他滨最佳给药方案迄今尚未达成共识。推荐方案之一为 20mg/（m^2·d）×5 天，每 4 周为 1 个疗程。此药输注时注意剂量和控制输注速度，减少细胞毒性反应。

5. 细胞毒性化疗

较高危组尤其是原始细胞比例增高的患者预后较差，化疗是选择非造血干细胞移植患者的治疗方式之一。采取预激方案在国内广泛应用于较高危 MDS 患者，为小剂量阿糖胞苷（10mg/m^2，每 12h 1 次，皮下注射 14 天）加用粒细胞集落刺激因子，并联合阿克拉霉素或高三尖杉酯碱或去甲氧柔红霉素。预激方案治疗较高危 MDS 患者的完全缓解率可达 40%～60%，也可与去甲基化药物联合。选用细胞毒性药物治疗，联合阿克拉霉素或高三尖杉酯碱或去甲氧柔红霉素治疗时，首选中心静脉输入化疗药物，做好导管护理，保证管路畅通。按时、准确输入化疗药物，联合化疗时注意药物输注顺序，观察化疗药物引起的不良反应。注意加强患者心、肝、肾等重要脏器的监测。同时加强骨髓抑制期的护理，如口腔护理，指导患者正确漱口，有口腔黏膜溃疡时外涂重组牛碱性成纤维细胞生长因子凝胶等，有真菌感染时可用抗真菌药物含漱。保持全身皮肤清洁，特别注意会阴、肛周的清洁，防止感染。严格执行无菌操作，避免交叉感染。化疗期间鼓励患者多饮水，减轻药物不良反应。

6. 雄激素治疗

雄激素对部分有贫血表现的 MDS 患者有促进红系造血作用，是 MDS 治疗的常用辅助治疗。常用的药物有达那唑、司坦唑醇和十一酸睾酮。接受雄激素治疗的患者应定期检测肝功能。

七、个案管理

参考第五章第一节相关内容。

八、出院指导

（1）服药指导　遵医嘱按时按剂量服用出院药物，切勿私自停药或者增减药物剂量，尤其是使用环孢素或雄激素治疗的患者，注意观察药物的不良反应。

（2）饮食指导　有慢性铁过载的患者建议平时多食富含维生素C的食物，如酸枣、杏、山楂、猕猴桃、生菜、苦瓜、西红柿等。在服用环孢素时，要注意避免与高脂肪、高糖食物同食。避免饮酒，以免引起肝功能损伤。

（3）运动指导　告知患者出院后应积极进行科学运动，避免从事剧烈活动，当血象正常时可适当从事健身运动，如散步等。

（4）复诊指导　①抽血监测相应的指标，出院后定期复查血常规、肝肾功能等，尤其行去铁治疗的患者还需监测血清铁蛋白水平及心脏和胰腺等功能。如有不适，应及时就诊。②患者带管期间指导，详见本章第二节。

（5）心理指导　介绍疾病相关知识，多与患者交流，加强心理指导，稳定患者情绪，树立战胜疾病的信心，使患者配合治疗，保持积极、乐观、平静的心态，避免过激的情绪。

【院后管理】

个案管理师组织主管医师、责任护士、营养师、康复师为患者制订个性化出院随访管理计划，梳理随访时间和随访重点项目，大致随访时间和条目可参考本章第二节相关内容，随访条目明细可参考本章第一节相关内容。

参考文献

[1] 王建祥. 血液系统疾病诊疗规范 [M]. 北京：中国协和医科大学出版社，2020.

[2] 黄晓军. 血液系统与疾病 [M]. 2版. 北京：人民卫生出版社，2021.

第四节　慢性髓细胞性白血病

慢性髓细胞性白血病（chronic myelogenous leukemia，CML）是一种以髓

系增生为主的造血干细胞恶性疾病。临床根据疾病情况将 CML 分为：慢性期、加速期、急变期 3 个阶段，通常患者在慢性期确诊❶，主要症状包括易疲倦、乏力、低热、多汗、脾大、上腹不适及体重、食欲下降等❷。CML 全球的年发病率为（1～2）/10 万，占成人白血病总数的 15%～20%，各个年龄组中均可发生；随着年龄增长发病率逐渐增加，中位诊断年龄在亚洲国家偏年轻（40～50 岁），欧美国家年长（55～65 岁），男女比例约 1.4∶1，自然病程为 3～5 年，酪氨酸激酶抑制剂（tyrosine kinase inhibitor，TKI）的应用使 CML 的病程彻底改观，对于绝大多数患者来说，CML 已经成为一种慢性可控制的肿瘤❸。

【院前管理】

入院前的评估途径包括线上就诊、线下门诊/急诊就诊。

一、主要诊疗

（1）线上就诊患者　参考第五章第一节相关内容。

（2）线下门诊/急诊患者　根据患者的主诉和临床表现评估病情，采集现病史、既往史、用药史，完成基本检验和检查，如外周血常规、血生化、免疫学检查、骨髓形态学、细胞遗传学、分子学检测等，结合患者病史及检验检查报告，明确诊断，开具预住院证。

二、个案管理

（1）收集患者个案信息　参考第五章第一节相关内容。

（2）评估病情危重程度，进行预检分诊　参考第六章第一节相关内容。

【院中管理】

一、病史采集

（1）现病史　评估患者有无乏力、低热、多汗或盗汗、体重减轻等表现；有无胸骨中下段压痛，有无因脾大而引起的左上腹、中腹明显的坠胀感，或脾梗死

---

❶ Hochhaus A，Baccarani M，Silver R T，et al. European LeukemiaNet 2020 recommendations for treating chronic myeloid leukemia [J]. Leukemia，2020，34（4）：966-984.

❷ 郑方圆，张莉，张利强，等. 伊马替尼对慢性髓性白血病慢性期儿童身高的影响[J]. 中华血液学杂志，2020，41（7）：7.

❸ 中华人民共和国国家卫生健康委办公厅. 慢性髓性白血病诊疗指南（2022 年版）. http://www.nhc.gov.cn/yzygj/s2911/202204/a0e67177df1f439898683e1333957c74/files/c7a0fa249a2943edbbe1c023985dd8cc.pdf.

引起的剧烈疼痛和压痛；有无视力改变等。

（2）既往史　评估患者既往有无病毒感染史；工作生活环境，有无辐射或接触苯等化学品史；有无其他既往史，如糖尿病、高血压、心脏病、手术外伤史等。

（3）个人史　询问患者有无吸烟、饮酒、药物过敏史、妊娠史、月经是否规律等。

（4）家族史　了解患者有无其他恶性血液疾病病史或家族遗传病史。

二、体格检查

（1）基础体格检查　①生命体征：有无发热、发热程度及热型的特点；脉搏、血压、呼吸的变化。②意识状态：有无因大量出血而导致的意识障碍。③面容与外貌：有无贫血面容或药物不良反应所致的外貌变化。④营养状态：皮下脂肪、身高与体重等。⑤体位：有无并发症所致的特殊体位。

（2）专科体格检查　①胸腹部检查：有无胸骨中下段压痛；触诊脾的大小、质地，有无压痛；触诊肝大小，有无触痛，浅表淋巴结有无肿大等。②皮肤及黏膜检查：有无瘀点、瘀斑、血肿、疥疮、局部发红或溃烂、水肿等。③五官检查：睑结膜有无苍白、球结膜有无充血或出血；双侧瞳孔是否等大等圆及对光反射情况；鼻腔有无出血、黏膜有无损伤；口腔黏膜有无溃疡、白斑、出血或血疱形成，牙龈有无出血、渗血、红肿、疼痛等；咽后壁有无充血、双侧扁桃体有无肿大及其表面有无脓性分泌物。④其他检查：神经系统有无异常、神经反射异常及脑膜刺激征等。

三、实验室及其他检查

（1）血常规　白细胞增多，可伴有血红蛋白下降或血小板增多。外周血白血病分类可见不成熟粒系细胞、嗜碱性粒细胞和嗜酸性粒细胞增多。

（2）骨髓形态学　增生极度活跃，以粒系增生为主，可伴有巨核细胞系增生，相对红系增殖受抑。

（3）细胞遗传学　以显带法进行染色体核型分析，可见 Ph 染色体。

（4）分子学检测　外周血或骨髓标本经逆转录聚合酶链反应（reverse transcription PCR，RT-PCR）检测，确认存在 BCR-ABL 融合基因。如果 BCR-ABL 融合基因为阴性，需检测 JAK2、CARL 和 MPL 突变等髓系增殖性肿瘤相关的基因。

四、诊断

如果患者出现白细胞增多或伴脾大，外周血中可见髓系不成熟细胞，应高度怀疑 CML。存在 Ph 染色体和（或）*BCR-ABL* 融合基因阳性是诊断 CML 的必要条件。

五、治疗方案

CML 的疾病过程一般分为 2 个阶段：慢性期和进展期，而进展期又可分为加速期和急变期。

（1）慢性期患者的初始治疗　《慢性髓性白血病中国诊断与治疗指南（2020年版）》推荐的药物及其用法包括伊马替尼 400mg/d 或尼洛替尼 600mg/d 或氟马替尼 600mg/d 或达沙替尼 100mg/d。

（2）进展期治疗　①加速期治疗：参照患者既往治疗史、基础疾病以及 BCR-ABL 激酶突变情况，选择适合的酪氨酸激酶抑制剂（TKI），病情恢复至慢性期者，可继续 TKI 治疗，如果患者有合适的造血干细胞供者来源，可考虑行异基因造血干细胞移植。存在 *T315I* 突变或二代 TKI 不敏感突变的患者，应尽早行异基因造血干细胞移植。有条件进行新药临床试验的单位可行新药试验。②急变期治疗：参照患者既往治疗史、基础疾病以及突变情况，选择 TKI 单药或联合化疗提高诱导缓解率，缓解后应尽快行异基因造血干细胞移植。有条件进行新药临床试验的单位可进行新药试验。

（3）造血干细胞移植治疗　详见第十四章第二节。

六、护理工作

1.病情评估

（1）一般情况评估　患者是否有乏力、低热、多汗或盗汗、体重减轻等代谢亢进的表现；有无骨骼疼痛、贫血、出血情况。

（2）心理评估　患者对疾病的了解程度和心理承受能力；家庭成员对疾病的认知、对患者的态度；家庭应对能力及情感支持、经济状况，有无医疗保障等。

（3）症状与体征　评估贫血程度及活动能力，是否有胸闷、气促、心悸等。评估疼痛情况如胸骨压痛、脾胀痛等。评估有无脾大，脾大可引起左肋部或左上腹部沉重不适、餐后饱胀。

（4）实验室检查结果　包括外周血常规、血生化、骨髓象、免疫学检查、细胞遗传学、微量残留病等检查。

2.病情观察

（1）观察体温变化　发热时要询问有无伴随症状，如畏寒、寒战等，有无咽痛及肛周不适等。保持室内空气新鲜，控制温度在 22～24℃，湿度 55%～60%，床单位整洁干燥，出汗较多时及时更换。体温低于 38.5℃ 的发热患者可嘱其多饮温水和物理降温。物理降温主要有以下两种方法。①温水擦浴：擦浴全过程不超过30min，避免患者受凉，擦浴的部位可包括腋窝、肘窝、腘窝、腹股沟、手心等。同时应注意观察患者耐受力及皮肤有无发红、苍白、出血点及感觉异常。②冰袋冷敷：可置干毛巾包裹的冰袋于患者头部、腋窝、腹股沟等大血管流经处，枕后、耳郭、阴囊、心前区、足底、腹部禁冷敷。冷敷最长不超过30min，如高热不退，可休息30min再使用，给予局部组织复原时间，冷敷过程中应每10min查看一次皮肤颜色，防止冻伤发生，注意患者保暖，冷敷后30min测体温。对于38.5℃以上的发热，可遵医嘱予以药物治疗。

（2）脾大者每日测量脾大小及触诊脾质地　患者因脾肿大引起腹胀、腹痛时，应指导患者减少活动，卧床休息。可采取左侧卧位，注意防止脾破裂发生。鼓励患者多次少量进食、进水，以减轻腹胀。脾测量方法如下。①脾的触诊方法选择：脾肿大且位置较表浅可右手单手触诊法，脾肿大且位置较深可采用双手触诊法。②脾肿大的测量法：患者仰卧，两腿稍屈曲，医生左手绕过患者腹前方，手掌置于其左胸下部第9～11肋处，试将其脾从后向前托起，右手掌平放于脐部，与左肋弓大致呈垂直方向，自脐平面开始配合呼吸，如同触诊肝脏一样，迎触脾尖，直至触到脾缘或左肋缘为止。以前正中线和左锁骨中线为基准。如脾高度增大向右越过前正中线，则测量脾右缘至前正中线的最大水平距离，以"＋"表示；未超过前正中线则测量脾右缘与前正中线的最短水平距离，以"－"表示，如图6-4-1所示。③脾肿大的分度：深吸气时，轻度肿大：脾缘不超过肋下2cm。中度肿大：超过2cm，在脐水平线以上。高度肿大，即巨脾：超过脐水平线或前正中线。

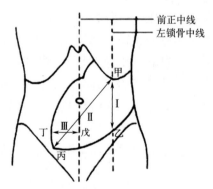

Ⅰ线（甲乙线）测量——指左锁骨中线与肋缘交点至脾下缘的距离
Ⅱ线（甲丙线）测量——指左锁骨中线与肋缘交点至脾最远点的距离
Ⅲ线（丁戊线）测量——指脾右缘与前正中线的距离

图 6-4-1　脾大的测量法

脾轻度肿大时只做第Ⅰ线测量。脾明显肿大时，应加测第Ⅱ线和第Ⅲ线

（3）化疗期间定期检测血象　根据血象结果了解药物的治疗效果，并随时调整药物剂量。对于严重贫血，血红蛋白＜60g/L的患者应尽量卧床休息，并做好生活护理，必要时给予氧气吸入。

（4）记录24h出入量　观察有无血尿和腰痛的发生。如发生血尿，立即停止用药，肾功能检查一旦出现少尿或无尿，及时汇报医师，协助做好急性肾衰竭的救治。

3. **用药护理**

（1）伊马替尼　最常见的非血液学不良反应有胃肠道反应、腹泻、肌肉痛性痉挛、水肿、体液潴留、皮疹、肝毒性、肾损害等，水肿、体液潴留患者遵医嘱利尿、支持治疗。血液学不良反应常见，可出现粒细胞缺乏、血小板减少及贫血。应定期检查血常规，遵医嘱使用生长因子联合伊马替尼，输注血小板、红细胞等，必要时减量或暂停伊马替尼。

（2）尼洛替尼　最常见的非血液学不良反应有QT间期延长、肝毒性、胰腺毒性、血糖异常、血脂异常、外周动脉闭塞性疾病、头痛、骨骼肌肉痛、发热、皮疹等。用药过程中注意复查心电图以监测QT间期，避免合并使用可延长QT间期的药物。定期复查肝及胰腺功能、血糖、血脂、血钾、血镁等相关生化指标。合并糖尿病、冠状动脉疾病、脑动脉血管疾病患者谨慎使用尼洛替尼。有头痛、骨骼肌肉痛、发热等症状需对症支持治疗。皮疹、血液学不良反应处理同伊马替尼。

（3）达沙替尼　最常见的非血液学不良反应有胸腔积液、心包积液、水肿、消化道反应、皮疹等；肺动脉高压少见，但属于严重的不良事件，可发生在治疗后任何阶段。每日询问患者有无不良反应，需尽早识别，积极对症处理。

（4）氟马替尼　最常见的非血液学不良反应有消化道反应如恶心、呕吐、腹泻、疲劳、虚弱等，血液学不良反应包括贫血、血小板减少和中性粒细胞减少。对于长期服用氟马替尼的患者，需要特别注意骨质疏松和骨折的风险。

七、个案管理

详见第五章第一节。

八、出院指导

1. **服药指导**

以下药物应严格按医生处方服用，不能自行停止或改变药物剂量。

（1）伊马替尼　伊马替尼应在进餐时服用，并用一大杯水送下；不能吞咽药片的患者（包括儿童），可以将药片分散于不含气体的水或苹果汁中（100mg 约用 50mL，400mg 用 200mL）。

（2）尼洛替尼　服药时，应将整个胶囊完整吞服，并饮一大杯水，不要咀嚼胶囊；服药前 2h 内和服药后 1h 之内避免进食，可以饮水；第一次服药和第二次服药要间隔 12h；尼洛替尼不应与食物一起服用，会引起血液中尼洛替尼含量不可预期的增加，可能造成诸如心律失常等不良反应。

（3）达沙替尼　可在饭中服用，也可以空腹服用；服药时，应吞咽完整药片，不要咀嚼或压碎。

（4）氟马替尼　应空腹给药（服药前 2h 和服药后 1h 期间不要饮食）；用药时，应吞咽完整药片，并用一整杯水送服，不要咀嚼或压碎。患者遵医嘱用药，强调良好的服药依从性及严密监测对于获得最佳临床疗效非常重要。慢性期必须主动配合治疗，以延长慢性期，降低急变的发生率。对长期应用干扰素 α 和酪氨酸激酶抑制剂治疗的患者，注意药物不良反应，此药物有骨质疏松和骨折的风险，因此需定期复查骨密度，定期补充钙和维生素 D 的摄入。

2. 饮食指导

由于患者体内白血病细胞多，基础代谢率增加，每天所需的热量也相应增加，应提供高热量、高蛋白质、高维生素、易消化的食物，避免进食葡萄柚或葡萄柚汁、杨桃、石榴、酸橙、木瓜和其他能抑制 $CYP3A4$ 酶活性的食物。血小板低的患者，要避免辛辣、坚硬、带刺的食物，以免引起消化道出血，中性粒细胞减少的患者需要特别注意饮食卫生，使用新鲜食材，避免油炸、腌制等食物，食物要煮熟透再食用。

3. 运动指导

慢性期病情稳定后可工作和学习，适当锻炼，但不可过度劳累。生活要有规律，保证充足的休息和睡眠。

4. 定期复查

遵医嘱定期复查血常规、骨髓象、细胞遗传学等，出现贫血加重、发热、腹部剧烈疼痛，尤其是腹部受撞击可疑脾破裂时，应立即到医院检查。

5. 心理指导

保持积极、乐观、平静的心态，避免过激的情绪。

【院后管理】

个案管理师组织主管医师、责任护士、营养师、康复师制订出院随访管理计划，定期复查，如表 6-4-1 所示。

表 6-4-1 慢性髓细胞性白血病治疗反应的监测

姓名：_____ 性别：_____ 年龄：_____ 住院号：_____ 出院日期：_____年___月___日
随访日期：_____年___月___日 随访第_____次 随访人：_____

治疗反应	监测频率	监测方法
血液学反应	每 1～2 周进行 1 次，直至确认达到 CHR，随后每 3 个月进行 1 次，医嘱有特殊要求则按医嘱进行	全血细胞计数（CBC）和外周血分类
细胞遗传学反应	初诊时，TKI 治疗 3、6、12 个月进行 1 次，获得 CCyR 后每 12～18 个月监测 1 次，未达到最佳疗效的患者应当增加监测频率	骨髓细胞遗传学分析 荧光原位杂交（FISH）
分子学反应（外周血）	每 3 个月进行 1 次，直至获得稳定 MMR 后每 3～6 个月 1 次，未达到最佳疗效的患者应当增加监测频率 BCR-ABL 转录本水平（BCR-ABL^{IS}）明显升高并丧失 MMR 时应尽早复查	定量聚合酶链反应检测 BCR-ABL^{IS}
激酶突变分析	进展期患者在 TKI 治疗前，TKI 治疗未达最佳反应或病情进展时	聚合酶链反应 扩增 BCR-ABL 转录本后测序

注：CHR—完全血液学反应；CCyR—完全细胞遗传学反应；MMR—主要分子学反应；TKI—酪氨酸激酶抑制剂。

参考文献

[1] 王建祥. 血液系统疾病诊疗规范 [M]. 北京：中国协和医科大学出版社，2020.
[2] 朱霞明，童淑萍. 血液系统疾病护理实践手册 [M]. 北京：清华大学出版社，2016.

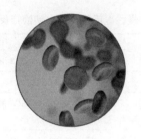

·第七章·
白细胞疾病（淋系）

第一节　急性淋巴细胞白血病

急性淋巴细胞白血病（acute lymphoblastic leukemia，ALL）是急性白血病的一种，主要起源于 B 系或 T 系淋巴祖细胞，白血病细胞在骨髓内异常增生和聚集，从而抑制正常造血，导致贫血、血小板减少和中性粒细胞减少。白血病细胞也可侵犯髓外组织，如脑膜、性腺、胸腺、肝、脾、淋巴结及骨组织等，引起相应病变❶。成人 ALL 大多为急性起病，以发热、出血、进行性贫血及骨关节疼痛等为首发症状，也有一部分患者起病较缓慢。

ALL 是成人最常见的急性白血病之一，占成人急性白血病的 20%～30%。在美国，白人发病率为 1.5/10 万人，黑人发病率为 0.8/10 万人；男女比例约为 1.4∶1，成人与儿童比例约为 1∶3。我国根据发病情况调查显示，急性淋巴细胞白血病发病率约 0.67/10 万，在油田、污染区发病率明显高于其他地区发病率。儿童期（0～9）为发病高峰，可占儿童白血病的 70% 以上❷。

【院前管理】

一、主要诊疗

（1）线上就诊患者　详见第五章第一节。

---

❶ 中国抗癌协会血液肿瘤专业委员会，中华医学会血液学分会白血病淋巴瘤学组.中国成人急性淋巴细胞白血病诊断与治疗指南（2024 年版）[J].中华血液学杂志，2024，45（5）：417-429.

❷ 中华医学会血液学分会实验诊断学组.急性淋巴细胞白血病微小残留病检测与临床解读中国专家共识（2023 年版）[J].中华血液学杂志，2023，44（4）：267-275.

（2）线下门诊/急诊患者　医生根据患者的主诉和临床表现评估病情，采集现病史、既往史、用药史，完成基本检验和检查，如血常规、凝血功能、肝肾功能、生化全套、心肌酶学、肌钙蛋白、BNP、输血前四项、血型、免疫学、基因检测等；完成必要的检查，如骨髓穿刺、骨髓活检、CT、心电图、胸部X线、B超等常规检查，结合患者病史及检验检查报告，明确诊断，开具预住院证。

二、个案管理

（1）收集患者个案信息　详见第五章第一节。

（2）评估病情危重程度进行预检分诊　①初治/病情危重患者：若患者白细胞明显升高，血小板减少等，应积极与住院部沟通优先办理住院手续，若病房床位紧张则协助急诊收治，协助患者或家属办理相关手续，交代相关注意事项。②急诊科收治的患者、病情稳定的复诊患者、复诊无须住院的患者及候床患者：均详见第六章第一节。

【院中管理】

一、病史采集

（1）现病史　评估患者有无肝、脾、淋巴结肿大，有无骨关节疼痛等表现，有无中枢神经系统症状，有无出现头痛、恶心、呕吐、视物模糊、视盘水肿、展神经麻痹等现象，有无发热、咳嗽、乏力、气促、耳鸣、出血、疼痛和食欲减退等不适，有无大小便异常等，详细了解门诊/急诊及其他医院的就诊资料，是否已完善相关检验、检查。了解既往治疗情况，有无合并其他疾病，如脾功能亢进、乙肝、甲肝、高血压、糖尿病、高脂血症、冠心病、脏器功能衰竭及弥散性血管内凝血。

（2）既往史　评估患者既往有无中枢神经系统症状，如颈项强直、抽搐、昏迷等，有无传染病和基础疾病，有无相关用药史及不良反应。

（3）个人史　询问患者有无吸烟史、饮酒史、药物过敏史等。

（4）家族史　了解患者有无血液系统相关疾病家族史。

二、体格检查

（1）基础体格检查　详见第五章第一节。

（2）专科体格检查　详见第六章第一节。

三、实验室及其他检查

（1）血常规、血生化、出凝血检查　血常规可见有白细胞计数升高，血红蛋白和血小板减少,分类检查可见数量不等的原始和幼稚细胞。通过检测白血病细胞中过氧化物酶、糖原反应、非特异性酯酶、碱性磷酸酶来鉴别急性白血病的种类。

(2) 骨髓细胞形态学　包括细胞形态学、细胞化学、组织病理学。骨髓增生多明显活跃或极度活跃,且正常造血细胞被白血病细胞取代。骨髓有核细胞分类以原始和幼稚淋巴细胞为主,并伴有形态异常。有少数患者骨髓增生低下,全血细胞减少,可发展为典型 ALL,部分患者可合并骨髓纤维化,应注意结合病理学检查结果进行检查。

(3) 免疫分型　根据白血病细胞表达的相关抗原确定其系列来源,进一步将 ALL 分为不同亚型。

(4) 细胞遗传学　检查染色体核型,必要时采用荧光原位杂交法进行检查,明确 ALL 患者是否存在染色体异常,有助于 ALL 的诊断和判断预后。

(5) 分子学检测　明确 ALL 患者是否存在基因改变,有助于判断预后及选择合适的靶向治疗药物。

(6) 影像学检查　除以上检查外,可能还需要配合医生完善脑脊液检查、超声检查、X 线检查、MRI 以及 CT 或 PET/CT 等。

四、诊断

根据病史、症状、体征以及血象、骨髓象特点,可明确急性白血病的诊断。确诊急淋后应做免疫表型检查,以免疫表型检查(明确以 B 系或 T 系来源)及细胞遗传学和分子学检查,分析其染色体变化和融合基因,进一步采用 MICM(细胞形态学、免疫学、细胞遗传学和分子遗传学)综合诊断模式结合 WHO 2016 标准诊断分型。最基本的检查应包括细胞形态学、免疫表型,以保证 ALL 与急性髓系白血病(AML)等的鉴别;骨髓中原始/幼稚淋巴细胞比例≥ 20% 才可以诊断 ALL(少数患者因发热、使用糖皮质激素可导致原始细胞比例不足 20%,需要结合病史和其他检查鉴别诊断)。

五、治疗方案

患者一经确诊应尽快开始治疗,应根据疾病分型采用合适的治疗方案、策略。ALL 的治疗分为诱导治疗(部分病例需要预治疗)、缓解后的巩固强化治疗、维持治疗等几个阶段及髓外白血病[主要是中枢神经系统白血病(central nervous system leukemia,CNSL)]的预防和治疗。

(1) 诱导治疗　①一般以 4 周方案为基础。年轻成人和非老年 ALL 至少应予长春新碱(VCR)或长春地辛、蒽环/蒽醌类药物[如柔红霉素(DNR)、去甲氧柔红霉素(IDA)、多柔比星、米托蒽醌等]、糖皮质激素(如泼尼松、地塞米松等）为基础的方案诱导治疗，如 VDP 方案（长春新碱、柔红霉素、泼尼松）和 VIP 方案（长春新碱、去甲柔红霉素、泼尼松）。②推荐采用 VDP 联合门冬酰胺酶（ASP：大肠杆菌或欧文氏菌来源，或培门冬酶）[可再联合环磷酰胺（CTX）]组成的 VD（C）LP 方案，鼓励开展临床研究。也可以采用 Hyper-CVAD 方案。③60 岁以上的老年患者根据体能状态评估可以采用长春碱类、糖皮质激素，或长春碱类、糖皮质激素联合 6-巯嘌呤（6-MP）、甲氨蝶呤（MTX）的低强度治疗方案。也可以应用长春碱类、蒽环类药物、CTX、ASP、糖皮质激素等药物的多药化疗方案（中高强度治疗），酌情调整药物剂量。

（2）缓解后的巩固强化治疗 一般应给予多疗程的治疗，药物组合包括诱导治疗使用的药物（如长春碱类药物、蒽环类药物、糖皮质激素等）、MTX、Ara-C、6-MP、ASP 等。缓解后治疗可以包括 1～2 个疗程再诱导方案（如 VDLP 方案），MTX 和 Ara-C 为基础的方案各 2～4 个疗程。①一般应含有 MTX 方案：主要为大剂量 MTX（HD-MTX）1～5g/m^2（T 细胞 ALL 可以提高至 5g/m^2）。应用 HD-MTX 时，血清 MTX 浓度监测和亚叶酸钙（甲酰四氢叶酸钙）解救是预防严重毒性的关键措施。至血清 MTX 浓度＜0.1μmol/L（或低于 0.25μmol/L，或根据本单位的界值决定）时结合临床症状停止解救（不能及时获取 MTX 浓度时，应关注血清肌酐的变化和黏膜损伤情况）。②以 Ara-C 为基础的方案：Ara-C 可以为标准剂量、分段应用（如 CTX、Ara-C、6-MP 为基础的 CAM 方案），或中大剂量以 Ara-C 为基础的方案。③继续应用 ASP，与其他药物（如 MTX、Ara-C 等）组成联合方案。④缓解后 6 个月左右参考诱导治疗方案（VDLP）予再诱导强化一次。⑤造血干细胞移植：考虑 allo-HSCT 的患者应在一定的巩固强化治疗后尽快移植。⑥老年患者可以适当调整治疗强度（如降低 Ara-C、MTX、ASP 等的用量）。

（3）维持治疗 ALL 患者强调维持治疗，基本方案：6-MP 60～75mg/m^2，每日 1 次，MTX 15～20mg/m^2，每周 1 次。

（4）特殊类型 ALL 的治疗 ①早期 T 细胞前体急性淋巴细胞白血病（ETP-ALL）的治疗：目前的经验证明采用 ALL 的传统诱导治疗方案[如 VD(C)LP 等]治疗 ETP-ALL 的完全缓解率低、缓解质量差（MRD 偏高）；单纯化疗的长期生存率低。诱导治疗疗效不理想的患者应及时调整含 Ara-C 的方案治疗（或其他试验性研究方案），取得完全缓解后尽快行 allo-HSCT。②费城染色体样急性淋巴细胞白血病（BCR-ABL1 样 ALL）的治疗：BCR-ABL1 样 ALL 的重要特点是存在涉及除 BCR-ABL1 外的其他酪氨酸激酶的易位（形成多种融合基因）、*CRLF2* 易位和（或）*JAK-STAT* 信号通路基因突变。可以根据不同的分子学特点联合相应的靶向药物治疗，如涉及 ABL 系列融合基因的患者可以联合达沙替尼等酪氨酸激酶抑制剂（TKI）治疗；涉及 *JAK2* 家族或 *JAK-STAT* 通路异常的患者可以联合 JAK2 抑制剂芦可替尼（ruxolitinib）治疗。BCR-ABL1 样 ALL 预后较差，应及早行 allo-HSCT。

六、护理工作

（一）制订临床护理路径

第一诊断为初治 Ph 染色体阴性急性淋巴细胞白血病，拟行诱导化疗，见表 7-1-1。

表 7-1-1　初治 Ph 染色体阴性急性淋巴细胞白血病的临床护理路径

姓名：＿＿＿＿　性别：＿＿＿＿　年龄：＿＿＿＿　住院号：＿＿＿＿

住院日期：＿＿年＿＿月＿＿日　出院日期：＿＿年＿＿月＿＿日　标准：＿＿天

项目	时间		
	入院诊察阶段 （1～2 天）	化疗阶段 （第 3 天开始至化疗结束）	出院日
健康教育	□入院宣教：介绍病房环境、设施、医院相关制度、主管医生和责任护士 □告知各项检查的目的及注意事项 □指导饮食、卫生、活动、漱口和坐浴等 □安全宣教 □中心静脉置管介绍 □做好心理疏导 □介绍疾病相关知识，包括疾病相关的诊断手段及治疗方法等 □介绍骨髓穿刺的目的、方法和注意事项	□化疗宣教：用药相关知识指导，包括特殊用药、饮食指导等；化疗期间患者饮食、手卫生指导；陪护家属健康指导 □指导预防感染和出血 □心理指导 □化疗第 14 天骨髓穿刺相关知识宣教，解释骨髓穿刺的意义及必要性 □指导腰椎穿刺相关知识及注意事项 □根据血常规、治疗及患者临床表现给予相应的指导，如饮食、卫生、安全等 □漱口、坐浴指导，保持口腔、肛周卫生	□出院指导：用药、饮食、卫生、休息、定期监测血常规及肝肾功能、预约床位等 □中心静脉导管带管出院宣教 □指导办理出院手续 □按照医嘱要求定期返院治疗 □定期门诊随访
护理处置	□入院护理评估，据实填写入院评估单，并根据评估表内容签署相应的告知书 □完成各项化验标本的留取并及时送检 □遵医嘱完成相关检查 □卫生处置：剪指（趾）甲，洗头、沐浴（条件允许时），更换病服 □完成各项检查项目 □遵医嘱记录 24h 出入量（需要时）	□遵医嘱完成相关检查 □遵医嘱予以治疗、给药措施 □签署中心静脉置管知情同意书并安排置管 □中心静脉日常护理及维护 □执行预防感染及出血的护理措施 □准确记录 24h 出入量（需要时） □骨髓穿刺、腰椎穿刺的术后护理	□为患者发放出院带药，并告知用药方法 □协助整理患者用物 □填写中心静脉院外维护手册 □床单位终末消毒

续表

项目	时间		
	入院诊察阶段 （1～2天）	化疗阶段 （第3天开始至化疗结束）	出院日
专科护理	□执行血液病护理常规 □填写患者危险因素评估表（需要时） □感染、出血护理 □输血护理（需要时） □化疗护理（需要时） □心理护理 □静脉导管护理	□观察患者病情变化，特别是疾病治疗相关的并发症，及时对症处理 □感染、出血护理 □输血护理（需要时） □化疗护理 □心理护理 □骨髓抑制期的用药护理	□指导患者观察自身临床表现，发现异常及时就诊 □院外预防感染和出血指导 □心理护理
病情变化记录	□无 □有 原因：1.　　2.	□无 □有 原因：1.　　2.	□无 □有 原因：1.　　2.
签名时间			

（二）护理要点

1. 化疗相关护理

（1）化疗药注意事项　严格遵守化疗用药的时间、剂量、顺序，准确给药，并观察不良反应，详见附表1。ALL常用化疗药物的不良反应及护理措施见表7-1-2。

表7-1-2　ALL常用化疗药物的不良反应及护理措施

药名	主要不良反应	护理措施
环磷酰胺	出血性膀胱炎、脱发	多饮水，忌食辛辣等刺激性食物，多休息
甲氨蝶呤	口腔溃疡、肝损害	观察口腔黏膜的变化，勤漱口，保持口腔卫生，多吃新鲜蔬菜与水果，多饮水，保持心情愉快
长春新碱	末梢神经炎、便秘、脱发	注意饮食的均衡，忌食辛辣等刺激性食物，注意肢端保暖，预防烫伤，多食蔬菜水果，多饮水
门冬酰胺酶	肝损害、胰腺炎、过敏反应	使用前后严密监测呼吸、血压、心率及出入量，定期检查肝功能指标，定期监测胰腺酶水平及相关症状
阿糖胞苷	骨髓抑制、消化道反应、口腔溃疡	加强血常规和骨髓象监测，感染与出血的预防及护理，及时追踪结果。观察有无贫血、出血、感染、浸润的症状和体征，警惕颅内出血和中枢神经系统白血病的发生
泼尼松	类库欣综合征、高血压、糖尿病等	严密监测病情，养成良好的生活习惯，积极运动锻炼身体，保证营养摄入充足
巯嘌呤	骨髓抑制、消化道反应、肝损害	进食清淡可口、易消化的食物，少食多餐，勤漱口，保持口腔清洁，定期监测肝功能指标

(2) 消化道反应的护理　大部分化疗药物可引起恶心、呕吐、食欲减退等消化道反应，因此用药期间应进食清淡可口、易消化的食物，少食多餐。反应严重时暂停进食，保持口腔清洁。必要时遵医嘱予以镇吐药等对症处理。

(3) 重要脏器功能受损的预防及护理　环磷酰胺可致出血性膀胱炎，用药期间应鼓励患者多饮水、勤排尿，观察有无血尿。行化疗的患者应注意碱化水化，遵医嘱口服别嘌醇和碳酸氢钠片，注意观察尿量和尿色，记录24h出入量，出现少尿、无尿时，及时通知医生。遵医嘱按时按量予以亚叶酸钙解救，定期监测药物浓度，查看口腔黏膜情况。门冬酰胺酶、巯嘌呤等药物会损害肝脏，应定期复查肝功能，观察有无黄疸。特殊药物输注时严格控制速度，密切观察有无不良反应，并予以相应的脏器功能保护措施。长春新碱可致末梢神经炎如手足麻木，停药后症状逐渐消失，应提前告知患者，同时避免因肢端末梢感觉异常导致烫伤、冻伤。

(4) 口腔及肛周护理　化疗药物易引起口腔溃疡和肛周感染，应每日观察患者口腔黏膜变化，指导正确漱口。保持肛周清洁，勤换洗内裤，可早晚用1∶20的碘伏溶液或1∶5000的高锰酸钾溶液坐浴，女性应避开月经期。

(5) 高白细胞血症的预防及护理　见第六章第一节。

2. 骨髓抑制的预防及护理

(1) 此期间应加强血常规和骨髓监测、感染与出血的预防及护理，及时追踪监测结果。观察有无贫血、出血、感染、浸润的症状和体征，警惕颅内出血（第六章第一节）。

(2) 注意髓外白血病的防治与护理。为预防中枢神经系统白血病，ALL患者完全缓解（CR）后，至少鞘内注射8～12次；AML患者鞘内注射每疗程至少1次；若已发生中枢神经系统白血病，则须同时行头颅放疗。①鞘内注射化疗药物的护理：协助患者取屈颈抱膝侧卧位，尽量暴露腰椎间隙。穿刺及注药时避免咳嗽，当患者主诉下肢麻木时应暂停操作。操作完毕，嘱患者去枕平卧4～6h，注意观察有无头晕、头痛、呕吐、穿刺局部渗血等。②中枢神经系统白血病的护理：a.观察患者有无颅内压增高表现，如不明原因的头痛、恶心呕吐、视物模糊或复视、斜视、面部感觉异常、面肌麻痹、伸舌偏斜或截瘫、尿便障碍或精神行为异常、意识障碍（嗜睡、昏睡、昏迷等）时，需警惕中枢神经系统白血病的发生。b.配合医生给予降颅内压处理，如静脉输注甘露醇及甘油果糖等。c.严密监测生命体征变化。d.加强安全防护，防止患者发生跌倒坠床、进食水呛咳等。

七、个案管理

详见第五章第一节。

八、出院指导

（1）服药指导　遵医嘱按时按剂量服用出院药物，切勿私自停药或者增减药物剂量，注意观察药物的不良反应。

（2）复诊指导　出院后定时复查血常规，如血象低或不适，及时联系个案管理师，及时就诊。

（3）患者带管期间指导　详见第六章第二节。

（4）饮食指导　指导患者进食健康、富含营养、易消化的食物，如高蛋白质、低盐、低脂食物，多食水果、蔬菜，避免进食辛辣等刺激性食物，防止便秘。保证饮食洁净，进食易消化、洁净食物，不进食过热、过硬、不易消化的食物。口腔溃疡时，加强对口腔黏膜的护理，指导患者进少渣饮食，禁辛辣等刺激性食物。

（5）预防感染指导　保持良好的个人卫生，每日擦浴，更换内衣裤。正确洗手、刷牙、漱口及坐浴。保持居住房间及其周围环境整洁，每日定时通风及空气消毒。

（6）运动指导　告知患者出院后应进行科学运动，避免从事剧烈活动，当血象正常时可适当从事健身运动，如散步等。

（7）心理指导　保持积极、乐观、平静的心态，避免过激的情绪。

【院后管理】

个案管理师与主管医师、责任护士、营养师、康复师共同制订出院随访管理计划，包括短期、中期、长期随访计划（表7-1-3）。制订患者个性化随访重点，如服用药物、血象检测、营养摄入、并发症等。若合并严重基础疾病/并发症的患者协助积极就诊。

表 7-1-3　ALL 患者个性化出院后随访计划

姓名：_____　性别：_____　年龄：_____　住院号：_____　出院日期：____年___月___日
随访日期：____年___月___日　随访第_____次　随访人：_____

项目	时间					
	1个月	2个月	3个月	6个月	9个月	12个月
主要诊疗	□常规复查项目包括血常规、血生化、免疫学、凝血功能 □骨髓形态学检查、细胞遗传学、组织学、骨髓活检、流式细胞术、影像学检查 □根据检测结果调整用药方案					
主要护理	□出院后一周电话随访 □评估有无头晕、乏力、乏味、呕吐、咳嗽、发热、出血、疼痛等不适 □提醒服药、复诊及再住院的相关注意事项 □评估患者对居家相关危险因素的掌握程度 □随访数据收集					

续表

项目	时间					
	1个月	2个月	3个月	6个月	9个月	12个月
个案管理	□解答患者问题咨询 □线上推送患者居家/住院管理的文章和视频，强调居家生活指导、复查等注意事项 □提前为患者预约门诊、检验、检查、住院等相关事项 □收集患者饮食、运动、服药依从性等信息 □信息反馈					
患者配合	□出院后第一周在当地复查1~2次血常规，之后每周复查一次血常规、血生化。凝血常规检测频率视病情而定，前3个月每月来院面诊，然后每3个月来院面诊 □注意自我症状评估如有无头晕、头痛、乏力、咳嗽等不适，加强感染、出血等风险识别，发热时监测体温，报告个案管理师 □注意观察药物不良反应如胃肠道不适 □养成良好的生活方式如营养、清淡、易消化饮食，科学运动，情绪稳定等					
疑问解答						

参考文献

[1] 中国抗癌协会血液肿瘤专业委员会，中华医学会血液学分会白血病淋巴瘤学组. 中国成人急性淋巴细胞白血病诊断与治疗指南（2021年版）[J]. 中华血液学杂志，2021，42（9）：705-716.

[2] 中国抗癌协会血液肿瘤专业委员会，中华医学会血液学分会白血病淋巴瘤学组. 中国成人急性淋巴细胞白血病诊断与治疗指南（2016年版）[J]. 中华血液学杂志，2016，37（10）：837-845.

第二节　淋巴母细胞淋巴瘤

淋巴母细胞淋巴瘤（lymphoblastic lymphoma，LBL）是起源于不同分化阶段的前体 T 细胞或前体 B 细胞的淋巴血液系统恶性肿瘤。LBL 是儿童和青少年中发病率仅次于伯基特淋巴瘤的 NHL 类型，约占全部 NHL 的 30%；临床上以纵隔和横膈以上淋巴结肿大多见，多表现为咳嗽、气短、呼吸窘迫或上腔静脉阻塞综合征，约 20% 的患者伴中枢神经系统侵犯，呈高度侵袭性进展。形态上呈现胞体中等到大细胞样、核质比高、典型曲核、核分裂多见，末端脱氧核苷酸转移酶（terminal deoxynucleotidyl transferase，TdT）强阳性表达的淋巴母细胞浸润为特征。急性淋巴细胞白血病（ALL）具有高度类似特征。2008 年 WHO 淋巴和血液肿瘤分类中，LBL 与 ALL 被划为同一类疾病即 LBL/ALL，包括 T-LBL/ALL 和 B-ALL/LBL。LBL 以 T-LBL 为主，占全部患者的 80%~90%，B-LBL 仅占全部 LBL 的 10%~20%。

【院前管理】

一、主要诊疗

（1）线上就诊患者　详见第五章第一节。

（2）线下门诊/急诊患者　医生根据患者的主诉和临床表现评估病情，采集现病史、既往史、用药史，完成基本检验和检查，如血常规、凝血功能、肝肾功能、生化全套、心肌酶学、肌钙蛋白、BNP、输血前四项、血型、免疫学、基因检测等检查；完成必要的检查，如骨髓穿刺、骨髓活检、CT、心电图、胸部X线、B超等常规检查，结合患者病史及检验检查报告，明确诊断，开具预住院证。

二、个案管理

（1）收集患者个案信息　详见第五章第一节。

（2）评估病情危重程度，进行预检分诊　见本章第一节。

【院中管理】

一、病史采集

（1）现病史　患者有无面色、口唇及甲床苍白、气促等贫血表现；触诊有无淋巴结肿大、有无压痛、淋巴结有无局部移动等；肝、脾有无肿大，有无按压痛等；有无骨关节疼痛、皮下肿块等；有无发热、咳嗽、牙龈肿痛等感染征象。了解患者就诊原因、始发症状或体征及持续时间；患者治疗及用药情况，有无药物过敏，有无携带导管；患者是否接触有毒、放射性物质等；是否并发感染、出血、器官功能衰竭及弥散性血管内凝血等。

（2）既往史　既往有无心脏病、高血压、脑卒中、糖尿病及肿瘤等病史，有无相关用药史及不良反应。

（3）个人史　询问患者有无饮酒史、吸烟史、药物过敏史、食物过敏史等。

（4）家族史　了解患者家族中是否有此类疾病史。

二、体格检查

测量患者生命体征，评估患者日常生活能力、营养状况和肌力情况，触诊查有无淋巴结肿大、皮下有无包块、肝脾肿大等，观察患者全身有无皮疹、消瘦、发热等症状。

三、实验室检查

血常规、血生化、凝血功能检测等。白细胞可正常或轻度升高，可有贫血，多为正细胞正色素性贫血。当骨髓受累时，可有白细胞总数升高或减低，外周血出现幼稚细胞，可伴有贫血和（或）血小板减低。肝肾功能、乳酸脱氢酶（lactate dehydrogenase，LDH）、电解质是必查项目。往往表现为尿酸、乳酸脱氢酶增高，这两项指标对疾病缓解情况及预后有提示作用。本病可造成凝血功能异常，凝血酶原和纤维蛋白原减少，从而导致凝血酶原时间延长和出血。其他实验室检查包括C反应蛋白（CRP）、免疫功能（体液免疫+细胞免疫）、病毒学指标（乙肝病毒、戊肝病毒、梅毒螺旋体、EB病毒、巨细胞病毒、Torch抗体）、尿常规、粪常规。

四、诊断

（1）WHO 2016有关淋巴造血组织肿瘤分类中规定了LBL的诊断标准。除依据患者临床特点外，均需经过受累组织活检，进行组织病理学、免疫表型、细胞遗传学和分子生物学的检测确诊。

（2）骨髓细胞学和免疫分型　①细胞形态学：骨髓有核细胞增生多为极度活跃或明显活跃，以原始和幼稚淋巴细胞增生为主，常伴有形态异常；原始淋巴细胞外形呈圆形、椭圆形或有尾状突起；胞核多为圆形，核大，核仁染色质粗细不均、排列不规则，核内可见凹陷、折叠、切迹及裂痕等。细胞质量少，核浆比高。粒系增生明显受抑制，粒细胞显著减少，甚至不见。红系细胞增生也明显受抑，幼红细胞少见或不见。巨核系细胞多数显著减少或不见，血小板减少少见。退化细胞明显增多。核分裂象易见。在T急性淋巴母细胞淋巴瘤中发现有嗜酸性粒细胞在淋巴瘤细胞周围浸润，需排除嗜酸性粒细胞增多和髓系增生伴有 *FGFR1* 基因的 *8p11.2* 细胞遗传学异常。②免疫分型：多参数流式细胞术检测，LBL免疫表型以TdT（+）为特点，也可以增加CD99、CD34、CD10协助母细胞分化的判定。其中B-LBL的免疫表型为sIg$^-$、cIg$^+$、CD10$^+$、CD19$^+$、CD20$^-$或CD$^+$、CD79$^+$、PAX5$^+$；T-LBL的免疫表型为CD3ε$^+$或CD3ε$^-$、CD2$^+$、CD4$^+$、CD8$^+$、CD1a$^+$或CD1a$^-$和CD7$^+$。CD7、CD43不能单独作为T淋巴细胞的标志物。细胞幼稚时，需要增加CD34、CD117、MP0、Lys等检测，以鉴别急性髓系白血病。由于LBL来源于不成熟阶段的淋巴细胞，可出现肿瘤细胞同时表达B或T淋巴细胞的标记，甚至表达NK或髓系细胞的分子标记，这种情况不少见，尤应注意。当病变发生在纵隔时，需要追加上皮相关标志物（如AE1/AE3和CK19等）和T/B细胞基因克隆性重排来鉴别胸腺瘤，以免误诊。B-LBL常伴发有一些特定基因异常，如 *BCR-ABL1*、*ETV6-RUNX1* 及 *KMT2A* 重排等，在条件允许情况下，建议行相关分子遗传学检查。

（3）脑脊液检查　行脑脊液常规、生化、涂片找肿瘤细胞，了解有无中枢神经系统（central nervous system，CNS）的侵犯。流式细胞仪检测肿瘤细胞免疫分型可提高 CNS 侵犯检出率。

（4）影像学检查　治疗前需常规进行全身影像学检查以明确受累部位，协助分期。X 线检查：骨片（有骨、关节肿痛者）；B 超，至少包括颈部淋巴结 B 超、腹部 B 超及病灶部位相关 B 超（做最大瘤灶测量）；CT，至少包括胸腹盆 CT 平扫（若作 PET/CT，可不做常规 CT 检查，仅做病灶部位检查）；病灶部位需行增强 CT 检查；怀疑中枢神经系统病变的行头颅和（或）脊髓 MRI 检查；有条件者尽可能行全身 PET/CT 检查。

五、治疗

1. 化疗

基于 LBL 生物学特性类似于 ALL，近年来国际上采用类似 ALL 的化疗方案后显著改善了预后。比较国际经典化疗方案，以 BFM90 的疗效最佳。本建议提供的治疗方案是以 BFM90 为基础的改良方案，包括 VDLP+CAM 诱导缓解治疗、4 疗程 HD-MTX（甲氨蝶呤）或 6 疗程高危方案的缓解后巩固治疗、VDLD+CAM 延迟强化治疗、6-MP-MTX 的维持治疗等环节，各医院可根据各自情况选择应用。

（1）初始诱导化疗方案——VDLP 方案 +2 疗程 CAM 方案　① VDLP 方案诱导治疗：长春新碱（VCR）＋柔红霉素（DNR）＋左旋门冬酰胺酶（L-ASP）＋泼尼松（PDN）。② 2 疗程 CAM 方案：环磷酰胺（CTX）＋美司钠＋阿糖胞苷（Ara-C）+6- 巯基嘌呤（6-MP）。

（2）缓解后巩固治疗　①低危组和中危组巩固治疗 M 方案：大剂量甲氨蝶呤（MTX）＋四氢叶酸钙（CF）+6- 巯基嘌呤（6-MP）。②高危组巩固治疗方案：a. HR-1 方案，地塞米松（DXM）＋长春新碱（VCR）＋大剂量甲氨蝶呤（HD-MTX）＋亚叶酸钙（CF）＋环磷酰胺（CTX）＋美司钠＋阿糖胞苷（Ara-C）＋左旋门冬酰胺酶（L-ASP）。b. HR-2 方案：地塞米松（DXM）＋长春地辛（VDS）＋大剂量甲氨蝶呤（HD-MTX）＋亚叶酸钙（CF）＋异环磷酰胺（IFO）＋柔红霉素（DNR）＋左旋门冬酰胺酶（L-ASP）。c. HR-3 方案：地塞米松（DXM）＋阿糖胞苷（Ara-C）＋依托泊苷（VP-16）＋左旋门冬酰胺酶（L-ASP）。

（3）延迟强化治疗方案　① VDLD 方案：长春新碱（VCR）＋柔红霉素（DNR）或多柔比星（ADR）＋左旋门冬酰胺酶（L-ASP）＋地塞米松（DXM）。② CAM 方案：环磷酰胺（CTX）＋美司钠＋阿糖胞苷（Ara-C）+6- 巯基嘌呤（6-MP）。

（4）维持治疗方案　① 6-MP+MTX 方案；② VD 方案：长春新碱（VCR）＋

地塞米松（DXM）。

（5）中枢神经系统（CNS）浸润的预防及治疗　原则上去除了颅脑放疗，以加强化疗、增加鞘注来预防和治疗 CNS 侵犯。鞘内注射常用药物为甲氨蝶呤、阿糖胞苷和地塞米松。

2. 造血干细胞移植

（1）化疗过程中多个评估点显示对化疗不敏感，中期评估有明确残留病灶或存在预后不良基因，可按高危组方案化疗，完成三个疗程高危方案包括 HR-1、HR-2、HR-3 后行异基因造血干细胞移植。

（2）对于原发瘤灶复发或骨髓复发或治疗中进展的患者，通过挽救治疗能够达到完全缓解或部分缓解并获得移植机会者，需尽快行异基因造血干细胞移植。

六、护理工作

（一）制订临床护理路径

结合疾病和患者自身的特殊性，可参考本章第一节相关内容，为患者制订个性化的临床护理路径。

（二）护理要点

严格遵守化疗用药的次序、时间、剂量，准确给药，并观察不良反应。

（1）药物不良反应的预防和护理　蒽环类药物可致心脏毒性，应缓慢给药，注意询问患者有无心前区不适，监测心率、脉率，并注意监测心电图。同时使用一些保护心脏的药物，如维生素 C、维生素 E、右雷佐生（右丙亚胺）等；MTX、ASP 对肝功能有损害作用，应定期监测肝功能，观察有无黄疸；CTX 可致出血性膀胱炎，用药期间应鼓励患者多饮水，保证摄入量，观察有无血尿；左旋门冬酰胺酶容易导致胰腺炎，因此用药期间应避免高油脂类食物的摄入，在使用前要做皮肤过敏试验，静滴前需先静脉注射地塞米松，切勿将该药做静脉推注以免发生过敏性休克；多数肿瘤患者化疗后会出现脱发情况，向患者解释脱发原因，鼓励患者克服内心失落，勇于接受事实，指导患者使用假发或戴帽子，鼓励亲友共同努力支持患者重拾信心。

（2）消化道反应的护理　恶心、呕吐、食欲缺乏等反应程度与化疗药物的种类有关。应选择在胃肠道症状较轻的时间进食，给予清淡、易消化食物，少量多餐，避免化疗前后 2h 内进食。长春新碱可引起自主神经损伤而导致便秘，应进食高纤维食物，预防便秘的发生。必要时遵医嘱化疗前 1～2h 给予镇吐药，并根据药物作用半衰期的长短，每 6～8h 重复给药一次，维持 24h 的有效血药浓度，以达到减轻恶心、呕吐反应的最好效果，当出现恶心、呕吐时应暂缓或停止进食，及时清除呕吐物，保持口腔清洁。

（3）骨髓抑制　常规化疗结束后骨髓抑制作用时间在化疗后 7～14 天，恢复时间多为之后的 5～10 天。当患者白细胞计数＜ $1.0×10^9$/L 立即采取保护性隔离措施。对于粒细胞缺乏（成熟粒细胞绝对值＜ $0.5×10^9$/L）的患者，可加用重组人粒细胞刺激因子注射液，有条件者置于空气层流室或单人无菌层流床，减少探视，工作人员及探视者在接触患者前要认真洗手，防止交叉感染。当血小板减少时，可加用重组人血小板生成素注射液或重组人白介素 -11，减少下床活动，避免跌倒摔伤。血小板计数如果低于 $20×10^9$/L 时，嘱患者绝对卧床休息，观察患者牙龈或皮肤处有无散在出血点，指导患者使用软毛牙刷刷牙，勿挠抓皮肤，不剔牙、不挖鼻孔等，必要时输血治疗。当红细胞下降时，叮嘱患者起床或者下蹲起身时动作缓慢、轻柔，避免过于急骤，尽量避免用力咳嗽、排便等导致胸腔压力、腹腔压力明显增加的动作。此期间还应警惕颅内出血和中枢神经系统白血病的发生。

（4）口腔黏膜毒性的防治　大剂量甲氨蝶呤治疗易发生口腔黏膜炎和溃疡，需要保持口腔清洁。如发生Ⅲ度或Ⅳ度口腔溃疡，在常规护理基础上，给予口腔降温，可自制小冰块含化；局部用碘甘油和口腔溃疡贴膜涂敷患处；溃疡疼痛不能进食者，用 2% 利多卡因 1 支加入碱性漱口水中分次漱口；遵医嘱予以四氢叶酸的类似物 100mg 加入 500mL 生理盐水中每日含漱 4～6 次，每次 3～5min；使用重组人白介素 -11，3mg 加入碱性漱口水中分次漱口，以促进口腔黏膜的修复。

（5）肿瘤溶解综合征的防治　B-LBL/ALL 患者是肿瘤溶解综合征的高危人群。肿瘤溶解综合征的防治主要包括水化、碱化支持治疗，强化治疗前及治疗期间电解质、尿酸、肌酐及 LDH 的监测，强化水化，配合碳酸氢钠碱化尿液促进尿酸排泄，别嘌醇抑制尿酸合成。ALL 治疗方案中诱导缓解前的泼尼松试验能在有效降低肿瘤负荷的前提下，减少肿瘤溶解综合征的发生。

（6）心理护理　耐心向患者介绍疾病相关知识、化疗的目的、意义、可能引起的不良反应，并说明这些反应是暂时的，待停药后可恢复正常，最大可能地从生活上、思想上使患者减轻心理负担，鼓励患者树立战胜疾病的信心。

七、个案管理

具体护理内容参考第五章第一节相关内容。

八、出院指导

（1）服药指导　严格遵医嘱正确指导患者用药，告知患者服药的目的、方法及注意事项，嘱患者切勿私自停药或者增减药物剂量，注意观察药物的不良反应。

（2）复诊指导　出院后按时每周复查血常规，定期复诊，如有不适，及时线上咨询个案管理师。

（3）生活方式指导　积极控制疾病高危诱发因素，如戒烟酒、规律作息、不挖鼻孔、不剔牙，根据自身体力适当活动，保持良好心态。合理膳食，鼓励患者进食高蛋白质、高热量、高维生素、易消化的软食，禁食辛辣等刺激性或生、冷、坚硬食物，保证新鲜蔬菜和水果的摄入，以保持大便通畅。

（4）患者带管期间指导　详见第六章第二节。补充淋浴时，PORT 在置管后伤口完全愈合后未带管状态下可淋浴，避免置管处用力揉搓。

【院后管理】

（1）随访计划　首次评估为停药 3 个月后，查骨髓常规、基因和 MRD；瘤灶评估包括 B 超、CT 等，有条件者做 PET/CT；复查免疫功能及心电图、心脏彩超；复查肝肾功能、LDH。

（2）停药 1～2 年内　每 3 个月 1 次简单评估，包括骨穿和瘤灶的影像学检查（B 超和 CT 平扫）及肝功能和 LDH。每 6 个月 1 次大评估，包括骨穿和瘤灶评估（相关 B 超、增强 CT 检查或 MR）、免疫功能、肝功能和 LDH 等。

（3）停药 3 年以后　每半年评估 1 次，主要做骨穿和瘤灶的影像学（B 超和 CT 平扫）及肝功能和 LDH。

参考文献

[1] 中华人民共和国国家卫生健康委员会. 儿童淋巴母细胞淋巴瘤诊疗规范（2019 年版）. https://www.gov.cn/zhengce/zhengceku/2019-11/15/5452452/files/aaffd36f541548feaec2c9aa7e590bb7.pdf.

[2] 马新娟. 血液系统疾病护理规范. 北京：中国协和医科大学出版社，2022.

[3] 陈苏宁，王谦. 第 5 版 WHO 造血与淋巴组织肿瘤分类：前体淋巴细胞肿瘤分类更新解读 [J]. 临床血液学杂志，2023，36（3）：148-152.

[4] 中国抗癌协会血液肿瘤专业委员会，中华医学会血液学分会，中国抗癌协会血液肿瘤专业委员会 T 细胞淋巴瘤工作组. 成人 T 淋巴母细胞淋巴瘤诊断与治疗中国专家共识（2023 年版）[J]. 中华血液学杂志，2023，44（5）：353-358.

[5] 张红玲，白中元，宋鹤，等. T 淋巴母细胞淋巴瘤/急性淋巴细胞白血病微环境研究进展 [J]. 医学综述，2021，27（19）：3826-3832.

[6] Chen F, Pang D, Guo H, et al. Clinicopathological characteristics and mutational profiling of adult t-cell lymphoblastic lymphoma in a Chinese population. Cancer Manag Res，2020，30（12）：3003-3012.

[7] Zhang M, Chen D, Fu X, et al. Autologous nanobody-derived fratricide-resistant CD7 CAR T-cell therapy for patients with relapsed and refractory T-cell acute lymphoblastic leukemia/lymphoma[J]. Clin Cancer Res，2022，28（13）：2830-2843.

[8] 中国临床肿瘤学会，中国临床肿瘤学会抗白血病联盟，中国临床肿瘤学会抗淋巴瘤联盟. 大剂量甲氨蝶呤亚叶酸钙解救疗法治疗恶性肿瘤专家共识 [J]. 中国肿瘤临床，2019，46（15）：761-767.

第三节　霍奇金淋巴瘤

霍奇金淋巴瘤（Hodgkin lymphoma，HL）是一种罕见的累及淋巴结及淋巴系统的恶性肿瘤，占所有淋巴瘤的10%～15%❶。病变起源于单个或一组淋巴结，呈慢性、无痛性进展，通常表现由原发灶沿淋巴道向邻近淋巴结有规律地逐站播散，分为结节性淋巴细胞为主型霍奇金淋巴瘤（nodular lymphocyte predominant Hodgkin lymphoma，NLPHL，占HL 5%）和经典型霍奇金淋巴瘤（classic Hodgkin lymphoma，cHL，占HL 90%）。经典型霍奇金淋巴瘤可分为4种组织学亚型：结节硬化型（占HL 40%～70%，最常见）、混合细胞型（占HL 25%）、淋巴细胞富集型（占HL 4%）和淋巴细胞消减型（占HL 1%～2%）❷。浅表淋巴结肿大是霍奇金淋巴瘤最常见的临床表现，90%患者以淋巴结肿大就诊。其中，颈部淋巴结肿大最为常见（约占70%），其次为锁骨上淋巴结、纵隔淋巴结、腋下淋巴结和腹股沟淋巴结。淋巴结初期质地柔软，彼此界限清晰，按压没有痛感。随着病程进展，相邻的淋巴结逐渐融合形成大的肿块，推压不易移动，且肿块会随着纤维化进展而由软变硬。

全球癌症统计数据（GLOBOCAN 2022）显示2022年全球新发HL共82409例，其中男性48753例，女性33656例，死亡22701例❸。我国新发HL共6984例，其中男性4624例，女性2360例。在我国HL发病年龄较小，中位发病年龄为30岁左右，90%的HL以淋巴结肿大为首发症状，早期以颈部淋巴结和锁骨上淋巴结常见，然后逐渐扩散至其他淋巴结，晚期可侵犯血管，累及脾、肝、骨髓和消化道等❹。

【院前管理】

一、主要诊疗

（1）线上就诊患者　见第五章第一节。

---

❶ Kaushanskyk，Lichtman M A，Prchal J T，et al. 陈竺，陈赛娟. 威廉姆斯血液学[M]. 9版. 北京：人民卫生出版社，2018.

❷ 中国抗癌协会淋巴瘤专业委员会，中国医师协会肿瘤医师分会，中国医疗保健国际交流促进会肿瘤内科分会. 中国淋巴瘤治疗指南（2021年版）[J]. 中华肿瘤杂志，2021，43（7）：707-735.

❸ Bray F，Laversanne M，Sung H，et al. Global cancer statistics 2022: GLOBOCAN estimates of incidence and mortality worldwide for 36 cancers in 185 countries[J]. CA Cancer J Clin，2024，74（3）：229-263.

❹ Xia C，Dong X，Li H，et al. Cancer statistics in China and United States，2022: profiles，trends，and determinants[J]. Chin Med J（Engl），2022，135（5）：584-590.

（2）线下门诊/急诊患者　根据患者的主诉和临床表现评估病情，采集现病史、既往史、用药史，完成基本检验和检查，如抽血查全血细胞计数、血沉（ESR）、肝功能、肾功能、乳酸脱氢酶（LDH）、C反应蛋白（CRP）、碱性磷酸酶（ALP），特定病例中需检测HBV表面抗原/抗体和核心抗体、HBV DNA及HCV、HIV感染状况，妊娠试验（针对育龄期女性），PET/CT扫描中被确认为异常的心脏区，可通过超声心动图或放射性同位素心室造影进一步检查。若已行PET/CT检查，则可不选择骨髓检查。如果存在除贫血以外的无法解释的血细胞减少（例如血小板减少或中性粒细胞减少）和PET/CT阴性，则应进行充分的骨髓活检。完成必要的检查如心电图、胸部X线、B超等常规检查，结合患者病史及检验检查报告，明确诊断，开预住院证。

二、个案管理

（1）收集患者个案信息　见第五章第一节。

（2）评估病情危重程度，进行预检分诊　①初治/病情危重患者：对于有局部压迫症状的患者优先办理住院手续，如肿大的淋巴结挤压相邻的组织器官，患者出现局部的压迫症状。纵隔淋巴结肿大可压迫气管、支气管；腹膜后淋巴结肿大压迫肠道，引起患者的腹痛；腹股沟和骨盆淋巴阻塞，可引起患者的下肢水肿。若病房床位紧张则协助急诊收治，协助患者或家属办理相关手续，交代相关注意事项。②急诊科收治的患者、病情稳定的复诊且候床患者、复诊无须住院的患者：见第六章第一节。

【院中管理】

一、病史采集

（1）现病史　①评估患者有无B症状：a. 不明原因发热＞38℃，连续3天以上，排除感染；b. 夜间盗汗（可浸透衣物）；c. 体重于诊断前半年内下降＞10%。②有无皮肤瘙痒、酒精不耐受、乏力、腹胀/腹痛，有无肝、脾肿大，有无心脏和呼吸系统疾病。③有无浸润脾脏、肝脏、肺、骨及骨髓等组织。④有无肺叶硬化或支气管肺炎的呼吸困难症状。⑤有无胆管梗阻/疼痛症状。⑥有无贫血和感染的全身症状；淋巴结肿大的范围有无增大，肿大淋巴结数量有无增多。

（2）既往史　评估患者既往有无EB病毒感染，有无感染人类免疫缺陷病毒（即HIV病毒）免疫功能缺陷，有无其他基础疾病等。

（3）个人史　评估患者有无饮酒、抽烟、冶游史等，有无饮酒后淋巴结疼痛。

（4）家族史　评估患者有无HL家族史。

二、体格检查

评估肿大淋巴结的大小、数量和具体区域，有无肝肿大或脾肿大，心脏和呼吸系统状况及体能状态。

三、实验室及其他检查

对于在门诊已做相关实验室检查且病情平稳者，无须再做相关检查；若门诊指标异质性很大或病情危重者，需进行复查。

（1）实验室检查　①抽血项目：查全血细胞计数、红细胞沉降率（ESR）、肝功能、肾功能、乳酸脱氢酶（LDH）、C反应蛋白、碱性磷酸酶；乙型肝炎病毒表面抗原/抗体和核心抗体、HBV DNA及丙型肝炎病毒、HIV；妊娠试验（针对育龄期女性）。②骨髓检查：出现除贫血以外的无法解释的血细胞减少（例如血小板减少或中性粒细胞减少）和PET/CT阴性，则进行充分的骨髓穿刺和骨髓活检。

（2）其他检查　①心脏功能：通过超声心动图或放射性同位素心室造影评估左室射血分数。若考虑使用以蒽环类药物为基础的化疗，则左室射血分数通常应＞50%。②肺功能测定：若考虑使用含博来霉素的化疗方案（如ABVD方案或BEACOPP方案），有条件者可行肺功能测定，包括肺-氧化碳弥散量；通常情况下，肺-氧化碳弥散量≥60%的患者可以使用博来霉素治疗。

（3）影像学检查　包括正电子发射计算机断层扫描（PET/CT）全身增强CT、胸部X线。鼓励行胸部X线检查，尤其是在有较大纵隔肿物时。增强CT扫描范围为颈部、胸部、腹部、盆腔，至少应包括PET/CT检查显示异常的区域。扫描范围为颅顶至中部大腿（必要时加做四肢扫描）。应用CT数据进行衰减校正，再获得全身PET图像、CT图像及PET/CT融合图像。在特定病例中需要加做增强MRI或PET/MRI。

四、诊断

HL的诊断需结合病理学检查、形态学、免疫组织化学。

（1）病理学检查　是确诊及分型的金标准，推荐病变淋巴结或结外病灶切除活检，应选择增长迅速、饱满、质韧的肿大淋巴结，尽量完整切除；尽量选择受炎症干扰较小部位的淋巴结；术中应避免挤压组织，切取的组织应尽快切开固定。除切除活检外，不推荐细针穿刺细胞学检查，对于纵隔或深部淋巴结可以考虑行粗针多条组织穿刺活检以明确病理诊断。

（2）形态学　cHL有独特的病理特征，在炎症细胞和反应性细胞所构成的微环境中散在分布少量Reed-Sternberg（R-S）细胞及变异型R-S细胞。典型R-S

细胞为体积大、胞质丰富、双核或多核巨细胞，核仁嗜酸性，大而明显；若细胞表现为对称的双核时则称为镜影细胞。NLPHL 中典型 R-S 细胞少见，肿瘤细胞因细胞核大、折叠，似爆米花样，故又称为爆米花细胞或淋巴细胞性和（或）组织细胞性 R-S 细胞变型细胞。

（3）免疫组织化学　诊断应常规进行免疫组织化学评估，IHC 标志物有 CD45（LCA）CD20、CD15、CD30、PAX5、CD3、MUM1、Ki-67 和 *EBV-EBER*。cHL 常表现为 CD30⁺、CD15⁺/⁻、PAX5弱⁺、MUM1⁺、CD45⁻、CD20⁻/⁺、CD3⁻、BOB.1⁻、OCT2⁻/⁺，部分患者 EBVEBER⁺。NLPHL 常表现为 CD20⁺、CD79⁺、BCL6⁺、CD45⁺、CD3⁻、CD15⁻、CD30⁻、BOB1⁺、OCT2⁺、EBVEBER⁻。在进行鉴别诊断时，需增加相应的标志物。

五、治疗方案

参考中国霍奇金淋巴瘤的诊断与治疗指南，治疗方案的选择应根据患者肿瘤的分型、分期、大小以及患者的年龄和症状制订。治疗方式以化疗为主，放疗为辅的联合治疗方案。其他治疗手段包括靶向治疗、生物免疫治疗、造血干细胞移植等。

1. 初治 cHL 的一线治疗

依据分期及有无预后不良因素进行分层治疗，Ⅰ～Ⅱ期 HL 采用以化疗联合放疗为主的综合治疗，单纯化疗适用于部分放疗长期毒性风险超过疾病短期控制获益的患者。Ⅲ～Ⅳ期 cHL 的治疗原则通常为化疗，局部放疗仅限于化疗后残存病灶超过 2.5cm 者。对于早期患者应追求更低的毒性，减少合并症，降低继发性肿瘤风险，降低心脏及肺脏毒性，而晚期患者应设法提高治愈率。

（1）Ⅰ～ⅡA 期预后良好患者的治疗　标准治疗为 2～4 个周期 ABVD 方案（多柔比星 + 博来霉素 + 长春花碱 + 达卡巴嗪）化疗联合放疗。对于一部分不伴危险因素、预后良好的患者可行 ABVD×2 个周期 + 放射治疗（radiotherapy，RT）（20Gy），也可以根据 ABVD×2 个周期后 PET/CT 评估结果调整用药方案（图 7-3-1），但即使早期 PET/CT 阴性，综合治疗的无进展生存期（progression free survival，PFS）率也较单纯化疗更高。

（2）Ⅰ～ⅡB 期预后不良患者的治疗　标准治疗为 2 个周期 ABVD 方案后行 PET/CT 评估，评分 1～3 分患者考虑 2 个周期 ABVD 方案化疗联合 30Gy 放疗或 4 个周期 AVD 方案；评分 4～5 分的患者推荐 2 个周期增强剂量 BEACOPP 方案后再行 PET/CT 评估，根据 PET/CT 评估结果调整用药方案，详见图 7-3-2。

（3）放疗原则和放疗剂量推荐　根据临床状况，可采用光子或质子治疗，化疗后采用受累部位或受累淋巴结照射，不做扩大野或大面积照射。建议使用调强

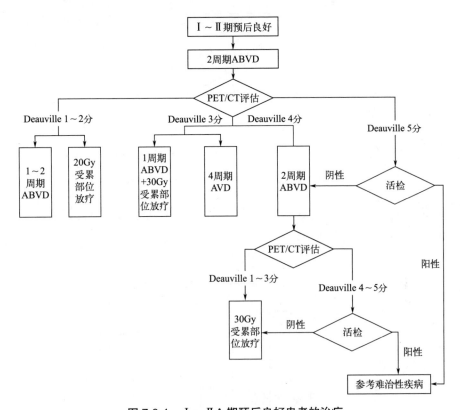

图 7-3-1　Ⅰ~ⅡA 期预后良好患者的治疗
ABVD—多柔比星+博来霉素+长春花碱+达卡巴嗪；AVD—多柔比星+长春花碱+达卡巴嗪

放射治疗（intensity-modulated radiotherapy，IMRT）技术，为了减少心脏照射，可采用深吸气屏气（deep inspiration breath hold，DIBH）等放疗新技术。受累部位照射（invoved site radiotherapy，ISRT）或受累淋巴结放疗（involved node radiation therapy，INRT）剂量如下：

① 联合治疗：a. 非肿块型病变（Ⅰ~Ⅱ期），20~30Gy（若采用 ABVD 方案），每次 1.8~2.0Gy。b. 非肿块型病变（ⅠB~ⅡB 期）：30Gy，每次 1.8~2.0Gy。c. 肿块型病变部位（所有分期）：30~36Gy，每次 1.8~2.0Gy。d. 对化疗部分缓解的部位（Ⅰ~Ⅱ期）：30~36Gy 每次 1.8~2.0Gy。

② 单纯 ISRT（不常用，可用于早期 NLPHL）：a. 受累区：30~36Gy（NLPHL 患者主要采用 30Gy），每次 1.8~2.0Gy。b. 非受累区：25~30Gy，每次 1.8~2.0Gy。c. ISRT 用于 NLPHL 时，临床靶区（clinical target volume，CTV）比化疗后大，建议包括整个受累的淋巴结区域。

③ 姑息放疗：4~30Gy。

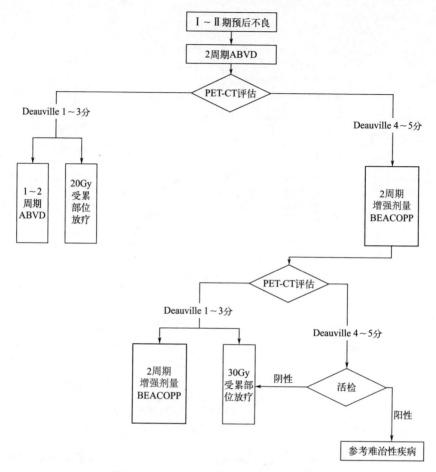

图 7-3-2　Ⅰ～ⅡB 期预后不良患者的治疗

ABVD—多柔比星＋博来霉素＋长春花碱＋达卡巴嗪；BEACOPP—博来霉素＋依托泊苷＋多柔比星＋环磷酰胺＋长春新碱＋丙卡巴嗪＋泼尼松

2. 复发/难治性 cHL 的治疗方案

其治疗有两个目标：一是采用优化的风险适应性治疗方案实现长期疾病控制（即治愈）；二是根据复发低风险患者的大剂量化疗（HDT）/自体造血干细胞移植（autologous hematopoietic stem cell transplantation，auto-HSCT）需求评估选择治疗方案，降低治疗相关毒性和并发症；详见图 7-3-3 和表 7-3-1。

六、护理工作

（一）制订临床护理路径

初治 cHL 患者行 ABVD 方案 ± 利妥昔单抗方案的临床护理路径，见表 7-3-2。

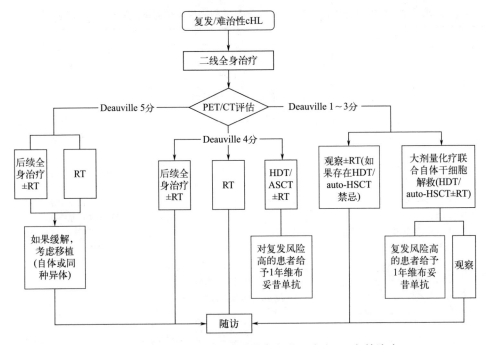

图 7-3-3　复发 / 难治性经典型霍奇金淋巴瘤（cHL）的治疗

HDT—大剂量化疗；auto-HSCT—自体造血干细胞移植；RT—放射治疗

表 7-3-1　复发 / 难治性经典型霍奇金淋巴瘤的治疗方案

单独用药	联合用药
维布妥昔单抗	维布妥昔单抗 + 苯达莫司汀 维布妥昔单抗 +PD-1 单抗 维布妥昔单抗 +ICE 或 ESHAP 或 DHAP 方案 ICE 方案（异环磷酰胺 + 卡铂 + 依托泊苷） ESHAP 方案（依托泊苷 + 甲泼尼龙 + 顺铂 + 大剂量阿糖胞苷） DHAP 方案（地塞米松 + 顺铂 + 大剂量阿糖胞苷）
苯达莫司汀	苯达莫司汀 + 卡铂 + 依托泊苷
PD-1 单抗	PD-1 单抗 +GVD 或 ICE 或苯达莫司汀或 GEMOX GVD 方案（吉西他滨 + 长春瑞滨 + 脂质体多柔比星） GEMOX（吉西他滨 + 奥沙利铂）
依维莫司 来那度胺	C-MOPP（环磷酰胺 + 长春新碱 + 丙卡巴肼 + 泼尼松） D-GDP 方案（吉西他滨 + 顺铂 + 地塞米松） IGEV 方案（异环磷酰胺 + 吉西他滨 + 长春瑞滨） 卡瑞利珠单抗 + 地西他滨 GCD（吉西他滨 + 卡铂 + 地塞米松） MINE（依托泊苷 + 异环磷酰胺 + 美司钠 + 米托蒽醌） Mini-BEAM（卡莫司汀 + 阿糖胞苷 + 依托泊苷 + 美法仑）

表 7-3-2 初治 cHL 患者行 ABVD 方案 ± 利妥昔单抗方案的临床护理路径

姓名：_____ 性别：_____ 年龄：_____ 住院号：_____
住院日期：_____年___月___日 出院日期：_____年___月___日 标准：_____天

项目	时间		
	住院第1天	住院第2天至化疗结束	出院日
健康宣教	□入院宣教：介绍病房环境、设施、医院相关制度及主管医生和护士 □告知各项检查的目的和注意事项 □介绍骨髓穿刺的目的、方法和注意事项 □介绍淋巴结活检的目的、方法和注意事项 □指导饮食、卫生、活动等 □安全宣教 □做好心理护理 □介绍自助缴费、查询报告方法	□讲解疾病相关知识 □宣教中心静脉导管置管相关内容 □化疗相关宣教：包括药物相关知识、作用、不良反应及化疗过程中注意事项 □指导漱口及坐浴，讲解预防感染和出血等知识 □宣教输血的注意事项 □安全宣教饮食指导：适当多饮水、低菌饮食（必要时） □介绍输血的注意事项	□出院宣教：用药、饮食、卫生、休息指导，监测血常规、生化等 □中心静脉导管 PICC/PORT 带管出院宣教 □指导办理出院手续 □告知患者联系方式 □指导关注全病程管理线上平台，了解其服务内容 □定期随访
护理处置	□准确核对患者信息，协助患者佩戴腕带 □入院评估：询问病史、相关查体、血常规检查、皮肤黏膜有无出血、营养状况、血管情况等；疼痛评估及危险因素评估；监测和记录生命体征 □卫生处置：剪指（趾）甲，沐浴（条件允许时），更换病号服 □完成各项检查的准备和留取（加急检验，及时采集标本并送检） □完成相关护理文书的书写	□行中心静脉导管（CVC 或 PICC 或 PORT）置管术，术前签署知情同意书、发放维护手册 □中心静脉导管维护 □遵医嘱予以化疗药物，告知患者注意事项 □遵医嘱予血液制品（需要时） □遵医嘱详记 24h 出入量（必要时） □遵医嘱予以心电监测（需要时） □针对高危因素持续护理评估	□领取出院带药 □协助整理患者用物 □协助取下患者腕带 □发放出院指导宣教材料 □指导患者院外导管维护及换药 □完成出院评估 □床单位终末消毒
专科护理	□执行血液病护理常规 □观察病情 □输血护理（需要时） □心理护理	□观察患者病情变化 □观察病情、用药后的不良反应 □输血护理（需要时） □心理护理	□预防感染和出血指导 □心理护理
病情变化记录	□无 □有 原因：1.　　2.	□无 □有 原因：1.　　2.	□无 □有 原因：1.　　2.
护士签名			

（二）护理要点

1. PET/CT 扫描前后的护理

（1）检查前　嘱患者穿宽松衣物，避免佩戴金属饰品，如发卡、项链、手表、眼镜等。检查前 4～6h 停服非必要的药物，禁食 6～8h 以上，禁饮含糖类饮料、咖啡、浓茶及含酒精的饮料，嘱患者禁食；有治疗的患者避免输注葡萄糖液体。糖尿病患者需监测血糖，血糖需控制在 11.1mmol/L 以内，血糖高时遵医嘱使用降糖药，必要时携带备用降糖药。24h 内避免剧烈运动或过度活动，到检查室后静息坐卧 15min，之后注射显像剂氟-18-脱氧葡萄糖（18F-FDG）剂量为 3.7～7.4mBq/kg，封闭视听神经静卧（60±5）min，避免四处走动，避免与人交谈，排空膀胱并饮水。

（2）检查后　注意休息，因为体内有放射性物质，24h 内应避免与儿童/孕妇接触，适量多饮水，利于清除体内的放射性物质。

2. 放疗患者的护理

（1）常规皮肤护理　嘱患者穿着宽松丝绸或棉质柔软的衣裤，注意保护放疗部位的皮肤，保持皮肤的干燥，治疗区皮肤不可使用除臭剂、肥皂、雪花膏等，最好使用温度适宜的清水，清洁局部皮肤，不可擦拭皮肤，不可贴胶布，以免二次损伤，避免晒太阳等。

（2）特殊护理　①出现干性反应如皮肤发红、脱屑等不适时，请及时告知医护人员，切忌挠/撕剥，可轻轻涂抹一层医用放射皮肤保护剂以减轻放射性反应。②嘱患者戒烟戒酒，多饮水，摄入高蛋白质、高热量、高维生素、清淡、容易消化的食物，如牛奶、鸡蛋、鸡肉、鱼肉、新鲜蔬菜和水果等，保证营养均衡，可以增强营养，提高免疫力。对于食管癌局部放射治疗的患者，更需要注意进食柔软、易消化的食物，不要吃粗糙、强黏性、坚硬的食物，以免引起食管梗阻，加重吞咽困难的症状。③注意休息，每次放疗治疗后休息 30min 左右减轻全身反应，加强放疗区的功能锻炼，或在临睡时用软枕垫高患肢，以促进血液流通，以避免放疗引起淋巴回流受阻，导致肢体肿胀、肌肉萎缩。④每周进行血常规监测，做好骨髓抑制期的相关护理，当白细胞和中性粒细胞下降时，向患者及家属强调手卫生，避免感染。血小板下降时，提醒患者及家属做好预防出血的相应措施。

3. 咽淋巴环病变的护理

此病变可引起吞咽困难，造成进食困难，应耐心细致地为患者提供生活护理并向其讲解进食困难的原因，消除患者的恐惧心理。吞咽困难时，选择软食、半流质食物；严重者可给予流质食物，或鼻饲或静脉高营养治疗。

4. 上腔静脉综合征的护理

是血液内科常见的急性并发症之一，是由于肿大的淋巴结直接受侵犯或压迫上腔静脉致静脉回流受阻，使上腔静脉或两侧无名静脉显著集窄或阻塞，导致血液回流心脏受阻，引起的以急性呼吸困难和面颈部肿胀为特点的综合征。一旦发生上腔静脉综合征，需监测患者生命体征变化及病情变化，注意以下三点：①密切关注缺氧程度，有无呼吸困难、发绀及意识变化，特别是血氧饱和度的变化，必要时应及时给予氧疗。每日定时监测臂围和面部及四肢肿胀、静脉扩张等情况。②重症患者取坐位并双下肢下垂，以减少下肢的静脉回流，减轻胸闷、气促等症状。③避免经上肢静脉输液包括经外周中心静脉导管的置入，宜采取下肢静脉或股静脉穿刺置管输液。

5. 化疗时的相关护理

（1）应用维布妥昔单抗的护理　①此药属靶向 CD30 的单克隆抗体偶联药物之一。必须存贮于 2～8℃冰箱，并将药瓶保存于原包装盒中，避光。现用现配，每瓶单次必须使用 10.5mL 注射用水复溶。沿瓶壁加入液体，轻轻旋转药瓶直至复溶，不得振摇。输注前遵医嘱给予抗过敏药物，使用专门的静脉通路给药不可与其他药物混合，输注时观察患者输注反应，维持 30min 以上静脉给药。②应重点监测周围神经病变（peripheral neuropathy，PN）。若 PN＞2 级，需暂停给药，直至毒性恢复到＜1 级或基线水平，重新开始治疗需考虑将剂量降至 1.2mg/kg；若出现 4 级，则终止治疗。③重点监测有无中性粒细胞减少症，对于出现 3 级或 4 级中性粒细胞减少症的患者，需暂停给药，直至毒性恢复至＜2 级或基线水平，然后采用相同剂量的给药方案重新开始治疗，在后续周期中考虑使用粒细胞集落刺激因子（G-CSF）或粒细胞 - 巨细胞集落刺激因子支持治疗。维布妥昔单抗联合 AVD 方案初始治疗 cHL 时，建议预防性使用 G-CSF。

（2）博来霉素的相关护理　博来霉素相关肺毒性会影响患者的预后。接受 ABVD 方案治疗者中有 25% 的患者会出现博来霉素相关肺毒性，肺毒性反应表现为呼吸困难、咳嗽、胸痛、肺部啰音等，导致非特异性肺炎和肺纤维化，患者甚至快速死于肺纤维化。治疗期间建议所有患者戒烟。另外，在使用含博来霉素的化疗方案期间，建议至少每 4 个周期评估 1 次肺功能，并根据结果决定患者是否能继续接受含博来霉素的化疗方案治疗。除此之外常见不良反应还有恶心、呕吐、口腔炎、皮肤反应、药物热、食欲减退、脱发、色素沉着、指甲变色、指（趾）红斑、硬结、肿胀及脱皮等。

（3）多柔比星的相关护理　常见的不良反应有骨髓抑制、口腔溃疡、恶心、呕吐、心脏毒性。第一次用药时，宜缓慢输注。告知患者及家属该药物第一次使用时易出现过敏反应、胸闷、呼吸困难等症状，如有异常情况，及时告知医护人员。

该药物对心脏影响较大，用药期间需监测心脏功能，注意观察心脏毒性。

（4）常见并发症的护理 ①心血管疾病是 HL 长期幸存者最常见的非恶性肿瘤致死原因，HL 治疗后可能出现冠状动脉疾病、瓣膜病变、心包疾病、心律失常、心肌病和外周动脉疾病。治疗前详细询问患者心血管病史，注意输注药物时的速度，每日患者出入水量，治疗过程中加强巡视，询问有无不良反应，如胸痛、胸闷等不适。②该疾病发病年轻，化疗药物影响生育能力，几乎所有男性患者在接受含烷化剂化疗后都会发生无精子症，后期精子活力恢复的比例极低，而 ABVD 方案也可致男性患者短期无精子症发生。女性患者在接受烷化剂化疗后，可能出现卵巢功能减退，提早绝经及发生闭经的比例都显著升高。建议在拟行治疗前进行生育咨询，行保留生育功能治疗方案，包括低温保存精液、体外受精或低温保存卵巢组织或卵母细胞。做好心理护理。

七、个案管理

见第五章第一节。

八、出院指导

（1）服药指导 ①患者出院带药时一定需再次强调服药的重要性，交代相关注意事项，切勿自行减量或停药。②尤其合并感染的患者，若出院携带喹诺酮类药物，发药前需反复确认（儿童、孕妇、有精神病史者、肾功能异常者应避免使用），还应注意糖尿病、重症肌无力、高龄、近视、眼外伤史者应慎用。询问既往是否服用过此类药物，是否出现过皮疹、腹痛、呼吸困难等症状，此药物还应注意避免与非甾体抗炎药、抗酸药、金属离子药物、抗心律失常药物、三环类抗抑郁药等合用，否则会出现神经毒性，更容易加重病情。药物需避光保存，同时用药后避免长时间照射阳光。在使用药物过程中，需要饮食清淡，做好保暖，可以多喝水，促进新陈代谢，还应注意做好个人卫生，促进炎症消退。

（2）复诊指导 出院后复查血常规，每周 1～2 次，重点关注全血细胞计数、血小板、红细胞沉降率、中性粒细胞和白细胞计数，根据患者自身情况查肝肾功能和血液生化等项目，有异常则每周查一次。如复查血常规示中性粒细胞计数 $< 0.5 \times 10^9/L$ 时可使用粒细胞集落刺激因子 $300\mu g$ 皮下注射每日 1 次，注意复查血常规，当中性粒细胞计数 $> 2.0 \times 10^9/L$ 时停药；如有发热，可口服抗感染药物，必要时可静脉使用抗感染治疗；注意出血情况，血小板 $< 20 \times 10^9/L$ 时可应用止血药物、输注血小板并于当地医院治疗。3 周后再次来院复查 PET/CT/ 化疗，如有不适，立即就诊。

【院后管理】

个案管理师组织主管医师、责任护士、营养师、康复师制订出院随访管理计划,制订患者个性化随访重点。制订 2 年内随访计划,见表 7-3-3。除此之外还需注意以下两点。

表 7-3-3　HL 患者 2 年内个性化随访计划

姓名:_____　性别:_____　年龄:_____　住院号:_____　出院日期:_____年___月___日
随访日期:_____年___月___日　随访第_____次　随访人:_____

项目	时间					
	3 个月	6 个月	9 个月	12 个月	18 个月	24 个月
主要诊疗	□血常规、肝肾功能、LDH □B 超(肝脾、腹膜后、浅表淋巴)、胸部 CT(必要时) □评估淋巴结有无增大及新发 □原有结外病灶有无进展 □评估疗效 □其他					
主要护理	□评估患者化疗后居家一般情况如饮食、睡眠、活动等情况,有无发热、出血等 □评估服药依从性及不良反应,如有无脏器功能损伤 □评估复诊依从性,提醒特殊检查的注意事项 □评估患者对居家相关危险因素的掌握程度 □提醒再次住院治疗/复诊时间及注意事项 □随访数据收集					
个案管理	□解答患者问题咨询 □线上推送患者居家/住院管理的文章和视频,强调居家生活指导,加强感染、出血等风险识别 □告知患者复查、住院等注意事项 □收集患者饮食、运动、服药依从性等信息 □信息反馈					
患者配合	□出院后第一周复查 1~2 次血常规,评估之后无特殊每周一次血常规、血生化、凝血功能和影像学检查视病情而定 □注意自查全身淋巴瘤有无新发,尤其是颈部、腋下、腹股沟等部位,如有异常应及时报告 □加强自我症状管理,注意口腔、肛门等特殊部位的卫生,如有发热,则需积极监测体温,积极识别有无头晕、乏力症状及出血等风险,注意有无便血、鼻衄、牙龈出血、皮肤出血点等,如有及时报告 □注意观察药物不良反应如心脏毒性、血尿、腰部疼痛、腹泻、腹胀等,若有异常应及时报告 □形成良好的生活方式如健康营养饮食、科学运动、积极乐观、保持心情愉悦等					
疑问解答						

(1)建议在治疗后的头 5 年内积极随访,以便发现复发及评估是否有迟发性反应,查体和血液学检查的频率推荐:第 1~2 年,每 3~6 个月 1 次;第 3~5 年,每 6~12 个月 1 次;之后每年 1 次胸、腹、骨盆 CT,治疗结束后前 2 年不超过

半年，之后根据个体情况。如果最近一次 PET/CT 提示评分为 4～5 分则需进行 PET/CT 检查，以确认治疗效果。监测 PET/CT 可增加假阳性风险，因此不常规使用。

（2）5 年后随访和监测主要关注远期不良反应特别是关注第二肿瘤（肺癌、乳腺癌、急性髓系白血病、NHL）的发生及脏器损伤，包括肺、心脏、甲状腺和生育能力。第二肿瘤多发于治疗结束 10 年后，因此建议定期进行乳腺检查。颈部放疗者定期检查甲状腺功能和颈动脉超声。

参考文献

中国医疗保健国际交流促进会肿瘤内科学分会，中国抗癌协会淋巴瘤专业委员会，中国医师协会肿瘤医师分会. 中国淋巴瘤治疗指南（2023 年版）[J]. 中国肿瘤临床与康复，2023，30（1）：2-39.

第四节　弥漫大 B 细胞淋巴瘤

弥漫大 B 细胞淋巴瘤（diffuse large B-cell lymphoma，DLBCL）是侵袭性 B 细胞非霍奇金淋巴瘤（non-Hodgkin lymphoma，NHL）中最常见的病理亚型，可原发于淋巴结或胃肠道、中枢神经系统、皮肤、纵隔和骨骼等几乎全身各个部位，也可从惰性淋巴瘤转化而来。DLBCL 表现为肿瘤性大 B 淋巴细胞呈弥漫性生长，肿瘤细胞的核与正常组织细胞的核大小相近或大于组织细胞的核，通常大于正常淋巴细胞的 2 倍。患者通常出现颈部或腹部进行性肿大的无痛性肿物。累及淋巴结外者根据累及部位不同出现相应症状，常见的有：胃肠道、中枢神经系统、骨骼。也可以发生在肝脏、肺、肾脏或膀胱等罕见部位。按特殊原发部位及病理类型可分为原发中枢神经系统 DLBCL、原发睾丸 DLBCL、原发纵隔大 B 淋巴瘤和高级别 B 细胞淋巴瘤。一定比例的患者可以在接受恰当治疗后得到治愈，但 30%～40% 的患者会发展为复发/难治性肿瘤。其中位发病年龄 65 岁，但也可见于儿童和青少年，男性略高于女性。该病在全球 NHL 中比例最高，占 30%～40%，约占每年新诊断 NHL 病例的 32.5%。中国 DLBCL 在 NHL 中所占比例更高，可达 50% 以上❶。

【院前管理】

入院前的评估途径包括线上就诊、线下门诊/急诊就诊。

---

❶ 中华人民共和国国家卫生健康委员会. 弥漫性大 B 细胞淋巴瘤诊疗指南（2022 版）[J].（2022-04-11）. http://www.nhc.gov.cn/yzygj/s7659/202204/a0e67177df1f439898683e1333957c74.shtml.

一、主要诊疗

（1）线上就诊患者　详见第五章第一节。

（2）线下门诊/急诊患者　医生根据患者的主诉和临床表现评估病情，采集现病史、既往史、用药史，完成基本检验和检查，如血常规、凝血功能、肝肾功能、生化全套、HBV、HCV、EB病毒、免疫学、基因检测等检查；完成必要的，如病理学检查、PET/CT、骨髓穿刺、心电图、胸部X线、B超等常规检查，结合患者病史及检验检查报告，明确诊断，开预住院证。

二、个案管理

（1）收集患者个案信息　详见第五章第一节。

（2）评估病情危重程度进行预检分诊　①初治/病情危重患者：患者出现淋巴结肿大进行性加重，导致出现呼吸困难、心悸、胸痛；出现中枢系统症状，如神志改变、癫痫发作；出现消化系统症状，如肠梗阻、消化道出血；皮肤破溃；反复持续高热等症状时积极与住院部沟通优先办理住院手续，若病房床位紧张则协助急诊收治，协助患者或家属办理相关手续，交代相关注意事项。②急诊科收治的、病情稳定的复诊且候床的、复诊无须住院的患者：均参见第六章第一节。

【院中管理】

一、病史采集

（1）现病史　评估患者有无不明原因持续发热（>38℃），有无不明原因的体重减轻（6个月内体重减轻>10%），有无盗汗、头痛、恶心、呕吐、视物模糊、视野缺损等症状，有无腹痛、腹水、胸腔积液、心包积液等，有无上腔压迫综合征等，有无锁骨上、颈部和肺门淋巴结累及，有无肝大和（或）脾大，有无结外器官或组织受侵，有无气促、乏力，男性患者睾丸有无肿胀或无痛性肿物。详细了解门诊/急诊及其他医院的就诊资料，是否已完善相关检验、检查。了解患者有无合并其他疾病及既往治疗情况。

（2）既往史　评估患者既往有无传染病和基础疾病，有无相关用药史及不良反应。

（3）个人史　询问患者有无吸烟、饮酒、药物过敏史等。

（4）家族史　了解患者有无血液系统相关疾病家族史。

二、体格检查

（1）基础体格检查　详见第五章第一节。

(2) 专科体格检查　遵循"视、触、叩、听"原则，根据诊断学从上至下、从前到后的顺序，重点评估患者有无肿瘤浸润，可触及相应部位淋巴结肿大（通常在颈部、锁骨上、腋窝或腹股沟）或肿块；可有肝大和（或）脾大。

三、实验室及其他检查

（1）血常规、血生化、血清乳酸脱氢酶、HIV、HBV、尿酸、EB 病毒等检查　全血细胞分类计数可用于初步评估骨髓功能；血清乳酸脱氢酶活性升高；肝功能、肾功能评估其脏器功能；DLBCL 易发生病毒感染，需完善人类免疫缺陷病毒和乙型肝炎病毒等相关检测；监测尿酸水平，有助于排查肿瘤溶解综合征。肿瘤溶解综合征的实验室表现：①高尿酸血症（尿酸水平＞ 8mg/dL 或 475.8μmol/L）；②高钾血症（钾水平＞ 6mmol/L）；③高磷血症（磷水平＞ 4.5mg/dL 或 1.5mmol/L）；④低钙血症（校正后的钙离子＜ 7mg/dL 或 1.75mmol/L；钙离子＜ 1.12mg/dL 或 0.3mmol/L）。

（2）骨髓细胞形态学　骨髓检查：骨髓细胞学、流式细胞学、染色体、骨髓活检及免疫组化（标本需＞ 1.6cm），同时做骨髓穿刺抽吸骨髓液、检查骨髓细胞学及免疫分型，排除 DLBCL。

（3）脑脊液检查　有中枢神经系统淋巴瘤高危因素患者需要进行腰椎穿刺术，完成脑脊液检查。颅脑增强核磁检查，有条件的单位建议采用流式细胞术检测脑脊液中的淋巴瘤细胞。

（4）病理学检查　确诊 DLBCL 需要进行病灶部位的病理活检，可以通过手术切除或粗针穿刺淋巴结或结外组织获得标本。对肿瘤进行显微镜下形态学和免疫组化分析，确定弥漫大 B 细胞淋巴瘤，进行分类。①免疫组化：生发中心 B 细胞来源（GCB）、非生发中心 B 细胞来源（non-GCB）鉴定，如 CD10、MUM-1 和 BCL-6；有助于危险度评估的分子，如 C-MYC、BCL-2、CD5、TP53、Ki-67 等；潜在治疗靶标，如 CD20、CD19、CD30 等以及有助于鉴别诊断的其他分子，如 CD23、CD138、SOX11、PAX5、κ/λ 等。②荧光原位杂交检查：a. EB 病毒原位杂交检查，应该对所有 DLBCL 患者进行 MYC、BCL-2、BCL-6 重排的荧光原位杂交检查，排除双 / 三重打击淋巴瘤。出于医疗资源节约的目的，临床针对 CMYC 表达≥ 40% 的患者完善双 / 三重打击淋巴瘤排查。肿瘤性大 B 淋巴细胞的弥漫性增殖，正常组织结构完全或部分破坏。进行免疫表型分析明确诊断，并区分生发中心 B 细胞来源和非生发中心 B 细胞来源。免疫组化检查需要包括：CD20、PAX5、CD3、CD5、CD10、CD45、BCL2、BCL6、Ki-67、IRF4/MUM-1、P53 和 MYC。b. 临床常用 Hans 系统根据免疫组化进行，生发中心 B 细胞型和活化 B 细胞型或非生发中心 B 细胞型分类。其他有助于确定淋巴瘤亚型及便于选择靶向治疗的免疫组化检查还有：CD79a、Cyclin D1、SOX11、CD19、CD30、CD138、EB 病毒原位杂交（EBER-ISH）、ALK、HHV8、P53、PD-1 和 PD-L1 等。进一步通过荧光原位杂交进行 MYC、BCL2、BCL6、IRF4 等断裂重组检查。

（5）影像学检查　建议患者在治疗前期、中期和终末期行全身 PET/CT 检查。如无法行 PET/CT 检查，可以考虑进行颈部、胸部、腹部及盆腔的增强 CT 检查。以明确疾病分期和疗效评估（表 7-4-1）。

表 7-4-1　原发于淋巴结淋巴瘤的 Ann Arbor 分期

分期	淋巴结累及	结外状态
局限期		
Ⅰ	一个淋巴结或一组淋巴结区域	单个结外病变，无淋巴结侵犯（ⅠE）
Ⅱ	横膈一侧两组或多个淋巴结区域	根据淋巴结区域确定的Ⅱ期再伴有淋巴结相邻的结外侵犯（ⅡE）
Ⅱ期大包块	同上Ⅱ期标准，加上"大包块"	不适用
进展期		
Ⅲ	横膈双侧淋巴结；横膈上淋巴结伴脾脏累及	不适用
Ⅳ	侵及淋巴结引流区域之外的结外器官	不适用

注：PET/CT 作为分期检查方法，无条件应用 PET/CT 的患者也可以选择用 CT、MRI、B 超。扁桃体、韦氏环、脾脏不属于结外器官。

四、诊断

组织病理学分析，肿瘤性大 B 淋巴细胞的弥漫性增殖，正常组织结构完全或部分破坏，进行免疫表型分析明确诊断，并区分生发中心 B 细胞来源和非生发中心 B 细胞来源。

五、危险度评估

参考国际预后指数（international prognostic index，IPI）和 NCCN-IPI，见表 7-4-2。

表 7-4-2　预后指数

国际预后指数		NCCN-IPI	
危险因素	分值	危险因素	分值
年龄 >60 岁	1 分	>40 岁至≤60 岁	1 分
		>60 岁至<75 岁	2 分
		≥75 岁	3 分

续表

国际预后指数		NCCN-IPI	
危险因素	分值	危险因素	分值
乳酸脱氢酶＞正常	1分	乳酸脱氢酶	
		＞1至≤3倍正常值上限	1分
		＞3倍正常值上限	2分
ECOG评分2～4	1分	ECOG评分≥2	1分
Ann Arber Ⅲ～Ⅳ期	1分	Ann Arber 分期Ⅲ～Ⅳ期	1分
结外累及部位＞1	1分	结外累及重要脏器	1分
危险度分层及分值		危险度分层	分值
年龄＞60岁	年龄≤60岁		
低危（0～1分）	低危（0分）	低危	0～1
中低危（2分）	中低危（1分）	中低危	2～3
中高危（3分）	中高危（2分）	中高危	4～5
高危（4～5分）	高危（3分）	高危	6～8

注：1. 重要脏器：包括骨髓、中枢神经系统、肝脏/胃肠道脏器、肺。
2. 其他标准化治疗患者的主要不良预后因素：非生发中心B细胞亚型（活化B细胞亚型）*MYC*和*BCL-2*和（或）*BCL-6*重排，高表达*TP53*突变，EB病毒相关疾病。

六、治疗方案

（1）初治患者　基于年龄和预后的分层治疗方案（表7-4-3）。

表7-4-3　初治患者基于年龄和预后的分层治疗方案推荐

分组	分层	Ⅰ级推荐	Ⅱ级推荐	Ⅲ级推荐
年龄＜60岁	低危（aaIPI=0）且无大肿块	3R-CHOP21+受累部位/受累淋巴结放疗 或6R-CHOP21±受累部位/受累淋巴结放疗 或4R-CHOP21+2R±受累部位/受累淋巴结放疗（1A类）		
	低危（aaIPI=0）伴有大肿块或中低危（aaIPI=1）	6R-CHOP21+受累部位/受累淋巴结放疗（1A类）	中低危（aaIPI=1）： 6Pola-R-CHP+2R（1A类）	
	中高危（aaIPI=2）	临床试验 8R+6-8CHOP21±受累部位/受累淋巴结放疗（1A类） 8R+6CHOP14±受累部位/受累淋巴结放疗（1A类）	6Pola-R-CHP+2R（1A类） 6R-CHOEP14（2A类）	6DA-EPOCH-R（2A类）

续表

分组	分层	I级推荐	II级推荐	III级推荐
年龄<60岁	高危（aaIPI=3）	临床试验 8R+6-8CHOP21±受累部位/受累淋巴结放疗（1A类） 8R+6CHOP14±受累部位/受累淋巴结放疗（1A类）	6Pola-R-CHP+2R（1A类） 6R-CHOEP14（2A类） 自体造血干细胞移植（2A类）	6DA-EPOCH-R（2A类）
年龄60~80岁	无心功能不全	8R+6-8CHOP21（IPI低危：8R+6CHOP21）（1A类） 8R+6CHOP14±受累部位/受累淋巴结放疗（大肿块：8R+6CHOP14+受累部位/受累淋巴结放疗）（1A类）	6Pola-R-CHP+2R（1A类）	6DA-EPOCH-R（2A类）
	伴心功能不全	多柔比星替换为脂质体多柔比星、依托泊苷、吉西他滨（2A类）		
年龄>80岁	无心功能不全	剂量减量： 6RminiCHOP21（2A类）		
	伴心功能不全	多柔比星替换为脂质体多柔比星、依托泊苷、吉西他滨（2A类）		

（2）复发/难治患者 接受足量利妥昔单抗和蒽环类化疗的患者见表7-4-4。

表7-4-4 复发/难治患者初发时接受足量利妥昔单抗和蒽环类化疗的方案推荐

疾病分类	分层	I级推荐	II级推荐	III级推荐
初次复发/进展	符合移植条件	（DHAP±R、ICE±R、GDP±R等）+自体造血干细胞移植（1A类）	临床试验，CAR-T（1A类）	异基因造血干细胞移植
	不符合移植条件	DHAP±R、ESHAP±R、ICE±R、GDP±R、DA-EPOCH±R、GemOx±R、MINE±R等（2A类） 临床试验	R2±伊布替尼或泽布替尼、BTK抑制剂、Pola-BR、BR、CAR-T等（2A类）	
≥2次复发/进展	符合移植条件	异基因造血干细胞移植临床试验	CAR-T（2A类）	
	不符合移植条件	DHAP±R、ESHAP±R、ICE±R、GDP±R、DA-EPOCH±R、GemOx±R、MINE±R等（2A类） 临床试验	R2±伊布替尼或泽布替尼、BTK抑制剂、Pola-BR、BR、塞利尼索（selinexor）、坦昔妥单抗（tafasitamab）、朗妥昔单抗（loncastuximab）、CAR-T等（2A类）	

（3）治疗方案汇总 DLBCL大致治疗方案分为一线治疗和二线治疗，见表7-4-5。

表 7-4-5　治疗方案汇总

	一线治疗
一线治疗方案	（1）R-CHOP21：利妥昔单抗＋环磷酰胺＋多柔比星＋长春新碱＋泼尼松（1 类） （2）R-剂量调整 EPOCH：利妥昔单抗＋依托泊苷＋泼尼松＋长春新碱＋环磷酰胺＋多柔比星（2B 类） （3）R-minCHOP21：利妥昔单抗＋减剂量的 CHOP21（剂量降为标准剂量的 1/3～1/2）
对左心功能不全患者的一线治疗方案	（1）R-CEOP：利妥昔单抗＋环磷酰胺＋依托泊苷＋长春新碱＋泼尼松 （2）R-CDOP：利妥昔单抗＋环磷酰胺＋脂质体多柔比星＋长春新碱＋泼尼松
一线巩固治疗	治疗后达到 CR 的高危患者可以考虑进行大剂量化疗＋自体造血干细胞移植
	二线治疗
二线治疗方案（考虑大剂量化疗＋自体造血干细胞移植）	（1）DHAP（地塞米松＋顺铂＋阿糖胞苷）±利妥昔单抗 （2）ESHAP（依托泊苷、甲泼尼龙、顺铂、阿糖胞苷）±利妥昔单抗 （3）GDP（吉西他滨＋地塞米松＋顺铂）±利妥昔单抗 （4）GemOx（吉西他滨＋奥沙利铂）±利妥昔单抗 （5）ICE（异环磷酰胺＋卡铂＋依托泊苷）±利妥昔单抗 （6）MINE（美司钠/异环磷酰胺、米托蒽醌和依托泊苷）±利妥昔单抗 （7）剂量调整 EPOCH（依托泊苷＋泼尼松＋长春新碱＋环磷酰胺＋多柔比星）±利妥昔单抗
二线治疗方案（不考虑大剂量化疗＋自体造血干细胞移植）	（1）临床试验 （2）CEPP＋利妥昔单抗 （3）EPOCH（依托泊苷＋泼尼松＋长春新碱＋环磷酰胺＋多柔比星）＋利妥昔单抗

（4）造血干细胞移植治疗　详见第十四章第二节。

七、护理工作

（1）制订临床护理路径　应结合疾病和患者自身的特殊性，可参考本章第三节相关内容，为患者制订个性化的临床护理路径。

（2）化疗相关护理　严格遵守化疗用药的时间、剂量、顺序，准确给药，予以相关饮食指导，观察并上报不良反应，并按医嘱要求使用相关药物预防或拮抗不良反应的发生，如监测生命体征，使用止呕、保护周围神经、水化治疗、碱化尿液等治疗护理。常用化疗药物的不良反应见附表 1。

（3）治疗相关的肿瘤溶解综合征　即肿瘤细胞内容物自发释放或由于化疗反应而释放到血液中，引起电解质和代谢失衡，伴有进行性系统性毒性症状，严重时可导致心律失常、多器官功能衰竭、癫痫发作和死亡。①按医嘱要求予以水化碱化治疗及降低尿酸处理，密切监测尿量，准确记录出入水量，做好用药护理。②严格监测生命体征，密切观察有无心律失常、嗜睡、抽搐、肌肉痉挛、肌无力、腰腹痛及消化道反应等症状。③协助做好监测肾功能、电解质等相关工作。

（4）淋巴结肿大引起的压迫症状护理　纵隔淋巴结肿大可引发上腔静脉压迫

症，出现咳嗽、呼吸困难等症状。若患者不能平卧，应采取坐位或半卧位，从而使呼吸顺畅，减少体力消耗。严重呼吸困难的患者遵医嘱给予氧气吸入。咽淋巴环病变可引起吞咽困难，造成进食困难，护士要耐心细致地为患者提供生活护理，并向其讲解进食困难的原因，消除患者的恐惧心理。吞咽困难时，选择软食、半流质食物，严重者可给予流质食物、鼻饲或静脉滴注高营养液，以补充机体需要量。

（5）中枢神经系统弥漫大 B 细胞淋巴瘤的护理　观察患者有无颅内压增高表现，如不明原因的头痛、恶心呕吐、视物模糊或复视、斜视、面部感觉异常、面肌麻痹、伸舌偏斜或截瘫、尿便障碍或精神行为异常、意识障碍（嗜睡、昏睡、昏迷）等症状。配合医生给予降颅内压处理，如静脉输注甘露醇及甘油果糖等。严密监测生命体征变化。加强安全防护，防止患者发生跌倒坠床、误吸及窒息等。

（6）骨髓抑制的预防及护理　骨髓抑制是多数化疗药物共有的不良反应，此期间应控制陪探人员，加强血常规监测，及时追踪结果，观察有无贫血、出血、感染等症状和体征，加强感染与出血的预防及护理，必要时予以保护性隔离措施，尤其警惕颅内出血发生。同时做好输血相关护理工作。

八、个案管理

见第五章第一节。

九、出院指导

（1）服药指导　告知患者用药的目的、方法及主要注意事项。遵医嘱按时按剂量服用药物，切勿私自停药或者增减药物剂量，注意观察药物的不良反应，如：本疾病使用泼尼松过量，可引起肥胖、多毛、痤疮、血糖升高、高血压、眼内压升高、水钠潴留、水肿、低钾血症、精神兴奋、消化性溃疡、骨质疏松、病理性骨折、伤口愈合不良等，需注意停药时间，以及并发症的相关护理。

（2）复诊指导　出院后定时复查血象，如有不适，及时线上联系个案管理师。

（3）生活方式指导　积极控制疾病高危诱发因素，戒烟限酒、规律作息、避免熬夜，不挖鼻孔、不剔牙，使用软毛牙刷刷牙，加强营养，适当运动，保持良好心态。详见第六章第一节。

（4）患者带管期间指导　加强导管维护的宣教，重点强调维护时间、活动注意事项及并发症的自我识别。详见第六章第二节。

【院后管理】

个案管理师与主管医师、责任护士、营养师、康复师制订出院随访管理计划,包括短期、中期、长期随访计划,完成治疗后第 1 年每 3 个月 1 次,第 2 年每 6 个月 1 次,3 年以上每年 1 次。诊疗结束时的 PET/CT 是评估患者反应的最佳工具。根据患者所患疾病的危险因素,制订患者个性化随访重点,如服用药物、血象检测、营养摄入、并发症等,应协助合并严重基础疾病或并发症的患者积极就诊。详见表 7-4-6。

表 7-4-6　弥漫大 B 细胞淋巴瘤患者出院后随访计划

姓名:_____　性别:____　年龄:____　住院号:_____　出院日期:____年___月___日
随访日期:____年___月___日　随访第_____次　随访人:_____

项目	时间					
	3 个月	6 个月	9 个月	12 个月	18 个月	24 个月
主要诊疗	□血常规 □肝肾功能 □LDH □HBV DNA（必要时） □腹部（肝脾、腹膜后）B 超 □胸部 CT、心电图 □PET-CT（必要时） □其他:					
主要护理	□评估患者该疗程后居家一般情况如饮食、睡眠、活动等情况,有无发热、出血等 □评估服药依从性及不良反应,有无脏器功能损伤 □评估复诊依从性,提醒特殊检查的注意事项 □评估患者对居家相关危险因素的掌握程度 □提醒再次住院治疗/复诊时间及注意事项 □随访数据收集					
个案管理	□解答患者问题咨询 □线上推送患者居家/住院管理的文章和视频,强调居家生活指导,加强感染、出血等风险识别 □复查、住院等注意事项 □收集患者饮食、运动、服药依从性等信息 □信息反馈					
患者配合	□出院后第一周复查 1～2 次血常规,评估之后无特殊每周一次血常规,血生化、凝血功能和影像学检查视情病情而定,第一年每 3 个月门诊面诊一次,一年后每 6 个月门诊面诊一次 □注意自查全身淋巴瘤有无新发,尤其是颈部、腋下、腹股沟等部位,如有异常应及时报告 □加强自我症状管理,注意口腔、肛门等特殊部位的卫生,如有发热,则需积极监测体温,积极识别头晕、乏力、出血等风险,注意有无皮肤出血点、有无鼻衄、便血、牙龈出血等,如有及时报告 □注意观察药物不良反应如心脏毒性、血尿、腰部疼痛、腹泻、腹胀等,若有异常应及时报告 □养成良好生活方式如健康营养饮食、科学运动、积极乐观、保持心情愉悦等					
疑问解答						

参考文献

[1] 中华医学会血液分会，中国抗癌协会淋巴瘤专业委员会. 中国弥漫性大B细胞淋巴瘤诊断与治疗指南（2013版）[J]. 中华血液学杂志，2013，34（9）：816-819.

[2] 中国医疗保健国际交流促进会肿瘤内科学分会，中国抗癌协会淋巴瘤专业委员会，中国医师协会肿瘤医师分会. 中国淋巴瘤治疗指南（2023年版）[J]. 中国肿瘤临床与康复，2023，30（1）：2-39.

[3] Spanish Lymphoma Group（GELTAMO）guidelines for the diagnosis, staging, treatment, and follow-up of diffuse large B-cell lymphoma[J]. Oncotarget，2018，9（64）：32383-32399.

[4] Expert consensus guidelines for the prophylapx is and management of tumor lysis syndrome in the United States: Results of a modified Delphi panel[J]. Cancer Treatment Reviews，2023，120：102603.

[5] 马新娟. 血液系统疾病护理规范[M]. 北京：中国协和医科大学出版社，2022.

第五节 滤泡性淋巴瘤

滤泡性淋巴瘤（follicular lymphoma，FL）是一类起源于滤泡中心B细胞的非霍奇金淋巴瘤（NHL），在西方国家约占NHL患者的22%，在中国占NHL患者的2.5%～6.6%，中位发病年龄为49岁（18～78岁）。通常预后较好，中位生存期可达15～18年。患者主要表现为多发淋巴结肿大，同时也可累及骨髓、外周血、脾脏、韦氏环、胃肠道和软组织等。相比之下，原发结外者较少见❶❷。典型免疫表型为$CD5^-$、$CD10^+$、$CD19^+$，伴（t14；18）（q32；q21），临床呈高度异质性。我国FL的发病率占B细胞NHL的8%～23%，低于欧美地区。中国滤泡性淋巴瘤工作组（cwFL）分析全国多中心资料，FL诊断中位年龄约53岁，女性发病率略高于男性，5年的无进展生存率及总生存率分别为61%和89%❸。

【院前管理】

一、主要诊疗

（1）线上就诊患者 淋巴结肿大或者消瘦、盗汗、皮肤改变的患者，医生根据各种检查、检验结果，需住院的患者在线上开具预住院证，通知患者或家属住院时间和相关注意事项。

---

❶ 中国抗癌协会血液肿瘤专业委员会，中华医学会血液学分会淋巴细胞疾病学组，中国滤泡淋巴瘤工作组，等. 中国滤泡性淋巴瘤诊断与治疗指南（2023年版）[J]. 中华血液学杂志，2023，44（7）：529-534.

❷ 中国医疗保健国际交流促进会肿瘤内科学分会，中国抗癌协会淋巴瘤专业委员会，中国医师协会肿瘤医师分会. 中国淋巴瘤治疗指南（2023年版）[J]. 中国肿瘤临床与康复，2023，30（1）：2-39.

❸ Zha J，Fan L，Yi S，et al. Clinical features and outcomes of 1845 patients with follicular lymphoma: a real-world multicenter experience in China[J]. Hematol Oncol，2021，14（1）：131.

（2）线下门诊/急诊患者　医生根据患者的主诉和临床表现评估病情，询问现病史、既往史、用药史，完成基本检验和检查，如抽血查血常规、乳酸脱氢酶（LDH）、肝肾功能，HBV检测（表面抗原、核心抗体、e抗原和HBV DNA），尿酸，血清蛋白电泳和免疫球蛋白定量，HCV检测，完善颈部、胸部、腹部、盆腔增强CT或PET-CT，心电图，淋巴结活检，骨髓穿刺等，结合患者病史及检验、检查报告，明确诊断，开具预住院证。

二、个案管理

（1）收集患者个案信息　见第五章第一节。

（2）评估病情危重程度进行预检分诊　①初治/病情危重患者：若患者有严重消化道出血、腹痛、头痛、头晕、呕吐、抽搐等，应积极与住院部沟通优先办理住院，协助患者或家属办理相关手续，交代相关注意事项。②急诊科收治的患者、病情稳定的复诊且候床患者、复诊无须住院的患者，见第六章第一节。

【院中管理】

一、病史采集

（1）现病史　评估患者有无肝、脾、淋巴结肿大，有无消瘦、乏力、发热、盗汗，皮肤有无瘙痒、斑块、丘疹、肿块等，有无腹痛腹泻、便血、贫血，有无骨痛、骨质破坏等，了解既往治疗情况，有无合并其他疾病，如肝脾病变、肺病变、胃及肠道病变、高血压、糖尿病、冠心病等。

（2）既往史　评估患者既往有无基础疾病、外伤、肿瘤、精神病史及传染病，有无肝、脑、肾、心等重要脏器疾病，有无过敏史。

（3）个人史　询问患者有无吸烟史、饮酒史，有无毒物、放射性物质接触史，有无特殊用药史等。

（4）家族史　了解患者有无家族遗传病史、肿瘤病史、家族性血液病史。

二、体格检查

（1）基础体格检查　见第五章第一节。

（2）专科体格检查　主要检查全身有无淋巴结肿大，腹部有无包块，肝脾有无肿大等。皮肤有无丘疹、斑块、结节，嘴唇有无发白等贫血貌，眼底、球结膜、巩膜有无黄染，有无消瘦、盗汗，腹部有无膨胀。韦氏环有无病变（通常指咽淋巴环，是咽部黏膜固有层中无数淋巴滤泡汇集成的腺样淋巴组织并连结成环，常呈环状排列，包括舌扁桃体、咽鼓管扁桃体、咽扁桃体、腭扁桃体等）。

三、实验室及其他检查

（1）实验室检查　包括：全血细胞计数、乳酸脱氢酶（LDH）水平、肝肾功能、HBV检测（表面抗原、核心抗体、e抗原和HBV DNA）、HCV检测、β_2-微球蛋白（β_2-MG）、尿酸、血清蛋白电泳、免疫球蛋白定量等。

（2）组织形态　FL的组织学特征是淋巴组织正常结构被破坏，代之以紧密排列、大小和形状相对单一的肿瘤性滤泡，常累及整个淋巴结并浸润至被膜外，伴或不伴局部弥漫性生长。根据滤泡和弥漫成分所占比例不同可以将FL分为：①滤泡为主型（滤泡比例＞75%）；②滤泡-弥漫型（滤泡比例25%～75%）；③局灶滤泡型（滤泡比例＜25%）。根据2022年国际临床咨询委员会公布的成熟淋巴细胞肿瘤分类，FL分级根据滤泡区中心母细胞数量分为1级、2级、3A级及3B级。1级：中心母细胞0～5个/HPF。2级：中心母细胞6～15个/HPF。3级：中心母细胞＞15个/HPF，其中，仍有一定数量中心细胞者为3A级，中心细胞罕见者为3B级。1～2级合称为低级别FL。

（3）免疫表型　滤泡性淋巴瘤属B细胞表型，典型的免疫表型为：$CD20^+$、$CD10^+$、$BcL-6^+$、$BcL-2^+$、$CD23^{-/+}$、$CD3^-$、$CD5^-$、cyclin $D1^-$；CD21、CD23等染色能显示滤泡树突状细胞网络的存在；此外需注意 *Ki-67* 或 *MYC* 升高的预后相关性。部分病例（特别是3B级）可以出现$CD10^-$或$BcL-2^-$。

（4）分子特点　FL的分子遗传学检测主要是 *Bc-L2* 重排，细胞遗传学或荧光原位杂交（FISH）检测 *Bc-L2* 基因相关断裂或融合、*1p36* 及 *IRF4* 重排可以协助诊断和鉴别诊断。有条件的单位可考虑行二代测序，为FL的精准化诊疗提供依据。2022年第5版《WHO造血及淋巴肿瘤分类》FL被分为三个分子亚型，分别是1型（具有 *Bc-L2* 和 *MYD88* 突变）、2型（具有 *Bc-L2* 突变，无 *MYD88* 突变）及3型（无 *Bc-L2* 和 *MYD88* 突变）。

（5）骨髓、淋巴结及结外病灶检查　双侧或单侧骨髓活检+细胞形态学检查，其中骨髓活检样本长度应该在1.5cm以上；优先推荐淋巴结/结外病灶的切除/切取活检；对于深部或腔道器官病变，空芯针穿刺或经内镜活检也是可行方式，但要确保有足量标本组织。细针穿刺活检不作为常规推荐。

（6）影像学检查及其他　颈部、胸部、腹部、盆腔增强CT，超声心动图，浅表淋巴结和腹部、盆腔超声，PET/CT等。

四、诊断

FL的诊断主要基于包括形态学和免疫组化检查在内的组织病理学检查，必要时参考流式细胞术以及细胞遗传学检查结果，所以在治疗前应进行完整的淋巴结切除活检，如果无法进行切除活检，应进行粗针穿刺活检以明确病理诊断。

五、特殊亚型

约 85% 的滤泡性淋巴瘤可见遗传学改变，t（14；18）（q32；q21）最常见，形成 *BcL-2 IGH* 融合基因致抗凋亡蛋白 BcL-2 表达增高和细胞凋亡受抑，但该染色体异常包括 del（17q）以及较少见的 t（8；14）等。2022 版第 5 版《WHO 造血及淋巴肿瘤分类》还列举了三种特殊 FL 亚型。

（1）原位滤泡 B 细胞肿瘤（in situ follicular B-cell neoplasm，ISFN）通常淋巴结或淋巴组织结构形态无明显异常，但滤泡生发中心内部分 B 细胞发生 t（14；18）（q32；q21）易位，导致 BcL-2 过表达。ISFN 需与 FL 累及部分淋巴结相鉴别。少数 ISFN 有进展为普通 FL 或其他类型淋巴瘤的风险，需要随访。

（2）儿童型 FL（paediatric-type follicular lymphoma，PTFL）多见于儿童、青少年，多表现为头颈区、偶为腹股沟区等部位孤立性淋巴结肿大，形态学多表现为高级别 FL，但遗传学特征与 cFL 不同，多无 *BcL-2*、*BcL-6* 和 *IRF4* 重排。局部治疗（如手术切除）即可治愈，预后良好。

（3）十二指肠型 FL（duodenal-type follicular lymphoma，DTFL）以侵犯肠道为特征，多局限于小肠，尤多见于十二指肠降部，其形态、免疫表型与低级别 FL 一致，也有 *BcL-2* 重排，但遗传特征和 cFL 不尽相同。通常仅累及黏膜层，少有肠外淋巴结受累。临床表现为惰性，预后较好。

六、治疗方案及流程

FL 总体治疗原则是根据分期进行分层治疗，治疗流程见图 7-5-1。

七、护理工作

（1）制订临床护理路径　结合疾病和患者自身的特殊性，可参考本章第三节相关内容，为患者制订个性化的临床护理路径。

（2）淋巴结肿块切除或穿刺术后护理要点　①疼痛护理：患者术后返回病房即刻进行疼痛评估，疼痛评分≥4 分时及时通知医生，遵医嘱予以对症处理。使用镇痛药时需告知患者药物作用与不良反应，观察患者用药反应，并复评疼痛。②皮肤护理：患者术后返回病房，观察患者敷料有无渗血渗液，局部皮肤有无瘀斑、红肿、血肿等异常情况，应及时更换渗湿敷料，记录出血情况。血小板低或凝血功能异常的患者，伤口压迫 20~30min。③饮食与活动护理：嘱患者清淡饮食，避免辛辣等刺激性食物，以免影响伤口愈合。手术部位避免剧烈活动，避免打湿敷料。

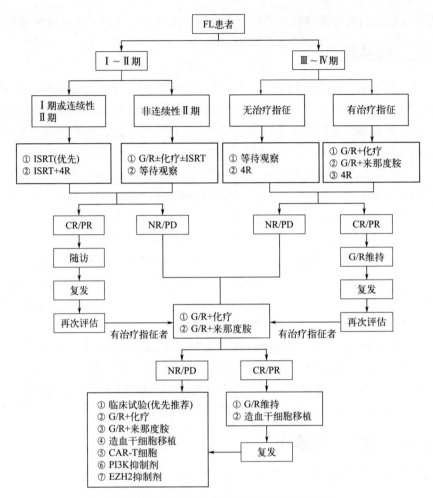

图 7-5-1 滤泡性淋巴瘤（FL）患者治疗流程

ISRT—受累部位放疗；G—奥妥珠单抗；R—利妥昔单抗；CR—完全缓解；PR—部分缓解；NR—未缓解；PD—疾病进展；CAR-T 细胞—嵌合抗原受体 T 细胞；PI3K—磷脂酰肌醇 3-激酶；EZH2—果蝇 Zeste 基因增强子人类同源物 2；4R—4 次利妥昔单抗

（3）常用化疗药物不良反应的护理　根据不同药物常见的不良反应，给予对症处理。详见表 7-5-1，其他药物详见附表 1。①过敏反应的护理：使用利妥昔单抗/奥妥珠单抗常见的不良反应就是过敏，尤其是第一次使用的患者，需要用心电监测，观察生命体征变化。使用输液泵严格控制输液速度，一旦出现过敏反应，立即停止输注，在抗过敏治疗后，患者无不适的情况下再重新缓慢输注。②预防出血性膀胱炎：使用环磷酰胺期间，注意患者水化、碱化。病情允许的情况下，嘱患者每日进水量在 2000～2500mL，并观察尿量和颜色，进水的时间尽量在 20:00 点之前，少量多次饮用，避免因大量进水增加患者心理压力或引起身体不适。大剂量使用环磷酰胺时，需按时、按量予美司钠解救，必要时遵医嘱记录 24h 出入水量。③周围神经病变的护理：长春新碱和来那度胺都可能引起周围神经炎，如指（趾）尖麻木、四肢疼痛、头痛、肌肉震颤等，用药前需告知患者若出现以上症状，应及时告知医护人员，给予对症处理。④保护心脏：多柔比星对心脏毒性较大，用药前需检测心脏功能，用药期间应严密观察肝肾功能、血常规，告知患者或家属若有异常，及时告知医护人员。⑤消化道不良反应：患者出现食欲下降、恶心、呕吐、腹泻等症状时，要加强饮食宣教，如少食多餐，进食清淡、易消化的食物，对于食欲下降的患者，可根据饮食习惯适当增添口味，增加食欲。还需要提醒患者饭后多漱口，保持口腔卫生。

表 7-5-1　滤泡性淋巴瘤常用化疗药物的主要不良反应

药名	主要不良反应
利妥昔单抗/奥妥珠单抗	输液相关反应、发热、寒战、感染
苯达莫司汀	骨髓抑制、脱发
环磷酰胺	出血性膀胱炎
多柔比星	过敏反应、心脏毒性
长春碱类	消化道反应、周围神经炎
来那度胺	低钾血症、甲状腺功能减退症、失眠、周围神经病变

八、个案管理

见第五章第一节。

九、出院指导

（1）服药指导　根据医嘱按时按量服用，不可擅自减量或停药，如泼尼松 100mg，d1～5。来那度胺 20mg，d1～21。若出现较严重的药物不良反应，应及时复诊或线上联系主治医生。

（2）复诊指导　严格按治疗周期来复诊，提前线上预约住院时间，每周检测血常规。部分患者需按照医生要求，按时复查肝肾功能、超声、CT 或者 PET/CT 等。如出现淋巴结肿大、发热、疲乏无力等及时复诊。

（3）骨髓抑制期护理　出院后，若患者复查血常规发现白细胞低下时，要采取保护性隔离，戴好口罩，避免去人员聚集地，勤洗手，家属也需注意个人卫生，特别是接触患者前需洗手。房间勤通风，有条件者住单间。每日勤漱口、加强坐浴，注意口腔、肛门及会阴部清洁。血小板低下时患者勿剔牙、抠鼻、避免搔抓皮肤，不吃粗硬、刺激性食物，刷牙使用软毛牙刷。不要用力解大便，注意观察大小便颜色，以及有无皮肤紫癜、瘀斑等。若牙龈、鼻腔有少量出血，应暂停刷牙，可局部冰敷，冰水漱口，压迫止血。如出现头痛、视物模糊、呕吐，不要剧烈运动，及时到医院就诊。

（4）生活指导　①饮食指导：饮食要营养均衡，无须特殊忌口，多食高蛋白质、高维生素、高热量、易消化的食物，如：牛奶、瘦肉、蛋，以及各种新鲜蔬菜水果，注意饮食卫生，生吃水果蔬菜要清洗干净，尽量避免食用隔夜食物。②活动指导：可选择散步、打太极拳等方式，避免剧烈运动，可进行力所能及的家务劳动，保持日常生活的规律性，保证充足的睡眠。③心理指导：多与人交流，放松心情。良好的情绪、坚定的信心，有利于疾病康复。

（5）居家导管维护　详见第六章第二节。

【院后管理】

滤泡性淋巴瘤的生存期较长，但是在初次治疗后的 3～5 年内疾病进展不可避免，因此需要维持治疗。完成所有治疗后处于缓解期（CR 或 PR）的患者，前 2 年每 3 个月复查一次，2 年后可每 6 个月复查一次，5 年后可一年复查一次，或者根据病情变化随时就诊。随访内容包括体格检查、血常规、血液生化和其他血液学检查、影像学检查及必要的其他检查。滤泡性淋巴瘤患者出院后随访计划详见表 7-5-2。

表 7-5-2　滤泡性淋巴瘤患者出院后随访计划

姓名：_____　性别：____　年龄：____　住院号：____　出院日期：____年__月__日
随访日期：____年__月__日　随访第_____次　随访人：_____

项目	时间					
	3 个月	6 个月	9 个月	12 个月	18 个月	24 个月
主要诊疗	□血常规、肝肾功能 □β_2- 微球蛋白 □LDH □HBV DNA（必要时） □腹部（肝脾、腹膜后）B 超 □胸部 CT、心电图 □PET-CT（必要时） □其他					
主要护理	□评估患者该疗程后居家一般情况如饮食、睡眠、活动等情况，有无发热、出血等 □评估服药依从性及不良反应，有无脏器功能损伤 □评估复诊依从性，提醒特殊检查的注意事项 □评估患者对居家相关危险因素的掌握程度 □提醒再次住院治疗/复诊时间及注意事项 □随访数据收集					

续表

项目	时间					
	3 个月	6 个月	9 个月	12 个月	18 个月	24 个月
个案管理	□解答患者问题咨询 □线上推送患者居家/住院管理的文章和视频,强调居家生活指导,加强感染、出血等风险识别 □复查、住院等注意事项 □收集患者饮食、运动、服药依从性等信息 □信息反馈					
患者配合	□出院后第一周复查 1~2 次血常规,评估之后无特殊每周一次血常规,血生化、凝血功能和影像学检查视情况而定,第一年每 3 个月面诊一次,一年后每 6 个月面诊一次 □注意自查全身淋巴瘤有无新发,如有异常及时报告 □加强自我症状管理,注意口腔、肛门等特殊部位的卫生,如有发热,则需积极监测体温,积极识别头晕、乏力、出血等风险,注意有无皮肤出血点、有无鼻衄、便血、牙龈出血等,如有及时报告 □注意观察药物不良反应如心脏毒性、血尿、腰部疼痛、腹泻、腹胀等,若有异常应及时报告 □养成良好生活方式如健康营养饮食、科学运动、积极乐观、保持心情愉悦等					
疑问解答						

参考文献

[1] 雷博雅. 滤泡淋巴瘤的分子靶向及免疫治疗新进展 [J]. 中国肿瘤临床, 2020, 47 (23): 1221-1224.
[2] 中国抗癌协会淋巴瘤专业委员会, 中华医学会血液学分会. 中国滤泡性淋巴瘤诊断与治疗指南 (2020 年版) [J]. 中华血液学杂志, 2020, 41 (7): 537-544.
[3] 薛田, 盛东, 颜婉惠, 等. 滤泡性淋巴瘤预后因素的研究 [J]. 中国癌症杂志, 2020, 30 (5): 388-393.
[4] 马新娟. 血液系统疾病护理规范 [M]. 北京: 中国协和医科大学出版社, 2022.

第六节　边缘区淋巴瘤

边缘区淋巴瘤 (marginal zone lymphoma, MZL) 是起源于边缘区记忆淋巴细胞的惰性肿瘤,属于小 B 细胞淋巴瘤,可以发生于脾、淋巴结和黏膜淋巴组织。其病因与某些炎症抗原的慢性免疫刺激有关,比如甲状腺黏膜相关淋巴组织淋巴瘤与桥本甲状腺炎有关,胃黏膜相关淋巴组织淋巴瘤与幽门螺杆菌阳性有关,腮腺黏膜相关淋巴组织淋巴瘤与干燥综合征有关,丙型肝炎病毒感染与淋巴结边缘区淋巴瘤和脾边缘区淋巴瘤有关❶。

---

❶ 中国医疗保健国际交流促进会肿瘤内科学分会, 中国抗癌协会淋巴瘤专业委员会, 中国医师协会肿瘤医师分会. 中国淋巴瘤治疗指南 (2023 年版) [J]. 中国肿瘤临床与康复, 2023, 30 (1): 2-39.

MZL 包括 4 种类型，即脾边缘区淋巴瘤（spleen marginal zone lymphoma，SMZL）、淋巴结边缘区淋巴瘤（node marginal zone lymphoma，NMZL）、黏膜相关组织结外边缘区（mucosa-associated lymphoid tissue，MALT）淋巴瘤和儿童（淋巴结）边缘区淋巴瘤 [paediatric (nodal) marginal zone lymphoma，pNMZL]。SMZL 占淋巴瘤的 2%，常累及脾、脾门淋巴结，也常累及骨髓、外周血和肝脏。主要表现为脾大，可伴有自身免疫性血小板减少、贫血，外周血中可见毛细胞。NMZL 占所有淋巴瘤的 1.5%～1.8%，主要累及淋巴结，偶可累及骨髓和外周血。大部分患者表现为无痛性多发淋巴结肿大。MALT 淋巴瘤分为胃原发 MALT 淋巴瘤和非胃原发 MALT 淋巴瘤。胃原发 MALT 淋巴瘤症状包括消化不良、反酸、腹痛和体重减轻等，B 症状不常见，胃出血比例为 20%～30%，穿孔比例为 5%～10%。Ⅰ期和Ⅱ期患者占 80%～90%，90% 的患者呈 Hp 阳性。胃镜下可表现为胃黏膜红斑、糜烂和溃疡等。非胃原发 MALT 淋巴瘤呈现惰性进程，预后与胃原发 MALT 淋巴瘤近似。常见的非胃原发 MALT 淋巴瘤发病部位包括唾液腺、肺、头颈部、眼附属器、皮肤、甲状腺和乳腺等。pNMZL 常见于儿童和青少年，主要发生在头颈部等结外部位，预后良好❶。

【院前管理】

一、主要诊疗

（1）线上就诊患者　详见第五章第一节。

（2）线下门诊/急诊患者　根据患者的主诉和临床表现评估病情，采集现病史、既往史、用药史，完成基本检验和检查，如抽血查血常规、凝血功能、肝肾功能、生化全套、乙肝六项（对乙肝阳性者需查高敏乙肝-DNA 定量）、丙肝抗体、免疫球蛋白定量、血尿免疫固定电泳、抗核抗体检测、Hp 检测、基因检测等；完成必要的检查如骨髓活检、CT、心电图、胸部 X 线、超声检查，MRI（甲状腺、唾液腺、眶周及其他软组织病变时），部分患者可以进行全身 PET/CT 的检查及多部位组织活检，结合患者病史及检验检查报告，明确诊断，开具预住院证。

二、个案管理

（1）收集患者个案信息　详见第五章第一节。

（2）评估病情危重程度进行预检分诊　①初治/病情危重患者：门诊患者有

---

❶ 中华人民共和国国家卫生健康委员会. 淋巴瘤诊疗指南（2022 年版）[J]. 中国肿瘤临床与康复，2023，30（3）：135-158.

病情加重，持续反复高热，淋巴结增大，导致呼吸困难、胸痛，出现消化道出血、胃穿孔等症状时，应立即联系住院部优先办理住院手续。②急诊科收治的患者、病情稳定的复诊且候床患者、复诊无须住院的患者：参见第六章第一节。

【院中管理】

一、病史采集

（1）现病史　评估患者有无肝、脾、淋巴结肿大，有无胃肠道、小肠、肺、眼附属器、皮肤、涎腺、甲状腺、乳腺等黏膜组织不适，有无发热、咳嗽、声音嘶哑、发音困难、喉部异物、头痛、头晕、听力减退、胸闷、胸痛、呼吸困难、进食哽咽和食欲减退等不适，有无大小便异常。详细了解门诊/急诊及其他医院的就诊资料，是否已完善相关检验、检查。了解既往治疗情况，有无合并其他疾病，如脾功能亢进、乙肝、甲肝、高血压、糖尿病、高血脂、冠心病、器官功能衰竭及弥散性血管内凝血等。

（2）既往史　采集患者有无自身免疫性疾病史，有无慢性胃炎和幽门螺杆菌感染、HCV感染，空肠弯曲菌、鹦鹉热衣原体、伯氏疏螺旋体、桥本甲状腺炎等感染相关病史。有无相关用药史及不良反应。

（3）个人史　询问患者有无吸烟史、饮酒史、药物过敏史等。

（4）家族史　有无血液肿瘤家族史。

二、体格检查

（1）基础体格检查　详见第五章第一节。

（2）专科体格检查　①视诊：评估患者全身皮肤黏膜有无皮下出血点、瘀斑、结节、破溃、皮炎等。②触诊：评估患者全身有无淋巴结肿大，有无腹部疼痛，有无肝脾肿大等。③叩诊：检查患者是否有肺部病变、肝脾的边界，是否有腹腔积液、胸膜腔中液体多少或是否有气体，以及局部反射情况和有无疼痛反应。④听诊：判断患者肺部有无异常呼吸音，有无心脏杂音、心律失常等。

三、实验室及其他检查

（1）实验室检查　患者在治疗前应行血常规、生化常规包括［肝肾功能、乳酸脱氢酶、碱性磷酸酶、$β_2$-微球蛋白、电解质等］、感染筛查［乙型肝炎病毒（HBV）、丙型肝炎病毒（HCV）、人类免疫缺陷病毒（human immunodeficiency virus，HIV）和梅毒螺旋体，异常者需行病毒载量或确证实验］、红细胞沉降率、免疫球蛋白、爱泼斯坦-巴尔病毒（Epstein-Barr virus，EBV）、巨细胞病毒和骨髓检查等。若存在中枢神经系统（central nervous system，CNS）受累风险的患者需行腰椎穿刺，进行脑脊液常规、脑脊液生化和脑脊液细胞学检查，必要时可进行脑脊液细胞因子（IL-6、IL-10）检查。对于胃 MZL，应行幽门螺杆菌（helicobacter pylori，Hp）检查。

（2）形态学和病理学　MZL 主要由边缘区细胞、单核细胞样细胞、小淋巴细胞、浆细胞及转化的母细胞组成。边缘区细胞小到中等大小，染色质较疏松，胞质相对丰富淡染，与中心细胞相似。淡染的胞质增多时，可表现为单核细胞样外观。骨髓组织切片中侵犯方式主要包括 4 种：窦内型、间质型、灶性非小梁旁、灶性小梁旁，弥漫性侵犯罕见。窦内型侵犯是一种比较特殊的骨髓侵犯方式，也是一种十分常见的侵犯方式，是 SMZL 侵犯骨髓的一个重要病理学特征。免疫组织化学 CD20 染色对于 SMZL 侵犯骨髓的诊断十分重要，通常为强阳性，较其他 B 细胞标记更能突出窦内侵犯。MALT 淋巴瘤形态特征为淋巴上皮病变（边缘区细胞浸润上皮）、滤泡植入（边缘区或单核细胞样细胞侵入反应性滤泡）、细胞成分多样性［边缘区 B 细胞和（或）单核细胞样 B 细胞、小淋巴细胞、浆细胞和散在的转化母细胞］。在形态上，NMZL 通常没有淋巴结外疾病及脾疾病。偶尔累及骨髓和外周血。肿瘤细胞由边缘区 B 细胞、单核细胞样 B 细胞、浆细胞和散在转化的母细胞组成。以单核细胞样 B 细胞为主的病例不常见。出现残存的滤泡树突状细胞网提示滤泡植入，这支持 NMZL 的诊断。

（3）免疫表型特征　SMZL 的外周血与骨髓的免疫表型改变缺乏特征性。流式细胞学检测通常为 $sIgM^+$、$sIgD^+$、$CD20^+$、$CD22^+$、$CD24^+$、$CD27^+$、$FMC7^+$、$CD10^-$、CD5、CD23、CD11C、CD25、CD103 等不典型抗原标记的表达。

（4）分子遗传学特征　约 40% 的 SMZL 出现 *7q21 ~ 32* 等位基因缺失（*del7q*），其他常见染色体异常包括 +3、+18、+12 等，SMZL 侵犯骨髓时，瘤细胞可出现浆细胞分化特征伴有血清单克隆免疫球蛋白 IgM 升高；多种染色体异常与 MALT 的发生相关，如 t（11；18）(q21；q21)、t（14；18）(q32；q21)、t（1；14）(p22；q32)、t（3；14）(p13；q32) 染色体易位，及 +3、+18 等染色体异常。NMZL 可见 +3、+7、+18、+12 等染色体异常，不存在 MALT 淋巴瘤常见的易位改变。

（5）骨髓检查　患者需接受骨髓活检和穿刺以明确分期。

（6）影像学检查　胸、腹、盆腔 CT、MRI（甲状腺、唾液腺、眶周、颅脑及其他软组织病变时），腹部超声，心电图（必要时可行心脏彩超），PET/CT、食管 - 胃 - 十二指肠镜检查等。

四、病理诊断

MAZL 的病理诊断更多的是一种排除法，形态学特征包括淋巴结和脾脏的生发中心缩小、边缘区增宽。典型的免疫表型为 $CD5^-$、$CD10^-$、$CD20^+$、$CD23^{-/+}$、$CD43^{-/+}$ 以及 cyclin $D1^-$。t（11；18）、t（1；14）、t（14；18）和 t（3；14）是 MALT 淋巴瘤中比较常见的染色体改变。伴有 t（11；18）的胃 MALT 淋巴瘤通常表现为局部晚期病灶，对抗 Hp 治疗效果差。

五、疾病分期

根据《中国淋巴瘤治疗指南 2023》非胃或结内 MZL 可使用 Lugano 分期系统，但胃肠 MZL 常使用胃肠 Lugano 分期、Ann Arbor 分期系统的 Lugano 改良版分期或胃肠淋巴瘤的 TNM 分期，见表 7-6-1。

表 7-6-1　胃肠 MZL 分期

分期	胃肠 Lugano 分期	Ann Arbor 分期系统的 Lugano 改良版分期	TNM 分期	肿瘤浸润
Ⅰ期	局限于胃肠道（非连续性单个或多个病灶） Ⅰ₁：黏膜、黏膜下 Ⅰ₂：固有肌层、浆膜	I_E I_E I_E	T1N0M0 T2N0M0 T3N0M0	黏膜，黏膜下 固有肌层 浆膜
Ⅱ期	扩展到腹部 Ⅱ₁：区域淋巴结累及 Ⅱ₂：远处淋巴结累及	II_E II_E	T1～3N1M0 T1～3N2M0	胃周淋巴结 远处区域淋巴结
Ⅱ_E 期	穿透浆膜累及邻近器官和组织	II_E	T4N0M0	侵犯邻近结构
Ⅳ期	广泛结外累及或合并膈上淋巴结累及	Ⅳ	任何 T/N+M1	侵犯邻近结构 淋巴结侵犯横膈两侧或远处转移（骨髓或其他结外部位）

六、治疗方案

MZL 的治疗需要按原发部位分层治疗，详见表 7-6-2。

七、护理工作

（一）制订临床护理路径

结合疾病和患者自身的特殊性，可参考本章第三节相关内容，为患者制订个性化的临床护理路径，本节以适用对象为原发胃 MALT 淋巴瘤Ⅱ_E、Ⅱ₂和Ⅳ期需行化疗的患者制订临床护理路径，详见表 7-6-3。

表 7-6-2　MZL 的治疗方案

原发部位	分层	分期	主要治疗手段
MALT 淋巴瘤	原发胃 MALT 淋巴瘤	Ⅰ～Ⅱ₁期	抗 HP 治疗 ISRT
		Ⅱ_E、Ⅱ₂和Ⅳ期	观察等待 利妥昔单抗联合化疗（BR 方案、R-CHOP 方案、R-CVP 方案、R2 方案） 手术 姑息性 ISRT 利妥昔单抗单药、苯丁酸氮芥±利妥昔单抗、环磷酰胺±利妥昔单抗
	非胃原发 MALT 淋巴瘤	Ⅰ期或局限Ⅱ期	ISRT 或利妥昔单抗
		Ⅳ期	ISRT 或按晚期淋巴结 MZL 治疗
		特定部位（如肺、甲状腺、结肠、小肠、乳腺等）	手术 术后可行 ISRT 或观察等待
淋巴结 MZL		Ⅰ～Ⅱ期	ISRT ISRT+利妥昔单抗±化疗或来那度胺 观察等待
		Ⅲ～Ⅳ	观察等待 利妥昔单抗联合其他药物（BR 方案、R-CHOP 方案、R-CVP 方案、R2 方案） 临床试验或行姑息性 ISRT
SMZL	无脾大者		观察随诊
	脾大伴 HCV 阳性者		抗 HCV 治疗
	脾大伴 HCV 阴性者		观察随诊 利妥昔单抗单药治疗 脾切除

注：Hp（helicobacter pylori）：幽门螺杆菌。ISRT（invoved site radiotherapy）：受累部位放疗。

（二）病情观察与护理

（1）严密监测患者的生命体征，及时查看患者血常规、电解质、尿便等检验结果。

（2）行 ISRT 后的患者，查看是否有局部不适，给予对症处理，详见第十四章放疗相关内容。

（3）Hp 监测阳性患者，重点宣教口服药物需按剂量、按疗程服用，不可随意停药。观察患者有无药物不良反应，如食欲下降、恶心呕吐、便秘等消化道症状，及时对症处理。

表 7-6-3　原发胃 MALT 淋巴瘤Ⅱ_E、Ⅱ_2 和Ⅳ期需行化疗的患者临床护理路径

时间 项目	住院第 1 天	住院第 2 天至化疗结束	出院日
健康教育	详见本章第三节初治 cHL 患者临床护理路径		
护理处置	详见本章第三节初治 cHL 患者临床护理路径		
专科护理	□执行血液病护理常规 □根据患者具体疾病类型，针对具体症状，对症护理（如头痛、胃痛、皮肤瘙痒等） □心理护理	□观察患者病情变化，执行血液病护理常规及用药反应，执行血液病护理常规 □静脉导管护理 □协助患者完成各项专科检查（如胃镜、CT、MRI、B 超等） □心理护理 □化疗护理 □输血护理（需要时）	□预防感染、出血指导 □心理护理
病情变化记录	□无 □有原因：1.　　2.	□无 □有原因：1.　　2.	□无 □有原因：1.　　2.
签名时间			

（4）喉部 MALT 淋巴瘤患者，如有声音嘶哑、发音困难，可给予纸笔或手机等工具沟通，或家属代替患者表达主诉。咽喉部有异物感的患者，询问是否有症状加重的趋势，是否影响患者正常呼吸，及时告知医生并记录。

（5）涉及硬脑膜的边缘区原发性 B 细胞淋巴瘤患者，观察并记录患者头晕、头痛的症状有无加重，遵医嘱给予相应镇痛等处理。有听力减退的患者，可协助家属用纸笔或手机等工具与患者沟通，了解并记录患者主诉。胸腺结外边缘区黏膜相关淋巴组织淋巴瘤患者若有胸闷、胸痛及呼吸困难，应立即告知医生，根据医嘱及时缓解患者不适，如吸氧、用镇痛药、摆放体位等，必要时备好抢救车；若患者咳嗽严重，遵医嘱给予止咳、吸氧等处理，咯血的患者要做好心理安慰，并观察记录出血量；进食哽噎患者，遵医嘱给予肠内营养等；重症肌无力患者，睡气垫床，协助家属按时翻身，预防压力性损伤，协助康复师进行康复活动，密切观察患者全身皮肤情况。

（6）眼附属器黏膜相关淋巴组织结外边缘区淋巴瘤患者，要观察治疗（包括放疗、化疗、单抗药物、手术等）前后视力情况，对于担心治疗后会出现白内障、眼干燥症的患者，及时做好心理安慰及治疗相关知识，减轻患者焦虑情绪。

（7）原发性皮肤边缘区 B 细胞淋巴瘤患者，观察全身皮肤有无红色结节，是否呈进行性增大，表面有无破溃、渗出、红肿、瘙痒、疼痛等。告知患者勿抓挠，洗澡时勿用力揉搓，必要时遵医嘱给予止痒镇痛等药物。

（8）消化道出血的患者，遵医嘱正确使用止血药物，记录患者大小便颜色、出血量等。

（9）既往有自身免疫性疾病史，如干燥综合征、类风湿关节炎、系统性红斑狼疮等，需要遵医嘱对症处理相关症状，了解患者用药情况。

（10）术后患者，因手术部位不同，麻醉方式不同，依具体情况遵医嘱予心电监测、吸氧、平卧、固定引流管等，密切观察患者生命体征，做好记录。并向患者和家属做好禁饮禁食、翻身、活动等宣教。

（三）心理护理

（1）评估患者不同时期的心理反应　未确诊时患者主要表现为焦虑；确诊后主要表现为恐惧、悲观、失望、绝望；经治疗病情好转后，恐惧感会逐渐消失，能正视、接受自己的疾病；病情恶化或复发时，恐惧等负性情绪会再次出现。

（2）心理支持与帮助　介绍疾病相关知识，耐心向患者介绍化疗的目的、意义、可能引起的不良反应，并说明这些反应是暂时的，待化疗药物停药后可恢复正常，最大可能地从生活上、思想上使患者减轻心理负担，鼓励患者树立战胜疾病的信心。

八、个案管理

详见第五章第一节。

九、出院指导

（1）用药指导　告知服药的目的、方法及注意事项，嘱患者切勿私自停药或者增减药物剂量，注意观察药物的不良反应（如来那度胺、泼尼松、苯丁酸氮芥等）。

（2）复诊指导　根据患者治疗方案的不同，治疗周期一般为21天或28天，在患者出院时告知患者复诊时间，提前线上预约住院时间。出院后，患者须每周监测血常规1～2次，若出现发热、呼吸困难、鼻腔黏膜出血、大便呈黑色、头晕倦怠、苍白乏力感、体重减轻、嗜睡等，应立即就医。

（3）生活方式指导　①指导患者多补充瘦肉、鸡蛋、牛奶、绿叶蔬菜、水果等高蛋白质、高维生素食物，同时食品选择时考虑清洁卫生，不吃生冷、辛辣食物，可少量多餐，每天饮水1500～2000mL，避免饭后平卧，保证充足的休息和睡眠，适当活动，以提高机体的抵抗力。②注意保暖，避免受凉，保证充足睡眠，讲究个人卫生，避免去人多的地方，注意佩戴口罩预防感染。③家属与患者保持良好的心情，有利于疾病的康复。化疗间歇期，可根据病情做力所能及的简单家务，以增强患者的自信心。④中心静脉管道对出院患者再次予以管道居家的宣教。

【院后管理】

个案管理师、主管医师、责任护士、营养师、康复师制订出院随访管理计划，包括短期、中期、长期随访计划。如服用药物、主要检查项目、营养摄入、不良反应等。随访患者出院后 6～12 个月当疗效正常时，继续定期复查相应检查项目，当疗效不理想时，回顾诊断、治疗策略、剂量和依从性，评估治疗效果和现阶段的病情情况制订相应治疗方案。随访计划详见表 7-6-4。

表 7-6-4　边缘区淋巴瘤患者出院后随访计划

姓名：_____　性别：_____　年龄：_____　住院号：_____　出院日期：_____年___月___日
随访日期：_____年___月___日　随访第_____次　随访人：_____

项目	时间		
	短期随访 （出院后1周至3个月）	中期随访 （出院后3～6个月）	长期随访 （出院后6～12个月）
主要诊疗	□血常规、肝肾功能等 □乳酸脱氢酶、碱性磷酸酶、β$_2$-微球蛋白等 □凝血常规、HP、HBV、HCV（必要时） □根据检验结果给予患者复查指导 □根据血常规情况给予针对性指导，如血小板低或白细胞低如何处理等 □腹部（肝脾、腹膜后）B超 □胸部 CT □PET-CT（必要时） □其他：		
主要护理	□评估患者化疗后居家一般情况如饮食、睡眠、活动等情况，有无发热、出血等 □评估服药依从性及不良反应，有无脏器功能损伤 □评估复诊依从性，提醒特殊检查的注意事项 □评估患者对居家相关危险因素的掌握程度 □提醒再次住院治疗/复诊时间及注意事项 □随访数据收集		
个案管理	□回答患者咨询问题 □线上推送患者居家/住院管理的文章和视频，强调居家生活指导，加强感染、出血等风险识别 □复查、住院等注意事项 □收集患者饮食、运动、服药依从性等信息 □信息反馈		

续表

项目	时间		
	短期随访 （出院后1周至3个月）	中期随访 （出院后3～6个月）	长期随访 （出院后6～12个月）
患者配合	□出院后第一周在当地复查1～2次血常规，评估之后无特殊每周一次血常规，血生化、凝血功能和影像学检查视病情而定 □面诊时间：第一年前3个月每月面诊一次，之后无特殊则每3个月面诊一次；一年后无特殊则每6个月面诊一次 □注意自查全身淋巴瘤有无新发，尤其是颈部、腋下、腹股沟等部位，如有异常及时报告 □加强自我症状管理，注意口腔、肛门等特殊部位的卫生，如有发热，则需积极监测体温，积极识别头晕、乏力、出血等风险，注意有无皮肤出血点、鼻衄、便血、牙龈出血等，如有及时报告 □注意观察药物不良反应如心脏毒性、血尿、腰部疼痛、腹泻、腹胀等，有异常及时报告 □养成良好生活习惯如健康营养饮食、科学运动、积极乐观、保持心情愉悦等		
疑问解答			

参考文献

[1] 朱艳婷，林敏，张谊华，等.原发性皮肤边缘区B细胞淋巴瘤[J].临床皮肤科杂志，2022，51（1）：30-33.

[2] 李鑫，叶进，杨磊，等.眼附属器黏膜相关淋巴组织结外边缘区淋巴瘤的治疗及预后：单中心报道[J].中华血液学杂志，2022，43（3）：209-214.

[3] 肖刚，王圣中，马宇卉，等.胸腺结外边缘区黏膜相关淋巴组织淋巴瘤的MRI特征分析[J].放射学实践，2022，37（12）：1523-1528.

[4] 韩引萍，席华泽，杨海婷，等.涉及硬脑膜的边缘区原发性B细胞淋巴瘤的MRI表现[J].临床放射学杂志，2022，41（5）：820-824.

[5] 闫姣，何翠颖，王连静，等.结外边缘区淋巴瘤患者遗传学改变的研究进展[J].国际输血及血液学杂志，2021，44（4）：356-361.

[6] 谭小妹，曹桢斌.喉部及软腭黏膜相关淋巴组织结外边缘区淋巴瘤1例[J].中国医学影像技术，2023，39（12）：1917-1918.

[7] 胡慧娣，董燕，赵瑞芬，等.肺黏膜相关淋巴组织结外边缘区淋巴瘤19例临床病理分析[J].南京医科大学学报（自然科学版），2023，43（2）：263-290.

[8] 马新娟.血液系统疾病护理规范[M].北京：中国协和医科大学出版社，2022.

第七节　慢性淋巴细胞白血病

慢性淋巴细胞白血病（chronic lymphocytic leukemia，CLL）是一种进展缓慢的成熟B淋巴细胞增殖性肿瘤，以外周血、骨髓、脾和淋巴结等淋巴组织中出现大量克隆性 B 淋巴细胞为特征。CLL 均起源于成熟 B 细胞，病因及发病机制尚未完全明确。本病好发于老年人群，男性患者多见。起病缓慢，诊断时多无自觉症状，超过半数患者在常规体检或因其他疾病就诊时被发现。有症状者早期可表现为乏力、疲倦、消瘦、低热、盗汗等。60%～80% 的患者存在淋巴结肿大，多见于头颈部、锁骨上、腋窝、腹股沟等部位。肿大淋巴结一般为无痛性、质韧、无粘连，随着病程进展可逐渐增大或融合。半数以上患者有轻至中度的脾大，肝大多为轻度，胸骨压痛少见。晚期患者可出现贫血、血小板减少和粒细胞减少，常并发感染。

【院前管理】

一、主要诊疗

（1）线上就诊患者　详见第五章第一节。

（2）线下门诊/急诊患者　医生根据患者的主诉和临床表现评估病情，采集现病史、既往史、用药史，完成基本检验和检查，如血常规、凝血功能、肝肾功能、生化全套、心肌酶学、肌钙蛋白、B 型钠尿肽前体、输血前四项、血型、免疫学、基因检测等；完成必要的检查如骨髓穿刺、骨髓活检、CT、心电图、胸部 X 线、B 超、PET/CT 等。符合患者病史及检验、检查报告，明确诊断，开具预住院证。

二、个案管理

（1）收集患者个案信息　详见第五章第一节。

（2）评估病情危重程度进行预检分诊　①初治/病情危重患者：当患者出现疾病活跃的迹象时需接受治疗，具体包括以下情况：a. 持续症状，如疲乏、有痛性淋巴结肿大、发热、夜间盗汗、体重减轻。b. 外周血淋巴细胞计数在 2 个月内增长 50% 或在 6 个月内翻倍。c. 淋巴结、肝、脾短期内迅速增大。d. 出现自身免疫相关并发症，如自身免疫性溶血性贫血或自身免疫性血小板减少，针对自身免疫的治疗如典型方案糖皮质激素反应不佳。e. 反复感染，伴有低丙种球蛋白血症的患者需定期输注丙种球蛋白。f. 发生侵袭性更高的组织学转化，从而导致贫血加重和（或）血小板减少加重，如发生幼淋巴细胞白血病转化或 Richter 转化。医生积极与住院部沟通，优先办理住院手续，若病房床位紧张，则协助急诊收治，协助患者或家属办理相关手续，交代注意事项。②急诊科收治的患者、病情稳定的复诊且候床患者、复诊无须住院的患者：参见第六章第一节。

【院中管理】

一、病史采集

（1）现病史　记录患者患病经过，了解患者的起病方式、发病时间，有无明确的病因与诱因，主要症状与体征及其特点。

（2）既往史　了解患者既往的相关辅助检查、有无其他疾病、用药和其他治疗情况，了解患者既往手术史，食物、药物过敏史及长期用药史。

（3）个人史　了解患者有无吸烟史、饮酒史、有无药物、化学毒物、放射线接触史等。记录患者年龄、职业、文化程度、饮食、大小便、视力、听力及睡眠等一般情况。

（4）家族史　了解患者家族肿瘤病史及遗传病史。

（5）婚育史　了解患者婚姻状况及生育史。

（6）心理-社会支持状况　了解患者精神状况、心理状态及社会支持情况等。

二、体格检查

（1）基础体格检查　见第五章第一节。

（2）专科体格检查　①淋巴结、腹部检查：全身淋巴结有无肿大，淋巴结的质地、活动度等；触诊肝脾的大小、质地、有无压痛。②皮肤及黏膜：有无瘀点、瘀斑、血肿、疖疮、局部发红或溃烂、水肿等。③五官检查：睑结膜有无苍白；球结膜有无充血或出血；双侧瞳孔是否等大等圆及对光反射情况；鼻腔有无出血、黏膜有无损伤；口腔黏膜有无溃疡、白斑、出血或血疱形成，牙龈有无出血、血肿、红肿、疼痛等；咽后壁有无充血，双侧扁桃体有无肿大及表面有无脓性分泌物。④神经系统检查：神经反射有无异常及脑膜刺激征等。

三、实验室及其他检查

（1）血常规、血生化检测　血常规检测包括白细胞计数及分类、血小板计数、血红蛋白等。血细胞计数：外周血单克隆性 B 淋巴细胞 $\geq 5\times 10^9$/L。白血病细胞形态类似成熟的小淋巴细胞。偶见原始淋巴细胞、少量幼稚或不典型淋巴细胞。中性粒细胞比值降低，随病情进展可出现血小板减少和（或）贫血（血红蛋白降低）。外周血涂片易见涂抹细胞。SLL 时外周血淋巴细胞计数正常，或者轻度升高，外周血单克隆性 B 细胞不超过 5×10^9/L。血细胞减少时需要进行免疫性血细胞减少及 CLL 进展相关骨髓衰竭鉴别。可见抗人球蛋白试验阳性。生化和尿液检查有溶血表现。

（2）骨髓细胞形态学　骨髓细胞学检查有核细胞增生明显或极度活跃，淋巴细胞≥40%，以成熟淋巴细胞为主；红系、粒系及巨核细胞减少；溶血时幼红细胞可代偿性增生。骨髓活检，CLL 细胞浸润呈间质型、结节型、混合型和弥漫型，其中混合型最常见，结节型少见，而弥漫型预后最差。CLL 细胞对淋巴结的浸润多呈弥漫型。

（3）免疫表型　CLL 的典型免疫表型为 κ 或 λ 限制性、$CD5^+$、$CD23^+$、$CD19^+$、$CD20^+$；部分患者免疫表型不典型，尤其套细胞淋巴瘤（mantle cell lymphoma，MCL）通常 $CD5^+$，为更好地鉴别，可以增加 CD43、CD79b、CD22、sIgM、CD81、CD200、CD10 或 ROR1 协助诊断。经典 CLL 表型是 $CD43^+$、CD79b 弱 +、$CD81^-$、$CD200^+$、$CD10^-$ 而 $ROR1^+$。需进行 cyclin D1、SOX11、LEF-1 的免疫组化染色和（或）利用荧光原位杂交（FISH）检测 t（11；14）与 MCL 相鉴别。

（4）细胞遗传学　应用白介素（interleukin，IL）2/CpG 共孵育的 G 显带核型分析仅 40%～50% 的 CLL 患者伴染色体异常。可以检出复杂核型异常。采用 FISH 技术，可将检出率提高至 80%。初诊患者需检测 t（11；14）、t（11q；v）、+12、11q-、13q-、17p- 等染色体异常。染色体异常对于 CLL 的诊断、鉴别诊断、治疗方案的选择和（判断）预后具有重要意义。单纯 13q- 的 CLL 患者最常见，且预后较好。染色体正常和 +12 预后中等，而伴 11q- 或 17p- 的患者预后差，特别是 17p- 患者预后最差。CLL 疾病发展过程中可能出现新的遗传学异常，对疾病进展、复发、耐药的患者需再次进行细胞遗传学评估。

（5）分子学检测　分子生物学：50%～60% 患者存在免疫球蛋白重链可变（immunoglobulin heavy chain variable region，IgHV）基因体细胞突变。伴有 IgHV 基因突变的 CLL 细胞起源于后生发中心的记忆 B 细胞，此类病情进展较慢；不伴有 IgHV 基因突变的 CLL 细胞起源于前生发中心的原始 B 细胞，病情进展快，常对免疫化疗反应不佳，预后差。IgHV 片段使用情况也具有预后意义。IgHV3-21 应用的患者不论 IgHV 基因突变状态如何均提示高危。TP53 突变与 17p- 常伴随发生，但是也有二者单独存在的情况。由于预后同样不良，容易对治疗耐药，因此在新一线治疗开始前需要同时进行 FISH 以及基因学检测。另外，*ATM*、*NOTCH1*、*BIRC3*、*SF3B1* 等基因突变在免疫化疗治疗下也提示预后不良。

（6）影像学检查　CLL 的临床分期依赖淋巴结、肝、脾的触诊。可以通过 B 超、CT 等进行淋巴结和肝、脾的精确测量，在疗效评估中需要以 CT 为基础的靶病灶的精确测量。正电子发射断层成像 - 计算机断层扫描（PET/CT）在可疑 Richter 转化的患者进行，可以为活检病理诊断提供帮助。如拟采用布鲁顿酪氨酸激酶（Bruton's tyrosine kinase，BTK）抑制剂治疗，行超声心动图、心电图检查。

(7) 特殊情况下检测 免疫球蛋白定量；网织红细胞计数和直接抗球蛋白试验；生育和精子库相关问题的讨论等。

四、诊断

诊断 CLL 需同时满足这 3 项指标，即血常规的单克隆 B 淋巴细胞绝对值、细胞形态及典型的流式细胞术免疫表型的相关指标。①血常规：外周血单克隆 B 淋巴细胞绝对值 $> 5\times 10^9$/L，且持续 ≥ 3 个月；单克隆 B 淋巴细胞绝对值 $< 5\times 10^9$/L，存在淋巴细胞浸润骨髓所致的血细胞减少。②细胞形态：外周血涂片特征性地表现为小的、形态成熟的淋巴细胞显著增多，其细胞质少、核致密、核仁不明显、染色质部分聚集，并易见涂抹细胞；外周血淋巴细胞中不典型淋巴细胞及幼稚淋巴细胞 < 55%。③典型的流式细胞术免疫表型：CD19+、CD5+、CD23+、CD200、CD10−、FMC7−、CD43+；表面免疫球蛋白（sIg）、CD20、CD22 及 CD79b 的表达水平低于正常 B 细胞。流式细胞术确认 B 细胞的克隆性，即 B 细胞表面限制性表达 κ 或 λ 轻链（κ：λ > 3：1 或 < 0.3：1）或 > 25% 的 B 细胞 sIg 不表达。

五、治疗方案

有下列情况之一说明疾病处于活动（活跃）状态，建议开始治疗：①疾病相关症状，包括 6 个月内无其他原因出现体重减轻 > 10%、极度疲劳、非感染性发热（超过 38℃）> 2 周、盗汗；②巨脾（肋下缘 > 10cm）或进行性脾大及脾区疼痛；③淋巴结进行性肿大或直径 > 10cm；④进行性外周血淋巴细胞增多，2 个月内增加 > 50%，或倍增时间 < 6 个月；⑤出现自身免疫性血细胞减少，糖皮质激素治疗无效；⑥骨髓进行性衰竭，贫血和（或）血小板减少进行性加重。

(1) 一线治疗选择 根据 TP53 缺失和（或）突变、年龄及身体状态进行分层治疗。患者的体能状态和实际年龄均为重要的参考因素，治疗前评估患者的疾病累积评分表（CIRS）评分和身体适应性极其重要。因 CLL 目前仍为不可治愈的疾病，鼓励所有患者参加临床试验。详见表 7-7-1。

(2) 复发、难治患者的治疗指征 治疗前检查同一线治疗，在选择治疗方案时除考虑患者的年龄、体能状态及遗传学等预后因素外，应同时综合考虑患者既往治疗方案的疗效（包括持续缓解时间）及耐受性等因素。方案详见表 7-7-2。

(3) 维持治疗 ①一线治疗（免疫化疗）后维持：结合微量残留病（MRD）评估和分子遗传学特征进行维持治疗，对于血液中 MRD ≥ 10-2 或 MRD < 10-2 伴 IgHV 无突变状态或 *del(17p)/TP53* 基因突变的患者，可考虑使用来那度胺（推荐小剂量）进行维持治疗。原来使用伊布替尼、泽布替尼、奥布替尼等 BTK 抑

表 7-7-1　CLL 一线治疗选择

分层 1	分层 2	分层 3	优先推荐	其他推荐
无治疗指征			观察等待，每 2～6 个月随访 1 次	
有治疗指征	无 del(17p)/TP53 基因突变	身体状态良好（包括体力活动尚可、肌酐清除率≥70mL/min 及 CIRS 评分≤6 分）的患者	伊布替尼 泽布替尼 氟达拉滨+环磷酰胺+利妥昔单抗（用于 IgHV 有突变且年龄<60 岁的患者） 苯达莫司汀+利妥昔单抗（用于 IgHV 有突变且年龄≥60 岁的患者）	奥布替尼 维奈克拉+利妥昔单抗/奥妥珠单抗 氟达拉滨+利妥昔单抗 氟达拉滨+环磷酰胺
		身体状态欠佳的患者	伊布替尼 泽布替尼 苯丁酸氮芥+利妥昔单抗/奥妥珠单抗	奥布替尼 维奈克拉+利妥昔单抗/奥妥珠单抗 奥妥珠单抗 苯丁酸氮芥 利妥昔单抗
	有 del(17p)/TP53 基因突变		伊布替尼 泽布替尼 奥布替尼	维奈克拉+利妥昔单抗/奥妥珠单抗 大剂量甲泼尼龙+利妥昔单抗/奥妥珠单抗

表 7-7-2　复发、难治患者

分层 1	分层 2	分层 3	优先推荐	其他推荐
无治疗指征			观察等待，每 2～6 个月随访 1 次	
有治疗指征	无 del(17p)/TP53 基因突变	身体状态良好的患者	伊布替尼、泽布替尼、奥布替尼	氟达拉滨+环磷酰胺+利妥昔单抗（年龄<60 岁） 苯达莫司汀+利妥昔单抗 维奈克拉+利妥昔单抗/奥妥珠单抗 大剂量甲泼尼龙+利妥昔单抗/奥妥珠单抗 来那度胺±利妥昔单抗
		身体状态欠佳的患者	伊布替尼、泽布替尼、奥布替尼	苯丁酸氮芥+利妥昔单抗/奥妥珠单抗 维奈克拉+利妥昔单抗/奥妥珠单抗 大剂量甲泼尼龙+利妥昔单抗/奥妥珠单抗 来那度胺±利妥昔单抗
	有 del(17p)/TP53 基因突变		伊布替尼、泽布替尼、奥布替尼、维奈克拉+利妥昔单抗/奥妥珠单抗	大剂量甲泼尼龙+利妥昔单抗 来那度胺±利妥昔单抗

注：复发：患者达到完全缓解（CR）或部分缓解（PR）≥6 个月后疾病进展（PD）。难治：治疗失败（未获 PR）或最后 1 次化疗后<6 个月 PD。

制剂治疗者，持续治疗。②二线治疗后维持：免疫化疗取得 CR 或 PR 后，使用来那度胺（推荐小剂量）进行维持治疗。原来使用伊布替尼、泽布替尼、奥布替尼等 BTK 抑制剂治疗者，持续治疗。③应用 BTK 抑制剂单药治疗原则上需要持续治疗：如果患者因不能耐受、经济或其他原因需要停止治疗，建议在停药前桥接免疫化疗，以防疾病反弹。桥接治疗的疗程依据患者前期 BTK 抑制剂治疗的时间、缓解深度及耐受性等综合确定。

（4）新药治疗与新疗法　欧美国家针对 CLL 的治疗药物开发获得快速发展，在国外上市的药物包括阿卡替尼（acalabrutinib）、艾代拉利司（idelalisib）、杜韦利西布（duvelisib）等。以 BTK 抑制剂为基础的有限期的治疗正在临床探索中。此外，嵌合抗原受体 T 细胞免疫疗法在复发、难治性 CLL 临床试验中显示出一定的疗效。

（5）组织学转化　向弥漫大 B 细胞转化的 CLL 患者，应用 IgHV 基因测序鉴定细胞起源具有一致性的患者，预后差，中位生存期大多不超过 1 年。因此建议参照侵袭性淋巴瘤的治疗方案，进行异基因造血干细胞移植根治，以获得部分缓解以上疗效。与 CLL 不同起源的弥漫大 B 细胞淋巴瘤参照弥漫大 B 细胞淋巴瘤治疗。霍奇金淋巴瘤转化的患者参照霍奇金淋巴瘤治疗。

（6）造血干细胞移植　异基因造血干细胞移植是目前唯一可能治愈 CLL 的手段，5 年无进展生存率（PFS）为 40%，但 30%～50% 的患者会出现并发症，如移植物抗宿主病（GVHD）。对于使用 BTK 抑制剂和（或）维奈克拉治疗后的 CLL 进展患者，如不能进行 CAR-T 治疗，应考虑桥接异基因移植。2022 年国内 CLL 指南中指出异基因造血干细胞移植的地位和使用时机有所变化，适应证为复发/难治患者和 CLL 克隆相关 Richter 转化患者。无移植禁忌的年轻患者，具备如下适应证者可以考虑异基因造血干细胞移植：①二线及以上治疗包括一线 BTK 抑制剂或者 Bcl-2 抑制剂治疗失败患者；② Richter 综合征患者。

六、护理工作

（1）制订临床护理路径　参考本章第三节相关内容。

（2）病情观察　监测患者生命体征的变化，出现异常，及时遵医嘱给予对症处理；观察患者有无疲乏、困倦、软弱无力、皮肤黏膜苍白、头晕、头痛、失眠、记忆力下降、呼吸困难、心悸、气促等症状；观察尿色、巩膜、皮肤黄疸等情况，严重贫血、急性溶血、慢性溶血合并危象的患者应绝对卧床休息，溶血患者应注意保暖，防止受凉。注意室内温度，避免使用冷水洗浴。急性溶血期间避免食用酸性食品和冰冷食物，有利于保护肾脏；观察患者有无易疲劳、肌痛、关节痛、手指肿胀；观察患者是否有雷诺现象，观察指（趾）端、鼻尖、耳、面颊等部位皮肤颜色变化。有无皮肤麻木、疼痛或其他异常感觉，皮肤温度是否有变化；指导患者注意四肢末端保暖，避免接触冷水和冰冷物体，应选择柔软、宽松无弹性的衣服、鞋袜，避免衣物过紧影响四肢血液循环。

（3）用药护理　化疗可能会产生不良反应，如过敏反应、消化道反应、毒性反应、器官损害等，护理人员在用药期间注意不良反应的观察，遵医嘱予对症处理。向患者及家属讲解相关用药的注意事项及不良反应，有任何不适及时告知医务人员。详见表7-7-3，其余可参考附表1。

表7-7-3　CLL常用化疗药物的不良反应

药名	主要不良反应
氟达拉滨	神经毒性（常见周围神经病，少见精神错乱、焦虑不安）、骨髓抑制、肿瘤细胞溶解综合征、自身免疫性溶血性贫血及其他（胃肠道反应、肺炎、视觉障碍等）
环磷酰胺	消化道反应、骨髓抑制、脱发、出血性膀胱炎、心脏毒性、生殖毒性
利妥昔单抗	发热、寒战、荨麻疹、支气管痉挛、舌或喉部肿痛感、呼吸困难、恶心、呕吐、颜面潮红、病变部位疼痛、血压波动、心率波动等
苯达莫司汀	骨髓抑制、恶心、呕吐、感染等
苯丁酸氮芥	骨髓抑制、消化道反应、荨麻疹、抽搐、肌肉痉挛等
伊布替尼	骨髓抑制、腹泻、骨骼肌肉疼痛、皮疹等
糖皮质激素	血压、血糖的异常变化、骨质疏松、电解质紊乱等

（4）静脉导管护理　评估患者病情、静脉血管条件、治疗方案等，正确合理地选择血管通路。在治疗过程中加强对血管通路装置的观察及护理。

（5）并发症防治　①自身免疫性血细胞减少症：推荐激素治疗，可选择静脉注射丙种球蛋白作为一线治疗。难治复发患者可以采用利妥昔单抗、环孢素及脾脏切除等治疗。②感染：感染的防治包括CLL化疗前后病毒、细菌、真菌感染的预防和治疗；乙型肝炎病毒携带者治疗中需要进行抗病毒预防；存在低丙种球蛋白血症患者进行人丙种球蛋白输注替代治疗。积极进行病原体筛查，经验性抗感染治疗，后续根据培养阳性及药敏试验结果选择针对性的抗感染药物。③肿瘤细胞溶解综合征：对于肿瘤细胞溶解综合征发生风险较高的患者，应密切监测相关血液指标（钾、尿酸、钙、磷及乳酸脱氢酶等），同时进行充足的水化碱化，应用别嘌醇或非布司他降低尿酸。尤其采用维奈克拉治疗的患者应进行肿瘤细胞溶解综合征危险分级并给予相应的预防措施。一旦发生，予以充足的水化碱化，应用别嘌醇、非布司他或拉布立酶降低尿酸，纠正电解质紊乱，必要时进行血液透析治疗。

（6）其他专科特殊指导　①胃肠道反应：胃部不适、恶心、呕吐、食欲下降等，指导患者进食清淡、易消化、富含维生素的食物，少量多餐，禁辛辣、坚硬及油炸食品,进食前后漱口;避免在化疗前后1h内进食,进食后30min取半卧位或坐位,以防食物反流引起呕吐;化疗前遵医嘱给予止吐药物,如阿扎司琼、甲氧氯普胺等。②水肿:要注意观察患者有无血尿或腰痛发生,记录24h出入量;化疗输液时遵医嘱给予利尿药,如呋塞米、托拉塞米等。注意利尿药的注射使用时间,患者在输入化疗药时尽量卧床休息,避免药液渗漏。③血尿:环磷酰胺可引起出血性膀胱炎,遵医嘱注射尿路保护剂美司钠,静脉水化碱化外,可指导患者多饮水,每日饮水2500mL以上。④心脏毒性反应:遵医嘱给予抗心律失常药物,如毛花苷C(西地兰);在使用化疗药物期间使用床旁心电监护仪,监测患者的心率、心律及血压,注意观察患者的面色,一旦发现异常及时通知医生予以相应处理。⑤发热:正确观察其热型,采取相应的护理措施。遵医嘱给予物理降温或使用抗生素,退热出汗时指导患者多饮水,及时更换衣物,防止受凉。在此期间指导患者卧床休息,减少活动,给予其生活上的帮助。指导患者进食高热量、清淡易消化、富含维生素的食物。

七、个案管理

详见第五章第一节。

八、出院指导

(1)疾病知识介绍 应用患者理解的方式讲解疾病的基本知识、诊断治疗方案、不良反应及处理方法等。及时、耐心地回答患者提出的各种问题,纠正认识偏差,帮助患者科学认知疾病,了解治疗过程中的不良反应,满足患者的信息需求。CLL 患者一般年龄偏大,要耐心与患者交谈,注意说话音量要让患者能够听清,嘱患者定期复诊。

(2)饮食指导 护理人员应根据患者饮食习惯,为其制订个性化的饮食计划,确保饮食的科学性和合理性,注意少食多餐,食用新鲜果蔬,提升患者免疫力。

(3)用药指导 告知患者出院用药的目的、方法及主要注意事项。遵医嘱按时按剂量服用药物,切勿私自停药或者增减药物剂量,注意观察药物的不良反应。

(4)心理指导 向患者和家属讲解虽然目前本病无法治愈,但随着治疗方法的改进,生存时间不断延长,鼓励患者配合治疗、增强信心、克服治疗中的不良反应。

【院后管理】

个案管理师、主管医师、责任护士、营养师、康复师制订出院随访计划见表7-7-4。

表 7-7-4　CLL 随访计划

姓名：_____　性别：_____　年龄：_____　住院号：_____　出院日期：_____年___月___日
随访日期：_____年___月___日　随访第_____次　随访人：_____

项目	时间		
	短期 出院后一周内电话随访	中期 1～3个治疗周期线上+电话随访	长期 4～6个治疗周期线上+电话随访
主要诊疗	□常规复查项目包括血常规、肝肾功能、电解质 □根据患者具体情况选择评估与基础疾病相关的检查 □根据患者检验、检查结果调整用药方案	□常规复查检验项目包括血常规、肝肾功能、电解质、凝血功能、BTK抑制剂相关不良反应监测 □根据患者治疗情况复查PET/CT、超声、心电图或动态心电图或超声心动图等检查 □肝、脾、淋巴结触诊 □根据患者具体情况选择评估与基础疾病相关的检查 □根据患者检验、检查结果调整用药方案	□常规复查检验项目包括血常规、肝肾功能、电解质、凝血功能、BTK抑制剂相关不良反应监测 □根据患者治疗情况复查PET/CT、心电图或动态心电图或超声心动图等检查 □肝、脾、淋巴结触诊 □根据患者具体情况选择评估与基础疾病相关的检查 □根据患者检验、检查结果调整用药方案
专科护理	□评估皮肤是否恢复正常 □评估患者化疗后症状的改善情况 □评估服药不良反应，如胃肠道反应和肝、肾功能损伤 □评估患者对居家相关危险因素的掌握程度 □随访数据收集	□评估治疗效果 □提醒特殊检查的注意事项 □评估患者化疗后症状的改善情况，有无发热、出血，有无其他并发症等 □评估服药不良反应，如胃肠道反应和肝、肾功能损伤 □服药和复诊依从性 □评估患者对居家相关危险因素的掌握程度 □提醒再次治疗住院的时间及注意事项 □随访数据收集	□评估治疗效果 □评估患者化疗后症状的改善情况，有无其他并发症，如有无发热、出血等 □评估服药不良反应，如胃肠道反应和肝、肾功能损伤 □服药和复诊依从性 □评估患者对居家相关危险因素的掌握程度 □提醒复诊的时间及注意事项 □随访数据收集
个案管理	□回答患者咨询问题 □线上推送CLL居家管理的文章和视频，强调自我管理的重要性、必要性 □收集患者饮食、运动、服药依从性等信息 □信息反馈	□回答患者咨询问题 □线上推送CLL居家/住院管理的文章和视频，强调居家生活指导，复查血象、PET/CT、超声等注意事项 □加强感染、出血等风险识别 □收集患者饮食、运动、服药依从性等信息 □信息反馈	□回答患者咨询问题 □线上推送CLL居家/住院疾病恶化监管的文章和视频，强调居家生活指导，复查血象、PET/CT、超声等注意事项、坚持长期管理的重要性 □加强感染、出血等风险识别 □收集患者饮食、运动、服药依从性等信息 □信息反馈

续表

项目	时间		
	短期 出院后一周内电话随访	中期 1～3个治疗周期线上+电话随访	长期 4～6个治疗周期线上+电话随访
患者配合事项	□出院后第一周复查1～2次血常规，之后每周一次血常规。肝肾功能、电解质、凝血常规视情况而定 □注意自我症状评估，每日测量体温，查看皮肤情况及时报告异常 □正确处理如发热、牙龈出血、皮肤瘙痒等的对症处理 □注意观察药物不良反应如胃肠道不适、血尿、腰部疼痛、腹泻、腹胀等 □落实生活方式的改变如饮食、运动、情绪等	□每次出院后第一周复查1～2次血常规，之后每周一次血常规。肝肾功能、电解质、凝血常规视情况而定 □每个疗程结束后行超声检查，2～3个疗程后做一次PET/CT评估疗效 □注意自我症状评估，每日测量体温，查看皮肤情况及时报告异常 □正确处理如发热、牙龈出血、皮肤瘙痒等的对症处理 □注意观察药物不良反应如胃肠道不适、血尿、腰部疼痛、腹泻、腹胀等 □落实生活方式的改变如饮食、运动、情绪等	□每次出院后第一周复查1～2次血常规，之后每周一次血常规。肝肾功能、电解质、凝血常规视情况而定 □每个疗程结束后行超声检查，最后一个疗程结束后再行PET/CT评估疗效 □注意自我症状评估，每日测量体温，查看皮肤情况及时报告异常 □正确处理发热、牙龈出血、皮肤瘙痒等 □注意观察药物不良反应如胃肠道不适、血尿、腰部疼痛、腹泻、腹胀等 □落实生活方式的改变如饮食、运动、情绪等

参考文献

[1] Roeker L E, Dreger P, Brown J R, et al. Allogeneic stem cell transplantation for chronic lymphocytic leukemia in the era of novel agents. Blood Adv, 2020, 4（16）: 3977-3989.

[2] Smyth E, Eyre T A, Cheah C Y. Emerging Therapies for the Management of Richter Transformation[J]. J Clin Oncol, 2023, 41（2）: 395-409.

[3] Woyach J A, Ruppert A S, Heerema N A, et al. Ibrutinib Regimens versus Chemoimmunotherapy in Older Patients with Untreated CLL[J]. N Engl J Med, 2018, 379（26）: 2517-2528.

[4] Shanafelt T D, Wang X V, Kay N E, et al. Ibrutinib-rituximab or chemoimmunotherapy for chronic lymphocytic leukemia[J]. N Engl J Med, 2019, 381（5）: 432-443.

[5] Fischer K, Al-Sawaf O, Bahlo J, et al. Venetoclax and obinutuzumab in patients with cLL and coexisting conditions[J]. N Engl J Med, 2019, 380（23）: 2225-2236.

[6] O'Brien S, Furman R R, Coutre S, et al. Single-agent ibrutinib in treatment-naïve and relapsed/refractory chronic lymphocytic leukemia: a 5-year experience[J]. Blood, 2018, 131（17）: 1910-1919.

[7] Xu W, Yang S M, Zhou K S, et al. Treatment of relapsed/refractory chronic lymphocytic leukemia/small lymphocytic lymphoma with the BTK inhibitor zanubrutinib: phase 2, single-arm, multicenter study[J]. J Hematol Oncol, 2020, 13（1）: 48.

[8] Seymour J F, Kipps T J, Eichhorst B, et al. Venetoclax-rituximab in relapsed or refractory chronic lymphocytic leukemia[J]. N Engl J Med, 2018, 378（12）: 1107-1120.

第八节 淋巴浆细胞淋巴瘤/华氏巨球蛋白血症

淋巴浆细胞淋巴瘤/华氏巨球蛋白血症（lymphoplasmacytic lymphoma/Waldenstrom macroglobulinemia，LPL/WM）是一种少见的惰性成熟 B 细胞淋巴瘤，在非霍奇金淋巴瘤中所占比例 < 2%。以骨髓和淋巴结内浆细胞样淋巴细胞浸润和血清中存在大量单克隆 IgM 为特征。据国外统计每年的发病率为 $3/10^6$，占所有血液系统肿瘤的 1%～2%，为少见病。多发生于老年人，多见于 50 岁以上，男性约占 2/3。临床较少见，早期易误诊。近年来，随着社会的老龄化，WM 发病率有所增加，应引起重视。2016 年由中国抗癌协会血液肿瘤专业委员会牵头制订的中国首个 LPL/WM 诊断与治疗中国专家共识进一步规范了 LPL/WM 诊疗标准，对提高我国临床工作者对 LPL/WM 的认识起着重要的作用。

【院前管理】

一、主要诊疗

（1）线上就诊患者　详见第五章第一节。

（2）线下门诊/急诊患者　医生根据患者的主诉和临床表现评估病情，采集现病史、既往史、用药史，完成基本检验和检查，如抽血查血常规、凝血功能、肝肾功能、生化全套、心肌酶学、肌钙蛋白、BNP、输血前四项、血型、免疫学、基因检测等；完成必要的检查如骨髓穿刺、骨髓活检、CT、心电图、胸部 X 线、B 超等常规检查，结合患者病史及检验、检查报告，明确诊断，开具预住院证。

二、个案管理

（1）收集患者个案信息　详见第五章第一节。

（2）评估病情危重程度，进行预检分诊　详见第六章第一节。

【院中管理】

一、病史采集

（1）现病史　评估患者症状如：有无明显乏力、B 症状（发热、盗汗、体重减轻）、高黏滞血症症状、雷诺现象、外周神经炎等，症状持续时间、院外诊疗情况。

（2）既往史　评估患者既往有无传染病和基础疾病，有无相关用药史及不良反应。

（3）个人史　询问患者有无吸烟史、饮酒史、药物过敏史等。

（4）家族史　了解患者有无血液系统相关疾病家族史。

二、体格检查

（1）基础体格检查　详见第五章第一节。

（2）专科体格检查　详见第六章第一节。

三、实验室及其他检查

（1）血常规及生化检测　包括白细胞计数及分类、血小板计数、血红蛋白、网织红细胞等；肝肾功能、电解质（血钙）、LDH、β_2-微球蛋白等。

（2）病理学检查　包括骨髓活检+涂片+免疫组化+流式细胞术分析；淋巴结/其他组织病理+免疫组化（若可取）；骨髓液或肿瘤组织进行 *MYD88 L265P* 突变检测。

（3）免疫学检测　免疫球蛋白定量：至少包括 IgM、IgA、IgG 水平。血清蛋白电泳；血免疫固定电泳；24h 尿蛋白定量；肝炎病毒检测。

（4）细胞遗传学　*17p13* 缺失/*TP53* 突变与不良预后相关；*6q-*、*13q14* 可能与不良预后有关。

（5）分子学检测　骨髓液或肿瘤组织进行 *MYD88 L265P* 突变检测，推荐使用液滴数字 PCR（ddPCR）技术进行检测，敏感性可达 0.01%；或采用二代测序技术检测，测序深度 2000× 以上，敏感性可达 1%。二代测序技术检测至少包括 *MYD88* 和 *CXCR4*，可同时检测 *ARID1A*、*TP53*、*TBL1XR1*、*ATM*、*RRAP* 等。有条件的单位建议使用 CD19 磁珠分选后细胞进行检测，敏感性更高。

（6）影像学检查　颈、胸、腹部增强 CT 检查，怀疑有转化的患者建议做 PET/CT。其他检查包括：眼底检查；直接抗球蛋白试验（怀疑有溶血时必做）、冷球蛋白和冷凝集素检测；神经功能相关检查（怀疑周围神经病时可查抗 MAG 抗体和抗 GM1～4 抗体）等。

四、诊断

诊断标准：血清中检测到单克隆性的 IgM（不论数量）。骨髓中浆细胞样或浆细胞分化的小淋巴细胞呈小梁间隙侵犯（不论数量）。免疫表型：CD19$^+$、CD20$^+$、sIgM$^+$、CD5$^{+/-}$、CD10$^-$、CD22$^+$、CD23$^-$、CD25$^+$、CD27、FMC7$^+$，10%～20% 的患者可表达 CD5、CD10 或 CD23，90% 以上 WM 发生 *MYD88*

L265P 突变，但 *MYD88 L265P* 突变也可见于其他小 B 细胞淋巴瘤、弥漫大 B 细胞淋巴瘤等。

五、治疗方案

根据《淋巴浆细胞淋巴瘤/华氏巨球蛋白血症诊断与治疗中国指南（2022年版）》，无症状的 WM 患者不需要治疗。WM 治疗指征为：明显乏力、B 症状、症状性高黏滞血症；WM 相关的周围神经病变；淀粉样变；冷凝集素病；冷球蛋白血症；疾病相关的血细胞减少（Hb ≤ 100g/L，PLT < $100×10^9$/L）；髓外病变，特别是中枢神经系统病变（Bing-Neel 综合征）；症状性淋巴结肿大或器官肿大；有症状的肿大淋巴结或淋巴结最大直径 ≥ 5cm；或有证据表明疾病转化时。单纯血清 IgM 水平升高不是本病的治疗指征。若血细胞减少考虑是自身免疫性因素所致，首选糖皮质激素治疗；若糖皮质激素治疗无效，则针对原发病治疗。

（1）一线治疗选择　对于有治疗指征的患者，首先推荐纳入设计良好的临床试验。无合适临床试验时，主要依据患者年龄、主要症状、合并疾病、治疗意愿、*MYD88/CXCR4* 突变状况等选择治疗方案（表 7-8-1）。方案选择时注意以下几点：①伴有症状性高黏滞血症的患者，建议先行血浆置换 2~3 次，后续以系统治疗为主。避免直接应用利妥昔单抗单药治疗，特别是 IgM 大于 40g/L 时。②主要症状为免疫相关的血细胞减少或器官肿大者，首选以含利妥昔单抗为基础的方案化疗，如 BR 方案或 RCD 方案，可以较快降低肿瘤负荷。③伴有 IgM 相关的神经性病变患者，应避免使用有潜在神经毒性的药物如硼替佐米等，建议使用含利妥昔单抗或 BTK 抑制剂为主的方案治疗。④选择 BTK 抑制剂时需要结合 *MYD88 L265P/CXCR4* 突变状态：*MYD88 L265P* 基因突变/*CXCR4* 野生型患者疗效最好，推荐布鲁顿酪氨酸蛋白激酶（Bruton's tyrosine kinase，BTK）抑制剂单药应用；*MYD88 L265P* 突变/*CXCR4* 突变会降低 BTK 抑制剂疗效，建议联合利妥

表 7-8-1　华氏巨球蛋白血症治疗方案

（按英文字母顺序排列，除非特别说明，均为 2A 类推荐）

优选方案	其他方案
1. BR：苯达莫司汀 + 利妥昔单抗（rituximab，R） 2. BDR：硼替佐米 + 地塞米松 +R 3. 伊布替尼单药或伊布替尼 +R（1 类推荐） 4. RCD：R+ 环磷酰胺 + 地塞米松 5. 泽布替尼单药（1 类推荐）	R 单药或加减联合用药，如硼替佐米 ±R；卡非佐米 +R+ 地塞米松；克拉屈滨 ±R；苯丁酸氮芥 ±R；氟达拉滨 ±R FCR：氟达拉滨 + 环磷酰胺 +R IRD：伊沙佐米 +R+ 地塞米松 RCP：R+ 环磷酰胺 + 泼尼松 硼替佐米 + 地塞米松 苯达莫司汀

昔单抗以提高疗效；*MYD88* 野生型患者不推荐 BTK 抑制剂治疗，尤其是 BTK 抑制剂单药治疗。⑤自体造血干细胞移植（auto-HSCT）不作为一线治疗推荐。

（2）复发/难治性患者的治疗选择　常规化疗复发患者仍然需要考虑是否具有治疗指征，无治疗指征的复发患者选择观察随访，有治疗指征的复发患者首选参加设计良好的临床试验。BTK 抑制剂治疗后复发进展的患者，应持续应用 BTK 抑制剂至接受其他挽救治疗。其治疗方案选择同初治方案，主要选择和既往治疗非交叉耐药的方案。对于一线治疗 3 年后复发的患者，可继续应用原一线方案，而 3 年内复发的患者，应选择其他治疗方案。Bc-L2 抑制剂（venetoclax）治疗复发/难治患者的有效率为 81%，是 BTK 抑制剂治疗失败患者的重要选择。auto-HSCT 是 WM 挽救治疗选择之一，对化疗仍敏感的复发患者，可考虑进行 auto-HSCT，特别是规范治疗后首次缓解时间＜2 年或难治性患者，且 BTK 抑制剂充分治疗后进展或无效，推荐尽早进行 auto-HSCT（≤2 次复发）。发生转化的患者，应在大剂量化疗缓解后进行 auto-HSCT。因异基因造血干细胞移植有较高的移植相关并发症发生率，仅在年轻、多次复发、原发难治/耐药，且一般状况较好的有合适供者的患者中选择性进行。

（3）维持治疗　除非临床试验，否则不推荐常规进行维持治疗。

（4）中枢神经系统侵犯（Bing-Neel 综合征）患者的治疗　中枢神经系统侵犯是 WM 一种罕见的并发症，中位发生时间为诊断 WM 后 3～9 年，表现多样，常见的症状包括四肢运动神经功能障碍、神志状态改变和脑神经麻痹，可侵犯脑实质或软脑膜。可选药物包括氟达拉滨、苯达莫司汀、大剂量甲氨蝶呤、阿糖胞苷等联合化疗，鞘内或脑室内注射甲氨蝶呤、阿糖胞苷和地塞米松也是一种有效的治疗方式。

六、护理工作

（1）制订临床护理路径　结合疾病和患者自身的特殊性，可参考本章第三节相关内容，为患者制订个性化的临床护理路径。

（2）合理选择静脉通路　详见第六章第一节。

（3）消化道反应的护理　大部分患者在行化疗时/后可引起恶心、呕吐、食欲减退等消化道反应，用药期间应进食清淡可口、易消化的食物，少食多餐。反应严重时暂停进食，保持口腔清洁。必要时遵医嘱予以镇吐药等对症处理。

（4）重要脏器功能受损的预防及护理　用药期间应鼓励患者多饮水，加速代谢，减少化疗药物的不良反应。特殊药物输注时严格控制速度，密切观察有无不良反应，并予以相应的脏器功能保护措施。

（5）口腔及肛周护理　化疗药物易引起口腔溃疡和肛周感染，予口腔及肛周护理。观察患者口腔黏膜的变化，并指导他们正确漱口。保持肛周清洁，勤换洗内裤，身体条件良好（体力活动正常）的患者，可早晚以 1∶20 的碘伏溶液或 1∶5000 的高锰酸钾溶液坐浴，女性应坐浴（避开月经期）。

（6）并发症的治疗　①贫血的治疗：贫血是本病最常见的临床表现和最主要的治疗指征，在疾病治疗起效前可应用重组人促红细胞生成素（recombinant human erythropoietin, rh-EPO）、红细胞输注等方式纠正或改善贫血。对于伴有高黏滞血症的患者，输注红细胞时应谨慎，以免增加血液黏滞度而加重患者症状；对于伴有冷凝集素综合征的患者，应输注预温至37℃的红细胞；对于高血栓风险、高血压控制不良、肝功能不全的患者应慎用 rh-EPO 治疗。②化疗相关性疱疹病毒感染：氟达拉滨、蛋白酶抑制剂治疗过程中，约 50% 以上的患者可能出现疱疹病毒感染，应进行疱疹病毒的预防性治疗，并持续至停药后 6 个月。③利妥昔单抗治疗的燃瘤反应（flare 现象）：利妥昔单抗单药治疗 WM 时可能出现燃瘤反应（发生率高达 60%），即出现短暂的血 IgM 水平升高，加重高黏滞血症、冷球蛋白血症及其他 IgM 相关并发症。对于高 IgM 患者，特别是高达 40～50g/L 的患者可考虑血浆置换，待 IgM 水平降低至约 40g/L 以下，应用利妥昔单抗。但利妥昔单抗与其他药物联合应用，特别是与硼替佐米联合后燃瘤反应明显下降。

七、个案管理

详见第五章第一节。

八、出院指导

（1）服药指导　告知患者用药的目的、方法及注意事项。遵医嘱按时按剂量服用药物，切勿私自停药或者增减药物剂量，注意观察药物的不良反应。

（2）复诊指导　出院后定时复查血象，如有不适，及时线上联系个案管理师。

（3）生活方式指导　积极控制疾病高危诱发因素，戒烟限酒、规律作息、避免熬夜，不挖鼻孔，不剔牙，使用软毛牙刷刷牙，加强营养，适当运动，保持良好心态。

【院后管理】

个案管理师、主管医师、责任护士、营养师及康复师共同制订出院随访管理计划，包括短期、中期、长期随访计划（表 7-8-2）。

表 7-8-2　淋巴浆细胞淋巴瘤/华氏巨球蛋白血症随访计划

姓名：_____　性别：_____　年龄：_____　住院号：_____　出院日期：____年___月___日
随访日期：____年___月___日　随访第_____次　随访人：_____

项目	时间		
	短期 出院后一周内电话随访	中期（治疗后第1~2年） 每3个月线上+电话随访	长期（治疗后第3~6年） 每4~6个月线上+电话随访
主要诊疗	□常规复查项目包括血常规、肝、肾功能、电解质 □根据患者具体情况选择评估与基础疾病相关的检查 □根据患者检验检查结果调整用药方案	□包括病史、体格检查、血生化检查及IgM定量 □影像学检查可依据患者具体情况决定，如前期有淋巴结/脏器肿大，可每3~6个月进行一次影像学复查，推荐增强CT检查 □特别注意是否出现免疫性血细胞减少症（自身免疫性溶血性贫血、原发免疫性血小板减少症）、继发恶性肿瘤（包括弥漫大B细胞淋巴瘤、骨髓增生异常综合征、急性髓系白血病及实体瘤）等 □根据患者具体情况，选择评估与基础疾病相关的检查 □根据患者检验、检查结果调整用药方案	□包括病史、体格检查、血生化检查及IgM定量 □影像学检查可依据患者具体情况决定，如前期有淋巴结/脏器肿大，可每3~6个月进行一次影像学复查，推荐增强CT检查 □特别注意是否出现免疫性血细胞减少症（自身免疫性溶血性贫血、原发免疫性血小板减少症）、继发恶性肿瘤（包括弥漫大B细胞淋巴瘤、骨髓增生异常综合征、急性髓系白血病及实体瘤）等 □根据患者具体情况选择评估与基础疾病相关的检查 □根据患者检验、检查结果调整用药方案
专科护理	□评估皮肤是否恢复正常 □评估患者化疗后症状的改善情况，有无其他并发症如发热、出血等 □评估服药的不良反应，胃肠道反应和肝、肾功能损伤 □评估患者对居家相关危险因素的掌握程度 □随访数据收集	□评估治疗效果 □提醒特殊检查的注意事项 □评估患者化疗后症状的改善情况，有无其他并发症如发热、出血等 □评估服药的不良反应，胃肠道反应和肝、肾功能损伤 □服药和复诊依从性 □评估患者对居家相关危险因素的掌握程度 □提醒再次住院治疗的时间及注意事项 □随访数据收集	□评估治疗效果 □评估患者化疗后症状的改善情况，有无其他并发症如发热、出血等 □评估服药的不良反应，胃肠道反应和肝、肾功能损伤 □服药和复诊依从性 □评估患者对居家相关危险因素的掌握程度 □提醒之后复诊的时间及注意事项 □随访数据收集
个案管理	□回答患者咨询的问题 □线上推送LPL/WM患者居家管理的文章和视频，强调自我管理的重要性、必要性 □收集患者饮食、运动、服药依从性等信息 □信息反馈	□回答患者咨询的问题 □线上推送LPL/WM患者居家/住院管理的文章和视频，强调居家生活指导，复查血象、PET/CT、超声等注意事项 □加强感染、出血等风险识别 □收集患者饮食、运动、服药依从性等信息 □信息反馈	□回答患者咨询的问题 □线上推送LPL/WM患者居家/住院疾病恶化监管的文章和视频，强调居家生活指导，复查血象、PET/CT、超声等注意事项，坚持长期管理的重要性 □加强感染、出血等风险识别 □收集患者饮食、运动、服药依从性等信息 □信息反馈

续表

项目	时间		
	短期 出院后一周内电话随访	中期（治疗后第1～2年） 每3个月线上+电话随访	长期（治疗后第3～6年） 每4～6个月线上+电话随访
患者配合事项	□出院后第一周复查1～2次血常规，之后每周一次血常规，肝肾功能、电解质、凝血常规视情况而定 □注意自我症状评估，每日测量体温，查看皮肤情况，发现异常及时报告 □正确处理如发热、牙龈出血及皮肤瘙痒等情况 □注意观察药物不良反应如胃肠道不适、血尿、腰部疼痛、腹泻、腹胀等 □落实生活方式的改变如饮食、运动、情绪等	□每次出院后第一周复查1～2次血常规，之后每周复查一次血常规，肝肾功能、电解质、凝血常规视情况而定 □每个疗程结束后行超声监测，2～3个疗程后行PET/CT评估疗效 □注意自我症状评估，每日测量体温，查看皮肤情况，及时报告异常 □正确处理如发热、牙龈出血、皮肤瘙痒等情况 □注意观察药物不良反应如胃肠道不适、血尿、腰部疼痛、腹泻、腹胀等 □落实生活方式的改变如饮食、运动、情绪等	□每次出院后第一周复查1～2次血常规，之后每周一次血常规，肝肾功能、电解质、凝血常规视情况而定 □每个疗程结束后超声监测，最后一个疗程结束后再行PET/CT评估疗效 □注意自我症状评估，每日测量体温，查看皮肤情况，及时报告异常 □正确处理如发热、牙龈出血、皮肤瘙痒等情况 □注意观察药物不良反应如胃肠道不适、血尿、腰部疼痛、腹泻、腹胀等 □落实生活方式的改变如饮食、运动、情绪等

参考文献

[1] 王建祥. 血液系统疾病诊疗规范[M]. 2版. 北京：中国协和医科大学出版社，2020.

[2] 中国抗癌协会血液肿瘤专业委员会，中华医学会血液学分会，中国华氏巨球蛋白血症工作组，等. 淋巴浆细胞淋巴瘤/华氏巨球蛋白血症诊断与治疗中国指南（2022年版）[J]. 中华血液学杂志，2022，43（8）：624-630.

[3] Kastritis E, Leblond V, Dimopoulos M A, et al. Waldenström's macroglobulinaemia：ESMO Clinical Practice Guidelines for diagnosis, treatment and follow-up[J]. Ann Oncol，2018，29（Suppl 4）：270.

[4] NCCN Clinical Practice Guidelines in Waldenstrom Macroglobu linemia/Lymphoplasmacytic Lymphoma. （Version 1.2022）[DB/OL]. https://www.nccn.org/professionals/physician_gls/pdf/ waldenstroms.pdf.

[5] Dimopoulos M A, Tedeschi A, Trotman J, et al. Phase 3 Trial of Ibrutinib plus Rituximab in Waldenström's Macroglobulinemia[J]. N Engl J Med，2018，378（25）：2399-2410.

[6] Tam C S, Opat S, D'Sa S, et al. A randomized phase 3 trial of zanubrutinib vs ibrutinib in symptomatic Waldenström macroglobulinemia：the ASPEN study[J]. Blood，2020，136（18）：2038-2050.

[7] An G, Zhou D, Cheng S, et al. A Phase II Trial of the Bruton Tyrosine-Kinase Inhibitor Zanubrutinib （BGB-3111）in Patients with Relapsed/Refractory Waldenström Macroglobulinemia[J]. Clin Cancer Res，2021，27（20）：5492-5501.

[8] Castillo J J, Treon S P. How we manage Bing-Neel syndrome[J]. Br J Haematol，2019，187（3）：277-285.

第九节 外周 T 细胞淋巴瘤

外周 T 细胞淋巴瘤（peripheral T-cell lymphoma，PTCL）是一组起源于胸腺后成熟 T 细胞的异质性疾病，约占所有非霍奇金淋巴瘤的 10%～15%，亚洲国家更多见，约占所有淋巴瘤的 21.4%[1]。2022 年世界卫生组织将 PTCL 分为 30 余种亚型，最常见的类型包括 PTCL-非特指型（PTCL not otherwise specified，PTCL-NOS）、血管免疫母细胞性 T 细胞淋巴瘤（angioimmunoblastic T-cell lymphoma，AITL）、间变性大细胞淋巴瘤（anaplastic large cell lymphoma，ALCL）和肠道病相关 T 细胞淋巴瘤[2]。不同亚型的 PTCL 在发病机制、生物学行为、临床表现及预后方面具有高度异质性[3]。

PTCL 常见于成人，累及全身各组织器官，预后差，易复发。50%～80% 患者能达到部分缓解或完全缓解，患者 5 年生存率为 25%～35%，且复发/难治性患者的预后极差[4]。随着靶向药物和临床试验新药的临床应用，为 PTCL 患者长期生存带来希望。

【院前管理】

一、主要诊疗

（1）线上就诊患者　详见第五章第一节。

（2）线下门诊/急诊患者　医生根据患者的主诉和临床表现评估病情，采集现病史、既往史、用药史，完成基本检验和检查，如抽血查血常规、凝血功能、肝肾功能、生化全套、心肌酶学、BNP、肌钙蛋白、C 反应蛋白、乳酸脱氢酶、降钙素原、EB 病毒、巨细胞病毒、肝炎病毒、免疫学、基因检测等；完成相关的检查如骨髓穿刺、骨髓活检、CT、心电图、胸部 X 线、彩超等常规检查，必要时进行 PET/CT，结合患者病史及检验、检查报告，明确诊断，开具预住院证。

---

[1] Mina A，Pro B. T time: emerging and new therapies for peripheral T-cell lymphoma[J]. Blood Rev，2022，52: 100889.

[2] Alaggio R，Amador C，Anagnostopoulos I，et al. The 5th edition of the World Health Organization Classification of Haematolymphoid Tumours : lymphoid neoplasms[J]. Leukemia，2022，36（7）: 1720-1748.

[3] Horwitz S M，Ansell S，Ai W Z，et al. NCCN guidelines insights: T-cell lymphomas, Version 1.2021[J]. J Natl Compr Canc Netw，2020，18（11）: 1460-1467.

[4] Rodriguez M，Alonso-alonso R，Tomas-Roca L，et al. Peripheral T-cell lymphoma: molecular profiling recognizes subclasses and identifies prognostic markers[J]. Blood Adv，2021，5（24）: 5588-5598.

二、个案管理

（1）收集患者个案信息　详见第五章第一节。

（2）评估病情危重程度进行预检分诊　①初治/病情危重患者：如患者有全血细胞减少，伴有发热、咳嗽、咯血、胸痛、呼吸困难及血氧饱和低的患者予以优先就诊，并积极与住院部沟通优先办理住院手续，若病房床位紧张则协助急诊收治，协助患者或家属办理相关手续，交代相关注意事项，嘱家属准备住院期间日常用品，包括衣物、纸巾、拖鞋、洗漱用品、晾衣架等。②急诊科收治的患者、病情稳定的复诊且候床患者、复诊无须住院的患者：参见第六章第一节。

【院中管理】

一、病史采集

评估患者一般情况主要包括主诉、现病史、既往史、个人史、家族史、过敏史，查看患者院前检查、检验结果，完善体格检查。

（1）现病史　评估患者有无贫血表现，如面色苍白、乏力、头昏、盗汗、消瘦、心悸等。有无感染和胸部不适表现，如发热、咳嗽、咳痰、胸闷、呼吸困难等。有无出血表现如皮肤瘀点、紫癜或大片瘀斑、口腔黏膜血疱、球结膜出血、鼻出血、牙龈出血等，或深部脏器出血如呕血、咯血、便血、血尿、眼底出血，女性有无阴道出血等。有无浅表淋巴结无痛性肿大，有无韦氏环，有无肝、脾肿大，皮肤有无皮疹、瘙痒等不适。详细了解门/急诊及其他医院的就诊资料，是否已完善相关检验、检查。了解既往治疗情况，有无合并其他疾病等。

（2）既往史　有无心脏病、高血压、脑卒中、糖尿病等基础疾病史；有无过敏史。

（3）个人史　询问患者有无吸烟史、饮酒史，有无毒物、放射性物质接触史，以及有无特殊用药史等。

（4）家族史　了解患者有无家族遗传病史、肿瘤病史、家族性血液病史。

二、体格检查

（1）基础体格检查　详见第五章第一节。

（2）专科体格检查　①视诊：患者有无贫血貌（面色、眼睑、口唇及甲床有无苍白），检查口腔有无感染、溃疡，牙龈有无肿痛，扁桃体有无肿大，全身皮肤有无皮疹、抓挠破溃及出血点。②触诊：从上至下重点触及全身淋巴结有无肿大，若有肿大的淋巴结则需评估数量、大小、质地、活动度等进行记录登记；腹部触诊是否有压痛,肝、脾有无肿大。③叩诊:叩击胸腔、腹腔有无异常叩诊音。④听诊:肺部有无湿啰音,心脏有无杂音,肠鸣音有无亢进。

三、实验室及其他检查

(1)实验室检查 血、尿、粪常规,生化全项,红细胞沉降率,$β_2$-微球蛋白、乳酸脱氢酶、感染筛查(如乙肝、丙肝、梅毒、HIV、C反应蛋白、降钙素原、EB病毒、巨细胞病毒),免疫全套、基因检测等。

(2)影像学检查 全身PET/CT或增强CT,高龄者或化疗前查超声动态心电图检测。^{18}F-FDC、中枢神经系统(CNS)受累行头颅MRI、胃肠道受累行胃肠内镜检查。

(3)骨髓/活检检查 骨髓穿刺和活检、淋巴结活检。

四、诊断

主要依靠组织病理学和免疫组化分析以明确诊断,详见表7-9-1。

表7-9-1 PTCL病理诊断

内容	I级推荐	II级推荐
IHC	CD20、CD2、CD3、CD4、CD5、CD7、CD8、CD10、CD30、CD56、PD1/CD279、CXCL13细胞毒性分子、CD21、Ki-67	ICOS、BcL-6、TCRβ、TCRγ
流式细胞术		κ/λ、CD45、CD3、CD5、CD19、CD10、CD20、CD30、CD4、CD8、CD7、CD2;TCRα、TCRβ、TCRγ
基因检测	EBER-ISH	PCR检测 *TCR* 重排;如间变淋巴瘤激酶(ALK)阴性的间变大细胞淋巴瘤(ALCL),检测 *DUSP22/IRF4* 或 *TP63* 重排;血管免疫母细胞性T细胞淋巴瘤(AITL)检测 *DH2*、*TET2*、*DNMT3A*、*RHOA* 突变高危人群检测血清HTLV-1

注:①T细胞受体(TCR)克隆基因重排也可见于反应性/炎症性疾病过程,因此不能用作诊断T细胞淋巴瘤的唯一依据。②AITL偶尔会与弥漫大B细胞淋巴瘤(DLBCL)并存,需要进行免疫组化及基因重排检测加以识别。本章节所指PTCL亚型包括:外周T细胞淋巴瘤非特指型(PTCL-NOS)、AITL、ALK阳性ALCL、ALK阴性ALCL等。

五、治疗方案

主要针对初治/复发/难治不同的人群,选择合适的方案,详见表7-9-2和表7-9-3。

（1）初治患者的治疗，见表7-9-2。

表7-9-2 初治患者的治疗方案推荐及注意事项

分层	分期	Ⅰ级推荐	Ⅱ级推荐	Ⅲ级推荐
ALK阳性ALCL	Ⅰ～Ⅱ期	维布妥昔单抗+CHP（2A类） CHOEP±ISRT（1A类） CHOP±ISRT（2A类） DA-EPOCH（2A类）		
	Ⅲ～Ⅳ期	维布妥昔单抗+CHP（1A类） CHOEP（1A类） CHOP（2A类） DA-EPOCH（2类）	自体造血干细胞移植（auto-HSCT）巩固（高危IPI患者）（2A类）	
除外ALK阳性ALCL	Ⅰ～Ⅳ期	临床试验维布妥昔单抗CHP（ALK阴性ALCL）（1A类） CHOEP±ISRT（1A类） CHOP±ISRT（2A类） DA-EPOCH（2A类） auto-HSCT巩固（2A类）	维布妥昔单抗+CHP（除外系统性ALCL的CD30阳性PTCL）（2A类）	Hyper-CVAD/MA（3类）

【注释】

CHOP方案

第一天：环磷酰胺 750mg/m²+ 多柔比星 40～50mg/m²+ 长春新碱 1.4mg/m²（最大剂量 2mg）+ 泼尼松 100mg（第1～5天），每21天重复。

CHOEP方案

第一天：环磷酰胺 750mg/m²+ 长春新碱 1.4mg/m²（最大剂量 2mg）+ 多柔比星 40～50mg/m²+ 依托泊苷 100mg/m²（第1～3天）+ 泼尼松 100mg（第1～5天），每21天重复。

DA-EPOCH方案

依托泊苷 50mg/(m²·d)，第1～4天，96h 连续输注 + 长春新碱 0.4mg/(m²·d)，第1～4天，96h 连续输注 + 多柔比星 10mg/(m²·d)，第1～4天，96h 连续输注 + 环磷酰胺 750mg/m²，静脉输注，第5天 + 泼尼松 60mg/(m²·d)，口服，第1～5天；每21天重复。

DA-EPOCH剂量调整原则

① 每次化疗后都需预防性使用粒细胞集落刺激因子。

② 如果上周期化疗后中性粒细胞减少未达Ⅵ度，可以在上一周期化疗剂量基础上将依托泊苷、多柔比星和环磷酰胺的剂量上调20%。

③ 如果上周期化疗后中性粒细胞减少达Ⅵ度，但在1周内恢复，保持原剂量不变。

④ 如果上周期化疗后中性粒细胞减少达Ⅵ度，且持续时间超过1周，或血小板下降达Ⅵ度，在上一周期化疗剂量基础上将依托泊苷、多柔比星和环磷酰胺的剂量下调20%。

⑤ 剂量调整如果是在起始剂量以上，则上调时依托泊苷、多柔比星和环磷酰胺一起上调；剂量调整如果是在起始剂量以下，则下调时仅下调环磷酰胺。

维布妥昔单抗+CHP方案

第一天：维布妥昔单抗 1.8mg/kg+ 环磷酰胺 750mg/m²+ 多柔比星 40～50mg/m²+ 泼尼松 100mg（第1～5天），每21天重复。

Hyper-CVAD/MA方案

A方案：环磷酰胺 300mg/m²，q12h，第1～3天，静脉滴注（持续2h以上）+ 美司钠 600mg/(m²·d)，CTX

续表

用药前 1h 至最后 1 次静滴 CTX 后 12h+ 多柔比星 16.6mg/（m²·d），连续输注 72h，第 4～6 天 + 地塞米松 40mg/d，第 1～4 天，第 11～14 天 + 长春新碱 1.4mg/m²，最大 2mg，第 4 天，第 11 天。

B 方案：甲氨蝶呤 1g/m²，第 1 天（亚叶酸钙解救）+ 阿糖胞苷 3g/m²，q12h，第 2～3 天（备注：鉴于阿糖胞苷骨髓抑制毒性较重，对血小板的抑制较重，可导致化疗延迟甚至中止，因此各中心可根据患者年龄、体力情况、淋巴瘤病情等综合判断，酌情调整剂量）。

放疗方案

累及部位照射（involved site radiotherapy，ISRT）根据病情和医生的建议制定合理的放疗次数，通常为 30Gy，每周进行 5～7 次，共 10～30 次。

（2）复发/难治患者的治疗，表 7-9-3。

表 7-9-3　复发/难治患者的治疗方案推荐及注意事项

分层	Ⅰ 级推荐	Ⅱ 级推荐	Ⅲ 级推荐
符合移植条件	临床试验 西达本胺（1A 类） 维布妥昔单抗（系统性 ALCL）（1A 类） 克唑替尼（ALK+ALCL）（2A 类） 普拉曲沙（2A 类） 苯达莫司汀（2A 类） 吉西他滨（2A 类） DHAP（2A 类） ESHAP（2A 类） GDP（2A 类） GemOx（2A 类） ICE（2A 类）	维布妥昔单抗（除外系统性 ALCL 的 CD30 阳性 PTCL）（2A 类） allo-SCT（2A 类） auto-HSCT（2A 类） 盐酸米托蒽醌脂质体（2A 类）	来那度胺（3 类） 硼替佐米（3 类） 度维利塞（3 类） 林普利赛（3 类） 芦可替尼（3 类） 阿来替尼（ALK+ALCL）（3 类）
不符合移植条件	临床试验 西达本胺（1A 类） 维布妥昔单抗（系统性 ALCL）（1A 类） 克唑替尼（ALK+ALCL）（2A 类） 普拉曲沙（2A 类） 苯达莫司汀（2A 类） 吉西他滨（2A 类）	维布妥昔单抗（除外系统性 ALCL 的 CD30 阳性 PTCL）（2A 类） 盐酸米托蒽醌脂质体（2A 类） 姑息放疗（2A 类） 最佳支持治疗（2A 类）	来那度胺（3 类） 硼替佐米（3 类） 度维利塞（3 类） 林普利赛（3 类） 芦可替尼（3 类） 阿来替尼（ALK+ALCL）（3 类）

【注释】

吉西他滨方案

吉西他滨 1200mg/m²，第 1 天、第 8 天、第 15 天，每 28 天重复。

DHAP 方案

地塞米松 40mg/d，第 1～4 天（原方案为该剂量，各中心可酌情调整）+ 顺铂 100mg/m²，第 1 天，24h 连续输注 + 阿糖胞苷 2g/m²，q12h，第 2 天；每 21 天重复。

ESHAP 方案

依托泊苷 60mg/m²，第 1～4 天 + 甲泼尼龙 500mg，第 1～4 天 + 顺铂 25mg/m²，q6h，连续输注，第 1～4 天 + 阿糖胞苷 2g/m²，第 5 天；每 21 天重复。

续表

GDP 方案
吉西他滨 1000mg/m², 第 1 天, 第 8 天 + 顺铂 75mg/m², 第 1 天 + 地塞米松 40mg, 第 1～4 天; 每 21 天重复。

GemOx 方案
吉西他滨 1000mg/m², 第 1 天; 奥沙利铂 100mg/m², 第 1 天; 每 14 天重复。

ICE 方案
异环磷酰胺 5g/m², 第 2 天（100% 剂量美司钠解救）, 24h 连续输注 + 卡铂（按照 AUC=5 计算, 单次剂量 ≤800mg）, 第 2 天 + 依托泊苷 100mg/m², 第 1～3 天; 每 21 天重复。

来那度胺方案
来那度胺 25mg, 口服, 第 1～21 天, 每 28 天重复。

硼替佐米方案
硼替佐米 1.3mg/m², 第 1 天、第 4 天、第 8 天、第 11 天, 每 21 天重复。

盐酸米托蒽醌脂质体方案
盐酸米托蒽醌脂质体 20mg/m², 每 28 天重复用药。严密监测不良反应, 根据不良反应调整剂量或停止用药

六、护理工作

（一）制订临床护理路径

请结合疾病和患者自身的特殊性, 可参考本章第三节相关内容, 为患者制订个性化的临床护理路径。

（二）一般护理

（1）休息与活动　根据患者病情、体力情况, 合理安排活动; 高热患者宜卧床休息, 血小板计数 $< 20 \times 10^9/L$ 嘱患者绝对卧床休息。

（2）饮食护理　给予高热量、高蛋白质、高维生素的食物如瘦肉、豆类、动物肝和肾、新鲜蔬菜和水果。食物多样化, 做到清淡、易消化, 避免进食生冷和易产气的食物。有口腔及咽部溃疡者可进食流质、半流食、软食, 如牛奶、蛋白粉、麦片粥及淡味的粥类等。若患者有肠梗阻、消化道出血等疾病, 遵医嘱予禁食。

（三）病情观察

（1）贫血、乏力、消瘦等全身症状　观察患者有无困倦、乏力、皮肤黏膜苍白、头晕、头痛、失眠、记忆力下降、呼吸困难、心悸、气促等症状。有症状予加强巡视, 嘱患者注意休息, 避免过度疲劳, 取舒适体位, 遵医嘱予吸氧, 加强生命体征监测, 必要时予心电监测。

（2）出血　观察患者皮肤有无瘀点、瘀斑, 有无口腔、鼻腔、眼底出血, 有无血尿、便血等, 若出现血小板减少, 应注意预防出血。

(3) 感染　观察患者有无发热、感染伴随症状及体征。①保持病室安静、整洁，空气清新，定时通风、空气消毒。做好患者个人防护，必要时戴口罩，加强患者口腔、肛周护理，减少探视及陪护人员，避免交叉感染。②监测患者体温变化，一旦出现发热，提示有感染存在时，应寻找常见的感染灶或体征，如咽痛、咳嗽、咳痰、尿路刺激征、肛周疼痛等。若患者出现感染征象，应遵医嘱做血培养、咽拭子等检查，按时应用抗生素。③医务人员应严格执行无菌操作，避免医源性感染。

（四）用药护理

尤其执行盐酸米托蒽醌脂质体方案和 Hyper-CVAD/MA 方案需要特别注意不良反应管理。

1. 盐酸米托蒽醌脂质体不良反应管理

在使用米托蒽醌脂质体过程中应密切监测不良反应，联合化疗方案治疗时，要注意不良反应叠加作用，并根据不良反应情况进行剂量调整。

（1）色素沉着障碍　临床表现主要为皮肤蓝染，多发生在颜面部及四肢远端的皮肤，巩膜未见蓝染发生，一般无须特殊处理。

（2）心脏不良反应　对于射血分数（EF）值 40%～50% 或较基线值降低 10%～19% 或心力衰竭 2 级的患者，仅当治疗的潜在获益超过风险时，才能继续应用本品进行治疗；EF 值 < 40% 或较基线值降低 > 20% 或心力衰竭 ≥ 3 级时，须停止用药，给予积极心功能维护治疗；一旦患者出现心力衰竭的症状，建议参考相应的指南进行心功能维护治疗；用药过程中若检出心肌酶升高，建议予以依那普利治疗 1 年，结束用药后 1 年内至少每 3 个月复查 1 次超声心动图。

（3）输液相关反应　多发生在用药后 5～30min，常发生于首次用药期间，偶有患者在后续用药周期中出现。通常表现为呼吸急促、面部潮红及肿胀、头痛、寒战、胸痛、背痛、胸部和咽喉发紧、发热、心动过速、瘙痒、皮疹、发绀、晕厥、支气管痉挛、哮喘、呼吸暂停和低血压。用药期间应密切监测患者临床症状及生命体征（包括心率、血压、血氧饱和度等），一旦出现输液相关反应，应予以积极处理。2～3 级输液相关反应处理原则包括降低输注速率或暂停输注；给予对症支持治疗，选择不同的物理、药物处理方式，如低热时采用擦浴等方式物理降温，高热时给予解热镇痛药；给予糖皮质激素或抗组胺药物减轻过敏反应等；若经过上述处理，患者仍无法耐受，须停用本品。如发生 4 级输液相关反应，须立即停止用药，积极抢救治疗。此外，发生血细胞减少症、感染、肝损害、间质性肺疾病、注射部位反应等时，可参考造血生长因子临床实践指南等进行处理。

2. Hyper-CVAD/MA 方案中的环磷酰胺和甲氨蝶呤不良反应管理

（1）环磷酰胺　主要引起出血性膀胱炎、高尿酸血症、皮肤指甲色素沉着、脱发、肝功能下降等不良反应；口服制剂应空腹服用，大量饮水，水化利尿，注意血尿，大剂量应用需给予尿路保护剂（美司钠）。

（2）甲氨蝶呤　主要引起口腔炎、口腔溃疡、出血性肠炎等消化道黏膜损伤，甲氨蝶呤静脉滴注维持在 4～24h，在使用大剂量甲氨蝶呤 24～48h 后予亚叶酸钙解救，解救期间应注意水化和碱化，注意监测尿 pH＞7，保持尿量＞100mL/h。加强口腔护理，每 6h 含漱亚叶酸钙解救液。

（五）放疗护理

注意患者皮肤状况，给予相应的皮肤护理，保持皮肤清洁干燥，避免阳光直射和皮肤摩擦，预防皮肤损伤。

七、个案护理

详见第五章第一节。

八、出院指导

1. 生活方式指导

建立健康的生活方式，保持适度的运动、合理均衡的饮食和充足的睡眠。避免接触有害物质，避免长时间暴露于辐射、化学物质等有害环境中，以减少对身体的损害。

2. 复诊指导

（1）骨髓抑制是最常见的化疗剂量限制性毒性，此期间最易发生中性粒细胞减少症，主要表现为中性粒细胞减少性发热（febrile neutropenia，FN）。中性粒细胞减少的程度、持续时间与患者感染甚至死亡风险直接相关，且可导致化疗药物剂量降低或治疗延迟，从而降低临床疗效。

（2）中性粒细胞减少症是指外周血中性粒细胞绝对值（absolute neutrophil count，ANC）＜2.0×10^9/L，根据 NCI-CTC AE 5.0 版标准对中性粒细胞减少的程度分为 1 级 1.5×10^9/L≤ANC＜2.0×10^9/L，2 级 1.0×10^9/L≤ANC＜1.5×10^9/L，3 级 0.5×10^9/L≤ANC＜1.0×10^9/L 和 4 级危及生命 ANC＜0.5×10^9/L。

（3）定期复查血常规，重点关注中性粒细胞绝对值，化疗期间，患者应每周复查 1～2 次血常规，检测白细胞与中性粒细胞水平，在应用细胞周期非特异性药物（如多柔比星、环磷酰胺等）10～14 天后，外周血中性粒细胞出现低谷，21～24 天恢复。因此，建议于 8～14 天检查患者血常规。为覆盖患者 ANC 谷值,准确评估患者粒细胞减少风险程度,应告知患者化疗后第 8~14 天检测血常规。FN 通常被定义为口腔温度＞38.3℃(腋温＞38.1℃)或 2h 内连续 2 次测量口腔温度＞38.0℃(腋温 37.8℃),且 ANC＜$0.5×10^9$/L,或预计＜$0.5×10^9$/L。并在化疗后第 7~14 天自行测量体温,如发现发热症状需在当地门诊或入院进行治疗。

3. 用药指导

为减少放化疗引起的中性粒细胞减少症和 FN 并发症,可使用重组人粒细胞集落刺激因子(recombinant human granulocyte colony stimulating factor, rhG-CSF)、聚乙二醇化重组人粒细胞刺激因子(pegylated recombinant human granulocyte colony stimulating factor, PEG-rhG-CSF)和抗生素进行预防;在使用过程中注意药物的不良反应。其他出院带药,应严格遵医嘱服用,切勿自行调整剂量或停药。

(1)rhG-CSF 用法及注意事项　化疗后次日或最长至化疗后 3~4 天开始使用,剂量 5μg/kg(根据机构规定的体重限制,取整至最接近药品规格),皮下或静脉注射,1 次/天;持续用药,直至 ANC 从最低点恢复至正常或接近正常水平(ANC 回升至 $2.0×10^9$/L 以上时);原始粒细胞分化为中性粒细胞至少需要 7 天。

(2)PEG-rhG-CSF 用法及注意事项　每周期化疗结束 24h 后使用 1 次;PEG-rhG-CSF 的使用至少需要距离下次化疗 12 天。

(3)rhG-CSF、GPEG-rhG-CSF-CSF　相关的不良反应主要为中度骨痛,对乙酰氨基酚和非甾体抗炎药是预防及治疗成人 G-CSF 相关性骨痛的一线药物,此外也可以选择抗组胺药和阿片类镇痛药,若疼痛难以缓解则考虑降低 G-CSF 使用剂量。

(4)预防使用抗生素　如果出现严重的中性粒细胞缺乏(ANC＜$0.1×10^9$/L)或预计中性粒细胞缺乏持续＞7 天,则可以使用抗生素进行预防,抗生素的使用参考《中国中性粒细胞缺乏伴发热患者抗菌药物临床应用指南》。抗生素最佳的开始给药时间和给药持续时间尚无定论,推荐从 ANC＜$0.1×10^9$/L 开始应用,至 ANC＞$0.5×10^9$/L 或出现明显的血细胞恢复证据。

【院后管理】

个案管理师与主管医师、责任护士、营养师、康复师共同制订出院随访管理计划。详见表 7-9-4。

表 7-9-4 PTCL 个性化院后随访计划表

项目	时间		
	短期 出院后一周内电话随访	中期 2～3 个治疗周期线上 + 电话随访	长期 4～6 个治疗周期线上 + 电话随访
主要诊疗	□常规复查项目包括血常规、肝肾功能、电解质 □根据患者具体情况选择评估与基础疾病相关的检查 □根据患者检验、检查结果调整用药方案	□常规复查检验项目包括血常规、肝肾功能、电解质、凝血功能 □根据患者治疗情况复查 PET/CT、超声、心电图或动态心电图或超声心动图等检查 □根据患者具体情况选择评估与基础疾病相关的检查 □根据患者检验、检查结果调整方案	□常规复查检验项目包括血常规、肝肾功能、电解质、凝血功能 □根据患者治疗情况复查 PET/CT、心电图或动态心电图或超声心动图等检查 □根据患者具体情况选择评估与基础疾病相关的检查 □根据其检验、检查结果调整用药
专科护理	□评估血象情况 □评估患者化疗后症状的改善情况，有无其他并发症如发热、出血等 □评估服药不良反应，有无口腔黏膜、心、肺、胃肠道、肝及肾功能损伤 □评估患者对居家相关危险因素的掌握程度 □随访数据收集	□评估治疗效果 □提醒特殊检查的注意事项 □评估患者化疗后症状的改善情况，有无其他并发症如发热、出血等 □评估服药不良反应，有无心、肺、胃肠道、肝及肾功能损伤 □服药和复诊依从性 □评估患者对居家相关危险因素的掌握程度 □提醒再次治疗住院的时间及注意事项 □随访数据收集	□评估治疗效果 □评估患者化疗后症状的改善情况，有无其他并发症如发热、出血等 □评估服药不良反应，有无心、肺、胃肠道、肝及肾功能损伤 □服药和复诊依从性 □评估患者对居家相关危险因素的掌握程度 □提醒复诊的时间及注意事项 □随访数据收集
个案管理	□回答患者的咨询问题 □线上推送 PTCL 患者居家管理的文章和视频，强调自我管理的重要性、必要性 □收集患者饮食、运动、用药依从性等信息 □信息反馈	□回答患者的咨询问题 □线上推送 PTCL 患者居家管理的文章和视频，强调居家生活指导，复查血象、PET/CT、超声等检查 □加强感染、出血等风险识别 □收集患者饮食、运动、服药依从性等信息 □信息反馈	□回答患者的咨询问题 □线上推送 PTCL 患者居家/住院疾病恶化监管的文章和视频，强调居家生活指导，复查血象、PET/CT、超声等检查，坚持长期管理的重要性 □加强感染、出血等风险识别 □收集患者饮食、运动、服药依从性等信息 □信息反馈
患者配合事项	□出院后第一周复查 1～2 次血常规，之后每周一次血常规，其他检验项目视情况而定 □注意自我症状评估，每日测量体温，查看化疗部位皮肤情况，及时报告异常	□每次出院后第一周复查 1～2 次血常规，之后每周复查一次血常规、肝肾功能、电解质、凝血功能视情况而定	□每个疗程结束后超声监测，最后一个疗程结束后再行 PET/CT 评估疗效

续表

项目	时间		
	短期 出院后一周内电话随访	中期 2~3个治疗周期线上+电话随访	长期 4~6个治疗周期线上+电话随访
患者配合事项	□正确处理并报告如发热、牙龈/口鼻/皮下出血、皮肤瘙痒等情况 □注意观察药物不良反应如口咽部疼痛、胃肠道不适、血尿、腰部疼痛、腹泻、腹胀等 □落实生活方式的改变如饮食、运动、情绪等	□每个疗程结束后超声监测，2~3个疗程后做一次PET/CT评估疗效 □注意自我症状评估，每日测量体温，查看放疗部位皮肤情况，及时报告异常 其余可参考短期随访的患者配合事项	其他可参考短期和中期随访的患者配合事项

参考文献

[1] 尹显莹，国巍，王兴彤，等.初治外周T细胞淋巴瘤临床治疗分析[J].白血病·淋巴瘤，2023，32（4）：221-225.

[2] 中国临床肿瘤学会指南工作委员会.中国临床肿瘤学会（CSCO）肿瘤放化疗相关中性粒细胞减少症规范化管理指南（2021）[J].临床肿瘤学杂志，2021，26（7）：638-648.

[3] 中国医师协会放射肿瘤治疗医师分会，中华医学会放射肿瘤治疗学分会，中国抗癌协会肿瘤放射治疗专业委员会.同步放化疗期间应用聚乙二醇化重组人粒细胞刺激因子中国专家共识（2020版）[J].国际肿瘤学杂志，2021，48（1）：11-17.

第十节　血管免疫母细胞性T细胞淋巴瘤

血管免疫母细胞性T细胞淋巴瘤（angioimmunoblastic T-cell lymphoma，AITL）是较常见的外周T细胞肿瘤，多发生于中老年人，中位年龄60~70岁，亦可见于年轻患者，无明显性别差异。地理分布广泛，在美国、欧洲、亚洲和非洲均有报道。占非霍奇金淋巴瘤的1%~2%，AITL占外周T细胞淋巴瘤的15%~20%。94%~97%的患者表现为无痛性全身淋巴结明显肿大，包括颈部、腋下、纵隔和腹腔等部位的淋巴结，淋巴结直径多在2~3cm，互不融合，活动度佳，质软或质中。64%~85%的患者有明显的全身症状，出现发热、食欲减退、盗汗、体重下降，可与淋巴结肿大同时发生或者在此前数周经体检发现。2/3的患者出现肝脾大，多为中度肿大，质中等。接近50%的患者可发生皮疹，可与淋巴结肿大同时出现或在其前1~3个月发生。约1/4的患者在发病前有药物过敏史或病毒感染史。大约有 60% 的患者出现骨髓受累。部分患者表现为自身免疫现象：自身免疫性溶血性贫血、血小板减少、血管炎、多发性关节炎、风湿性关节炎、自身免疫性甲状腺疾病。AITL 患者就诊时 70% 以上处于Ⅲ期～Ⅳ期。WHO（2008）淋巴和造血组织肿瘤分类中将其归为非霍奇金淋巴瘤外周 T 细胞淋巴瘤的一种特殊亚型。AITL 具有特殊的临床表现、组织病理、免疫学及遗传学特征，其预后相对较差，有研究统计了 343 例 T 细胞淋巴瘤患者，经过 6～8 个疗程 CHOP/CHOEP 方案化疗，AITL 的 5 年生存率小于 45%，5 年无事件生存率小于 30%。

【院前管理】

一、主要诊疗

（1）线上就诊患者　见第五章第一节。

（2）线下门诊/急诊患者　根据患者的主诉和临床表现评估病情，采集现病史、既往史、用药史，完成基本检验和检查，如抽血查血常规、C 反应蛋白、肝功能、降钙素原、EB 病毒抗体联合检测、肿瘤标志物四项联合检测、免疫全套、血尿免疫固定电泳等，骨髓穿刺检查、免疫组化等；影像学检查包括 CT、MRI、PET/CT 和超声检查等。结合患者病史及检验、检查报告，明确诊断，开具预住院证。

二、个案管理

（1）收集患者个案信息　见第五章第一节。

（2）评估病情危重程度，进行预检分诊　见第六章第一节。

【院中管理】

一、病史采集

详细了解患者就诊资料，查看相关检验、检查是否已完善。采集现病史：评估患者有无发热、盗汗、体重减轻，全身皮肤有无红斑、丘疹，有无肝、脾、淋巴结肿大，有无睡眠、饮食、大小便等异常。既往史：评估患者既往有无 EB 病毒、人类疱疹病毒 6 型和 8 型、丙型肝炎病毒、结核分枝杆菌、人类免疫缺陷病毒、真菌（尤其是新型隐球菌）、细菌等的感染病史，有无心脏病、高血压、脑卒中、糖尿病等基础疾病，有无相关用药史及不良反应。个人史：有无吸烟史、饮酒史、药物过敏史等。家族史：家族人员有无血液系统相关疾病史。

二、体格检查

评估患者全身皮肤情况，有红斑、丘疹的患者需评估红斑、丘疹的范围、质地、有无瘙痒感等不适。评估患者全身淋巴结有无肿大，及肿大淋巴结的数量、大小、质地、活动度及疼痛情况等。评估肝、脾有无肿大，有肿大的患者则需评估肿大范围、疼痛情况及日常活动等。评估患者的营养状况，如皮肤黏膜有无干燥、弹性有无降低，皮下脂肪有无菲薄，肌肉有无松弛，指甲有无粗糙失去光泽、肋间隙、锁骨上窝有无凹陷，肩胛骨和髂骨有无突出等。

三、实验室及其他检查

（1）血常规、生化常规及溶贫全套等检查　血常规可见贫血、白细胞数目升高、嗜酸性粒细胞增多等，生化常规的心肌酶可见乳酸脱氢酶升高，溶贫全套可见 Coombs 试验阳性。

（2）骨髓细胞形态学　包括细胞形态学、细胞化学、组织病理学，可有骨髓受累，表现为骨小梁旁和间质的多形性细胞浸润。

（3）免疫分型　肿瘤细胞来源于生发中心滤泡辅助性 T 淋巴细胞，除了能够表达 T 细胞相关抗原 CD3、CD4、CD45RO 外，同时还表达 CD10、CXCL13、PD-1、Bcl-6 等。其中，PD-1 及 CXCL13 表达率超过 90%。CD21、CD23 及 CD35 染色提示滤泡树突状细胞增生明显，沿着小血管周围呈簇状分布。

（4）分子学检测　分子遗传学检测显示，75%～90% 的病例呈 TCR 基因克隆性重排；25%～30% 的病例同时存在 IG 基因克隆性重排，其原因可能与 EBV 阳性 B 细胞的克隆性增生有关，这也是 AITL 较为独特的分子遗传学特征。原位杂交技术检测 EB 病毒编码的 mRNA（EBER）显示，75% 的病例为阳性，且阳性细胞为反应性 B 细胞而不是肿瘤性 T 细胞。AITL 患者具有较高的 *TET2*、*IDH2*、*DNMT3A* 突变发生率，其中 *TET2* 突变与预后不良相关。

（5）影像学检查　完善 PET/CT 检查、超声检查、CT 以及 MRI 检查等。

（6）组织病理学　AITL 具有独特的临床病理和生物学行为，组织病理学检查是诊断该病的主要依据。镜下通常表现为淋巴结结构破坏，破坏区内见丰富的血管及大量的异形淋巴细胞浸润，高内皮静脉增生并呈分支状，可见大量多克隆性细胞，滤泡和生发中心消失，但滤泡树突状细胞显著增多，可见有数量不等的 B 免疫母细胞、嗜酸性粒细胞、上皮样组织细胞、浆细胞和浆母细胞散在分布于肿瘤细胞间。

四、诊断

AITL 的发病机制尚未完全明确，与 *TET2*、*IDH2*、*DNMT3A*、*RHOA* 和 T 细胞受体相关基因突变有关。其确诊依靠组织病理学诊断，但经常与淋巴组织反应性增生、边缘区淋巴瘤、经典型霍奇金淋巴瘤、单纯弥漫性 B 细胞淋巴瘤、外周 T 细胞淋巴瘤-非特殊型等混淆，易发生误诊。加做基于 BIOMED-2 方案的 T 细胞受体和免疫球蛋白基因重排及克隆性分析有助于 AITL 的诊断。此外，高通量二代测序技术证实 AITL 存在着热点突变（如 *RHOAG17V*、*IDH2R172* 等）和常见表观调控相关的突变（如 *TET2*、*DNMT3A* 等），这些突变被认为对 AITL 的诊断有辅助价值。

五、治疗方案

目前 AITL 尚无统一标准治疗方案，主要可分为临床常用一线治疗方案、新型治疗药物及造血干细胞移植，一线治疗方案、新型治疗药物详见表 7-10-1，造血干细胞移植详见第三篇第十四章。

表 7-10-1　AITL 一线治疗方案和新型治疗药物

治疗方案	适应人群	药物
一线治疗方案	评估风险后可行化疗的患者	CHOP（环磷酰胺+多柔比星+长春新碱+泼尼松） CHOPE（环磷酰胺+多柔比星+长春新碱+泼尼松+依托泊苷） GDPT（吉西他滨+顺铂+泼尼松+沙利度胺）
新型治疗药物	不适宜化疗、造血干细胞移植的患者	1. 组蛋白去乙酰化酶抑制剂： 常用苯甲酰胺类组蛋白去乙酰化酶抑制剂的西达本胺 2. 免疫调节剂 来那度胺、NF-κB 诱导激酶抑制剂 3. 法尼酰基转移酶选择性抑制剂 替吡法尼 4. 其他 PI3KSδ 抑制剂、抗体靶向药物（如维布妥昔单抗、利妥昔单抗）、与滤泡辅助性 T 细胞细胞分化成熟相关的细胞因子（如 PD-1、CXCL13、ICOS、白细胞介素-6 和白细胞介素-12）等也可能成为 AITL 潜在的治疗靶点

六、护理工作

（1）制订临床护理路径　结合疾病和患者自身的特殊性，可参考本章第三节相关内容，为患者制订个性化的临床护理路径。

（2）皮肤护理 ①遵医嘱执行皮肤护理的相关措施，如行短波紫外线治疗时应注意评估治疗前后的效果及短波紫外线治疗仪参数的调整等；皮肤用药的部位、范围、用量、频率及注意事项等。②全身皮肤伴有红斑、丘疹的患者应每班查看患者皮肤情况，如皮疹的范围、大小，有无破溃等，有特殊情况时及时报告医生，护理记录如实书写。③嘱患者及家属切不可抓挠皮疹部位，交代皮肤护理的相应注意事项，如洗澡、擦浴时适宜水温为37℃左右，使用柔软棉巾，清水清洁，清洁时不可用力擦拭、揉搓；保持皮肤干燥；贴身衣物应选择柔软的棉质或丝绸宽松款式，避免摩擦加重皮肤损伤。

（3）伴有贫血的患者护理 ①遵医嘱积极完善交叉配血、输血、用药等处理。输血时注意观察有无输血反应。②贫血较重者，应重点交接，每班应评估患者精神状态，查看患者有无出血症状，交接特殊的医嘱和护理。③向患者及家属宣教日常生活注意事项，如加强饮食营养，高蛋白质（鸡蛋、鱼肉、瘦肉、牛奶等），高维生素（绿叶蔬菜、新鲜水果），食物多样化，少食多餐，尽可能制作软烂的食物有利于患者进食和吸收。

（4）化疗用药的护理 AITL一线治疗目前没有统一的方案，临床上常用以蒽环类为主的CHOP或类CHOP方案，因患者多为老年人，在治疗方案的选择方面有较多不确定性，常见静滴药物的不良反应详见附表1。

（5）靶向药物的护理 ①对于使用靶向药物的患者，重点关注有无输注反应。输注期间24h之内应密切观察患者病情变化，如出现皮肤瘙痒、头晕、呼吸短促或胸痛、剧烈咳嗽、心率加快等，应立即报告医生，暂停或减慢输液速度，遵医嘱予以相应药物治疗。②过敏反应，尤其对发生过敏性休克者应立即进行抢救，皮下或肌内注射1∶1000肾上腺素0.3～0.5mL。呼吸困难者予以吸氧，喉头水肿已堵塞呼吸道时，可考虑气管切开。③严重的黏膜与皮肤反应，尤其史蒂文斯-约翰逊综合征、中毒性表皮坏死溶解症，一般持续1～14天，主要以发热、头痛、咳嗽和身体疼痛为早期症状，随后在患者面部或是躯干出现皮疹，为多形性，如红斑、丘疹、水疱等，可向其他部位扩散，如口腔、眼、外阴、肛周和呼吸道、消化道、尿道等。患者一经确诊为靶向药物导致的皮肤黏膜损害，应立即停药。遵医嘱给予局部皮肤药物治疗或全身性抗感染治疗等。④行靶向药物治疗的患者可能发生乙型肝炎病毒激活，在某些情况下会导致急性重型肝炎、肝衰竭和死亡。在开始治疗前需筛查所有患者的乙型肝炎病毒感染情况，并在接受本品治疗期间和之后继续检测。若发现乙型肝炎病毒重新激活，需停用本品，并进行积极的抗病毒治疗。

七、个案管理

见第五章第一节。

八、出院指导

（1）出院流程指导　向患者及家属交代出院的相关流程，做好预出院准备。有出院带药的患者，发药前认真核对，交代用药注意事项，并用 teach-back 方法确认患者已知晓。

（2）复查指导　遵医嘱每周复查 1～2 次血常规，重点关注中性粒细胞、白细胞计数、血小板计数及血红蛋白等重要指标。定期复查肝肾功能。①当中性粒细胞 $\leq 1 \times 10^9$/L 或 WBC $\leq 2 \times 10^9$/L，易发生感染，此期间应采取保护性措施，注意手卫生，每日监测体温等，使用粒细胞集落刺激因子或重组人粒细胞巨噬细胞集落刺激因子等药物，当中性粒细胞升至 5×10^9/L 或 WBC 升至 10×10^9/L 时，应停药观察。②当 PLT 低于 50×10^9/L 时，可能会出现皮肤黏膜、牙龈等出血。此期间需要注意休息，避免剧烈活动、抓挠皮肤、穿着过紧的衣物等，及时观察全身皮肤有无出血点。可使用软毛牙刷刷牙，不剔牙。若出现牙龈渗血、鼻腔出血、视物模糊等情况，及时线上联系个案管理师，前往当地医院积极处理。当 PLT 低于 20×10^9/L 时，则需卧床休息，及时线上联系个案管理师，前往当地医院，使用 TPO、输血小板等对症治疗，警惕发生颅内出血、消化道出血等危及患者生命。③当血红蛋白降低至 70×10^9/L 时，应注意休息、加强营养，若有头晕症状，应预防跌倒，前往当地医院给予吸氧、输血治疗。④复查肝肾功能，如有异常可线上联系个案管理师咨询。

（3）居家指导　本病老年人高发，居家指导尤为重要，包括饮食、运动、心理等方面。①由于药物对消化系统的影响，患者常出现食欲下降，应给予清淡、色、香、味俱全的饮食。乏味时可适当食用话梅、葡萄干等带酸味的零食刺激胃口，少食多餐，鼓励患者进食，增加膳食纤维摄入量如水果、蔬菜，保持排便通畅。②血常规恢复正常，可从事日常家务劳动，适当增加活动量，劳逸结合。③鼓励家属多陪伴，多鼓励患者，让患者保持心情舒畅。

【院后管理】

个案管理师、主管医师、责任护士、营养师、康复师共同制订出院随访计划，详见表 7-10-2。根据患者所患疾病的危险因素，制订患者个性化随访重点，如服用药物、血常规检测、营养摄入、并发症等，若合并严重基础疾病/并发症的患者，协助积极就诊。

表 7-10-2 AITL 个性化院后随访计划

项目	时间		
	短期 出院后一周内电话随访	中期 2～3 个治疗周期线上＋电话随访	长期 4～6 个治疗周期线上＋电话随访
主要诊疗	□常规复查项目包括血常规、肝肾功能、电解质 □根据患者具体情况选择评估与基础疾病相关的检查 □根据患者检验、检查结果调整用药方案	□常规复查检验项目包括血常规、肝肾功能、电解质、凝血功能 □根据患者治疗情况复查 PET/CT、超声、心电图或动态心电图或超声心动图等检查 □根据患者具体情况选择评估与基础病相关的检查 □根据患者检验、检查结果调整用药方案	□常规复查检验项目包括血常规、肝肾功能、电解质、凝血功能 □根据患者治疗情况复查 PET/CT、心电图或动态心电图或超声心动图等检查 □根据患者具体情况选择评估与基础病相关的检查 □根据患者检验、检查结果调整用药方案
专科护理	□评估皮肤情况是否恢复正常 □评估患者化疗后症状的改善情况，有无其他并发症如发热、出血等 □评估服药不良反应，如胃肠道反应和肝、肾功能损伤 □评估患者对居家相关危险因素的掌握程度 □随访数据收集	□评估治疗效果 □提醒特殊检查的注意事项 □评估患者化疗后症状的改善情况，有无其他并发症如发热、出血等 □评估服药不良反应，如胃肠道反应和肝、肾功能损伤 □服药和复诊依从性 □评估患者对居家相关危险因素的掌握程度 □提醒再次治疗住院的时间及注意事项 □随访数据收集	□评估治疗效果 □评估患者化疗后症状的改善情况，其他并发症如有无发热、出血等 □评估服药不良反应，如胃肠道反应和肝、肾功能损伤 □服药和复诊依从性 □评估患者对居家相关危险因素的掌握程度 □提醒复诊的时间及注意事项 □随访数据收集
个案管理	□回答患者咨询问题 □线上推送 AITL 居家管理的文章和视频，强调自我管理的重要性、必要性 □收集患者饮食、运动、服药依从性等信息 □信息反馈	□回答患者咨询问题 □线上推送 AITL 居家/住院管理的文章和视频，强调居家生活指导，复查血常规、PET/CT、超声等检查 □加强感染、出血等风险识别 □收集患者饮食、运动、服药依从性等信息 □信息反馈	□回答患者咨询问题 □线上推送 AITL 居家/住院疾病恶化监管的文章和视频，强调居家生活指导，复查血常规、PET/CT、超声等检查、坚持长期管理的重要性 □加强感染、出血等风险识别 □收集患者饮食、运动、服药依从性等信息 □信息反馈
患者配合事项	□出院后第一周复查1～2次血常规，之后每周复查一次血常规，肝肾功能、电解质、凝血功能视情况而定 □注意自我症状评估，每日测量体温，查看皮肤情况并及时报告异常	□出院后第一周复查1～2次血常规，之后每周复查一次血常规，肝肾功能、电解质、凝血功能视情况而定 □每个疗程结束后行超声检查，2～3个疗程后复查 PET/CT 评估疗效 □注意自我症状评估，每日测量体温，查看皮肤情况及时报告异常	□出院后第一周复查1～2次血常规，之后每周复查一次血常规，肝肾功能、电解质、凝血功能视情况而定 □每个疗程结束后超声监测，最后一个疗程结束后再行 PET/CT 评估疗效

续表

项目	时间		
	短期 出院后一周内电话随访	中期 2～3个治疗周期线上+电话随访	长期 4～6个治疗周期线上+电话随访
患者配合事项	□正确处理如发热、牙龈出血、皮肤瘙痒等症状 □注意观察药物不良反应，如胃肠道不适、血尿、腰部疼痛、腹泻、腹胀等 □落实生活方式的改变如饮食、运动、情绪等	□正确处理如发热、牙龈出血、皮肤瘙痒等症状 □注意观察药物不良反应，如胃肠道不适、血尿、腰部疼痛、腹泻、腹胀等 □落实生活方式的改变如饮食、运动、情绪等	□注意自我症状评估，每日测量体温，查看皮肤情况，及时报告异常 □正确处理如发热、牙龈出血、皮肤瘙痒等症状 □注意观察药物不良反应，如胃肠道不适、血尿、腰部疼痛、腹泻、腹胀等 □落实生活方式的改变如饮食、运动、情绪等

参考文献

[1] 侯小燕, 朱尊民. 血管免疫母细胞性T细胞淋巴瘤病理和基因特征及治疗的研究进展[J]. 中华实用诊断与治疗杂志, 2023, 37（3）: 321-324.

[2] Siegel R L, Miller K D, Fuchs H E, et al. Cancer statistics, 2022[J]. CA Cancer J Clin, 2022, 72（1）: 7-33.

[3] 曹梅玲, 刘宝义. 以胸部症状首发的血管免疫母细胞性T细胞淋巴瘤一例报告并文献复习[J]. 国际呼吸杂志, 2021, 41（2）: 144-148.

[4] 时云飞, 李何红, 王豪杰, 等. 血管免疫母细胞性T细胞淋巴瘤临床与分子病理学特征分析[J]. 北京大学学报（医学版）, 2023, 55（3）: 521-529.

[5] Sorror M L, Storer B E, Fathi A T, et al. Development and validation of a novel acute myeloid leukemia-composite model to estimate risks of mortality[J]. JAMA Oncol, 2017, 3（12）: 1675-1682.

第十一节　NK/T细胞淋巴瘤

NK/T细胞淋巴瘤（natural killer T-cell lymphoma，NKTCL）是一种罕见的非霍奇金淋巴瘤，起源于自然杀伤（NK）细胞或T淋巴细胞，通常表现为鼻咽部肿块、流涕、鼻塞、嗅觉减退、咽喉疼痛、发热、多汗等症状，也可累及其他部位。结外部位病变可累及皮肤、黏膜、胃肠道、肺部等，分别表现为皮肤结节、破溃等，黏膜红斑、溃疡，胃肠道症状可见腹痛、肠梗阻或穿孔等；肺部可有咳嗽、咯血和肺部肿块等症状。

NKTCL在我国多由于EB病毒感染所致，实验室检查75%～100%的患者可用原位杂交的方法检测到EBV DNA。在治疗方面，早期的NKTCL，通过化疗联合放疗可达到80%的治愈率；而对于晚期的NK/T细胞淋巴瘤，30%～40%

的治愈率。NKTCL 通常包含三种类型：结外 NK/T 细胞淋巴瘤鼻型；侵袭性 NK 细胞白血病及慢性 NK 细胞淋巴增生性疾病 ❶。

【院前管理】

NKTCL 患者的评估主体由门诊主任医师、经过疾病诊疗技术专业化培训的主治医师以及经过疾病管理培训的个案管理师三部分组成。评估方式包括线上就诊、线下门/急诊就诊。

一、主要诊疗

（1）线上就诊患者　详见第五章第一节。

（2）线下门诊/急诊患者　根据患者的主诉和临床表现评估病情，采集现病史、既往史、用药史，完成基本检验和检查，如血常规、尿常规、便常规、生化检查、免疫学检查等；完成必要的检查如骨髓穿刺、骨髓活检、CT、心电图、胸部 X 线、B 超、鼻内镜等常规检查，结合患者病史及检验、检查报告，明确诊断，开具预住院证，由院前服务中心告知患者或家属住院时间及相关注意事项；急诊患者可通过医院绿色通道直接办理住院。

二、个案管理

（1）收集患者个案信息　详见第五章第一节。
（2）评估病情危重程度，进行预检分诊　详见第六章第一节。

【院中管理】

一、病史采集

（1）现病史　患者近期有无无痛性淋巴结肿大，或躯干和四肢出现的多发性斑块及肿块，发热、盗汗、体重下降等伴随症状；有无鼻塞、鼻出血、面部肿胀等，同时伴有恶臭和面中线部结构的坏死性改变；有无腹痛、腹胀、咳嗽、咯血等症状。

（2）既往史　评估患者既往有无传染病和基础疾病，有无相关用药史及不良反应。

（3）个人史　询问患者的职业及工作条件、生活习惯，有无烟酒嗜好及冶游史、药物过敏史等。

（4）家族史　了解患者有无血液系统相关疾病家族史。

---

❶ Kim S J，Yoon D H，Jaccard A，et al. A prognostic index for natural killer cell lymphoma after non-anthracycline-based treatment: a multicentre，retrospective analysis. The Lancet Oncol，2016，17（3）：389-400.

二、体格检查

（1）基础体格检查　详见第五章第一节。

（2）全身体格检查　①皮肤：患者局部皮肤有无丘疹、瘀斑，有无瘙痒及疼痛症状，面部有无肿胀、恶臭气味及面中有无坏死性改变，全身有无发热、盗汗、消瘦等。部分患者还伴有Sézary综合征（瘙痒、红皮病和淋巴结肿大）。②鼻腔：患者有无鼻塞、流涕、单侧鼻腔出血、溃烂、穿孔等，转移至纵隔、肺门、胃肠道及肾脏时可致胸闷胸痛、呼吸困难、胸腔积液、腹痛、腹胀、腹泻、肠梗阻、肾肿大、输尿管梗阻、肾盂积液、肾功能不全等。③淋巴结：应着重检查双侧颈部、锁骨上、腋窝、肱骨内上髁、腹股沟区域的浅表淋巴结，早期多半为浅表无痛性淋巴结肿大，中晚期可转移至全身。④神经系统：多累及中枢神经系统，伴有颅内压增高，患者可出现头痛、头晕等症状，若侵袭到耳部，还会导致患者耳部闷塞感及听力下降。

三、实验室及其他检查

（1）血常规　多无特异性改变，早期可表现为正常。贫血常见于疾病晚期或合并溶血性贫血、消化道出血、治疗后骨髓抑制及肿瘤骨髓侵犯等情况。合并噬血综合征的患者常出现二系甚至三系减少。

（2）血生化检查　乳酸脱氢酶升高，提示预后不良。

（3）鼻内镜检查　可了解患者鼻黏膜有无溃疡、坏死等情况。

（4）淋巴结活检　首选淋巴结切除活检，其意义在于获取完整的淋巴结，以便于观察淋巴结的结构，为疾病准确分型提供依据。

（5）骨髓穿刺活检　主要用于判断淋巴瘤是否合并骨髓侵犯。骨髓浸润检出率可提高10%～30%。

（6）影像学检查　①B超检查：对NK/T细胞淋巴瘤进行初筛，通过对浅表淋巴结以及肝脏、脾脏等的检查来判断淋巴结结构是否破坏。②CT检查：通过增强扫描，了解淋巴结以及结外组织和（或）器官的受侵情况。③MRI检查：对软组织和中枢神经系统的浸润程度进行判断。④PET或PET/CT检查：给淋巴瘤提供分型参考，为治疗效果及预后提供依据。

（7）病理学检查　NKTCL所涉及的细胞形态一般为小、中、大或间变细胞，多数病例为中等细胞或大小混合细胞，胞核可不规则或呈卵圆形，染色质颗粒状，核仁不明显或有小核仁，胞质中等，淡染至透亮，核分裂象易见。部分可见大量的炎性细胞浸润。

（8）免疫分型及细胞质遗传　NKTCL的免疫表型特征主要表现为CD3阳

性、CD4 或 CD8 阳性，以及 NK 细胞相关抗原 CD56 的共表达。这些免疫表型特征使得 NKTCL 在淋巴瘤分类中具有独特的地位。此外，NKTCL 表达 T 细胞受体（TCR）α/β 链，这是 NK/T 细胞的一个重要特征；NKTCL 通常也表达 NK 细胞相关抗原，如 CD56 和 CD161。这些抗原的表达有助于区分 NKTCL 与其他类型的淋巴瘤。NKTCL 的另一个重要特征是缺乏 B 细胞相关抗原的表达，如 CD19、CD20 和 CD79a 等，这种抗原表达的缺失有助于区分 NKTCL 与 B 细胞淋巴瘤。NKTCL 的遗传学改变主要包括染色体异常和基因重排。这些遗传学改变对 NKTCL 的发生和发展起着重要作用。NKTCL 中最常见的染色体异常是染色体 6q21 的异常，该区域包含多种与免疫调节和细胞增殖相关的基因。此外，其他染色体异常如染色体 14q11 的异常也可见于 NK/T 细胞淋巴瘤。NKTCL 可发生多种基因重排，如 TCR 基因重排和 myc 基因重排等。这些基因重排可能导致 NK/T 细胞的异常增殖和分化，从而引发淋巴瘤。

四、诊断

根据患者的症状及体格检查做出初步诊断，再通过影像学检查、相关病理学检查结果确诊，诊断标准包括淋巴结肿大、细胞异型性明显、细胞失控增殖等。

（1）淋巴结肿大　NKTCL 的肿瘤细胞会浸润淋巴结，导致淋巴结肿大，并且还会使淋巴结内部的结构破坏。

（2）细胞异型性明显　NKTCL 的肿瘤细胞通常呈现异型性明显的特点，包括细胞核的形状和大小异常、核质比例的改变、核仁的异常等。

（3）细胞失控增殖　在 NKTCL 中，肿瘤细胞失去对细胞增殖的调控机制，导致肿瘤细胞无法停止增殖。

五、治疗方案

NKTCL 的治疗方案较为复杂，需要根据患者具体的身体状况实施精准个性化的治疗方案，大致可分为诱导治疗、复发/难治性淋巴瘤治疗两大类，具体方案详见表 7-11-1。

六、护理工作

（1）制订临床护理路径　结合疾病和患者自身的特殊性，可参考本章第三节相关内容，为患者制订个性化的临床护理路径。

（2）疼痛护理　根据疼痛评估结果，遵医嘱按三阶梯镇痛原则给予镇痛药，

表 7-11-1 NKTCL 的治疗方案

类别	方案	药物
诱导治疗	联合化疗方案（基于天冬酰胺酶）	改良 SMILE 方案［类固醇（地塞米松）、甲氨蝶呤、异环磷酰胺、培门冬酶和依托泊苷］×4～6 疗程，用于晚期
		P-GEMOX 方案（吉西他滨、培门冬酶和奥沙利铂）
		DDGP 方案（地塞米松、顺铂、吉西他滨、培门冬酶）
		AspaMetDex 方案（培门冬酶、甲氨蝶呤和地塞米松）
	综合治疗方案（非基于天冬酰胺酶）	同步放化疗（CCRT）方案 RT 及 3 个疗程的 DEVIC 方案（地塞米松、依托泊苷、异环磷酰胺、卡铂）（首选）
		其他推荐方案 RT 及顺铂，随后行 3 个疗程 VIPD 方案（依托泊苷、异环磷酰胺、顺铂、地塞米松）
		序贯化放疗 对于Ⅰ、Ⅱ期，改良 SMILE×2～4 个疗程继以 RT 方案
		三明治化放疗方案 P-GEMOX×2 个疗程继以 RT，后 P-GEMOX×2～4 个疗程
	单独放疗（如不适合化疗）	
复发/难治性治疗	临床试验	
	首选方案	派姆单抗
		纳武单抗
	其他推荐方案	单一药物 本妥昔单抗（Brentuximab vedotin）用于 $CD30^+$ 疾病 普拉曲沙
		联合方案 一线治疗中不使用基于天冬酰胺酶的联合化疗方（NK/TL-B1/3）
		DHAP 方案（地塞米松、阿糖胞苷、顺铂）
		DHAX 方案（地塞米松、阿糖胞苷、奥沙利铂）
		ESHAP 方案（依托泊苷、甲泼尼龙、阿糖胞苷）+铂类药物（顺铂或奥沙利铂）
		GDP 方案（吉西他滨、地塞米松、顺铂）
		GemOx 方案（吉西他滨、奥沙利铂）
		ICE 方案（异环磷酰胺、卡铂、依托泊苷）
	特殊情况下的方案	放射疗法 贝利司他 罗米地辛

注：首选以培门冬酶为基础的方案，但是没有数据表明某种特定方案优于另一种。而复发/难治性病例首选临床试验，如果没有临床试验，派姆单抗（pembrolizumab）或纳武单抗（navutuzumab）是合适的选择。

当疼痛反应强烈时，适当加用镇静药。并注意观察镇痛效果和药物不良反应，发现异常及时减量或停药。非药物镇痛法：如让患者欣赏音乐、静坐行深呼吸等，分散其注意力；在医护人员指导下进行局部按摩和热敷，也可涂擦薄荷油、樟脑酊、冰片等以缓解局部疼痛。

（3）皮肤护理　指导患者保持皮肤清洁、干燥、勿抓挠，不使用刺激性强的肥皂液，穿棉质柔软内衣，避免与粗糙衣物摩擦。放疗皮肤有红斑、干性脱屑、色素沉着、瘙痒等症状时，一般皮肤护理措施包括清洁后使用亲水性（水包油型）润肤剂保湿。除了这些措施外，建议患者可使用外用皮质类固醇（1～2次/天），并在放疗后继续使用2周。其他化疗皮肤护理详见第十二章。

（4）口腔护理　指导患者餐后及时漱口或刷牙，每日睡觉前后用软牙刷刷牙，保持良好的口腔卫生；避免进食煎炸、辛辣和过热食品，多食蔬菜、水果，保持大便通畅；正确使用漱口水含漱预防口腔感染；口腔溃疡可行短波紫外线光敏治疗，1次/日，连续5日。

（5）鼻腔护理　指导患者多饮水，保持病室湿度适宜，注意鼻腔的清洁，嘱患者勿挖鼻、擤鼻涕，鼻腔干燥者可滴无菌液状石蜡，鼻腔堵塞者可滴麻黄素滴鼻液，鼻腔如有出血，应立即告知医生给予处置。如鼻腔坏死组织的脓性分泌物较多，可根据医嘱用生理盐水500mL、庆大霉素16U行鼻腔冲洗。通过冲洗可使鼻腔黏稠表面纤维素渗出，形成的伪膜逐渐消退，棕黄色分泌物减少或消失。

（6）骨髓抑制期护理　此期间应加强血常规和骨髓监测、感染与出血的预防及护理。

（7）用药护理　①鞘内注射化疗药物的护理：NKTCL患者鞘内注射每疗程至少1次，协助患者取屈颈抱膝侧卧位，尽量暴露腰椎间隙。穿刺及注药时避免咳嗽，当患者主诉下肢麻木时应暂停操作。操作完毕，嘱患者去枕平卧4～6h，注意观察有无头晕、头痛、呕吐、穿刺局部渗血等。②静脉药物的护理：严格遵守化疗用药的次序、时间、剂量，准确给药，并观察不良反应；NKTCL常用化疗药物的不良反应见表7-11-2，其他药物详见附表1。

七、个案管理

详见第五章第一节。

八、出院指导

（1）服药指导　遵医嘱按时按剂量服用出院药物，切勿私自停药或增减药物剂量，注意观察药物的不良反应。常见的口服药有免疫调节剂等，如乌苯美

表 7-11-2 常用化疗药物的不良反应

药名	缩写	主要不良反应
阿糖胞苷	Ara-C	消化道反应、骨髓抑制、口腔溃疡
顺铂	DDP	肾毒性、消化道反应、骨髓抑制
奥沙利铂	L-OHP	骨髓抑制、神经毒性、消化道反应
依托泊苷	VP-16	消化道反应、骨髓抑制、神经毒性
吉西他滨	Gem	骨髓抑制、消化道反应
异环磷酰胺	IFO	骨髓抑制、消化道反应、肾毒性
门冬氨酸酰胺酶	ASP	骨髓抑制、消化道反应、过敏样反应

司片，能有效干扰肿瘤细胞的代谢，抑制肿瘤细胞再生，诱导肿瘤细胞凋亡，常规剂量为一日 30mg，一次（早晨空腹口服）或者分 3 次口服。在服药期间可引起谷草转氨酶（AST）及谷丙转氨酶（ALT）轻度增高，故每月抽血检测肝功能 1～2 次。

（2）复诊指导　出院后定期复查血常规，当中性粒细胞计数 $< 2.0 \times 10^9/L$，血小板计数 $< 50 \times 10^9/L$，或者有发热、出血及头晕、头痛、呕吐等症状时应及时就诊。

（3）生活方式指导　指导患者进食健康饮食，低盐低脂饮食等，避免辛辣等刺激性食物，避免进食不洁、不易消化的食物引起腹泻或便秘。戒烟限酒、规律作息、避免熬夜等，积极控制疾病高危诱发因素。

（4）间歇期导管维护指导　定期维护并做好自我观察，观察穿刺点及周围皮肤有无发红、疼痛、出血及分泌物等；置管侧手臂或管道走行静脉及周围区域有无肿胀、疼痛；PICC 携带者需观察体外导管有无脱出、打折或破损；接头与导管连接是否紧密、接头是否破损、接头内有无血液或异物，敷料有无破损、潮湿、松动或卷边。PICC 导管、输液港使用异常时可线上联系及线下就医，其他见第六章第二节。

【院后管理】

个案管理师协助患者签署《患者出院后健康管理告知书》、健康管理服务收案登记表，医生在患者出院前/门诊结束后评估患者病情，依据全病程服务内容，制订随访计划时间表，定期复查，如有异常及时联系门诊及住院医师给予指导。可参照表 7-11-3。

表 7-11-3　NKTCL 个性化出院后随访时间表

姓名：_____　性别：_____　年龄：_____　住院号：_____　出院日期：_____年___月___日
随访日期：_____年___月___日　随访第_____次　随访人：_____

项目	时间					
	3 个月	6 个月	9 个月	12 个月	18 个月	24 个月
主要诊疗	□常规复查项目包括血常规、血生化、凝血常规、EB 病毒 DNA 定量、免疫学 □骨髓形态学检查、细胞遗传学、组织学、骨髓活检、B 超、鼻内镜、影像学检查 □根据检测结果调整用药方案					
主要护理	□出院后一周电话随访 □评估有无头晕、乏力、乏味、鼻塞、呕吐、咳嗽、发热、胸闷、胸痛、出血、疼痛、皮肤瘙痒等不适 □提醒服药、复诊及再住院的相关注意事项 □评估患者对居家相关危险因素的掌握程度 □随访数据收集					
个案管理	□回答患者咨询问题 □线上推送患者居家/住院管理的文章和视频，强调居家生活指导、复查等注意事项 □提前为患者预约门诊、检验、检查、住院等预约服务 □收集患者饮食、运动、服药依从性等信息 □信息反馈					
患者配合	□出院后第一周在当地复查 1～2 次血常规，之后每周复查一次血常规、血生化，凝血常规及 EB 病毒 DNA 定量视病情而定，第一年每 3 个月来院面诊，一年后每 6 个月来院面诊 □注意自我症状评估如有无头晕、头痛、鼻塞流涕、乏力、乏味、咳嗽等不适，加强感染、出血等风险识别，发热时监测体温，报告个案管理师 □注意观察药物不良反应如胃肠道不适 □形成良好生活方式如营养、清淡、易消化饮食，科学运动，情绪稳定等					
疑问解答						

参考文献

[1] 高天晓，李志铭. 外周 T 细胞淋巴瘤和 NK/T 细胞淋巴瘤指南的更新解读[J]. 中国肿瘤临床，2020，47（20）：1039-1043.

[2] 刘伟欣，刘跃平，金晶，等. 鼻咽原发和鼻咽受累结外鼻型 NK/T 细胞淋巴瘤的临床病理特征和预后[J]. 中华肿瘤杂志，2019，41（1）：56-62.

[3] 郭歌，赵玉林，黄书满，等. IL-6、LDH、β_2-MG 在结外鼻型 NK/T 细胞淋巴瘤患者外周血中的表达及诊断价值研究[J]. 国际检验医学杂志，2023，44（8）：902-907.

[4] 郭霞，高举. 结外 NK/T 淋巴细胞淋巴瘤鼻型的诊治进展[J]. 中华实用儿科临床杂志，2019，34（15）：1136-1140.

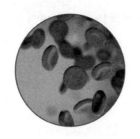

第八章

浆细胞疾病

第一节 多发性骨髓瘤

多发性骨髓瘤（multiple myeloma，MM）是一种克隆浆细胞异常增殖的恶性疾病，在我国多发于老年人，目前仍无法治愈。其特征是克隆性浆细胞在骨髓内恶性增殖、浸润骨骼及软组织，并分泌大量单克隆免疫球蛋白（M蛋白）或其多肽链亚单位，正常免疫球蛋白减少，引起多发性骨骼破坏、病理性骨折、骨痛、贫血、出血、高钙血症、肾功能损害、感染及高黏滞血症等一系列临床表现。MM常见的症状包括骨髓瘤相关器官功能损伤的表现，即"CRAB"症状[血钙增高（calcium elevation）、肾功能损害（renal insufficiency）、贫血（anemia）、骨病（bone disease）]以及继发淀粉样变性等相关表现。随着新药不断应用及检测手段的提高，MM的诊断和治疗得以不断改进和完善。

【院前管理】

一、主要诊疗

（1）线上就诊患者　见第五章第一节。

（2）线下门诊/急诊患者　根据患者的主诉和临床表现评估病情，采集现病史、既往史、用药史，完成基本检验和检查，如抽血查血常规、凝血功能、肝肾功能、生化全套、血清蛋白电泳、血免疫固定电泳、血清免疫球蛋白定量、心肌酶学、肌钙蛋白、BNP、输血前四项、血型、尿常规、尿蛋白电泳、尿免疫固定电泳、24h 尿轻链等；完成必要的检查如骨髓穿刺、骨髓活检、CT、心电图、胸部 X 线、B 超等常规检查，结合患者病史及检验、检查报告，明确诊断，开具预住院证。

二、个案管理

（1）收集患者个案信息　见第五章第一节。

（2）评估病情危重程度，进行预检分诊　见第六章第一节。

【院中管理】

一、病史采集

（1）现病史　包括患者症状（贫血、出血、血栓、感染、骨痛、肢端麻木以及髓外浸润等相关症状）、出现时间、有无诱因、严重程度、治疗经过、起病以来的体重和睡眠情况等。

（2）既往史　评估患者既往有无传染病和基础疾病，有无相关用药史及不良反应。是否有过敏史、肿瘤病史、乙肝、结核等传染病病史；询问其他重要脏器疾病史，药物、化学毒物、放射线接触史等。

（3）个人史　询问患者有无吸烟史、饮酒史等。

（4）家族史　了解患者有无血液系统相关疾病家族史。

二、体格检查

常采用 ECOG 评分（排除骨折及骨痛的影响）评估患者日常活动，评估贫血、出血、骨折、血栓相关体征，肝、脾、淋巴结肿大情况，有无感染病灶，并进行神经毒性评估等。ECOG 评分总分 5 分。0 分：完全活动，无症状，能够进行所有日常活动。1 分：有轻微症状，但几乎能够进行所有日常活动。2 分：能够自行站立和移动，但不能工作；能够超过 50% 的时间进行日常活动。3 分：有一定程度的功能限制，且超过 50% 的时间需要卧床或坐在椅子上。4 分：完全无法自理，需要卧床或坐在椅子上。5 分：死亡。

（1）基础体格检查　见第五章第一节。

（2）专科体格检查　见第六章第一节。

三、实验室及其他检查

主要分为基本检查项目和对诊断或预后分层有价值的项目，详见表 8-1-1。

表 8-1-1　多发性骨髓瘤的检测项目

项目		具体内容
基本检查项目	血液检查	血常规、肝肾功能（包括白蛋白、乳酸脱氢酶、尿酸）、电解质（包括钙离子）、凝血功能、血清蛋白电泳（包括 M 蛋白含量）、免疫固定电泳（必要时加做 IgD3）、$β_2$-微球蛋白、C 反应蛋白、外周血涂片（浆细胞百分数）、血清免疫球蛋白定量（包括轻链）
	尿液检查	尿常规、蛋白电泳、尿免疫固定电泳、24h 尿轻链
	骨髓检查	骨髓细胞学涂片分类、骨髓活检＋免疫组化（骨髓免疫组化）建议应包括针对如下分子的抗体：CD19、CD20、CD38、CD56、CD138、κ轻链、λ轻链
	影像学检查	全身 X 线平片，包括头颅、骨盆、四肢骨，全脊柱（包括胸椎、腰骶椎、颈椎）
	其他检查	胸部 CT、心电图、腹部 B 超
对诊断或预后分层有价值的项目	血液检查	血清游离轻链、心功能不全及怀疑合并心脏淀粉样变性或者轻链沉积病患者，检测心肌酶谱、肌钙蛋白、B 型钠尿肽或 N 末端 B 型利钠肽原
	尿液检查	24h 尿蛋白谱（多发性骨髓瘤肾病及怀疑淀粉样变者）
	骨髓检查	流式细胞术（建议抗体标记采用 4 色以上，应包括针对如下分子的抗体：CD19、CD38、CD45、CD56、CD20、CD138、κ轻链、λ轻链；有条件的单位加做 CD27、CD28、CD81、CD117、CD200、CD269 等的抗体，建议临床研究时开展）、荧光原位杂交（建议 CD38 磁珠分选骨髓瘤细胞或进行胞质免疫球蛋白染色以识别浆细胞），检测位点建议包括：IgH 易位、17p-（p53 缺失）、13q14 缺失、1q21 扩增；若 FISH 检测 IgH 易位阳性，则进一步检测 t（4；14）、t（11；14）、t（14；16）、t（14；20）等
	影像学检查	局部或全身低剂量 CT 或全身或局部 MRI（包括颈椎、胸椎、腰骶椎、头颅）、PET/CT
	其他检查	怀疑淀粉样变性者，需行腹壁皮下脂肪、骨髓或受累器官活检，并行刚果红染色。怀疑心功能不全及怀疑合并心脏淀粉样变性者，需行超声心动图检查，有条件的可行心脏核磁共振检查

注：PET/CT 为正电子发射计算机断层显像；MRI 为磁共振成像。

四、诊断

　　诊断标准：综合参考美国国家综合癌症网络（National Comprehensive Cancer Network，NCCN）及国际骨髓瘤工作组（International Myeloma Working Group，IMWG）的指南，意义未明单克隆免疫球蛋白增多症（monoclonal gammopathy of undetermined significance，MGUS）、冒烟型 MM（smoldering multiple myeloma，SMM）和活动性 MM（active multiple myeloma，aMM）的诊断标准如表 8-1-2 所示。

表 8-1-2 MGUS、SMM 和 aMM 诊断标准

MGUS	血清 M 蛋白＜30g/L 或 24h 尿轻链＜0.5g 或骨髓单克隆浆细胞比例＜10%；且无 SLiM CRAB
SMM	CRAB M 蛋白≥30g/L 或 24h 尿轻链≥0.5g 或骨髓单克隆浆细胞比例≥10% 和（或）组织活检证明为浆细胞瘤；且无 SLiM CRAB
aMM[①]	骨髓单克隆浆细胞比例≥10%[②]和（或）组织活检证明为浆细胞瘤[③]；且有 SLiM CRAB 特征之一[④]

① 由于克隆性浆细胞合成及分泌免疫球蛋白能力的差异，有 1%～2% 的骨髓瘤患者 M 蛋白鉴定阴性，骨髓浆细胞≥10%，诊断为"不分泌型 MM"，但 M 蛋白鉴定仍是判断浆细胞克隆性的重要方法，也是评估疗效的重要手段，应在"基本检查项目"中常规进行。

② 浆细胞单克隆性可通过流式细胞术、免疫组化，及免疫荧光的方法鉴定其轻链 κ/λ 限制性表达。判断浆细胞比例应采用骨髓细胞涂片和活检方法而非流式细胞术计数。由于骨髓瘤浆细胞具有灶性分布的特点，若骨髓涂片的浆细胞比例低于 10%，不仅需要多部位穿刺，而且骨髓活检病理切片通常发现更高比例的浆细胞。在多部位穿刺骨髓中克隆性浆细胞＜10% 的患者，要关注到一种特殊类型的骨髓瘤"巨灶型骨髓瘤（macrofocal multiple myeloma）"是指单处或多处骨破坏病灶，单发病灶常伴周围软组织或淋巴结累及。

③ 组织活检证明为单克隆浆细胞瘤是指骨相关或者髓外组织病灶的病理结果。

④ 骨骼、肾脏等终末器官损害也偶有发生，若证实这些脏器的损害由于克隆浆细胞所致，可进一步支持诊断和分类。

注：CRAB：[C] 校正血清钙＞2.75mmol/L [校正血清钙（mmol/L）= 血清总钙（mmol/L）- 0.025× 人血白蛋白浓度（g/L）+ 1.0（mmol/L），或校正血清钙（mg/dL）= 血清总钙（mg/dL）- 人血白蛋白浓度（g/L）+ 4.0（mg/dL）]；[R] 肾功能损害（肌酐清除率＜40mL/min 或血清肌酐＞177μmol/L）；[A] 贫血（血红蛋白低于正常下限 20 g/L 或＜100g/L）；[B] 溶骨性破坏，通过影像学检查（X 线片、CT、MRI 或 PET/CT）显示 1 处或多处溶骨性病变。SLiM：[S] 骨髓单克隆浆细胞比例≥60%；[Li] 受累/非受累血清游离轻链比≥100（受累轻链数值至少≥100mg/L）；[M] MRI 检测有＞1 处 5mm 以上灶性骨质破坏。

五、治疗方案

（1）初诊 MM 的治疗 MM 的初始治疗包括诱导缓解、自体造血干细胞移植（auto-HSCT）和维持治疗三个阶段。对于体能状况尚可的患者，经有效的诱导治疗后行 auto-HSCT 是 MM 的首选治疗手段。目前诱导方案多以蛋白酶抑制剂 + 免疫调节剂 + 地塞米松的三药联合方案为主，见表 8-1-3。

表 8-1-3 MM 的主要治疗方案（初始/复发后治疗）

方案	给药方法
硼替佐米-沙利度胺-地塞米松（VTd）	硼替佐米 1.3mg/m² 皮下给药，d1、d8、d15、d22 沙利度胺 100～200mg 口服，d1～d21 地塞米松 20mg 口服，硼替佐米给药当天和次日（或 40mg，d1、d8、d15、d22） 每 4 周重复一次，作为移植前诱导治疗，共 4 个周期
硼替佐米-环磷酰胺-地塞米松（VCd）	环磷酰胺 300mg/m² 口服，d1、d8、d15、d22 硼替佐米 1.3mg/m² 皮下给药，d1、d8、d15、d22 地塞米松 40mg 口服，d1、d8、d15、d22 每 4 周重复一次

续表

方案	给药方法
硼替佐米 - 来那度胺 - 地塞米松（VRd）	硼替佐米 1.3mg/m² 皮下给药，d1、d8、d15 来那度胺 25mg 口服，d1～d14 地塞米松 20mg 口服，硼替佐米给药当天和次日（或 40mg，d1、d8、d15、d22） 每 3 周重复一次
卡非佐米 - 来那度胺 - 地塞米松（KRd）	卡非佐米 20mg/m² 静脉给药（第 1 周期 d1+d2），随后 27mg/m² d1、d2、d8、d9、d15、d16 来那度胺 25mg 口服，d1～d21 地塞米松 40mg 口服，d1、d8、d15、d22 每 4 周重复一次
卡非佐米 - 环磷酰胺 - 地塞米松（KCd）	卡非佐米 20mg/m² 静脉给药（第 1 周期 d1+d2），随后 27mg/m² d1、d2、d8、d9、d15、d16 第 1、8、15 天口服环磷酰胺 300mg/m² 第 1、8、15、22 天口服地塞米松 40mg 每 4 周重复一次
卡非佐米 - 泊马度胺 - 地塞米松（KPd）	卡非佐米 20mg/m² 静脉给药（第 1 周期 d1+d2），随后 27mg/m² d1、d2、d8、d9、d15、d16 泊马度胺 4mg 口服，d1～d21 地塞米松 40mg 口服，d1、d8、d15、d22 每 4 周重复一次
达雷妥尤单抗 - 来那度胺 - 地塞米松（DRd）	达雷妥尤单抗 16mg/kg 静脉给药，每周一次，持续 8 周，然后每 2 周一次，持续 4 个月，然后每月一次 来那度胺 25mg 口服，d1～d21 地塞米松 40mg 静脉给药，d1、d8、d15、d22（在未给予达雷妥尤单抗的日期口服给药） 来那度胺 - 地塞米松，按照常规时间表每 4 周重复一次
达雷妥尤单抗 - 硼替佐米 - 地塞米松（DVd）	达雷妥尤单抗 16mg/kg 静脉给药，每周一次，持续 8 周，然后每 2 周一次，持续 4 个月，然后每月一次 硼替佐米 1.3mg/m² 皮下给药，d1、d8、d15、d22 地塞米松 40mg 静脉给药，d1、d8、d15、d22（在未给予达雷妥尤单抗的日期口服给药） 硼替佐米 - 地塞米松，按常规时间表每 4 周重复给药
达雷妥尤单抗 - 泊马度胺 - 地塞米松（DPd）	达雷妥尤单抗 16mg/kg 静脉给药，每周一次，持续 8 周，然后每 2 周一次，持续 4 个月，然后每月一次 泊马度胺 4mg 口服，d1～d21 地塞米松 40mg 静脉给药，d1、d8、d15、d22（在未给予达雷妥尤单抗的日期口服给药） 每 4 周重复一次
达雷妥尤单抗 - 卡非佐米 - 地塞米松（DKd）	达雷妥尤单抗 1800mg 皮下给药（或 16mg/kg 静脉给药），每周一次，持续 8 周，然后每 2 周一次，持续 4 个月，然后每月一次 卡非佐米 56～70mg/m² 静脉给药，d1、d8、d15（第 1 周期 d1 剂量为 20mg/m²） 地塞米松 40mg，d1、d8、d15、d22 卡非佐米 - 地塞米松，按常规时间表每 4 周重复一次

续表

方案	给药方法
伊沙佐米 - 来那度胺 - 地塞米松（IRd）	伊沙佐米 4mg 口服，d1、d8、d15 来那度胺 25mg 口服，d1～d21 地塞米松 40mg 口服，d1、d8、d15、d22 每 4 周重复一次
伊沙佐米 - 泊马度胺 - 地塞米松（IPd）	伊沙佐米 10mg/kg 静脉给药，每周一次，持续 4 周，然后每 2 周一次 泊马度胺 4mg 口服，d1～d21 地塞米松（根据处方信息） 泊马度胺 - 地塞米松，按照常规时间表每 4 周重复一次
伊沙佐米 - 卡非佐米 - 地塞米松（IKd）	伊沙佐米 10mg/kg 静脉给药，每周 1 次，持续 4 周，然后每 2 周一次 卡非佐米 56～70mg/m^2 静脉给药，d1、d8、d15（第 1 周期 d1 剂量为 20mg/m^2） 地塞米松 40mg，d1、d8、d15、d22 卡非佐米 - 地塞米松，按照常规时间表每 4 周重复一次

（2）复发 MM 的治疗　复发后再诱导治疗方案的选择原则见图 8-1-1，建议换用不同作用机制的药物，或者新一代药物联合化疗。临床上应根据患者对来那度胺或硼替佐米的耐药性选择合适的联合化疗方案。对于伴有浆细胞瘤的复发患者，使用含细胞毒性药物的多药联合方案。选择含达雷妥尤单抗治疗方案的患者，用药前应完成血型检测；与输血科充分沟通；输血科备案患者信息，如患者输血，需使用专用试剂配血。

（3）原发耐药 MM 的治疗　换未用过的新方案，如能获得 PR 及以上疗效，条件合适者应尽快行 auto-HSCT；符合临床试验条件者，进入临床试验，尤其是 CAR-T 临床试验。

（4）支持治疗　①骨病的治疗：口服或静脉使用双膦酸盐（包括氯屈膦酸、帕米膦酸二钠和唑来膦酸）。双膦酸盐适用于所有需要治疗的有症状 MM 患者。无症状骨髓瘤患者不建议使用双膦酸盐，除非进行临床试验。静脉制剂使用时应严格掌握输注速度。静脉使用双膦酸盐建议在 MM 诊断后前 2 年每月 1 次，2 年之后每 3 个月 1 次持续使用。若出现了新的骨相关事件，则重新开始至少 2 年的治疗。使用前后需监测肾功能，并根据肾功能调整药物剂量。如果在原发病治疗有效的基础上出现肾功能恶化，应停用双膦酸盐，直至肌酐清除率恢复到基线值 ±10%。唑来膦酸和帕米膦酸二钠有引起下颌骨坏死的报道，尤以唑来膦酸为多，双膦酸盐使用前应该进行口腔检查，使用中避免口腔侵袭性操作。如需进行口腔侵袭性操作，需在操作前后停用双膦酸盐 3 个月，并加强抗感染治疗。即将发生或已有长骨病理性骨折、脊椎骨折压迫脊髓或脊柱不稳者，可行外科手术治疗。低剂量的放射治疗（10～30Gy）可以作为姑息治疗，用于缓解药物不能控制的骨痛，也可用于预防即将发生的病理性骨折或脊髓压迫。以受累部位的局部

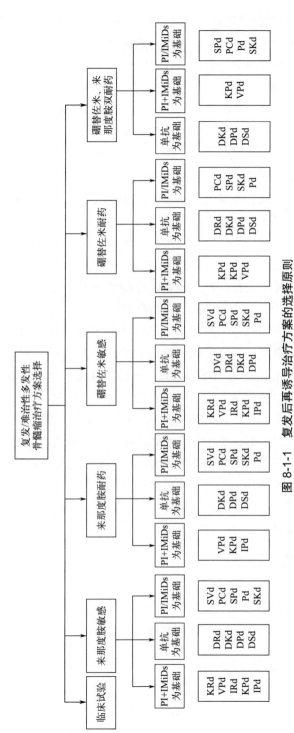

图 8-1-1 复发后再诱导治疗方案的选择原则

PI 为蛋白酶抑制剂；IMiDs 为免疫调节剂；K 为卡非佐米；d 为地塞米松；R 为来那度胺；V 为硼替佐米；P 为泊马度胺；I 为伊莎佐米；D 为达雷妥尤单抗；S 为塞利尼索；C 为环磷酰胺

放疗为主,以减轻放疗对干细胞采集和化疗的影响。②高钙血症:双膦酸盐是治疗骨髓瘤高钙血症和骨病的理想选择,但其降低血钙的作用较慢且受肾功能的影响。严重和症状性的高钙血症除积极治疗原发病之外,还需要其他治疗措施,包括:水化、利尿,如患者尿量正常,则日补液2000～3000mL;补液同时合理使用利尿药以保持尿量＞1500mL/d。其他药物治疗包括大剂量糖皮质激素、降钙素;合并肾功能不全时,也可行血液或腹膜透析替代治疗。③肾功能不全:水化、碱化、利尿,以避免肾功能不全;减少尿酸形成和促进尿酸排泄;有肾功能衰竭者,应积极透析;避免使用非甾体抗炎药(NSAIDs)等肾毒性药物;避免使用静脉造影剂;长期接受双膦酸盐治疗的患者需监测肾功能。④贫血:持续存在症状性贫血的患者可考虑使用促红细胞生成素治疗;但需要注意其对血压和血液高凝状态的影响。在用促红细胞生成素的同时,酌情补充铁剂、叶酸、维生素B_{12}等造血原料。达雷妥尤单抗与红细胞表面的CD38结合,干扰输血相容性检测,在开始使用达雷妥尤单抗之前,应对患者进行血型鉴定和抗体筛查。⑤感染:如反复发生感染或出现威胁生命的感染,可考虑静脉使用免疫球蛋白;若使用大剂量地塞米松方案,应考虑预防肺孢子菌肺炎和真菌感染;使用蛋白酶抑制剂、达雷妥尤单抗的患者可使用阿昔洛韦或伐昔洛韦进行带状疱疹病毒的预防。对于乙型肝炎病毒(HBV)血清学呈阳性的患者,应预防性使用抑制病毒复制的药物,并注意监测病毒载量。特别是联合达雷妥尤单抗治疗的患者,应在治疗期间以及治疗结束后至少6个月内监测HBV再激活的实验室参数。对于在治疗期间发生HBV再激活的患者,应暂停达雷妥尤单抗治疗,并给予相应治疗。⑥凝血/血栓:对接受以免疫调节剂为基础方案的患者,应进行静脉血栓栓塞风险评估,并根据发生血栓的风险给予预防性抗凝或抗血栓治疗。⑦高黏滞血症:血浆置换可作为症状性高黏滞血症患者的辅助治疗。

(5)造血干细胞移植治疗　详见第十四章。

六、护理工作

(一)制订临床护理路径

结合疾病和患者自身的特殊性,可参考第六章第一节相关内容,为患者制订个性化的临床护理路径。

(二)用药护理

遵医嘱正确给药,并严密观察药物治疗的效果及不良反应。

(1)硼替佐米皮下注射时,患者注射部位皮肤可能会出现发红等症状,注意观察注射部位皮肤状况，有无发红等症状。如有任何不适，及时告知医务人员。

（2）来那度胺最常见的不良反应为血小板减少症和中性粒细胞减少症，其他较常见的不良反应还包括腹泻、瘙痒、皮疹等。该药物主要为患者出院带药，需要对患者进行用药指导，告知患者如若有不良反应及时就医。

（3）糖皮质激素不能自行减量或停药。长期应用糖皮质激素会引起身材外形变化，胃肠道反应或出血，诱发感染，升高血压和血糖，骨质疏松等。应向患者进行必要的解释和指导，如餐后服药、自我监测粪便颜色、预防感染、监测血压、血糖水平、监测骨密度或遵医嘱预防性用药等。注意预防骨质疏松及化学性股骨头坏死，按照医嘱补钙。

（4）达雷妥尤单抗是目前广泛应用的 CD38 单克隆抗体。本药可能引起严重的输注相关反应，包括支气管痉挛、呼吸困难、缺氧、高血压、喉水肿和肺水肿、寒战等。在整个输注过程中，应密切监测患者的输注反应，尤其是首次输注时，每次输注前 1～3h。给予患者输入前用药，包括皮质激素、对乙酰氨基酚和苯海拉明，必要时用聚氨酯、聚丁二烯、PVC、PP 或 PE 输注输液装置，输液器应配备孔径为 0.22μm 或 0.2μm 的聚醚砜过滤器。

（5）双膦酸盐是一类骨吸收抑制药，具有抗生物可降解特性，易沉积于骨质，抑制破骨细胞活性，减少骨质吸收和破坏，包括氯膦酸二钠、帕米膦酸和唑莱膦酸。部分患者可出现流感样症状，表现为发热、关节痛、肌肉痛、一过性骨痛等，2～3 天自行缓解。开始治疗前应做口腔检查，治疗过程中避免口腔感染，尤其避免进行拔牙等牙槽外科手术。用药期间应加强巡视，注意患者有无发热、寒战、乏力、食欲下降、腹泻、头痛及骨骼关节肌肉疼痛等不适症状。

（三）不良反应观察

（1）神经毒性　主要表现为周围神经病变，常对称发生，患者感疼痛、麻木。嘱患者注意保暖，冬天穿保暖袜子和戴手套，用温水洗脸，每晚用温水泡脚，局部按摩，做好安全防护，防止意外伤害发生。四肢麻木严重的患者，应有专人 24h 守护，床铺加用床挡，防止坠床，呼叫器和经常使用的物品放于床头，患者伸手可触及，下床活动时防止跌倒。不用水果刀等锐利器具，防止划伤。不可自己调试洗脚水、触摸暖气管等，防止烫伤。根据医嘱补充 B 族维生素，营养神经。

（2）消化系统反应　①准确记录恶心、呕吐的次数、量。根据饮食习惯选择患者喜欢的食物，忌辛辣、油炸等食品，饮食宜清淡、易消化，少量多餐。勤漱口，保持口腔清洁卫生。②注意监测排便次数、形状及水电解质指标，根据病情和医嘱给予相应治疗。由于排便次数增多，会对肛周皮肤造成损伤，要加强对肛周皮肤的护理。指导患者排便后用温水清洗干净，保持肛周皮肤清洁、干燥，涂无菌凡士林或抗生素软膏，以保护肛周皮肤，促进损伤处愈合。③预防性选用食疗或及时采用润肠药物，可减轻便秘症状。指导患者饮食中适当增加富含粗纤维的食物，如芹菜、香蕉，多饮水。鼓励患者适当活动，做腹部按摩，每日评估患者排便情况，如有大便质硬情况，给予开塞露肛门注入。

(3) 带状疱疹　遵医嘱给予抗病毒治疗。注意患者皮肤卫生，修剪指甲，每日更换衣裤。在治疗过程中，如患者局部皮肤出现疼痛。应注意观察局部有无皮疹，保持皮肤清洁，并嘱患者穿全棉柔软衣裤，勿用碱性肥皂、热水泡脚，避免抓伤，忌食辛辣、油炸食品。

(4) 感染　多发性骨髓瘤患者易发生反复感染，应保持病室安静整洁、空气清新，定时通风、空气消毒，做好患者个人防护，戴口罩，加强患者口腔、肛周护理，减少探视及陪护人员，避免交叉感染。护理人员需观察患者有无发热、感染伴随症状及体征，按医嘱给予抗感染治疗等。

(5) 骨髓抑制的预防及护理　骨髓抑制是多数化疗药物共有的不良反应，一般化疗结束后第7~10天最为严重，恢复时间多为化疗结束后第10~14天。此期间应加强血常规和骨髓象监测，观察有无贫血、出血、感染、浸润症状和体征，做好感染与出血的预防及护理，及时追踪结果。其他详见第六章第一节。

七、个案管理

详见第五章第一节。

八、出院指导

(1) 服药指导　告知患者用药的目的、方法及主要注意事项，向患者说明治疗方案的简要概括，嘱其必须遵医嘱按时、按剂量、按疗程服用药物，切勿自行停药或者增减药物剂量，注意观察药物的不良反应。

(2) 复诊指导　出院后定时复查血象，如有不适，及时线上联系个案管理师。

(3) 生活方式指导　卧床患者应用硬板床，忌用弹性床垫以防病理性骨折发生，保持皮肤清洁干燥，定时翻身，注意轴线翻身，预防压力性损伤的发生。积极控制疾病高危诱发因素，戒烟限酒、规律作息、避免熬夜，不挖鼻孔，不剔牙，使用软毛牙刷刷牙，加强营养，保持良好心态，其他详见第六章第一节。

【院后管理】

个案管理师组织主管医师、责任护士、营养师、康复师共同制订出院随访计划，包括短期、中期、长期随访计划（表8-1-4）。

表 8-1-4　多发性骨髓瘤（有症状）随访计划

姓名：_____　性别：_____　年龄：_____　住院号：_____
住院日期：____年___月___日　出院日期：____年___月___日　随访人：_____

项目	时间		
	短期 出院后一周内电话随访	中期 2~3个治疗周期线上+电话随访	长期 每3个月线上+电话随访
主要诊疗	□常规复查项目包括血常规、肝肾功能、电解质 □根据患者具体情况选择评估与基础病相关的检查 □根据患者检验、检查结果调整用药方案	□常规复查检验项目包括血常规、血肌酐、白蛋白、乳酸脱氢酶、血清钙、β_2-MG、血清免疫球蛋白定量、血清蛋白电泳及血免疫固定电泳、24h尿总蛋白、尿蛋白电泳及尿免疫固定电泳、血清游离轻链 □骨骼检查每6个月进行一次，根据患者治疗情况复查PET/CT、超声、心电图或动态心电图或超声心动图等检查 □根据患者具体情况选择评估与基础病相关的检查 □根据患者检验、检查结果调整用药方案	□常规复查检验项目包括血常规、血肌酐、白蛋白、乳酸脱氢酶、血清钙、β_2-MG、血清免疫球蛋白定量、血清蛋白电泳及血免疫固定电泳、24h尿总蛋白、尿蛋白电泳及尿免疫固定电泳、血清游离轻链 □骨骼检查每6个月进行一次，根据患者治疗情况复查PET/CT、心电图或动态心电图或超声心动图等检查 □根据患者具体情况选择评估与基础病相关的检查 □根据患者检验、检查结果调整用药方案
专科护理	□评估患者皮肤是否恢复正常 □评估患者化疗后症状的改善情况，有无其他并发症如发热、出血等 □评估服药不良反应，如胃肠道反应和肝、肾功能损伤 □评估患者对居家相关危险因素的掌握程度 □随访数据收集	□评估治疗效果 □提醒特殊检查的注意事项 □评估患者化疗后症状的改善情况，有无其他并发症如发热、出血等 □评估服药不良反应，如胃肠道反应和肝、肾功能损伤 □服药和复诊依从性 □评估患者对居家相关危险因素的掌握程度 □提醒再次治疗住院的时间及注意事项 □随访数据收集	□评估治疗效果 □评估患者化疗后症状的改善情况，有无其他并发症如发热、出血等 □评估服药不良反应，如胃肠道反应和肝、肾功能损伤 □服药和复诊依从性 □评估患者对居家相关危险因素的掌握程度 □提醒之后复诊的时间及注意事项 □随访数据收集
个案管理	□回答患者咨询的问题 □线上推送MM居家管理的文章和视频，强调自我管理的重要性、必要性 □收集患者饮食、运动、服药依从性等信息 □信息反馈	□回答患者咨询的问题 □线上推送MM居家/住院管理的文章和视频，强调居家生活指导，复查血象、PET/CT、超声等检查 □加强感染、出血等风险识别 □收集患者饮食、运动、服药依从性等信息 □信息反馈	□回答患者咨询问题 □线上推送MM居家/住院疾病恶化监管的文章和视频，强调居家生活指导，复查血象、PET/CT、超声等检查，坚持长期管理的重要性 □加强感染、出血等风险识别 □收集患者饮食、运动、服药依从性等信息 □信息反馈

续表

项目	时间		
	短期 出院后一周内电话随访	中期 2～3个治疗周期线上+电话随访	长期 每3个月线上+电话随访
患者配合事项	□出院后第一周复查1～2次血常规，之后每周一次血常规，肝肾功能、电解质、凝血功能视情况而定 □注意自我症状评估，每日测量体温，查看皮肤情况并及时报告异常 □正确处理如发热、牙龈出血、皮肤瘙痒等症状 □注意观察药物不良反应如胃肠道不适、血尿、腰部疼痛、腹泻、腹胀等 □落实生活方式的改变如饮食、运动、情绪等	□每次出院后第一周复查1～2次血常规，之后每周一次血常规，肝肾功能、电解质、凝血功能视情况而定 □每个疗程结束后超声监测，2～3个疗程后做一次PET/CT评估疗效 □注意自我症状评估，每日测量体温，查看皮肤情况及时报告异常 □正确处理如发热、牙龈出血、皮肤瘙痒等症状 □注意观察药物不良反应如胃肠道不适、血尿、腰部疼痛、腹泻、腹胀等 □落实生活方式的改变如饮食、运动、情绪等	□每次出院后第一周复查1～2次血常规，之后每周一次血常规，肝肾功能、电解质、凝血功能视情况而定 □每个疗程结束后超声监测，最后一个疗程结束后再行PET/CT评估疗效 □注意自我症状评估，每日测量体温，查看皮肤情况及时报告异常 □正确处理如发热、牙龈出血、皮肤瘙痒等症状 □注意观察药物不良反应如胃肠道不适、血尿、腰部疼痛、腹泻、腹胀等 □落实生活方式的改变如饮食、运动、情绪等

参考文献

[1] 王建祥. 血液系统疾病诊疗规范[M].2版. 北京：中国协和医科大学出版社，2020.

[2] 马新娟. 血液系统疾病护理规范[M]. 北京：中国协和医科大学出版社，2022.

[3] 中国医师协会血液科医师分会，中华医学会血液学分会，黄晓军. 中国多发性骨髓瘤诊治指南（2022年修订）[J]. 中华内科杂志，2022，61（5）：480-487.

[4] 黄晓军，吴德沛. 内科学. 血液内科分册[M].2版. 北京：人民卫生出版社，2022

[5] Wang S F, Xu L, Feng J N, et al. Prevalence and incidence of multiple myeloma in urban area in China：A National Population-Based Analysis[J]. Front Oncol，2020，9：1513.

[6] Liu W, Liu J, Song Y, et al. Mortality of lymphoma and myeloma in China，2004-2017：an observational study[J]. J Hematol Oncol，2019，12（1）：22.

[7] Lakshman A, Rajkumar S V, Buadi F K, et al. Risk stratification of smoldering multiple myeloma incorporating revised IMWG diagnostic criteria[J]. Blood Cancer J，2018，8（6）：59.

[8] 中华医学会血液学分会浆细胞疾病学组，中国医师协会多发性骨髓瘤专业委员会. 中国多发性骨髓瘤自体造血干细胞移植指南（2021年版）[J]. 中华血液学杂志，2021，42（5）：353-357.

[9] Yan Z, Cao J, Cheng H, et al. A combination of humanisedanti-CD19 and anti-BCMA CAR T cells in patients with relapsed or refractory multiple myeloma：a single-arm，phase 2 trial[J]. Lancet Haematol，2019，6（10）：e521-e529.

[10] Xu J, Chen L J, Yang S S, et al. Exploratory trial of a biepitopic CAR T-targeting B cell maturation antigen in relapsed/refractory multiple myeloma[J]. Proc Natl Acad Sci USA，2019，116（19）：9543-9551.

第二节　系统性轻链型淀粉样变性

系统性轻链（AL）型淀粉样变性是由单克隆免疫球蛋白轻链错误折叠形成淀粉样蛋白，沉积于组织器官造成组织结构破坏、器官功能障碍并进行性进展的疾病，主要与克隆性浆细胞异常增殖有关，少部分与淋巴细胞增殖性疾病有关。

AL型淀粉样变性是一种罕见病，我国尚无确切的发病率数据，从肾活检资料看，约占继发性肾脏病患者的4%。AL型淀粉样变性多见于老年人，诊断中位年龄60岁左右，男性患者比例略高于女性。AL型淀粉样变性的临床表现多样，可累及多个器官，肾脏及心脏是最常见的受累器官，其他受累器官包括肝脏、自主或外周神经、消化道、皮肤软组织等。大部分临床表现无特异性，但舌体肥大和眶周紫癜是AL型淀粉样变性较为特异的临床表现。AL型淀粉样变性预后具有较大的异质性，严重心脏受累的患者中位生存期不足1年。

【院前管理】

一、主要诊疗

（1）线上就诊患者　见第五章第一节。

（2）线下门诊/急诊患者　根据患者的主诉和临床表现评估病情，采集现病史、既往史、用药史，完成基本检验和检查，如血常规、肝肾功能、电解质、心肌功能、凝血功能；体液免疫检测：IgG、IgA、IgM、κ轻链、λ轻链；血清蛋白电泳、血清免疫固定电泳、血清游离轻链；补体C3/C4；尿常规、尿蛋白电泳、尿免疫固定电泳、尿本周蛋白检测、24h尿蛋白定量、24h尿轻链检测。完成必要的检查如骨髓穿刺、骨髓活检、CT、心电图、胸部X线、B超等常规检查，结合患者病史及检验、检查报告，明确诊断，开具预住院证。

二、个案管理

（1）收集患者个案信息　详见第五章第一节。

（2）评估病情危重程度，进行预检分诊　详见第六章第一节。

【院中管理】

一、病史采集

（1）现病史　评估患者有无多器官受累表现。①肾脏受累：外周性水肿、泡沫尿。②心脏受累：胸闷气促、端坐呼吸、阵发性夜间呼吸困难、颈静脉怒张、水肿、心悸、心律失常。③肝脏受累：肝区不适或疼痛、肝大、早饱、体重减轻。④神经系统受累：周围神经可表现为对称性感觉异常和麻木，逐渐出现疼痛和运动障碍；自主神经可表现为直立性低血压、尿潴留、假性肠梗阻、排便不规律、勃起功能障碍。⑤胃肠道受累：有无胃轻瘫、早饱、吞咽困难、慢性腹泻、排便不规律、腹泻与便秘交替、胃肠道出血、体重减轻。⑥软组织及皮肤受累：有无舌体肥大、齿痕、口干、吞咽困难、厌食、阻塞性睡眠呼吸暂停、构音障碍、涎腺肿大、关节炎、眶周紫癜、腕管综合征、垫肩征、皮肤紫癜及皮肤增厚粗糙。⑦血液系统受累：有无出血倾向、获得性血管性血友病。⑧脾脏受累：腹胀、早饱，极少数患者出现自发性脾破裂。⑨肺部受累：气短、干咳等。

（2）既往史　评估患者既往有无传染病和基础疾病，有无相关用药史及不良反应。

（3）个人史　询问患者是否有吸烟史、饮酒史、药物过敏史等。

（4）家族史　了解患者是否有血液系统相关疾病家族史。

二、体格检查

（1）基础体格检查　详见第五章第一节。

（2）专科体格检查　详见第六章第一节。

三、实验室及其他检查

（1）血常规、血生化、出凝血检查、尿液检查　血常规、肝肾功能（包括白蛋白、乳酸脱氢酶、碱性磷酸酶、胆红素、肌酐、尿酸）、电解质、凝血功能、血清蛋白电泳（包括 M 蛋白含量）、免疫固定电泳、血清免疫球蛋白定量、肌钙蛋白、氨基末端脑钠肽前体（NT-proBNP）、血清游离轻链、尿常规、尿蛋白定量、尿免疫固定电泳、24h 尿轻链。

（2）骨髓流式检查及骨髓活检　骨髓单克隆浆细胞增殖（骨髓流式检查：CD38/CD138/CD45/CD56/CD19/CD20/cκ/cλ、骨髓活检 κ/λ 轻链免疫组化）等，刚果红染色阳性。

（3）免疫分型　对受累器官或组织进行κ、λ轻链的免疫组化或免疫荧光染色，结果为轻链限制性表达。

（4）细胞遗传学　检查染色体核型，必要时采用荧光原位杂交（FISH）法进行检查，检测项目包括17p缺失、13q14缺失、1q21扩增、t（4；14）、t（6；14）、t（11；14）、t（14；16）、t（14；20）。

（5）影像学检查　全身骨骼低剂量CT；胸部CT；有条件行全身PET/CT或全身核磁类PET成像；超声心动图，心脏磁共振；腹部超声。

四、诊断

诊断参考2016年中国系统性轻链型淀粉样变性协作组、国家肾脏疾病临床医学研究中心和国家血液系统疾病临床医学研究中心联合制订的《系统性轻链型淀粉样变性诊断和治疗指南》（2021年修订），AL型淀粉样变性需符合以下条件。(1)临床表现、体格检查、实验室或影像学检查证实有组织器官受累。(2)组织活检病理证实有淀粉样蛋白沉积，且淀粉样蛋白的前体蛋白为免疫球蛋白轻链或重轻链，具体病理表现为：①刚果红染色阳性，在偏振光下呈苹果绿色双折光；②免疫组化、免疫荧光或免疫电镜检查结果为轻链限制性表达，或质谱分析明确前体蛋白为免疫球蛋白轻链；③电镜下可见细纤维状结构，无分支，僵硬，排列紊乱，直径8～14nm。(3)血液或尿液中存在单克隆免疫球蛋白或游离轻链的证据，或骨髓检查发现有单克隆浆细胞/B细胞。

五、治疗

确诊的AL型淀粉样变性的患者，均应按照预后分期、受累脏器功能、体能状况及可获得的药物尽早开始治疗。治疗目标是降低体内单克隆免疫球蛋白轻链的水平，阻止淀粉样蛋白在重要脏器的进一步沉积，减轻或逆转淀粉样蛋白沉积导致的器官功能障碍。

（1）治疗方案见表8-2-1。

（2）复发/难治患者的治疗　复发/难治的定义：AL型淀粉样变性疾病复发进展的标准根据血液学及器官分别定义，满足任何一条均定义为复发进展；难治定义为初治患者对一线治疗方案无效，需要更改一线治疗方案并开始二线治疗。①推荐符合临床试验条件的患者，参加临床试验。②既往治疗有效且缓解持续时间＞12个月，可以采用既往治疗方案再治疗。③治疗无效或缓解持续时间＜12个月的患者，建议换用新的方案：未使用蛋白酶抑制剂，可以使用硼替佐米或伊沙佐米；对蛋白酶抑制剂耐药，改用IMiDs（如来那度胺、泊马度胺）或

表 8-2-1　初治 AL 型淀粉样变性患者的可选方案

方案	适合移植的患者	不适合移植的患者
首选方案	硼替佐米/环磷酰胺/地塞米松（CyBorD） DARA/硼替佐米/环磷酰胺/地塞米松（D.CyBorD）	硼替佐米/环磷酰胺/地塞米松 DARA/硼替佐米/环磷酰胺/地塞米松 硼替佐米/美法仑/地塞米松
其他推荐方案	硼替佐米/地塞米松（BD） 硼替佐米/来那度胺/地塞米松（BRD） 硼替佐米/美法仑/地塞米松（BMD）* 来那度胺/环磷酰胺/地塞米松（RCD）	硼替佐米/地塞米松 硼替佐米/来那度胺/地塞米松 美法仑/地塞米松 来那度胺/环磷酰胺/地塞米松 来那度胺/地塞米松

注：DARA 为达雷妥尤单抗，符合移植条件的患者，如患者拒绝接受移植，也可选择含美法仑的方案。

DARA；未使用过烷化剂的患者，可使用 MD 方案或苯达莫司汀+地塞米松的方案；适合移植患者，推荐行自体干细胞移植治疗。治疗方案选择：硼替佐米+地塞米松（BD）、硼替佐米/美法仑/地塞米松（BMD）、DARA 单药或联合治疗、伊沙佐米+地塞米松（ID）、来那度胺/环磷酰胺/地塞米松（RCD）、来那度胺/地塞米松（RD）、美法仑/地塞米松（MD）、泊马度胺/地塞米松（PD）。

（3）抗淀粉样纤维丝治疗　多西环素具有抗淀粉样纤维丝活性，AL 型淀粉样变性患者诊断的第 1 年内联合多西环素治疗，复发/难治性 AL 型淀粉样变性也可使用多西环素治疗。

（4）造血干细胞移植治疗　详见第十四章。

六、护理工作

（一）制订临床护理路径

结合疾病和患者自身的特殊性，可参考第六章第一节相关内容，为患者制订个性化的临床护理路径。

（二）并发症的护理

（1）舌体肥大　①舌体肥大是本病的特征性表现，是由淀粉样蛋白浸润舌体所致，发生较晚；②舌体肥大的患者建议进低钠流质食物，取半坐位以减轻舌后坠；③指导患者减少说话频次，说话时放慢语速；④注意口腔卫生，及时清除食物残渣，每日行口腔护理 4 次；⑤流涎后用温热毛巾将口角擦干并局部涂凡士林软膏保护。

（2）心力衰竭　①一般护理：保证患者充分休息，患者应摄取低热量食物。②吸氧、控制静脉补液速度。③保持大便通畅。④出现劳力性呼吸困难或夜间阵发性呼吸困难、心率增加、乏力、头昏、失眠、烦躁、尿量减少等早期心力衰竭症状,应及时与医师联系并配合处理。⑤如迅速发生极度烦躁不安、大汗淋漓、口唇发绀等表现,同时胸闷、咳嗽、呼吸困难、咳大量白色或粉红色泡沫样痰,应警惕急性肺水肿的发生,立即准备配合抢救。

(3)肾衰竭　①一般护理:提供安静、清洁、舒适的休息环境,增加卧床休息时间,根据患者肾小球滤过率调节蛋白质摄入,供给足够的热量,有高钾血症时低钾饮食。②密切观察患者的生命体征,准确记录患者24h出入量,准确及时留取各种标本如尿液、血液。③监测血尿素氮、血肌酐、电解质的变化。观察有无体液过多的症状和体征,有异常及时通知医师并及时处理。

(三)骨髓抑制的预防及护理

骨髓抑制是多数化疗药物共有的不良反应,一般化疗结束后第 7～10 天最为严重,恢复时间多为化疗结束后第 10～14 天。此期间应加强血常规和骨髓象监测、感染与出血的预防及护理,及时追踪监测结果。观察有无贫血、出血、感染、浸润症状和体征。其他见详见第六章第一节。

七、个案管理

详见第五章第一节。

八、出院指导

(1)服药指导　告知患者用药的目的、方法及主要注意事项。遵医嘱按时按剂量服用药物,切勿私自停药或者增减药物剂量,注意观察药物的不良反应。

(2)复诊指导　出院后定时复查血象,如有不适,及时线上联系个案管理师。

(3)生活方式指导　积极控制疾病高危诱发因素,戒烟限酒、规律作息、避免熬夜,不挖鼻孔、不剔牙,使用软毛牙刷刷牙,加强营养,适当运动,保持良好心态。其他详见第六章第一节。

(4)患者带管期间指导　加强导管维护的宣教,重点强调维护时间、活动注意事项,并发症的自我识别。详见第六章第二节。

【院后管理】

个案管理师、主管医师、责任护士、营养师、康复师共同制订出院随访管理计划见表8-2-2。

表 8-2-2 系统性轻链型淀粉样变性随访计划

姓名：_____ 性别：_____ 年龄：_____ 住院号：_____
住院日期：___年___月___日 出院日期：___年___月___日 随访人：_____

项目	时间		
	短期 出院后一周内电话随访	中期 治疗周期每3个月线上＋电话随访	长期 治疗结束后每3～6个月线上＋电话随访
主要诊疗	□常规复查项目包括血常规、肝肾功能、电解质 □根据患者具体情况选择评估与基础病相关的检查 □根据患者检验、检查结果调整用药方案	□常规评估器官功能缓解情况 □复查检验项目包括血常规、24h尿蛋白定量、血清肌酐和eGFR、碱性磷酸酶等肝功能指标、心肌损伤标志物（cTNT、cTNI和NT-pro BNP） □根据患者治疗情况必要时复查心电图、心脏超声、磁共振等检查 □对于诊断时骨髓浆细胞＞10%的患者随访时需要进行骨髓检查，包括骨髓穿刺和活检，有条件的患者进行MRD检测。根据患者具体情况选择评估与基础疾病相关的检查 □根据患者检验、检查结果调整用药方案	□常规复查检验项目包括血常规、24h尿蛋白定量、血清肌酐和eGFR、碱性磷酸酶等肝功能指标、心肌损伤标志物（cTNT、cTNI和NT-pro BNP） □根据患者治疗情况必要时复查心电图、心脏超声、磁共振等检查 □对于诊断时骨髓浆细胞＞10%的患者随访时需要进行骨髓检查，包括骨髓穿刺和活检，有条件的患者进行MRD检测。根据患者具体情况选择评估与基础疾病相关的检查 □根据患者检验、检查结果调整用药方案
专科护理	□评估皮肤是否恢复正常 □评估患者化疗后症状的改善情况，有无其他并发症如发热、出血等 □评估服药不良反应，如胃肠道反应和肝、肾功能损伤 □评估患者对居家相关危险因素的掌握程度 □随访数据收集	□评估治疗效果 □提醒特殊检查的注意事项 □评估患者化疗后症状的改善情况，有无其他并发症如发热、出血等 □评估服药不良反应，如胃肠道反应和肝、肾功能损伤 □服药和复诊依从性 □评估患者对居家相关危险因素的掌握程度 □提醒再次治疗住院的时间及注意事项 □随访数据收集	□评估治疗效果 □评估患者化疗后症状的改善情况，有无其他并发症如发热、出血等 □评估服药不良反应，如胃肠道反应和肝、肾功能损伤 □服药和复诊依从性 □评估患者对居家相关危险因素的掌握程度 □提醒之后复诊的时间及注意事项 □随访数据收集
个案管理	□回答患者咨询的问题 □线上推送系统性轻链型淀粉样居家管理的文章和视频，强调自我管理的重要性、必要性 □收集患者饮食、运动、服药依从性等信息 □信息反馈	□回答患者咨询的问题 □线上推送系统性轻链型淀粉样居家/住院管理的文章和视频，强调居家生活指导，复查血象、PET/CT、超声等注意事项 □加强感染、出血等风险识别 □收集患者饮食、运动、服药依从性等信息 □信息反馈	□回答患者咨询的问题 □线上推送系统性轻链型淀粉样居家/住院疾病恶化监管的文章和视频，强调居家生活指导，复查血象、PET/CT、超声等注意事项、坚持长期管理的重要性 □加强感染、出血等风险识别 □收集患者饮食、运动、服药依从性等信息 □信息反馈

续表

项目	时间		
	短期 出院后一周内电话随访	中期 治疗周期每3个月线上+电话随访	长期 治疗结束后每3~6个月线上+ 电话随访
患者配合事项	□出院后第一周复查1~2次血常规，之后每周一次血常规，肝肾功能、电解质、凝血功能视情况而定 □注意自我症状评估，每日测量体温，查看皮肤情况及时报告异常 □正确处理如发热、牙龈出血、皮肤瘙痒等 □注意观察药物不良反应如胃肠道不适、血尿、腰部疼痛、腹泻、腹胀等 □落实生活方式的改变如饮食、运动、情绪等	□每次出院后第一周复查1~2次血常规，之后每周一次血常规，肝肾功能、电解质、凝血功能视情况而定 □每个疗程结束后超声监测，2~3个疗程后做一次PET/CT评估疗效 □注意自我症状评估，每日测量体温，查看皮肤情况及时报告异常 □正确处理如发热、牙龈出血、皮肤瘙痒等 □注意观察药物不良反应如胃肠道不适、血尿、腰部疼痛、腹泻、腹胀等 □落实生活方式的改变如饮食、运动、情绪等	□每次出院后第一周复查1~2次血常规，之后每周一次血常规，肝肾功能、电解质、凝血功能视情况而定 □每个疗程结束后超声监测，最后一个疗程结束后再行PET/CT评估疗效 □注意自我症状评估，每日测量体温，查看皮肤情况及时报告异常 □正确处理如发热、牙龈出血、皮肤瘙痒等 □注意观察药物不良反应如胃肠道不适、血尿、腰部疼痛、腹泻、腹胀等 □落实生活方式的改变如饮食、运动、情绪等

参考文献

[1] 中国系统性轻链型淀粉样变性协作组，国家肾脏疾病临床医学研究中心，国家血液系统疾病临床医学研究中心. 系统性轻链型淀粉样变性诊断和治疗指南（2021年修订）[J]. 中华医学杂志，2021，101（22）：1645-1656.

[2] 戈程，李佳月，刘博罕，等. 心肌淀粉样变性临床特点及远期预后的影响因素 [J]. 中华老年多器官疾病杂志，2020，19（6）：405-409.

[3] Li T, Huang X, Wang Q, et al. A risk stratification for systemic immunoglobulin light-chain amyloidosis with renal involvement[J]. Br J Haematol, 2019, 187（4）: 459-469.

[4] Dittrich T, Kimmich C, Hegenbart U, et al. Prognosis and staging of AL amyloidosis[J]. Acta Haematol, 2020, 143（4）: 388-400.

[5] 撒琪，任贵生，徐孝东，等. 系统性轻链型淀粉样变性异常浆细胞特征分析 [J]. 肾脏病与透析肾移植杂志，2019，28（5）：401-406.

[6] 撒琪，任贵生，徐孝东，等. 102例系统性轻链型淀粉样变性患者骨髓浆细胞遗传学特征 [J]. 肾脏病与透析肾移植杂志，2020，29（5）：413-419.

[7] Liu Y, Lai Y, Ma L, et al. Fluorescence in situ hybridisation combined with CD138 immunomagnetic sorting is effective to identify cytogenetic abnormalities which play significant prognostic roles in Chinese AL amyloidosis patients[J]. Amyloid, 2020, 27（3）: 208-209.

[8] Muchtar E, Gertz M A, Lacy M Q, et al. Refining amyloidcomplete hematological response: quantitative serum free light chains superior to ratio[J]. Am J Hematol, 2020, 95（11）: 1280-1287.

[9] Huang X H, Ren G S, Chen W C, et al. The role of induction therapy before autologous stem cell transplantation in low disease burden AL amyloidosis patients[J]. Amyloid, 2021,28（2）: 75-83.

[10] Sanchorawala V. High-dose melphalan and autologous peripheral blood stem cell transplantation in AL amyloidosis[J]. Acta Haematol, 2020, 143（4）: 381-387.

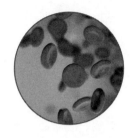

第九章

骨髓增殖性肿瘤

第一节 真性红细胞增多症

真性红细胞增多症（polycythemia vera，PV）是起源于造血干细胞的克隆性骨髓增殖性肿瘤，以红系细胞异常增殖为主，其年发病率为（0.4～2.8）/10万。临床特点是起病隐匿、进展缓慢、病程长、皮肤黏膜红紫，伴肝脾大及血管与神经系统症状，红细胞数量及容量显著增多，常伴有白细胞总数及血小板增多。病程中可出现出血、血栓形成等并发症。90%～95%的患者都可发现 *JAK2 V617F* 基因突变，多见于中老年人，男性多于女性。

【院前管理】

一、主要诊疗

（1）线上就诊患者　见第五章第一节相关内容。

（2）线下门诊、急诊患者　医生根据患者的主诉和临床表现评估病情，采集现病史、既往史、用药史，完成基本检验和检查，如抽血查血常规、凝血功能、肝肾功能、生化全套、心肌酶学、肌钙蛋白、BNP、输血前四项、血型、免疫学、基因检测等；完成必要的检查如骨髓穿刺、骨髓活检、CT、心电图、胸部X线、B超等常规检查，结合患者病史及检验检查报告，明确诊断，开具住院证。

二、个案管理

（1）收集患者个案信息　见第五章第一节相关内容。

（2）根据病情危重程度进行预检分诊　见第六章第一节相关内容。

【院中管理】

一、病史采集

（1）现病史　评估患者有无头痛、眩晕、视物障碍、肢端麻木等血栓形成表现。有无体质性症状，有无不能解释的发热或重度盗汗，采用骨髓增殖性肿瘤总症状评估量表（MPN-SAF-TSS，简称MPN-10）对患者进行症状性负荷评估，评估内容包括疲劳、早饱感、腹部不适、皮肤瘙痒、骨痛、活动力下降、注意力下降、体重下降、不能解释的发热、盗汗等症状。

（2）既往史　评估患者有无血栓史、栓塞史，有无心血管高危因素，有无过敏史，一年内体重变化，有无家族史、类似疾病史和长期高原史。

（3）个人史　询问患者有无吸烟史、饮酒史、药物过敏史等。

（4）家族史　了解患者有无血液系统相关疾病家族史。

二、体格检查

（1）基础体格检查　见第五章第一节相关内容。

（2）专科体格检查　遵循"视、触、叩、听"原则，根据诊断学"从上至下，从前到后"的顺序，重点评估患者有无多血貌相关体征（面红、掌红、球结膜、口唇、口腔黏膜充血等），有无肝、脾肿大情况。

三、实验室及其他检查

（1）必要检查　①常规：血常规、尿常规、粪常规+隐血试验。②生化：肝肾功能、空腹血糖；乙肝病毒血清标志物、丙肝抗体、甲肝抗体；电解质；乳酸脱氢酶及同工酶；心肌酶谱；红细胞生成素（EPO）。③骨髓：骨髓涂片细胞学分析；骨髓组织切片病理学检查（+嗜银染色）；N-ALP、PAS、巨核细胞酶标；细胞遗传学分析（染色体核型）；分子生物学，包括 JAK2V617F 和 JAK2 第12外显子基因突变、BCR-ABL1（P210，P190）融合基因，有家族病史者建议筛查 EPOR、VHL、EGLN1/PHD2、EPAS1/HIF2α、HGBB、HCBA 和 BP-GM 等基因突变；造血干/祖细胞培养（±EPO）（BFUE、CFU-E、CFU-GM、CFU-Mix）。④超声或CT：肝、脾超声或CT检查。⑤其他：转铁蛋白及受体；血清铁、未饱和铁、总铁结合力、铁饱和度；维生素 B_{12}；血清铁蛋白；动脉血气分析；凝血功能、血管性血友病因子（vWF）、蛋白C、蛋白S检测。

（2）可选检查　①骨髓分子生物学：JAK2 V617F 阴性疑诊 PV 患者行 JAK2

exon 12 检测；怀疑先天性、家族性红细胞增多时行以下项目检查：*EPOR exon 8*、*PHD2* 基因、*HIF2α* 基因和 *VHL* 基因突变分析。②其他：血液流变学检查、眼底检查、心电图、胸部 X 线片、胸部 CT、肺功能、心脏超声、心动图，若出现中枢神经系统症状行头颅 CT 或 MRI 检查。

四、诊断

患者遵医嘱完善检查、检验，经过专业医师诊断后符合真性红细胞增多症的相关诊断标准，PV 诊断建议采用 WHO（2016）标准，见表 9-1-1；真性红细胞增多症后骨髓纤维化诊断标准，采用骨髓纤维化研究和治疗国际工作组标准，见表 9-1-2。

表 9-1-1　WHO（2016）真性红细胞增多症诊断标准

诊断需满足 3 项主要标准或前 2 项主要标准加 1 项次要标准	
主要标准	① Hb＞165g/L（男性），＞160g/L（女性）或血细胞比容（HCT）＞49%（男性），＞48%（女性）或红细胞容量（RCM）升高
	② 骨髓活检示与年龄不符的细胞过多伴三系增生（全骨髓增生），包括显著红系、粒系、巨核系增生并伴有多形性成熟巨核细胞（细胞大小不等）
	③ 有 *JAK2V617F* 或 *JAK2* 第 12 号外显子基因突变
次要标准	血清促红细胞生成素（EPO）低于正常水平

表 9-1-2　真性红细胞增多症后骨髓纤维化诊断标准

主要标准（需同时满足以下 2 条）	① 此前按 WHO 诊断标准确诊为 PV
	② 骨髓活检提示纤维组织分级为 2/3 级（按 0～3 级标准）或 3/4 级（按 0～4 级标准）
	③ 有 *JAK2V617F* 或 *JAK2* 第 12 号外显子基因突变
次要标准（至少符合其中 2 条）	① 贫血或不需持续静脉放血（在没有采用降细胞治疗情况下）或降细胞治疗来控制红细胞增多
	② 外周血中出现幼稚粒细胞、幼稚红细胞
	③ 进行性脾肿大（此前有脾肿大者超过左肋缘下 5cm 或新出现可触及的脾肿大）
	④ 以下 3 项体质性症状中至少出现 1 项：过去 6 个月内体重下降＞10%，盗汗，不能解释的发热（＞37.5℃）

五、治疗方案

PV 的治疗目标是避免初发或复发的血栓形成、控制疾病相关症状、预防真性红细胞增多症后骨髓纤维化和（或）急性白血病转化。现阶段治疗策略主要依据患者血栓风险预后分组来加以制订。多血症期治疗目标是控制血细胞比容＜45%。

（1）一线治疗选择　①共存疾患和对症处理：有高血压、高血脂、糖尿病等共存疾患的患者应同时与相关科室配合积极进行相应处理，控制病情；减少洗澡次数或避免用过热的水洗澡。②血栓预防：首选口服低剂量阿司匹林（70～100mg/d），不能耐受阿司匹林的患者可选用口服氯吡格雷75mg/d或双嘧达莫25～50mg，每日3次。③静脉放血：静脉放血开始阶段为每次300～450mL，每周1次或2次，HCT降至正常（＜45%）后可延长放血间隔时间，以维持红细胞数正常的状态。年龄低于50岁且无血栓病史患者可首选此种治疗方法。④降细胞治疗：血栓预后分组为高危患者应予降细胞治疗。血栓预后分组为低危组患者，出现对静脉放血不能耐受（反复出现放血后晕厥、有血液恐惧症或静脉通路非常困难）或需频繁放血、有症状或进行性的脾肿大（在除外post-PV MF前提下，在过去的1年内脾脏增大＞5cm）和持续性（3个月）白细胞计数＞$20×10^9$/L亦应采用降细胞治疗，在出现白细胞进行性（基数＜$10×10^9$/L时至少上升100%，或在基数＞$10×10^9$/L时至少上升50%）以及持续性（3个月）增高、血小板计数＞$1500×10^9$/L和（或）发生与PV相关的出血时亦应考虑降细胞治疗，有严重的疾病相关症状（MPN10总积分≥20分或瘙痒≥5分）应推荐加入降细胞治疗的临床试验。

（2）二线治疗选择　约25%的患者在使用羟基脲治疗期间可出现耐药或不耐受（表9-1-3），20%～30%的患者有干扰素治疗不耐受，这些患者可采用二线治疗。①芦可替尼：于2014年12月被FDA批准用于治疗羟基脲疗效不佳或不能耐受的PV患者。②干扰素：羟基脲治疗期间出现耐药或不耐受患者可换用干扰素，如聚乙二醇干扰素α或聚乙二醇脯氨酸干扰素α。③^{32}P：静脉给予一次性^{32}P 2～4mCi，常可使疾病得到很好的控制，间隔6～8周后可依首剂疗效再次给予。④白消安：2～4mg/d，口服。⑤post-PV MF和白血病病变患者的治疗：post-PV MF的治疗按原发性骨髓纤维化治疗原则，具体参考《原发性骨髓纤维化诊断和治疗中国指南（2019版）》。白血病病变患者按相应指南原则

表9-1-3　真性红细胞增多症羟基脲治疗耐药或不耐受的判断标准

① 至少2g/d羟基脲治疗3个月后，仍需放血以维持红细胞比容（HCT）＜45%
② 至少2g/d羟基脲治疗3个月后，仍不能控制骨髓增殖（PLT＞$400×10^9$/L 和 WBC＞$10×10^9$/L）
③ 至少2g/d羟基脲治疗3个月后，触诊的巨大脾脏未能缩小50%以上或脾大相关的临床症状未能完全缓解
④ 在使疾病达到完全或部分临床血液学反应所需的羟基脲最小剂量下，ANC＜$1×10^9$/L 或 PLT＜$100×10^9$/L 或 Hb＜100g/L
⑤ 任何剂量羟基脲治疗下，出现小腿溃疡或其他不能接受的羟基脲相关非血液学毒性（皮肤黏膜表现、胃肠道症状、肺炎、发热等）

PLT：血小板计数。ANC：中性粒细胞绝对值。Hb：血红蛋白。WBC：白细

处理。⑥ PV 患者妊娠期处理：计划妊娠的患者，至少 3 个月前停用所有可能致畸的药物。

六、护理工作

（一）制订临床护理路径

以第一诊断为 PV 的患者为例，如表 9-1-4 所示。

表 9-1-4　PV 患者临床护理路径

姓名：_____　性别：_____　年龄：_____　住院号：_____
住院日期：____年___月___日　出院日期：____年___月___日　标准：_____天

项目	时间			
	住院第 1 天	住院第 2 天	住院第 3 天至治疗结束	出院日
健康教育	□入院宣教：介绍病房环境、设施、医院相关制度、主管医生和护士 □告知各项检查的目的及注意事项 □告知红细胞单采注意事项（必要时） □安全宣教 □指导饮食、卫生（漱口和坐浴）、活动等 □介绍自助缴费、查询报告方法 □做好心理安慰，减轻患者入院后紧张、焦虑情绪	□宣教疾病知识 □介绍骨髓穿刺的目的、方法和注意事项 □告知各项检查的目的及注意事项 □做好用药指导 □指导饮食、卫生、活动等 □安全宣教 □告知容易诱发血栓形成的心血管高危因素及预防措施	□介绍疾病治疗、护理知识 □告知活动时注意事项 □介绍药物作用、不良反应及注意事项 □告知血栓形成风险及预防措施 □红细胞单采注意事项（必要时） □心理指导	□出院宣教：用药、饮食、卫生、休息、定期复查项目、复查日期等 □指导办理出院手续 □告知患者科室联系电话 □指导关注科室全病程管理平台公众号 □定期门诊随访
护理处置	□准确核对患者信息，协助佩戴腕带 □入院护理评估：询问病史、相关查体、血常规、动脉血气分析、检查皮肤及黏膜状况、营养状况、血管情况等；危险因素评估（特别是有血栓形成的危险） □监测和记录生命体征 □建立护理记录（病危、重患者） □完成各项检查的准备	□完成各项检查标本的留取并及时送检 □遵医嘱完成相关检查 □针对高危因素持续护理评估	□遵医嘱完成相关检查 □遵医嘱用药 □遵医嘱及时给予对症治疗 □注意保护静脉，做好静脉选择	□为患者领取出院带药 □发放出院指导宣教材料 □协助整理患者用物 □协助取下患者腕带 □完成出院评估 □床单位终末消毒

续表

项目	时间			
	住院第1天	住院第2天	住院第3天至治疗结束	出院日
专科护理	□执行血液病护理常规 □病情观察 □红细胞单采护理（必要时） □心理护理	□观察患者病情变化、血红蛋白及红细胞计数、凝血功能变化 □对症护理（头痛、眩晕、高血压等） □心理护理	□密切观察病情变化，重点观察有无血栓形成、皮肤瘙痒、消化道不适及出血倾向等症状 □生命体征监测，做好护理记录，如红细胞单采护理（必要时） □心理护理	□预防诱发血栓形成的心血管高危因素指导：避免吸烟，及时干预高血压、高胆固醇血症、肥胖 □心理护理
病情变化记录	□无 □有 原因：1.　2.	□无 □有 原因：1.　2.	□无 □有 原因：1.　2.	□无 □有 原因：1.　2.
签名时间				

（二）病情观察及护理

（1）**血管与神经系统表现**　以头痛最为常见，可伴眩晕、耳鸣、疲乏、健忘、肢体麻木、多汗等，严重者可出现盲点、复视和视物模糊等视觉异常。

（2）**出血倾向、血栓形成、栓塞、静脉炎**　常见为鼻出血、牙龈出血、皮肤黏膜瘀点、瘀斑。也可表现为消化道出血、拔牙后出血、月经量多等；25%的患者以血栓为首要症状，常见栓塞部位在脑、外周血管、冠状动脉、肠系膜、下腔静脉、脾静脉、肺静脉等，可出现相应不同症状。①休息与活动：休息，充足睡眠，保持环境安静，消除紧张情绪。②饮食护理：低盐、低脂、清淡饮食，适量摄入蛋白质、高碳水化合物、高纤维素食物；多饮水，每日2000mL以上；坚持少食多餐、定时、定量、定餐。③积极控制危险因素：戒烟，控制血压、体重，避免接触造成骨髓损害的化学物质及放射性物质。

（3）**皮肤的观察要点**　皮肤、黏膜呈现红紫色，尤以面颊、唇、舌、耳、鼻尖、颈部和四肢末端为甚，眼结膜显著充血；皮肤瘙痒，特别是在热水浴后。①皮肤护理：保持皮肤清洁，穿棉质柔软内衣裤，保持床单清洁；勿用手搔抓皮肤，定期修剪指甲；勿用肥皂类洗澡。②药物护理：遵医嘱使用赛庚啶、阿司匹林口服，观察用药后反应。

（4）**尿酸升高、痛风性关节炎症状**　表现为关节红肿、疼痛、泌尿系统结石等症状。①体位护理：关节炎发作期间，卧床休息，抬高患肢，避免关节负重。②病情观察：观察关节疼痛的部位、性质、间隔时间，观察患者受累关节有无红、肿、热和功能障碍，观察患者的体温变化情况，有无发热；监测血、尿中尿酸的变化。③局部护理：手、腕、肘关节受累时，为减轻疼痛，可用夹板固定制动，也可局部冰敷。④饮食护理：饮食宜清淡、易消化，忌辛辣等刺激性食物。严禁饮酒，避免高嘌呤饮食，避免易致敏的食物。

七、个案管理

详见第五章第一节。

八、出院指导

（1）服药指导　告知患者用药的目的、方法及注意事项。遵医嘱按时按剂量服用药物，切勿私自停药或者增减药物剂量，注意观察药物的不良反应。

（2）复诊指导　因长期服药且病程长。需定期门诊随访，复查各项指标（如血常规等），不适随诊，及时线上联系个案管理师。

（3）生活方式指导　①饮食指导：指导患者进食适量优质蛋白质、高纤维素、低盐、低脂、清淡、易消化的食物，适当减少肉类食物，避免摄入过多的脂肪；鼓励患者多饮水，多吃新鲜蔬菜和水果，避免辛辣等刺激性食物，防止便秘。②运动指导：指导患者进行适当的活动和锻炼，以不感疲劳为主，指导其参加一些力所能及的活动；避免剧烈运动，避免损伤皮肤和黏膜，注意自我保护，防止损伤和创伤；生活不能完全自理者，加强功能锻炼，预防失用性萎缩；少去公共场所，外出要注意保暖，防止受凉感冒。③个人卫生指导：注意个人卫生，饭前便后要洗手，饭后漱口；保持皮肤和床单的清洁，穿棉柔衣物。定期修剪指甲，皮肤瘙痒时可湿敷，切勿搔抓，以防感染。④心理指导：保持积极、乐观、平静的心态，避免过激的情绪。

（4）预防并发症　①观察有无语言表达障碍、下肢活动障碍等脑梗死的症状；有无肢体麻木、发凉、疼痛等肢体酸涩的症状。如有发现及时就医。②如发现皮肤黏膜出血、瘀斑，要警惕出血的可能。③预防外伤和情绪激动，防止脑出血。

【院后管理】

个案管理师组织主管医师、责任护士、营养师、康复师共同制订出院随访计划，包括短期、中期、长期随访计划，详见表9-1-5。

表 9-1-5　PV 个性化院后随访计划

项目	时间		
	短期 出院后一周内电话随访	中期 2～3个治疗周期线上+电话随访	长期 4～6个治疗周期线上+电话随访
主要诊疗	□常规复查项目包括血常规、肝肾功能、电解质 □根据患者具体情况，选择评估与基础疾病相关的检查 □根据患者检验、检查结果调整用药方案	□常规复查检验项目包括血常规、肝肾功能、电解质、凝血功能 □根据患者治疗情况，复查CT、超声、心电图或动态心电图或超声心动图等检查 □根据患者具体情况选择评估与基础疾病相关的检查 □根据患者检验、检查结果调整用药方案	□常规复查检验项目包括血常规、肝肾功能、电解质、凝血功能 □根据患者治疗情况，复查CT、超声、心电图或动态心电图或超声心动图等检查 □根据患者具体情况选择评估与基础疾病相关的检查 □根据患者检验、检查结果调整用药方案
专科护理	□评估皮肤是否恢复正常 □评估患者化疗后症状的改善情况，有无其他并发症如发热、出血等 □评估服药不良反应，如胃肠道反应和肝、肾功能损伤 □评估患者对居家相关危险因素的掌握程度 □随访数据收集	□评估治疗效果 □提醒特殊检查的注意事项 □评估患者治疗后症状的改善情况，有无其他并发症如发热、出血等 □评估服药不良反应，如胃肠道反应和肝、肾功能损伤 □服药和复诊依从性 □评估患者对居家相关危险因素的掌握程度 □提醒再次治疗住院的时间及注意事项 □随访数据收集	□评估治疗效果 □评估患者化疗后症状的改善情况，有无其他并发症如发热、出血等 □评估服药不良反应，如胃肠道反应和肝、肾功能损伤 □服药和复诊依从性 □评估患者对居家相关危险因素的掌握程度 □提醒复诊的时间及注意事项 □随访数据收集
个案管理	□回答患者咨询问题 □线上推送患者居家管理的文章和视频，强调自我管理的重要性、必要性 □收集患者饮食、运动、服药依从性等信息 □信息反馈	□回答患者咨询问题 □线上推送患者居家/住院管理的文章和视频，强调居家生活指导，复查血常规、CT、超声等注意事项 □加强感染、血栓或出血等风险识别 □收集患者饮食、运动、服药依从性等信息 □信息反馈	□回答患者咨询问题 □线上推送患者居家/住院疾病恶化监管的文章和视频，强调居家生活指导，复查血常规、CT超声等注意事项、坚持长期管理的重要性 □加强感染、血栓或出血等风险识别 □收集患者饮食、运动、服药依从性等信息 □信息反馈
患者配合事项	□出院后第一周复查1～2次血常规，之后每周一次血常规，肝肾功能、电解质、凝血功能视情况而定 □注意自我症状评估，每日测量体温，查看皮肤情况及时报告异常	□每次出院后第一周复查1～2次血常规，之后每周一次血常规，肝肾功能、电解质、凝血功能视情况而定 □每个疗程结束后超声检查，2～3个疗程后做一次CT评估疗效 □注意自我症状评估，每日测量体温，查看皮肤情况及时报告异常	□每次出院后第一周复查1～2次血常规，之后每周一次血常规，肝肾功能、电解质、凝血常规视情况而定 □每个疗程结束后超声监测，最后一个疗程结束后再行CT评估疗效 □注意自我症状评估，每日测量体温，查看皮肤情况及时报告异常

续表

项目	时间		
	短期 出院后一周内电话随访	中期 2~3个治疗周期线上+电话随访	长期 4~6个治疗周期线上+电话随访
患者配合事项	□正确处理如发热、牙龈出血、皮肤瘙痒等 □注意观察药物不良反应，如胃肠道不适、血尿、腰部疼痛、腹泻、腹胀等 □落实生活方式的改变如饮食、运动、情绪等	□正确处理如发热、牙龈出血、皮肤瘙痒等 □注意观察药物不良反应，如胃肠道不适、血尿、腰部疼痛、腹泻、腹胀等 □落实生活方式的改变如饮食、运动、情绪等	□正确处理如发热、牙龈出血、皮肤瘙痒等 □注意观察药物不良反应，如胃肠道不适、血尿、腰部疼痛、腹泻、腹胀等 □落实生活方式的改变如饮食、运动、情绪等

参考文献

[1] 王建祥. 血液系统疾病诊疗规范 [M]. 2版. 北京：中国协和医科大学出版社，2020.

[2] 马新娟. 血液系统疾病护理规范 [M]. 北京：中国协和医科大学出版社，2022.

[3] 世界中医药学会联合会血液病专业委员会，中华中医药学会血液病分会，中国民族医学会血液病分会，等. 真性红细胞增多症中西医结合诊疗专家共识（2022年）[J]. 中国中西医结合杂志，2023，43（12）：1413-1419.

[4] 王德好，赵需，王子卿，等. 真性红细胞增多症患者伴骨髓纤维增生的可能危险因素分析 [J]. 中国实验血液学杂志，2023，31（6）：1780-1786.

[5] 常龙，段明辉. 芦可替尼治疗真性红细胞增多症的疗效及安全性评价 [J]. 中国实验血液学杂志，2022，30（5）：1515-1518.

[6] 周娟霞，梁平，丁一虹. 多元化护理干预在真性红细胞增多症患者中的护理效果及对自我管理能力的影响研究 [J]. 山西医药杂志，2021，50（12）：1999-2003.

第二节　原发性血小板增多症

原发性血小板增多症（essential thrombocytosis，ET）是一种以骨髓巨核细胞持续增生和血小板增多且功能异常为特征的慢性骨髓增生性疾病，为造血功能干细胞克隆性增殖性疾病❶。临床主要表现为出血、血栓形成以及脾脏明显增大❷。

---

❶ 中华医学会血液学分会白血病淋巴瘤学组. 原发性血小板增多症诊断与治疗中国专家共识（2016年版）[J]. 中华血液学杂志，2016，37（10）：833-836.

❷ 马新娟. 血液系统疾病护理规范 [M]. 北京：中国协和医科大学出版社，2022.

原发性血小板增多症确切病因未明，主要发生于中年人群，诊断时一般年龄在 50～60 岁，年发病率为 0.1/10 万。年轻患者也不少见，儿童发病率甚低，约为成年患者发病率的 1/60[1]。

【院前管理】

一、主要诊疗

（1）线上就诊患者　详见第五章第一节。

（2）线下门/急诊患者　医生根据患者的主诉和临床表现评估病情，采集现病史、既往史、用药史，完成基本检验和检查，如抽血查血常规、凝血功能、肝肾功能、生化全套、心肌酶学、肌钙蛋白、BNP、输血前四项、血型、免疫学、基因检测等；完成必要的检查如骨髓穿刺、骨髓活检、CT、心电图、胸部 X 线、B 超等常规检查，结合患者病史及检验、检查报告，明确诊断，开具住院证。

二、个案管理

（1）收集患者个案信息　见第五章第一节。

（2）评估病情危重程度进行预检分诊　见第六章第一节。

【院中管理】

一、病史采集

（1）现病史　评估患者有无发热、咳嗽、乏力、气促、耳鸣、出血、疼痛和食欲减退等不适，有无肝、脾、淋巴结肿大，皮肤有无浸润、有无紫红斑丘疹、结节或肿块等。有无大小便异常，详细了解门/急诊及其他医院的就诊资料，是否已完善相关检验、检查。了解既往治疗情况，有无合并其他疾病，如脾功能亢进、乙肝、甲肝、高血压、糖尿病、高脂血症、冠心病、器官功能衰竭及弥散性血管内凝血。

（2）既往史　评估患者既往有无传染病和基础疾病，有无相关用药史及不良反应。

（3）个人史　询问患者有无吸烟史、饮酒史、药物过敏史等。

（4）家族史　了解患者有无血液系统相关疾病家族史。

---

[1] 王建祥. 血液系统疾病诊疗规范 [M]. 2 版. 北京：中国协和医科大学出版社，2020.

二、体格检查

（1）基础体格检查　详见第五章第一节。
（2）专科体格检查　详见第六章第一节。

三、实验室检查及其他检查

（1）必要检查　①常规：血常规（外周血涂片分类计数）、尿常规、粪常规+隐血试验。②生化：肝肾功能、空腹血糖；乙肝病毒感染血清标志物、丙肝抗体、甲肝抗体、HIV-Ab、TP-Ab；电解质；乳酸脱氢酶及同工酶；心肌酶谱。③骨髓：骨髓涂片细胞学分析；骨髓组织切片病理检查（+嗜银染色）；N-ALP、PAS、巨核细胞酶标；细胞遗传学分析（染色体核型）；分子生物学，包括 *JAK2*、*CALR* 和 *MPL* 基因突变、*BCR/ABL*（P210, P190）融合基因。④其他：肝脏、脾脏超声或 CT 检查；转铁蛋白及受体；血清铁、未饱和铁、总铁结合力、铁饱和度；叶酸、维生素 B_{12}、血清铁蛋白、红细胞生成素（EPO）；凝血功能检测、血管性血友病因子（vWF）检测、血小板黏附、聚集试验、蛋白 C、蛋白 S。

（2）可选检查　ENA 抗体谱；免疫球蛋白定量；心电图、胸部 X 线片、胸部 CT，若出现中枢神经系统症状行头颅 CT 或 MRI 检查、眼底检查。

四、诊断

（1）《原发性血小板增多症诊断与治疗中国专家共识》（2016 年版），符合 4 条主要标准或前 3 条主要标准和 1 条次要诊断标准。①主要标准：a. 血小板计数 $\geqslant 450\times 10^9/L$；b. 骨髓活检示巨核细胞高度增生，胞体大、核过分叶的成熟巨核细胞数量增多，粒系、红系无显著增生或左移，且网状纤维极少轻度（1 级）增多；c. 排除 BCR-ABL⁺ 慢性髓细胞性白血病、真性红细胞增多症（PV）、原发性骨髓纤维化（PMF）、骨髓增生异常综合征和其他髓系肿瘤的 WHO 诊断标准；d. 存在 *JAK2*、*CALR* 或 *MPL* 基因突变。②次要标准：存在其他克隆性证据或者排除反应性血小板增多。

（2）原发性血小板增多症后骨髓纤维化（post-ET MF）的诊断标准。①主要标准：（2 条均需符合）a. 此前按 WHO 诊断标准确诊为原发性血小板增多症。b. 骨髓活检示纤维组织分级为 2/3 级（按 0～3 级标准）或 3/4 级（按 0～4 级标准）。②次要标准：（至少需符合 2 条）a. 贫血或血红蛋白含量较基线水平下降 20g/L。b. 外周血出现幼粒或幼红细胞。c. 进行性脾大（超过左肋缘下 5cm 或新出现可触及的脾大）。d. 以下 3 项体质性症状中至少出现 1 项：过去 6 个月内体重下降＞10%，盗汗，不能解释的发热（＞37.5℃）。

五、治疗

（1）治疗目标　原发性血小板增多症的治疗目标是预防和治疗血栓并发症，因此，现今治疗的选择主要是依据患者血栓风险分组来加以制订。血小板计数应控制在 $< 600 \times 10^9/L$，理想目标值为 $400 \times 10^9/L$。

（2）治疗措施　①出血的治疗：输注正常血小板为最有效的治疗措施。最有效的药物治疗是羟基脲，2～4g/d，用药3～4天后根据患者血小板计数、体重和年龄再调整剂量，一般减至1g/d。②缺血/栓塞的治疗：立即给予抗凝剂，首选阿司匹林200mg/d，同时采用血小板单采迅速降低血小板数，亦可选用口服羟基脲。既往有出血病史者避免应用阿司匹林。③骨髓抑制药物治疗：一般认为血小板数超过 $(1000～1500) \times 10^9/L$ 是开始治疗的最好指征。a.羟基脲：一线药物，开始剂量每日10～30mg/kg，此后根据血细胞计数（白细胞）调整用药剂量。b.重组干扰素α：300万U，隔日一次，皮下注射；可同时口服解热镇痛药防治寒战、发热或肌肉酸痛等流感样副作用。血小板接近正常后根据个体的治疗反应和耐受性调整剂量，可用较小剂量每周3次皮下注射维持多年。c.阿那格雷：首剂量为0.5mg，每日4次，或一次1mg，每日2次。1周后可进行剂量调整，每周不超过0.5mg/d，维持血小板计数 $< 600 \times 10^9/L$。单次剂量不超过2.5mg，最大剂量不超过一日10mg，血小板计数维持在 $(150～400) \times 10^9/L$ 为最佳。肝功能不全时应减量给药。d.双溴丙哌嗪：首剂量0.5mg/次，4次/日，或每次1mg，2次/日。注意停药后大多数患者血小板计数迅速上升。

六、治疗选择

在病程中应对患者进行动态评估并根据年龄 < 60 岁、年龄 ≥ 60 岁，有无血栓病史，有无心血管危险因素或 *IAK2V617* 突变等评估结果，给予相应治疗。有静脉血栓病史，任何年龄、有心血管危险因素或 *JAK2V617* 突变的患者，给予降细胞治疗＋系统抗凝治疗＋阿司匹林治疗。血小板计数 $> 1000 \times 10^9/L$ 的患者服用阿司匹林可增加出血风险，应慎用。血小板计数 $> 1500 \times 10^9/L$ 的患者不推荐服用阿司匹林。对阿司匹林不耐受的患者可换用氯吡格雷。有心血管危险因素（CVR）的患者，应积极进行相关处理（戒烟，高血压患者控制血压，糖尿病患者控制血糖等）。

七、护理工作

（一）制订临床护理路径

结合疾病和患者具体情况，可参考本章第一节相关内容，为患者制订个性化的临床路径。

（二）护理要点

（1）病情观察及护理　①观察患者病情变化，有出血和脾大等症状的患者，避免碰撞，加强安全护理。②评估疼痛部位、时间、分级，遵医嘱正确给药。③加强营养，增强机体抵抗力。减少探视人员，患者保持良好的个人卫生，注意手卫生，病室要按时通风等。④观察有无出血倾向，如鼻出血和牙龈出血。⑤观察患者有无头痛、眩晕、视物障碍、肢端麻木、烧灼感、红肿和发热，甚至是发生青紫或坏死，预防早期血栓形成，进行妥善处置。指导患者远离容易诱发血栓形成的危险因素，如吸烟、高血压、高胆固醇血症和肥胖等。

（2）用药护理　①ET 的治疗目标是预防和治疗血栓并发症，血小板计数应控制在 $< 600 \times 10^9/L$，理想目标值为 $< 400 \times 10^9/L$。根据患者病情等因素进行血栓风险分组，进而选择治疗药物。②阿司匹林为有效的辅助治疗药物，对缺血症状特别有效，但可引起严重出血，进行动态评估并根据评估结果调整治疗选择。血小板计数 $> 1500 \times 10^9/L$ 的患者不推荐服用阿司匹林。对阿司匹林不耐受的患者可换用氯吡格雷。③降细胞治疗一线药物包括羟基脲和干扰素。

（3）心理护理　为患者讲解疾病知识，树立战胜疾病的信心，保持良好的情绪状态。

八、个案管理

见第五章第一节。

九、出院指导

（1）服药指导　注意药物不良反应，如消化道反应、发热、皮疹等。

（2）复诊指导　定期复查，如每周复查血常规。

（3）生活方式指导　①注意自我保护，地面应防滑，走廊、卫生间安装扶手，防止外伤出血；②居住环境保持清洁，空气新鲜，阳光充足，温湿度适宜，尽量少接触探望人员，防止交叉感染；③适当锻炼，如散步、打太极拳、慢跑等，增强机体抵抗力。

【院后管理】

个案管理师与主管医师、责任护士、营养师、康复师一起根据患者所患疾病的危险因素，共同制订患者个性化随访计划，详见表 9-2-1。

表 9-2-1　ET 个性化院后随访计划

姓名：_____ 性别：_____ 年龄：_____ 住院号：_____
住院日期：___年___月___日　出院日期：___年___月___日　随访人：_____

项目	时间		
	短期 出院后一周内电话随访	中期 2～3个月线上+电话随访	长期 4～6个月线上+电话随访
主要诊疗	□常规复查项目包括血常规、肝肾功能、电解质 □根据患者具体情况选择评估与基础疾病相关的检查 □根据患者检验、检查结果调整用药方案	□常规复查检验项目包括血常规、肝肾功能、电解质、凝血功能 □根据患者治疗情况复查CT、超声、心电图或动态心电图或超声心动图等检查 □根据患者具体情况选择评估与基础疾病相关的检查 □根据患者检验、检查结果调整用药方案	□常规复查检验项目包括血常规、肝肾功能、电解质、凝血功能 □根据患者治疗情况复查CT、心电图或动态心电图或超声心动图等检查 □根据患者具体情况选择评估与基础疾病相关的检查 □根据患者检验、检查结果调整用药方案
专科护理	□评估皮肤是否恢复正常 □评估患者治疗后症状的改善情况，有无其他并发症如发热、出血等 □评估服药不良反应，如胃肠道反应和肝、肾功能损伤 □评估患者对居家相关危险因素的掌握程度 □随访数据收集	□评估治疗效果 □提醒特殊检查的注意事项 □评估患者治疗后症状的改善情况，有无其他并发症如发热、出血等 □评估服药不良反应，如胃肠道反应和肝、肾功能损伤 □服药和复诊依从性 □评估患者对居家相关危险因素的掌握程度 □提醒再次住院治疗的时间及注意事项 □随访数据收集	□评估治疗效果 □评估患者治疗后症状的改善情况，有无其他并发症如发热、出血等 □评估服药不良反应，如胃肠道反应和肝、肾功能损伤 □服药和复诊依从性 □评估患者对居家相关危险因素的掌握程度 □提醒之后复诊的时间及注意事项 □随访数据收集
个案管理	□回答患者咨询问题 □线上推送ET居家管理的文章和视频，强调自我管理的重要性、必要性 □收集患者饮食、运动、服药依从性等信息 □信息反馈	□回答患者咨询问题 □线上推送ET居家/住院管理的文章和视频，强调居家生活指导，复查血常规、CT、超声等注意事项 □加强感染、出血等风险识别 □收集患者饮食、运动、服药依从性等信息 □信息反馈	□回答患者咨询问题 □线上推送ET居家/住院疾病恶化监管的文章和视频，强调居家生活指导，复查血常规、CT、超声等注意事项，坚持长期管理的重要性 □加强感染、出血等风险识别 □收集患者饮食、运动、服药依从性等信息 □信息反馈
患者配合事项	□出院后第一周复查1～2次血常规，之后每周一次血常规，肝肾功能、电解质、凝血功能视情况而定	□每次出院后第一周复查1～2次血常规，之后每周一次血常规，肝肾功能、电解质、凝血功能视情况而定	□每次出院后第一周复查1～2次血常规，之后每周一次血常规，肝肾功能、电解质、凝血功能视情况而定

续表

项目	时间		
	短期 出院后一周内电话随访	中期 2～3个月线上+电话随访	长期 4～6个月线上+电话随访
患者配合事项	□注意自我症状评估，每日测量体温，查看皮肤情况并及时报告异常 □正确处理发热、牙龈出血、皮肤瘙痒等症状 □注意观察药物不良反应，如胃肠道不适、血尿、腰部疼痛、腹泻、腹胀等 □落实生活方式的改变，如饮食、运动、情绪等	□每个疗程结束后超声监测，2～3个疗程后做一次CT评估疗效 □注意自我症状评估，每日测量体温，查看皮肤情况并及时报告异常 □正确处理发热、牙龈出血、皮肤瘙痒等症状 □注意观察药物不良反应，如胃肠道不适、血尿、腰部疼痛、腹泻、腹胀等 □落实生活方式的改变，如饮食、运动、情绪等	□每个疗程结束后超声监测，最后一个疗程结束后再行CT评估疗效 □注意自我症状评估，每日测量体温，查看皮肤情况并及时报告异常 □正确处理发热、牙龈出血、皮肤瘙痒等症状 □注意观察药物不良反应，如胃肠道不适、血尿、腰部疼痛、腹泻、腹胀等 □落实生活方式的改变，如饮食、运动、情绪等

参考文献

黄晓军. 血液系统与疾病[M]. 2版. 北京：人民卫生出版社，2021.

第三节 原发性骨髓纤维化

原发性骨髓纤维化（primary myelofibrosis，PMF）是骨髓增殖性肿瘤（myeloproliferative-neoplasms，MPN）的一种，主要表现为骨髓中巨核细胞和粒细胞显著增生伴反应性纤维结缔组织沉积，伴髓外造血。临床特点是起病缓慢，脾脏常明显增大，外周血中出现幼红和幼粒细胞，骨髓穿刺常干抽，骨髓增生低下，男性和女性发病率相等，发病平均年龄为65岁，发病率为6/10万❶。临床治疗以提高患者生活质量、缓解相关症状为主❷。

【院前管理】

一、主要诊疗

（1）线上就诊患者　见第五章第一节。

---

❶ 黄晓军. 血液系统与疾病[M]. 2版. 北京：人民卫生出版社，2021.
❷ 中华医学会血液病淋巴组. 原发性骨髓纤维化诊断与治疗中国指南（2019年版）. 中华血液学杂志，2019，40（1）：1-7.

(2）线下门诊/急诊患者　医生根据患者的主诉和临床表现评估病情，采集现病史、既往史、用药史，完成基本检验和检查，如抽血查血常规、凝血功能、肝肾功能、生化全套、心肌酶学、肌钙蛋白、BNP、输血前四项、血型、免疫学、基因检测等；完成必要的检查如骨髓穿刺、骨髓活检、CT、心电图、胸部 X 线、B 超等常规检查，结合患者病史及检验、检查报告，明确诊断，开具住院证。

二、个案管理

（1）收集患者个案信息　见第五章第一节。
（2）评估病情危重程度，进行预检分诊　见第六章第一节。

【院中管理】

一、病史采集

（1）现病史　评估患者有无发热、咳嗽、乏力、气促、耳鸣、出血、疼痛和食欲减退等不适，有无肝、脾、淋巴结肿大，皮肤有无浸润、紫红斑、丘疹、结节或肿块等。有无大小便异常，详细了解门/急诊及其他医院的就诊资料，是否已完善相关检验、检查。了解既往治疗情况，有无合并其他疾病，如脾功能亢进、乙肝、甲肝、高血压、糖尿病、高脂血症、冠心病、器官功能衰竭及弥散性血管内凝血。

（2）既往史　评估患者既往有无传染病和基础疾病，有无相关用药史及不良反应。

（3）个人史　询问患者有无吸烟史、饮酒史、药物过敏史等。

（4）家族史　了解患者有无血液系统相关疾病家族史。

二、体格检查

（1）基础体格检查　见第五章第一节。
（2）专科体格检查　见第六章第一节。

三、实验室及其他检查

（1）必要检查　①常规：血常规（外周血涂片分类计数）、尿常规、粪常规＋隐血试验。②生化：肝肾功能、空腹血糖；电解质；乳酸脱氢酶及同工酶；心肌酶谱；血清铁、未饱和铁、总铁结合力、铁饱和度、血清铁蛋白和红细胞生成素水平，免疫球蛋白定量；淋巴细胞亚群；转铁蛋白及受体；ENA 抗体谱、ANA；

叶酸、维生素 B_{12}。③骨髓：骨髓涂片细胞学分析；骨髓组织切片病理学检查（嗜银染色），必要时进行骨髓病理免疫组织化学染色；N-ALP、PAS、巨核细胞酶标；细胞遗传学分析（如果骨髓"干抽"，可用外周血标本）；分子生物学，包括 JAK2、MPL 和 CALR 基因突变和 BCR-ABL1 融合基因检测（如果骨髓"干抽"，可用外周血标本），ASXL1、TET2、DNMT3a、SRSF2、U2AF1、EZH2、IDH1/2、TP53 和 CBL 等基因突变作为二线检测。④其他：肝、脾超声或 CT 检查，有条件的单位推荐 MRI 检测测定患者脾脏容积。

（2）可选检查　骨髓分子生物学，包括 JAK2 exon 12 等；凝血功能、蛋白 C、蛋白 S 检测；细胞因子检测；肿瘤标志物检测；乙肝病毒感染血清标志物、丙肝抗体、甲肝抗体；心电图、胸片、胸部 CT、心脏超声心动图。

四、诊断

参考《原发性骨髓纤维化诊断与治疗中国指南（2019 年版）》，世界卫生组织（2016）诊断标准，包括纤维化前（prefibrotic）/ 早（early）期原发性骨髓纤维化诊断标准（表 9-3-1）和明显纤维化（overt fibrosis）期原发性骨髓纤维化诊断标准（表 9-3-2）。

表 9-3-1　纤维化前 / 早期原发性骨髓纤维化诊断标准（WHO 2016）

确诊需要满足 3 项主要标准，以及至少 1 项次要标准
主要标准：
・有巨核细胞增生和异形巨核细胞，无明显网状纤维增多（≤MF-1），骨髓增生程度年龄调整后呈增高，粒系细胞增殖而红细胞常减少
・不能满足真性红细胞增多症、慢性髓细胞性白血病（BCR-ABL1 融合基因阴性）、骨髓增生异常综合征（无粒系和红系病态造血）或其他髓系肿瘤的 WHO 诊断标准
・有 JAK2、CALR 或 NPL 基因突变，或无这些突变但有其他克隆性标志，或无继发性骨髓纤维化证据
次要标准：
・非合并疾病导致的贫血
・白细胞计数≥$11×10^9$/L
・可触及的脾大
・血清乳酸脱氢酶水平增高

五、治疗方案

（1）脾大的治疗　①药物治疗：一线药物芦可替尼，可作为有脾大的 IPSS/DIPSS/DIPSS-Plus 中危 -2 和高危患者的一线治疗，对那些有严重症状性脾大（如左上腹痛或由于早饱而影响进食量）的中危 -1 患者亦可以作为一线治疗，其他患者首选药物是羟基脲。二线药物羟基脲（无血细胞减少时），沙利度胺和泼尼

表 9-3-2　明显纤维化期原发性骨髓纤维化诊断标准（WHO 2016）

确诊需要满足 3 项主要标准，以及至少 1 项次要标准

主要标准：
- 巨核细胞增生和异形巨核细胞，常伴有网状纤维或胶原纤维（MF-2 或 MF-3）
- 不能满足真性红细胞增多症、慢性髓细胞性白血病（*BCR-ABL1* 融合基因阴性）、骨髓增生异常综合征（无粒系和红系病态造血）或其他髓系肿瘤的 WHO 诊断标准
- 有 *JAK2*、*CALR* 或 *MPL* 基因突变，或无这些突变但有其他克隆性标志，或无继发性骨髓纤维化证据

次要标准：
- 非合并疾病导致的贫血
- 白细胞计数 ≥ 11×10^9/L
- 可触及的脾大
- 血清乳酸脱氢酶水平增高
- 幼粒幼红细胞

松龙（有血细胞减少时），来那度胺（贫血伴 PLT ＞ 100×10^9/L）。②脾切除。③放射疗法。

（2）贫血的治疗　①血制品输注：症状性贫血的原发性骨髓纤维化患者，推荐红细胞输注。②红细胞生成素：伴有贫血的 PMF 患者，且较低促红细胞生成素水平（＜ 100U/L），可考虑用重组人红细胞生成素治疗。在相对轻度贫血的患者中，可能更有效。

（3）体质性症状的治疗　当前推断细胞因子的异常产生与 PMF 相关体质性症状和恶病质有因果关系。PMF 患者的体质性症状很严重，须视为一个重要的治疗指征。针对脾大的治疗常可部分缓解体质性症状。芦可替尼可显著改善 PMF 的体质性症状，MPN-10 总积分 ＞ 44 分或难治且严重（单项评分 ＞ 6 分）的皮肤瘙痒或排除其他原因导致的超预期体重下降（过去 6 个月下降 ＞ 10%）或不能解释的发热的患者，芦可替尼可以作为一线治疗。

（4）骨髓抑制剂治疗　①羟基脲是用于控制骨髓纤维化的增殖过度表现的一线治疗选择。②阿那格雷应慎用于明确诊断骨髓纤维化的患者。③干扰素 α 在 PMF 患者中仅被用于有明显增殖特征的早期病例中。在 PMF 患者中，推荐开始剂量为每次 150 万 U，每周 3 次，如果可以耐受可增至 1500 万 U/ 周。

（5）造血干细胞移植　详见第十四章。

（6）PMF 急变期治疗　PMF 急变预后不良，应考虑给予积极的支持治疗。对于不能进行异基因造血干细胞移植的患者，阿扎胞苷或地西他滨单药治疗可能延长生存期。治愈 PMF 急变期患者的方法首先应是进行成功地诱导化疗，使其回到慢性期，并立即行异基因造血干细胞移植。

（7）非肝脾内的髓外造血的治疗　胸椎椎体是 PMF 非肝脾性髓外造血（EMH）的最常见部位。其他的部位包括淋巴结、肺、胸膜、小肠、腹膜、泌尿生殖道

和心脏。当出现临床症状时，可采用低剂量病灶局部放疗（0.1～1.0Gy，分为5～10次照射）。

六、护理工作

（一）制订临床护理路径

结合疾病和患者自身的特殊性，可参考本章第一节相关内容，为患者制订个性化的临床路径。

（二）护理要点

（1）一般护理　①注意观察患者生命体征、贫血、感染、脾大及体质性症状等表现。②加强营养，给予高热量、高蛋白质、高维生素、易消化的固体食物，少量多餐，适当减少液体食物摄入，保持排便通畅。指导患者规律中等运动，保证夜间睡眠时间。③对于脾大引起的腹胀、水肿、严重贫血及有出血倾向等症状的患者，加强安全护理，预防脾破裂引发大出血的危险。

（2）病情观察及护理　①观察皮肤水肿，指导患者穿棉质、宽松衣服。②需要化疗的患者，给予静脉导管选择、药物不良反应、预防感染等宣教，保障患者顺利治疗。③若无明显骨痛，患者可根据自身情况适当运动，如散步等。④对于进行药物治疗的患者，应该定期进行复查，观察疾病恢复情况。⑤对于可能引起门静脉高压的患者，应戒烟限酒。

（3）用药护理　①用药过程中定时监测血常规，预防感染。针对患者常用药物，向其解释使用方法、作用及不良反应，如芦可替尼漏服后不可补服，按照原方案按时口服下一次药物。②观察脾的变化，注意保护脾脏，避免磕碰。脾切除术后，严密观察术后并发症的发生，包括手术部位出血、血栓形成、膈下囊肿、肝脏加速增大、血小板计数极度增高和伴原始细胞过多或白细胞增多。③护理人员还应加强对放疗照射部位的观察。④体质性症状的管理：PMF患者除遵医嘱服药外，其生活质量的高低取决于患者对自身体质性症状的管理。

（4）心理护理　PMF患者病程长，进展缓慢，护士应给予心理护理，帮助患者克服不良情绪，积极配合医护人员的治疗和护理。

七、个案管理

见第五章第一节。

八、出院指导

（1）服药指导　指导患者正确服药，告知其药物的不良反应并加强观察，如有胃肠道、呼吸、心脏等不适，应反馈给医生及时处理。

（2）复诊指导　出院后第一周复查 1～2 次血常规，之后每周一次血常规，肝肾功能、电解质、凝血常规视情况而定。定期门诊随访。

（3）生活方式指导　居家护理要注意保护脾脏，预防脾破裂，减轻压迫症状。日常生活、饮食起居应有规律，劳逸结合，饮食应有节制。避免、排除不良情绪的影响，保持乐观、积极的心理状态。出院后病情趋于稳定时，可适当进行锻炼活动，如缓慢跑步、打太极拳等，以通畅气血、调节身心。

【院后管理】

个案管理师组织主管医师、责任护士、营养师、康复师共同制订出院随访管理计划。如服用药物、血常规检测、营养摄入、并发症等，若合并严重基础疾病/并发症的患者，需要积极就诊，可参考本章第一节相关内容，为患者制订个性化随访计划，随访由个案管理师实施。

参考文献

[1] 马新娟. 血液系统疾病护理规范 [M]. 北京：中国协和医科大学出版社，2022.

[2] 王建祥. 血液系统疾病诊疗规范 [M]. 2 版. 北京：中国协和医科大学出版社，2020.

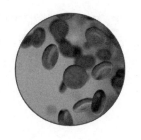

第十章 出血性疾病

第一节 过敏性紫癜

过敏性紫癜（anaphylactoid purpura，AP）又称亨诺克-舒恩莱茵紫癜（Henoch-Schönlein purpura，HSP），是侵犯皮肤或其他器官的毛细血管及毛细血管后微静脉的过敏性小血管炎。主要临床表现为非血小板减少性紫癜、腹痛、关节痛以及肾脏受累，同时有血管神经性水肿和荨麻疹等过敏表现。本病以3～10岁儿童最为多见，是儿童时期最常见的一种非血小板减少性血管炎，常急性起病，发病率男：女=1.28：1，以春秋季发病居多，多为自限性，少数人可迁延不愈[1]。过敏性紫癜性肾炎（Henoch-Schönlein purpura nephritis，HSPN）是最严重的并发症，与HSP病情进展及预后关系最为密切。20%～80%的过敏性紫癜患者可在发病后1～2个月累及肾脏，发展为过敏性紫癜性肾炎，其中10%～20%的中度至重度蛋白尿患者存在肾功能衰竭的风险。儿童HSPN以单纯系膜增生和局灶性新月体形成为主要病理改变，表现为血尿和（或）蛋白尿漏出（非肾病水平蛋白尿）[2]。

【院前管理】

一、主要诊疗

（1）线上就诊患者　详见第五章第一节。

---

[1] 高敏，丁樱，任献青，等.河南省14809例儿童过敏性紫癜中医证型与发病规律回顾性分析[J].中医杂志，2021，62（9）：772-776.

[2] 刘冬，孟宪坤，贾彩华.小儿过敏性紫癜的诊疗研究进展[J].中国处方药，2022，20（2）：185-187.

(2）线下门诊/急诊患者　医生根据患者的主诉和临床表现评估病情，采集现病史、既往史、用药史，完成基本检验和检查，如血常规、尿常规、粪常规、生化检查、免疫学检查等；完成必要的检查如骨髓穿刺、骨髓活检、CT、心电图、胸部X线、B超等常规检查，结合患者病史及检验、检查报告，明确诊断，开具预住院证。

二、个案管理

（1）收集患者个案信息　见第五章第一节。
（2）评估病情危重程度，进行预检分诊　见第六章第一节。

【院中管理】

一、病史采集

（1）现病史　评估患者有无发热、咳嗽、乏力、气促、耳鸣、出血、关节疼痛和食欲减退等不适，有无肝、脾、淋巴结肿大，皮肤有无浸润、紫红斑丘疹、结节或肿块，有无非血小板减少性紫癜等。有无肾脏受累如尿量有无明显变化等，了解既往治疗情况，有无合并其他疾病，如脾功能亢进、高血压、糖尿病、冠心病、器官功能衰竭等。
（2）既往史　评估患者既往有无传染病和基础疾病，有无相关用药史及不良反应。
（3）个人史　询问患者有无吸烟史、饮酒史、药物过敏史等。
（4）家族史　了解患者有无血液系统相关疾病家族史。

二、体格检查

（1）基础体格检查　见第五章第一节。
（2）专科体格检查
① 皮肤　a.苍白和潮红：血红蛋白水平降低可引起皮肤苍白，而血红蛋白水平增高则引起皮肤潮红，由于皮肤颜色还受到皮肤色素、局部血流量的影响，有时不能真实反映血红蛋白水平。b.发绀：唇、耳郭、面颊及肢端皮肤黏膜呈青紫色，可反映血红蛋白减少程度、高铁血红蛋白或硫化血红蛋白的总量。c.黄疸：黄疸可在黏膜、结膜，或者没有较深色素的皮肤处观察，应在白天自然光下检查，不要在白炽灯或荧光灯下，因为灯光会掩盖患者的皮肤黄色。d.瘀点和瘀斑：瘀点直径小于2mm，紫癜直径为2～5mm，瘀斑直径大于5mm。

② 眼　严重血小板减少患者可发生视网膜出血，若出血面大可使视网膜隆起。

③ 淋巴结　应着重检查双侧颈部、锁骨上、腋窝、肱骨内上髁、腹股沟区域的浅表淋巴结。

④ 神经系统　多种血液病可累及神经系统。

三、实验室及其他检查

（1）血常规、血生化、出凝血检查　血常规检查出现轻度和重度白细胞增多，但是血小板计数普遍正常，偶见嗜酸性粒细胞升高。凝血因子检测是确诊过敏性紫癜的重要指标，其活性在血块凝固进展过程中起到重要作用。腹型过敏性紫癜患儿凝血因子Ⅷ水平会在发病早期剧烈腹痛时显著下降，与疾病严重程度关系密切，通常呈负相关。因此，在早期检测凝血因子Ⅷ水平有利于确诊过敏性紫癜。凝血功能的相关检查除出血时间可能延长外，其余均为正常。

（2）尿常规、粪便常规　尿蛋白数值也是预测过敏性紫癜患儿肾脏受累的重要指标。当患儿尿微量蛋白、转铁蛋白升高时，表示过敏性紫癜发生肾损伤的可能性更大。消化道出血者粪便隐血试验阳性。

（3）影像学检查　除以上检查外，可能还需要配合医生完善脑脊液检查、超声检查、CT以及X线检查等。使用上消化道内镜检查对以腹痛为首发症状的过敏性紫癜有较高的诊断价值，同时还要将诊断不明确的腹痛、消化道出血，尤其是四肢肿痛和关节痛的患儿考虑为过敏性紫癜，并给予胃镜与病理学检查，尽早诊断避免误诊。

四、诊断

同时具有①和⑤两项可确诊此病。①典型皮疹为棕红色斑丘疹，突出于表皮，压之不褪色，单独或互相融合，对称性分布，以四肢伸侧及臀部多见，很少侵犯躯干，可伴有痒感或疼痛，成批出现，消退后可遗有色素沉着。除紫癜外，还可并发荨麻疹、血管神经性水肿、多形性红斑或溃疡坏死等。②反复阵发性腹痛，位于脐周或下腹部，可伴呕吐、便血。③大关节肿痛，活动受限，可单发或多发。④病程中（多数在6个月内）出现血尿和（或）蛋白尿，可伴有高血压和水肿，诊断为紫癜性肾炎。⑤约半数患者毛细血管脆性试验阳性，血小板计数、出血时间或凝血时间、血块退缩时间正常，排除血小板减少性紫癜。

（一）临床分型诊断

（1）皮肤型（单纯型）　临床最多见，病变侵犯真皮层毛细血管和小动脉，导致血管壁血管坏死，血小板血栓形成。主要表现为皮肤瘀点、紫癜，多局限于四肢及臀部，且以下肢伸侧面最多见，呈对称性，常成批、反复发生。其形状大小不等，可融合成片形成瘀斑。颜色为深红色，压之不褪色，部分患者可伴有荨麻疹及血管神经性水肿。

（2）腹型　为最具潜在危险和最易误诊的临床类型。主要与消化道黏膜及腹膜病变侵犯消化道黏膜及腹膜脏器毛细血管受累有关。临床上除皮肤瘀点和（或）紫癜外，还可出现一系列消化道的症状与体征。最常见的表现是腹痛，多位于脐周、下腹或全腹，呈阵发性绞痛，可伴恶心、呕吐、腹泻、便血。发作时可因腹肌紧张、明显压痛及肠鸣音亢进而误诊为外科急腹症，尤其是部分患者的消化道症状发作在出现皮肤紫癜前。幼儿可因肠壁水肿、蠕动增强等而导致肠套叠。

（3）关节型　病变侵犯关节部位的毛细血管，导致关节出现非化脓性炎症。主要表现为膝、踝、肘及腕关节等大关节的肿胀、疼痛、压痛和功能障碍，呈游走性、反复发作，数日而愈且不留关节畸形。因关节部位局部血管受累所致，通常在皮肤紫癜后出现。

（4）肾型　病情最为严重的分型，多在皮肤紫癜发生1周后出现血尿、蛋白尿、管型尿，可伴有水肿、高血压和肾功能不全的表现。多数患者在3～4周内恢复，少数患者因反复发作而发展为慢性肾炎或肾病综合征。因肾小球毛细血管样炎症反应所致，可发生在疾病的任何时期，但一般在皮肤紫癜后出现。

（5）混合型　除单纯型外，其他三项中有两型或两型以上同时存在。

（二）肾型临床分型诊断

按照其临床表现的差异将HSPN分为孤立性血尿型、孤立性蛋白尿型、血尿和蛋白尿型、急性肾炎型、肾病综合征型、急进性肾炎型和慢性肾炎型。

（1）孤立性血尿型　为离心尿红细胞＞5个/高倍视野（儿童医院离心尿红细胞＞10个/高倍视野）。

（2）孤立性蛋白尿型　为24h尿蛋白定量＞0.15g，或＞4mg/（kg·h）。

（3）血尿和蛋白尿型　同时有上述血尿和蛋白尿表现，无其他异常。

（4）急性肾炎型　有血尿和蛋白尿，并有不同程度的水肿和高血压，肾功能一般正常。

（5）肾病综合征型　符合肾病综合征的诊断依据。

（6）急进性肾炎型　起病急，有急性肾炎型表现，并有持续性少尿或无尿、进行性肾功能减退。

（7）慢性肾炎型　起病缓慢，持续性血尿和蛋白尿患者有水肿、高血压及不同程度的肾功能减退，病程＞1年。

(三)肾脏病理分级诊断

依据其病理表现将 HSPN 分级为：

(1) Ⅰ级 肾小球正常或轻微异常，系膜区仅有少量免疫复合物沉积，无明显系膜细胞增生及基质增多。

(2) Ⅱ级 单纯系膜增生，肾小球系膜细胞轻度增生，系膜区有免疫复合物沉积，无新月体形成及节段性病变。

(3) Ⅲ级 系膜增生伴少数肾小球新月体形成和（或）节段性病变（硬化、粘连、血栓、坏死），其系膜增生可为局灶/节段、弥漫性。

(4) Ⅳ级 除系膜细胞增生外，部分肾小球出现新月体，系膜增生伴新月体形成比例小于总肾小球数的 50%。

(5) Ⅴ级 大量肾小球出现新月体，系膜增生伴新月体形成占总肾小球数的 50%～75%。

(6) Ⅵ级 假性膜增生性肾炎。肾小球呈膜增生样改变，系膜细胞和基质重度增生，毛细血管袢呈分叶状，可伴新月体形成及肾小球硬化。

五、治疗方案

(1) 一般治疗 急性期卧床休息。要注意出入液量、营养及保持电解质平衡。有消化道出血者，如腹痛不明显，仅粪便隐血试验阳性者，可食用流食，消化道出血者暂禁食。若合并明显感染者，应给予有效抗生素。注意寻找和避免接触过敏原。

(2) 对症治疗 有荨麻疹或血管神经性水肿时，应用抗组胺药物和钙剂，近年来又提出用 H_2 受体阻滞剂西咪替丁 20～40mg/(kg·d)，分两次加入 5% 葡萄糖注射液中静脉滴注，1～2 周后改为口服，15～20mg/(kg·d)，分 3 次服用，继续应用 1～2 周。有腹痛时应用解痉挛药物，消化道出血时应禁食，可用奥美拉唑等治疗。

(3) 抗血小板聚集药物 阿司匹林 3～5mg/(kg·d)，每日一次口服；双嘧达莫（潘生丁）3～5mg/(kg·d)，分次服用。

(4) 抗凝治疗 本病可有纤维蛋白原沉积、血小板沉积及血管内凝血的表现，故近年来有使用肝素的报道，剂量为肝素 120～150U/kg 加入 10% 葡萄糖注射液 100mL 中静脉滴注，每日 1 次，连续 5 天，或肝素钙 10U/(kg·次)，皮下注射，每日 2 次，连续 7 天。也有推荐使用尿激酶 2500U/kg。

(5) 糖皮质激素 可改善腹痛、关节症状及神经血管性水肿，但不能减轻紫癜与肾脏损害。对腹痛、消化道出血、关节肿痛、血管神经性水肿者，可服泼尼松 1～2mg/(kg·d)，分次口服，甲泼尼龙 2～4mg/(kg·d)，静脉滴注，症状缓解后即可停用。对于腹型 HSP 患儿糖皮质激素的选择，中华医学会儿科学分会推荐普通患儿口服泼尼松片 1～2mg/（kg·d）（最大量 60mg），1～2 周后可逐渐减量。不耐受口服激素患儿推荐静脉应用甲泼尼龙 5～10mg/（kg·d）或地塞米松 0.3mg/（kg·d），严重症状缓解后改为口服。

糖皮质激素在过敏性紫癜中使用一直存在争议。过敏性紫癜的发病机制与免疫反应有关。糖皮质激素可以减少免疫球蛋白的合成，减少免疫复合物的生成，继而减轻炎症反应。部分研究认为糖皮质激素会加重肾损害。泼尼松和口服安慰剂相比，能明显降低过敏性紫癜发病率。同时，口服糖皮质激素能减轻腹痛和关节痛，其疗效明显优于安慰剂。而糖皮质激素平均减少腹痛时间为 24h，并被证实能减少过敏性紫癜肾炎病情持续进展的可能性，进而说明使用糖皮质激素对早期过敏性紫癜预后有益。

（6）紫癜性肾炎治疗　①单纯性血尿或病理Ⅰ级：给予双嘧达莫和（或）清热活血的中药如丹参酮、肾复康等。②血尿和蛋白尿或病理Ⅱa 级：雷公藤多苷片 1mg/（kg·d）（每日最大量＜45mg），疗程 3 个月，必要时可稍延长。③急性肾炎型（尿蛋白＞1g/d）或病理Ⅱb、Ⅲa 级：雷公藤多苷片 1mg/（kg·d），疗程 3～6 个月。④肾病综合征型或病理Ⅲb、Ⅳ级：泼尼松中程疗法＋雷公藤多苷片（3～6 个月）或泼尼松中程疗法＋环磷酰胺冲击治疗。泼尼松不宜大量、长期应用，一般于 4 周后改为隔日顿服。⑤急进性肾炎型或病理Ⅳ、Ⅴ级：甲泼尼龙冲击＋环磷酰胺冲击＋肝素＋双嘧达莫四联疗法，同时泼尼松中程疗法，必要时透析或者血浆置换。双嘧达莫联合甲泼尼龙治疗小儿 HSP 疗效确切，可有效促进症状消失，缩短住院时间。作为一种糖皮质激素，甲泼尼龙可透过细胞膜，与特异性受体在胞质内结合，随后与 DNA 在细胞核内结合，促进信使核糖核酸转录，合成各种酶蛋白，抑制炎症反应，缓解临床症状。但长期使用甲泼尼龙会导致患儿耐药性上升，进而降低临床疗效。双嘧达莫是一种磷酸二酯酶抑制剂，可有效减少环磷酸腺苷降解，抑制血小板聚集，改善毛细血管扩张，进而减少水肿、白细胞浸润、炎性渗出等。双嘧达莫联合甲泼尼龙可以从不同机制、不同角度治疗小儿 HSP，进而提升治疗效果。

（7）免疫抑制剂　是治疗过敏性紫癜的重要药物之一。其中环磷酰胺、硫唑嘌呤和环孢素及静脉免疫球蛋白已经成功用于治疗过敏性紫癜所致的肾炎。环磷酰胺长期使用能增加远期性损害，使得该药物受到一定限制。小剂量的糖皮质激素联合治疗能改善以肾病综合征为主的过敏性紫癜，缓解率高于单一用药，尤其是在缓解蛋白尿和血尿上的作用较显著。吗替麦考酚酯也可治疗过敏性紫癜，是一种较新的免疫抑制剂，在体内水解为吗替麦考酚酸，能选择性阻断 T、B 淋巴细胞的增殖，可以快速抑制巨噬细胞增殖，抑制抗体的形成，发挥免疫抑制的作用。免疫抑制剂和糖皮质激素的联合使用对肾组织改善较明显，尤其是在新月体形成的紫癜性肾病中有效。

（8）中医疗法　中西医联合也是治疗过敏性紫癜的方案之一。如血浆置换术联合中药，西医治疗基础上联合丹参注射液静滴，小分子肝素联合中药等。中医综合方案包括雷公藤多苷、丹参酮ⅡA磺酸钠注射液、清热止血方。雷公藤多苷是中药雷公藤的提取物，广泛应用于临床，具有较强的抗炎、抗自由基、抗氧化及免疫抑制作用，对免疫介导的肾小球疾病可发挥抗炎和免疫调节作用，因而可抑制肾小球系膜细胞和基质的增生，减轻肾脏病理改变，减少蛋白尿和血尿。加入丹参酮ⅡA磺酸钠注射液可以降低D-二聚体和纤维蛋白原，改善高凝状态，增加肾血流量和肾小球滤过率，减轻肾实质损伤，与西医组低分子肝素钙的作用相似。扁桃体切除术和血浆置换术能减少过敏性紫癜的复发，缓解临床症状，延缓过敏性紫癜肾炎的进展，成为治疗重症过敏性紫癜的有效方法。中医综合方案虽可见肝酶异常、白细胞减少、腹痛等不良反应，但均可在调整剂量或合并用药后消失，对患者生活质量不产生影响。

六、护理工作

（一）制订临床护理路径

以初治过敏性紫癜患者拟行诱导化疗为例，如表10-1-1所示。

表10-1-1　初治过敏性紫癜临床护理路径

姓名：_____　性别：_____　年龄：_____　住院号：_____
住院日期：____年____月____日　　出院日期：____年____月____日　　标准：____天

项目	时间			
	住院第1天	住院第2天	住院第3天至治疗结束	出院日
健康教育	□入院介绍：病房环境、设施、医院相关制度、主管医生和责任护士 □告知各项检查的目的、注意事项（如血常规、尿常规、尿微量蛋白系列、24h尿蛋白定量、自身免疫性疾病筛查等） □指导饮食、卫生、活动 □安全防护介绍，预防跌倒、坠床 □做好心理疏导	□介绍疾病知识 □指导预防感染和出血以及疼痛的护理措施 □再次告知各项检查的目的、注意事项 □做好用药指导 □指导患者紫癜处皮肤护理 □指导漱口、坐浴的方法 □做好心理疏导	□告知用药注意事项及不良反应 □治疗期间患者饮食、卫生指导 □治疗期间患者安全指导，避免磕碰、跌倒坠床 □对陪伴家属进行健康指导 □心理指导	□出院指导：用药、饮食、卫生、休息，监测血常规、尿常规、生化指标等 □指导办理出院手续 □告知患者科室联系电话 □定期门诊随访

续表

项目	时间			
	住院第1天	住院第2天	住院第3天至治疗结束	出院日
护理处置	□准确核对患者信息，协助患者佩戴腕带 □入院护理评估：询问病史、相关查体、血常规、检查皮肤黏膜有无出血、营养状况、血管情况等；危险因素评估 □监测和记录生命体征 □建立护理记录（病危、重患者） □卫生处置：剪指（趾）甲，沐浴（条件允许时），更换病号服 □完成各项检验的准备（加急检验，及时采集标本并送检） □静脉治疗知情同意书	□完成各项检验标本的留取并及时送检 □遵医嘱完成相关检查 □遵医嘱予以对应饮食护理（普食、半流质饮食、流质饮食或禁食） □针对高危因素进行持续护理评估	□遵医嘱完成相关实验室检查 □遵照医嘱及时给予对症治疗 □正确皮肤护理 □执行预防感染的护理措施 □针对高危因素持续护理评估	□为患者领取出院的带药 □协助整理患者用物 □床单位终末消毒
专科护理	□根据患者病情和生活自理能力确定护理级别（遵医嘱执行） □根据病情实行饮食护理 □感染、疼痛、出血护理 □心理护理 □安全护理	□执行分级护理，观察患者病情变化，重点观察有无肾脏受累 □感染、疼痛、出血护理 □饮食护理 □心理护理 □安全护理	□执行分级护理 □感染、疼痛、出血护理 □饮食护理 □心理护理 □安全护理	□安全护理
病情变化记录	□无 □有 原因：1. 2.	□无 □有 原因：1. 2.	□无 □有 原因：1. 2.	□无 □有 原因：1. 2.
签名时间				

（二）护理要点

（1）一般护理 临床观察发现，无论何种类型的患者，卧床均有助于症状的缓解，加快症状的消失，而行走等活动则可使症状加重或复发。因此发作期患者均应增加卧床休息，避免过早或过多地起床活动。加强对患儿皮肤病变部位及尿量情况的观察，轻柔进行护理操作，营造空气清新及环境整洁的病房氛围，限制病房内探视人数，预防交叉感染。

（2）心理护理　腹型过敏性紫癜患儿可出现腹痛及呕吐等症状，加剧患儿及家属负面情绪，应积极向家属宣教腹型过敏性紫癜的相关健康知识，使其积极参与护理工作，主动配合医护人员治疗。耐心、热情地与患儿交流，以获取其信任，对患儿表现较好情况予以奖励，增强治疗信心。

（3）饮食护理　避免过敏性食物的摄取。发作期可根据病情选择清淡、少刺激、易消化的普食、软食或半流质食物。若有消化道出血，按消化道出血的饮食要求给予指导。向家属宣教饮食控制对病情康复的重要性。若患儿出现腹痛症状，且合并便血及呕吐等症状，应及时禁食，并给予静脉营养，待症状明显缓解且无出血后再予以半流质、易消化的淀粉类食物。此外，禁止食用煎炸食品、牛奶、鸡蛋及海鲜类食物，并禁食刺激性食物。以从少到多的原则进行食物添加，每添加一种食物后3天，若患儿未出现不良反应，即可尝试添加另一种食物，直至恢复正常饮食。

（4）胃肠道护理　对于腹痛的患者，注意评估疼痛的部位、性质、严重程度及其持续时间；有无伴随恶心、呕吐、腹泻、便血等症状。注意检查腹壁紧张度、有无压痛和反跳痛、局部包块和肠鸣音的变化等，如肠鸣音活跃或亢进，常提示肠道内渗出增加或有出血；若患儿腹痛剧烈，可指导其采取半卧位，并保持屈膝姿势，加强对患儿腹痛性质、持续时间、部位的观察，尤其应注重有无腹肌紧张、腹部包块及肠鸣音现象，以提前做好防控措施，降低肠套叠以及肠穿孔等并发症的发生概率。及时清理干净患儿呕吐物，对其呕吐物中是否存在咖啡色或红色液体现象进行观察，并记录好呕吐物及大便性状及量，若发现患儿存在黑便及血便情况时，应加强对其体征及神经状态的观察，密切监测血压，予以吸氧干预。

（5）皮肤护理　叮嘱家属每日用温水对患儿皮肤进行清洁，但不能对紫癜部位进行热敷，不能应用碱性肥皂，予患儿穿上宽松且柔软的衣服。若发生皮疹瘙痒症状时，须及时修剪指甲，外涂炉甘石洗剂。若皮肤破损，可使用莫匹罗星软膏外涂。

（6）用药护理　腹型过敏性紫癜治疗过程中需要予以抗过敏药物、抗生素及免疫抑制剂进行治疗，此类药物虽然效果显著，但有一定的不良反应。治疗前，护理人员应告知家属相关药物应用的目的及方法，叮嘱家属需按量、按时监测患儿用药，若在激素类药物治疗期间发生消化道出血或溃疡时，应及时给予相应处理。例如使用糖皮质激素时，应向患者及家属说明可能出现的不良反应，加强护理，预防感染；用环磷酰胺时，嘱患者多饮水，注意观察尿量及尿色改变。

七、个案管理

见第五章第一节。

八、出院指导

（1）疾病知识指导　向患者介绍本病的病因、临床表现及治疗的主要方法。说明本病为过敏性疾病，少去公共场所，避免接触与发病有关的药物或食物，是预防过敏性紫癜的重要措施。养成良好的个人卫生习惯，饭前便后要洗手，避免食用不洁食物，以预防寄生虫感染。日常生活中家属应密切关注患儿病情康复状态，了解其有无复发的可能，保持良好的居家环境，经常暴晒被褥，保持室内环境通风且干净整洁。注意休息、营养与运动，增强体质，预防上呼吸道感染。

（2）病情监测指导　教会患者对出血情况及伴随症状或体征的自我监测。一旦新发大量瘀点或紫癜、明显腹痛或便血、关节肿痛、血尿、水肿、泡沫尿，甚至少尿者，多提示病情复发或加重，应及时就诊。

【院后管理】

个案管理师组织主管医师、责任护士、营养师、康复师共同为患者制订个性化院后随访计划，详见表 10-1-2。

表 10-1-2　HSP 个性化院后随访计划

姓名：_____　性别：_____　年龄：_____　住院号：_____　出院日期：_____年___月___日
随访日期：_____年___月___日　随访第_____次　随访人：_____

项目	时间		
	短期 出院后一周内电话随访	中期 1～2个月线上+电话随访	长期 3～4个月线上+电话随访
主要诊疗	□常规复查项目包括血常规、肝肾功能、电解质、尿常规、24h尿蛋白定量 □根据患者出血情况与伴随症状选择评估与基础疾病相关的检查 □根据患者检验、检查结果调整用药方案	□常规复查检验项目包括血常规、肝肾功能、电解质、凝血功能、尿常规 □根据患者具体情况选择评估与基础疾病相关的检查 □根据患者检验、检查结果调整用药方案	□常规复查检验项目包括血常规、肝肾功能、电解质、凝血功能、尿常规 □根据患者具体情况选择评估与基础疾病相关的检查 □根据患者检验、检查结果调整用药方案
专科护理	□评估皮肤是否恢复正常 □评估患者用药后症状的改善情况，有无其他并发症 □提醒症状复发后再次治疗住院的时间及注意事项 □评估患者对居家相关危险因素的掌握程度 □随访数据收集	□评估治疗效果 □提醒特殊检查的注意事项 □评估患者用药症状的改善情况 □服药和复诊依从性 □评估患者对居家相关危险因素的掌握程度 □随访数据收集	□评估治疗效果 □评估患者过敏原情况 □服药和复诊依从性 □评估患者对居家相关危险因素的掌握程度 □随访数据收集

续表

项目	时间		
	短期 出院后一周内电话随访	中期 1～2个月线上+电话随访	长期 3～4个月线上+电话随访
个案管理	□回答患者咨询问题 □线上推送患者居家管理的文章和视频，强调自我管理的重要性、必要性 □收集患者饮食、运动、服药依从性等信息 □信息反馈	□回答患者咨询问题 □线上推送患者居家/住院管理的文章和视频，强调居家生活指导、复查血象等注意事项 □加强感染、出血等风险识别 □收集患者饮食、运动、服药依从性等信息 □信息反馈	□回答患者咨询问题 □线上推送患者居家/住院疾病恶化监管的文章和视频，强调居家生活指导、复查血象等注意事项、坚持长期管理的重要性 □加强感染、出血等风险识别 □收集患者饮食、运动、服药依从性等信息 □信息反馈
患者配合事项	□定期复查尿液，监测肾功能，早期发现肾炎等并发症 □观察皮肤紫癜变化 □避免接触已知过敏原可减少机体再次产生免疫反应 □调整饮食结构	□定期复查尿液，监测肾功能 □避免接触已知过敏原，减少机体再次产生免疫反应 □调整饮食结构	□定期复查尿液，监测肾脏状况 □复查过敏原 □遵循健康饮食结构

参考文献

[1] 贺少军，陶仲宾，凌继祖，等．HLA基因与过敏性紫癜及其肾脏损害遗传易感性的研究进展[J]．医学综述，2022，28（10）：1901-1905．

[2] 张亮，李守明，余杨红，等．儿童过敏性紫癜发病机制的研究进展[J]．江西医药，2019，54（1）：84-89．

[3] 卢毅，李玉芬，逯晓妮，等．D-二聚体和血小板与淋巴细胞计数比值与儿童过敏性紫癜性肾炎发病的研究进展[J]．中国当代医药，2022，29（16）：44-48．

[4] 姜盈盈，白晗，吴静静，等．中医药治疗儿童过敏性紫癜的研究进展[J]．现代中西医结合杂志，2022，31（6）：859-863．

[5] 丁东辉，张文静，喇登海．中医药治疗过敏性紫癜性肾炎的研究进展[J]．中国民族民间医药，2021，30（19）：65-68．

[6] 王庆谊，孟昭影．过敏性紫癜发病机制的研究进展[J]．中国中西医结合皮肤性病学杂志，2020，19（3）：285-287．

[7] 王宝宝，史正刚，李玉霞，等．中医药治疗儿童过敏性紫癜的研究进展[J]．中医药临床杂志，2019，31（12）：2373-2376．

[8] 高婧，卢小娟，孟伟伟．儿童过敏性紫癜外周血免疫球蛋白淋巴细胞亚群表达与疾病严重程度的相关性研究[J]．山西医药杂志，2020，49（4）：470-472．

第二节　原发免疫性血小板减少症

原发免疫性血小板减少症又称特发性血小板减少性紫癜（idiopathic thrombocytopenic purpura，ITP），是一种复杂的、多种机制共同参与的获得性自身免疫性疾病，为临床最常见的血小板减少性疾病。由于患者对自身血小板抗原的免疫失耐受，导致血小板受到免疫性的破坏和生成抑制，以致出现程度不等的血小板减少。以皮肤黏膜自发性出血、血小板减少、骨髓巨核细胞发育、成熟障碍、出血时间延长和血块收缩不良等为主要临床特点，轻者可无明显症状，重者可出现皮肤黏膜广泛自发性出血、血肿或出血不止，甚至出现颅内出血、消化道及泌尿生殖道暴发性出血等危及生命的出血。发病率为（0.5～1）/万，育龄期女性发病率高于同年龄男性，60岁以上人群发病率增高。

国外相关研究结果显示，目前每年儿童特发性血小板减少性紫癜疾病的全球发病率约4.8/10万。国内的统计结果显示，特发性血小板减少性紫癜患儿占儿童出血性疾病总人数的25%以上，在儿童时期病情主要以急性为主，病程时间通常不足6个月，仅有10%左右的患儿的病情会进一步发展成慢性特发性血小板减少性紫癜，病程时间达到6个月以上，而该类患儿的病情常会迁延数年，治疗过程中的花费较高，且颅内出血发生的可能性明显提高❶。

【院前管理】

一、主要诊疗

（1）线上就诊患者　详见第五章第一节。

（2）线下门诊/急诊患者　医生根据患者的主诉和临床表现评估病情，采集现病史、既往史、用药史，完成基本检验和检查，结合患者病史及检验、检查报告，明确诊断，开具预住院证。

二、个案管理

（1）收集患者个案信息　详见第五章第一节。

（2）评估病情危重程度进行预检分诊　详见第六章第一节。

---

❶ 顾天翔，杨力，胡彩华，等.原发性免疫性血小板减少症合并血栓32例临床分析[J].东南大学学报（医学版），2022，41（3）：304-307.

【院中管理】

一、病史采集

（1）现病史　评估患者全身有无皮肤黏膜、内脏或者身体其他部位出血的相关临床症状（如牙龈渗血、鼻出血、咯血、尿血、便血等），有无淋巴结肿大、肝脾大及先天性血小板减少有关的骨骼或其他异常。

（2）既往史　评估患者既往有无传染病和基础疾病，如自身免疫性疾病、甲状腺疾病、药物诱导的血小板减少、同种免疫性血小板减少、淋巴系统增殖性疾病、骨髓增生异常（再生障碍性贫血、骨髓增生异常综合征等）、恶性血液病、慢性肝病、脾功能亢进、血小板消耗性减少、妊娠血小板减少、感染等。

（3）个人史　询问患者有无吸烟史、饮酒史、药物过敏史、疫苗接种史等。

（4）家族史　了解患者有无血液系统相关疾病家族史。

二、体格检查

（1）基础体格检查　详见第五章第一节。

（2）专科体格检查　详见第六章第一节。

三、实验室及其他检查

（1）血象　外周血血小板计数明显减少，急性型发作期血小板计数常 $< 20 \times 10^9/L$，甚至 $< 10 \times 10^9/L$；慢性型常为 $(30 \sim 80) \times 10^9/L$。血小板体积常增大（直径 $3 \sim 4\mu m$）。ITP 患者血涂片常见血小板大小不均，平均血小板体积和血小板分布宽度增大。可能出现异常增大或变小的血小板。电镜下观察血小板超微结构与正常血小板相同。ITP 患者白细胞计数与分类、红细胞计数、血红蛋白、血细胞比容多正常。长期大量失血可出现贫血，通常为正细胞性，并与血液丢失程度平行，不应出现明显的异形红细胞或裂细胞。

（2）止血和血液凝固试验　出血时间延长，血块退缩不良。而凝血机制及纤溶机制检测正常。

（3）骨髓　红系、髓系造血正常，巨核细胞数目正常或增多，但产生血小板的巨核细胞明显减少或缺乏。巨核细胞形态上表现为体积增大，可呈单核、胞质量少、缺乏颗粒等成熟障碍改变，无病态造血表现。但巨核细胞数量减少不能排除 ITP 的诊断。骨髓穿刺对于诊断成人 ITP 不是必需的。

（4）抗血小板抗体　在大部分 ITP 患者的血小板或血清中，可检测出抗血小板膜糖蛋白（GP）复合物的抗体，包括抗 GP Ⅰb/Ⅰa、Ⅰb/ⅠX、Ⅰa/Ⅰ1a、V、

Ⅳ抗体等。目前检测方法有单克隆特异性捕获血小板抗原试验（monoclonal antibody immobilization of platelet antigen assay，MAIPA）和流式微球法。MAIPA 法具有较高特异性，对鉴别免疫性与非免疫性血小板减少有一定帮助，但不能作为鉴别标准。继发于其他疾病的血小板减少，如系统性红斑狼疮、肝病、HIV 感染等，抗血小板抗体也可呈阳性。故虽然血小板抗体特异性较强，但仍存在假阴性和假阳性结果，且检验操作不方便，临床应用并不广泛，ITP 的诊断目前仍应以临床排除诊断为主。

（5）血小板生成素（thrombopoietin，TPO） 一般正常或接近正常。

（6）其他 诊断 ITP 患者应先排除血小板减少的继发性原因。可以进行病毒致病源（HCV、HIV、在流行地区的乙型肝炎病毒）和幽门螺杆菌的检查。促甲状腺激素（TSH）和抗甲状腺抗体可以帮助评估是否为因甲状腺功能减退或者亢进引起的血小板减少。其他检测如血型分析、对育龄期女性的妊娠检查，抗磷脂抗体、抗核抗体检测，微小病毒以及巨细胞病毒的 PCR 检测等可能影响治疗策略。

四、诊断

（1）诊断要点 成人原发性 ITP 的诊断仍为临床排除性诊断，其诊断要点如下。①至少 2 次检查血小板计数减少，血细胞形态无异常。②脾脏一般不增大。③骨髓检查：巨核细胞数增多或正常、有成熟障碍。④须排除其他继发性血小板减少症，如自身免疫性疾病、甲状腺疾病、药物诱导的血小板减少、同种免疫性血小板减少、淋巴系统增殖性疾病、骨髓增生异常（再生障碍性贫血、骨髓增生异常综合征等）、恶性血液病、慢性肝病、脾功能亢进、血小板消耗性减少、妊娠血小板减少、感染等所致的继发性血小板减少、假性血小板减少以及先天性血小板减少等。初次诊断时应评估完整病史、体格检查、全血细胞计数和外周血涂片的专家分析。根据目前可用的证据，当有孤立性血小板减少症且体检或血液涂片检查无异常特征时，无论是否建议治疗，初始诊断均无须进行骨髓检查。

（2）分级标准及临床表现 主要表现为血小板减少（血小板数值 $< 100 \times 10^9$/L）后引起的皮肤黏膜、内脏或者身体其他部位出血的相关临床症状（如牙龈渗血、鼻出血、咯血、尿血、便血等），一般分为 4 级。①轻度：血小板计数介于 $(50 \sim 100) \times 10^9$/L，临床表现为外伤后出血。②中度：血小板计数介于 $(25 \sim 50) \times 10^9$/L，尚无广泛的出血。③重度：血小板计数介于 $(10 \sim 25) \times 10^9$/L，表现为广泛出血，并且外伤处出血不止。④极重度：血小板计数 $< 10 \times 10^9$/L，自发性出血不止（包括颅内出血），可危及生命。

五、治疗方案

1. 新诊断 ITP 的一线治疗

（1）肾上腺糖皮质激素　ITP 的一线治疗包括肾上腺糖皮质激素和静脉注射大剂量丙种球蛋白。肾上腺糖皮质激素包括常规剂量泼尼松与大剂量地塞米松。①泼尼松：1.0mg/（kg·d），分次或顿服。血小板升至正常或接近正常后，1 个月内尽量减至最小维持量（≤15mg/d），在减量过程中血小板计数不能维持者应考虑二线治疗。如用药四周仍无反应，说明无效，应迅速减停，以避免长期应用糖皮质激素可能出现的不良反应。②地塞米松：40mg/d×4d，无须减量或维持，无效患者可在半个月后重复 1 次，如果仍无效，考虑二线治疗。在糖皮质激素治疗时要充分考虑到药物长期应用可能出现的不良反应。长期应用糖皮质激素治疗的部分患者可出现骨质疏松、股骨头坏死等症状，应及时进行检查并给予双膦酸盐预防治疗。长期应用糖皮质激素还可出现高血压、糖尿病、急性胃黏膜病变等不良反应，也应及时检查处理。

（2）静脉注射免疫球蛋白　主要用于：①ITP 的紧急治疗；②不能耐受肾上腺糖皮质激素的患者；③脾切除术前准备；④妊娠或分娩前；⑤部分慢作用药物发挥疗效之前。常用剂量 400mg/（kg·d）×5d 或 1000mg/kg 给药 1 次（严重者每天 1 次，连用 2d）。必要时可以重复。应慎用于 IgA 缺乏、糖尿病和肾功能不全的患者。

2. 成人 ITP 的二线治疗

对于一线治疗复发的 ITP 患者，如果疗效持续 6 个月以上，可以选择原方案治疗。如疗效维持不足 6 个月或一线治疗无效应选择二线治疗。二线治疗主要包括促血小板生成药物、利妥昔单抗、脾切除术、硫唑嘌呤、环孢素、达那唑、长春新碱类及吗替麦考酚酯等。由于促血小板生成药物和利妥昔单抗治疗 ITP 的临床试验数据充分，因此在新的 ITP 指南中优先推荐这两类药物。而达那唑、长春新碱、硫唑嘌呤、环孢素及吗替麦考酚酯等因缺乏循证医学证据，在优选二线方案治疗无效的情况下，可考虑应用。

（1）促血小板生成药物　主要包括重组人血小板生成素、非肽类 TPO 类似物（艾曲波帕）和 TPO 拟肽（罗米司亭）。上述药物均有前瞻性多中心随机对照的临床研究数据支持。此类药物起效快（1～2 周），但停药后疗效一般不能维持，需要进行个体化的维持治疗。①重组人血小板生成素：剂量为 300IU/（kg·d），皮下注射，中位起效时间 7～10d，总有效率 60%～80%，血小板上升后根据血小板调整剂量（延长用药间隔），维持血小板计数 $\geq 50\times 10^9$/L，不良反应主要包括轻度嗜睡、头晕、过敏样反应和乏力等，患者耐受良好。②艾曲波帕：初始剂量25mg/d，最大剂量不超过75mg/d，用药期间根据血小板计数调整剂量，使血小板计数维持在（50～150）×10^9/L，有效率＞80%，起效时间10～14d，需要进行维持治疗以保持疗效。应用艾曲波帕治疗的患者，不仅减轻了ITP患者的出血症状，生活质量亦明显改善，主要的不良反应包括头痛、白内障、胆红素的升高以及血栓事件等。用药过程中需要监测肝功能。③罗米司亭：包含一个能与TPO受体结合的4肽区域以及人类Fc受体结构域，虽然缺乏内源性TPO的同源系列，但与TPO受体具有高度亲和力。首次以3～5μg/kg每周1次皮下注射可能更有利于患者尽快减轻症状，根据血小板计数调整剂量，最大剂量10μg/kg，若持续2周PLT＞200×10^9/L，开始每周减1μg/kg，而当PLT≥400×10^9/L时，暂停用药，并每周检测PLT，如PLT＜200×10^9/L，可重新开始治疗，但每周剂量减1μg/kg。总有效率＞80%，维持治疗后疗效可以持续，不良反应轻微，患者耐受良好。

（2）抗CD20单克隆抗体（利妥昔单抗） 标准剂量为375mg/m^2，每周1次，共4次，平均起效时间为4～6周，总有效率约60%，5年反应率21%～26%，主要不良反应为输注相关不良事件（发热、寒战、呼吸困难等）、低丙球蛋白血症、乙肝病毒复活、血清病反应（反复应用者）等。由于ITP患者体内B细胞总数大多正常，因此，用小剂量利妥昔单抗（100mg/周×4周）治疗ITP也获得了与标准剂量相近的初始反应率。

（3）脾切除术 近年来随着新药的涌现，行脾切除治疗的ITP患者越来越少，但脾切除仍然是治疗ITP非常有效的一种手段，总有效率80%以上，长期有效率50%～75%。因目前尚无可以预测脾切除疗效的指标，故在脾切除前，必须重新评价ITP的诊断并评估手术相关风险。建议检测血小板抗体（MAIPA法或流式微球法）和TPO水平。脾切除指征：①糖皮质激素正规治疗无效，病程迁延6个月以上；②泼尼松治疗有效，但维持量大于30mg/d；③有使用糖皮质激素的禁忌证。对于切脾治疗无效或最初有效随后复发的患者应进一步检查是否存在副脾。至于脾切除的时机，目前仍有争论。一般认为脾切除应至少在诊断为ITP的6个月以后。由于近期利妥昔单抗、促血小板生成素等新的安全有效的药物出现，目前认为可以在糖皮质激素及其他安全的药物全部无效后再考虑脾切除治疗。

（4）其他二线药物治疗 ①硫唑嘌呤：常用剂量为100～150mg/d（分2～3次口服），根据患者白细胞计数调整剂量。不良反应为骨髓抑制、肝肾毒性。②环孢素：常用剂量为5mg/（kg·d）（分2次口服），根据血药浓度调整剂量。不良反应包括肝肾损害、齿龈增生、毛发增多、高血压、癫痫等，用药期间应监测肝、肾功能。③达那唑：常用剂量为400～800mg/d（分2～3次口服），起效慢，需持续使用 3～6 个月。与肾上腺糖皮质激素联合使用可减少肾上腺糖皮质激素的用量。达那唑的不良反应主要为肝功能损害、月经减少，偶有发生多毛发，停药后可恢复。对月经过多者尤为适用。④长春碱类：长春新碱 1.4mg/m^2（最大剂量为 2mg/m^2）或长春地辛 4mg，每周 1 次，共 4 次，缓慢静脉滴注。不良反应主要有周围神经炎、脱发、便秘和白细胞减少等。

3. ITP 的联合治疗

ITP 是一种异质性疾病，除免疫介导的血小板破坏外，多种机制参与了 ITP 的发病过程。多靶点联合治疗可针对其发病机制的不同环节，从而达到尽快控制病情和提高患者持续反应率的目的。根据药物的起效时间及作用机制，常用的联合方案有免疫抑制剂与促血小板生成药物联合，起效快的药物与起效慢的药物联合等。近年来的研究显示大剂量地塞米松联合艾曲波帕、利妥昔单抗联合艾曲波帕均取得较好效果，国内进行的重组人血小板生成素联合利妥昔单抗治疗糖皮质激素无效的 ITP 患者的多中心临床研究显示，联合治疗组完全反应率明显高于单用利妥昔单抗组，且起效时间明显缩短；而应用艾曲波帕联合大剂量地塞米松治疗初诊及慢性 ITP 的 2 项研究显示，初始反应率达 100%。

六、护理工作

（一）制订临床护理路径

结合疾病和患者自身的特殊性，可参考本章第一节相关内容，为患者制订个性化的临床护理路径。

（二）护理要点

（1）病情监测　入院后积极观察患儿的病情变化，做好出血预防，对皮肤黏膜与出血点加强重视，并观察消化道、嗜睡及鼻出血等。若年纪较小的婴幼儿，出现颅内压升高与出血等，需积极处理。护理期间，若有异常，及时处理，避免病情恶化。外出检查期间注意保护，避免碰撞等意外。

注意观察患者出血的部位、范围和出血量，监测患者的自觉症状、情绪反应、生命体征、神志及血小板计数的变化等，及时发现新发的皮肤黏膜出血或内脏出血。一旦发现患者的血小板计数 < $20×10^9$/L 时，应严格卧床休息，避免外伤。对疑有严重而广泛的内脏出血或已发生颅内出血者，要迅速通知医生，配合救治。

（2）用药护理　正确执行医嘱，密切观察药物不良反应。长期使用糖皮质激素可引起医源性皮质醇增多症，出现身体外形的变化、胃肠道反应或出血、诱发或加重感染、骨质疏松、神经兴奋增强等，若停药可能出现反跳等不良反应。应向患者做必要的解释,并指导患者餐后服药、自我监测粪便颜色,积极采取措施预防各种感染、监测骨密度或遵医嘱预防性用药等。静注免疫抑制剂、大剂量免疫球蛋白时,要注意保护局部血管并密切观察,一旦发生静脉炎要及时处理。药物的不良反应及注意事项详见附表1。

(3)心理护理　做好心理疏导,患者及其家属对疾病知识缺乏了解,容易有担心、紧张及焦虑等不良情绪,不利于治疗。为此,治疗期间根据患者心理状态解释疾病知识,积极疏导,告知治疗目的与方法,说明可能出现的意外及注意事项,建立治疗信心,促进他们主动配合治疗与护理。

(4)生活护理　维持病房干净与整洁,根据外界环境调节病房温度与湿度,门窗定期开放,维持室内空气的流通,让患儿在舒适的环境中休息。若患儿年纪较小,选择的消毒液必须注意气味不能太大,减少不必要的刺激。

七、个案管理

详见第五章第一节。

八、出院指导

(1)疾病知识指导　做好解释工作,让患者及家属了解疾病的发病机制、主要表现及治疗方法,以主动配合治疗与护理。指导患者避免人为损伤而诱发或加重出血;避免服用可能引起血小板减少或抑制其功能的药物,特别是非甾体抗炎药,如阿司匹林等。保持充足的睡眠、情绪稳定和大便通畅,有效控制高血压等均是避免颅内出血的有效措施,必要时可予以药物治疗,如镇静药、催眠药或缓泻药等。

(2)用药指导　服用糖皮质激素者,应告知必须按医嘱、按时、按剂量、按疗程用药,不可自行减量或停药,以免加重病情。为减轻药物的不良反应,应饭后服药,必要时可加用胃黏膜保护药或制酸药;注意预防各种感染。定期复查血象,以了解血小板数目的变化,指导疗效的判断和治疗方案的调整。

(3)病情监测指导　皮肤黏膜出血的情况,如瘀点、瘀斑、牙龈出血、鼻出血等;有无内脏出血的表现,如月经量明显增多、呕血或便血、咯血、血尿、头痛、视力改变等。一旦发现皮肤黏膜出血加重或内脏出血的表现,应及时就医。

【院后管理】

个案管理师与主管医师、责任护士、营养师、康复师共同制订出院随访管理计划,见表10-2-1。

表 10-2-1　ITP 个性化院后随访计划

姓名：_____　性别：_____　年龄：_____　住院号：_____　出院日期：_____年___月___日
随访日期：_____年___月___日　随访第_____次　随访人：_____

项目	时间		
	短期 出院后一周内电话随访	中期 2～3月线上+电话随访	长期 4～6月线上+电话随访
主要诊疗	□常规复查项目包括血常规、肾功能、电解质 □根据患者具体情况选择评估与基础病相关的检查 □根据患者检验检查结果调整用药方案	□常规复查检验项目包括血常规、肾功能、凝血功能 □根据患者具体情况选择评估与基础病相关的检查 □根据患者检验检查结果调整用药方案	□常规复查检验项目包括血常规、肾功能、电解质、凝血功能 □根据患者具体情况选择评估与基础病相关的检查 □根据患者检验检查结果调整用药方案
专科护理	□评估皮肤是否恢复正常 □评估患者化疗后症状的改善情况，有无其他并发症，有无发热、出血等 □评估服药不良反应，如胃肠道反应和肝、肾功能损伤 □评估患者对居家相关危险因素的掌握程度 □随访数据收集	□评估治疗效果 □提醒特殊检查的注意事项 □评估患者化疗后症状的改善情况，有无其他并发症，有无发热、出血等 □评估服药不良反应，如胃肠道反应和肝、肾功能损伤 □服药和复诊依从性 □评估患者对居家相关危险因素的掌握程度 □提醒再次治疗住院的时间及注意事项 □随访数据收集	□评估治疗效果 □评估患者化疗后症状的改善情况，有无其他并发症，有无发热、出血等 □评估服药不良反应，如胃肠道反应和肝、肾功能损伤 □服药和复诊依从性 □评估患者对居家相关危险因素的掌握程度 □提醒之后复诊的时间及注意事项 □随访数据收集
个案管理	□回答患者咨询问题 □线上推送ITP居家管理的文章和视频，强调自我管理的重要性、必要性 □收集患者饮食、运动、服药依从性等信息 □信息反馈	□回答患者咨询问题 □线上推送ITP居家/住院管理的文章和视频，强调居家生活指导，复查血象、超声等注意事项 □加强感染、出血等风险识别 □收集患者饮食、运动、服药依从性等信息 □信息反馈	□回答患者咨询问题 □线上推送ITP居家/住院疾病恶化监管的文章和视频，强调居家生活指导，复查血象、超声等注意事项、坚持长期管理的重要性 □加强感染、出血等风险识别 □收集患者饮食、运动、服药依从性等信息 □信息反馈
患者配合事项	□出院后第一周复查1～2次血常规，之后每周一次血常规，肝肾功能、电解质、凝血常规视情况而定 □注意自我症状评估，每日测量体温，查看皮肤情况及时报告异常 □正确处理如发热、牙龈出血、皮肤瘙痒等	□每次出院后第一周复查1～2次血常规，之后每周一次血常规，肝肾功能、电解质、凝血常规视情况而定 □每个疗程结束后复查监测，2～3个疗程后做一次全面的疗效评估	□每次出院后第一周复查1～2次血常规，之后每周一次血常规，肝肾功能、电解质、凝血常规视情况而定 □每个疗程结束后复测监测，最后一个疗程结束后再行全面的疗效评估

续表

项目	时间		
	短期 出院后一周内电话随访	中期 2～3月线上+电话随访	长期 4～6月线上+电话随访
患者 配合 事项	□注意观察药物不良反应，如胃肠道不适、血尿、腰部疼痛、腹泻、腹胀等 □落实生活方式的改变，如饮食、运动、情绪等	□注意自我症状评估，每日测量体温，查看皮肤情况及时报告异常 □正确处理如发热、牙龈出血、皮肤瘙痒等 □注意观察药物不良反应，如胃肠道不适、血尿、腰部疼痛、腹泻、腹胀等 □落实生活方式的改变，如饮食、运动、情绪等	□注意自我症状评估，每日测量体温，查看皮肤情况，及时报告异常 □正确处理如发热、牙龈出血、皮肤瘙痒等症状 □注意观察药物不良反应，如胃肠道不适、血尿、腰部疼痛、腹泻、腹胀等 □落实生活方式的改变，如饮食、运动、情绪等

【注释】

（一）疗效评估

1. 完全缓解（complete remission，CR）

治疗后 PLT $\geq 100 \times 10^9$/L，无出血症状。

2. 有效（remission，R）

治疗后 PLT $\geq 30 \times 10^9$/L，或者至少比基础血小板计数增加 2 倍，无出血症状。

3. 无效（not remission，NR）

治疗后 PLT $< 30 \times 10^9$/L 者血小板计数增加不到基础值的 2 倍或者有出血症状。

在定义 CR 或 R 时，应至少检测 2 次，其间至少间隔 7 天。

（二）预后

大多数患者预后良好，部分易于复发，其死亡率仅略高于正常人群，然而治疗所致不良反应可能导致严重的并发症甚至死亡，对于重度血小板减少（$< 30 \times 10^9$/L）且两年内对任何的治疗都无反应的患者，其死亡率高于正常人群四倍。成人 ITP 多为慢性 ITP。在成人中，自发缓解率为 9%，然而患者 3 年后也可能会发生严重的血小板减少症。

参考文献

[1] 聂芳娜，薛华华．临床路径在特发性血小板减少性紫癜中的应用及变异分析 [J]．中国当代医药，2019，26（21）：98-100，104．

[2] 李明伟，刘玉，岳迎宾，等．淋巴细胞及其亚群、NK 细胞与儿童原发性免疫性血小板减少症复发的相关性研究 [J]．现代生物医学进展，2023，23（16）：3054-3057，3015．

[3] 刘增桂，周延峰．周延峰治疗原发性免疫性血小板减少症的临床经验分析 [J]．中医临床研究，2022，14（34）：111-115．

[4] 颜丽华，张静，丁现超．小剂量利妥昔单抗联合醋酸泼尼松片治疗原发性免疫性血小板减少症的效果分析 [J]．临床医学工程，2021，28（11）：1505-1506．

[5] 徐雨婷，胡群．《2019 年美国血液学会免疫性血小板减少症指南》儿童部分解读 [J]．中国实用儿科杂志，2021，36（2）：81-85．

[6] 尹萌萌，刘爱国，张艾，等．儿童慢性原发性免疫性血小板减少症 [J]．临床儿科杂志，2020，38（8）：

[7] 袁永平, 杨翔, 胡贝妮, 等. 成人原发性免疫性血小板减少性紫癜新型药物治疗的研究进展[J]. 中国实验血液学杂志, 2020, 28（2）: 677-681.

第三节　血栓性血小板减少性紫癜

血栓性血小板减少性紫癜（thrombotic thrombocytopenic purpura, TTP）是一种血栓微血管病，它主要表现为微血管性溶血性贫血，血小板聚集消耗性降低，并伴随着微血栓的形成，最终导致终末器官衰竭。该病起病急骤，临床表现存在个体差异，且漏诊、误诊率较高。近年发病率大约为10/100万，好发于10~39岁，男女比例约1:2，预后差，如不及时有效地治疗则死亡率达90%。其主要症状有微血管病性溶血性贫血、血小板减少、神经精神异常、发热、肾损伤等，也就是所谓的"五联征"，在临床上多以前三种症状为主，被称为三联征；也有部分患者仅表现为前两项临床特征，称为二联征。血栓性血小板减少性紫癜分为遗传性血栓性血小板减少性紫癜（congenital thrombotic thrombocytopenic purpura, cTTP）和免疫性血栓性血小板减少性紫癜（immunity thrombotic thrombocytopenic purpura, iTTP）。免疫性TTP是最常见的临床类型，约占TTP总例数的95%；遗传性TTP较为少见，仅占总例数的5%，但在儿童和孕妇患者中遗传性TTP却占到25%~50%。

【院前管理】

一、主要诊疗

（1）线上就诊患者　见第五章第一节。

（2）线下门诊/急诊患者　医生根据患者的主诉和临床表现评估病情，采集现病史、既往史、用药史，完成基本检验和检查，如抽血查血常规、肝肾功能、肌钙蛋白、生化全套、心肌酶学、BNP、输血前四项、血型、免疫学等；完成辅助检查如骨髓穿刺、组织病理学检查、CT、心电图、超声心动图、B超等常规检查，结合患者病史及检验、检查报告，明确诊断，开具预住院证。

二、个案管理

（1）收集患者个案信息　见第五章第一节。

（2）评估病情危重程度，进行预检分诊　见第六章第一节。

【院中管理】

一、病史采集

（1）现病史　评估患者有无黄疸、深色尿、发热、咳嗽、乏力、气促、皮肤和（或）其他部位出血、疼痛等不适，有无肝、脾、淋巴结肿大，皮肤有无浸润、紫红斑、丘疹、结节或肿块等。有无大小便异常，详细了解门/急诊及其他医院的就诊资料，是否已完善相关检验、检查。了解既往治疗情况，有无合并其他疾病，如脾功能亢进、乙肝、甲肝、高血压、糖尿病、高血脂、冠心病、脏器衰竭及弥散性血管内凝血。

（2）既往史　评估患者既往有无传染病和基础疾病，有无相关用药史及不良反应。

（3）个人史　询问患者有无吸烟史、饮酒史、药物过敏史等。

（4）家族史　了解患者有无血液系统相关疾病家族史。

二、体格检查

（1）基础体格检查　见第五章第一节。

（2）专科体格检查　见第六章第一节。

三、实验室及其他检查

（1）血常规、血生化及其他实验室检查　贫血多为正细胞正色素性中、重度贫血；血小板计数常明显降低，血片中可见巨大血小板、血片中破碎红细胞，偶见有核红细胞；网织红细胞计数升高；高胆红素血症，以间接胆红素升高为主；血浆结合珠蛋白、血红素结合蛋白减少，乳酸脱氢酶升高。蛋白尿，尿中出现红细胞、白细胞与管型，血尿素氮、肌酐升高。

（2）骨髓细胞形态学　包括细胞形态学、细胞化学、组织病理学。骨髓红系高度增生，粒红比下降；骨髓中巨核细胞数正常或增多，可伴成熟障碍。

四、诊断

（1）具备 TTP 的临床表现　常有微血管病性溶血性贫血和血小板减少，并非所有患者均具备所谓的"三联征"（腹痛、寒战和高热、黄疸）或"五联征"，临床上需仔细分析病情、寻找病因。

（2）典型的血细胞变化和血生化改变　贫血、血小板计数显著降低，尤其是外周血涂片中有破碎红细胞，偶见有核红细胞；网织红细胞计数升高；血清游离血红蛋白增高，血清乳酸脱氢酶明显升高；高胆红血素血症，以间接胆红素升高为主。

（3）血浆 ADAMTS13 活性显著降低（＜10%） iTTP 者常检出 ADAMTS13 抑制物或 IgG 抗体。

（4）排除诊断 排除溶血尿毒综合征（HUS）、弥散性血管内凝血（DIC）、HELLP 综合征、Evans 综合征、子痫、灾难性抗磷脂抗体综合征等疾病。

临床表现典型的患者诊断不难，但多数患者临床表现存在明显个体差异，部分患者临床表现不具特征性，需结合多方面资料综合判断。TTP 诊断流程见图 10-3-1。

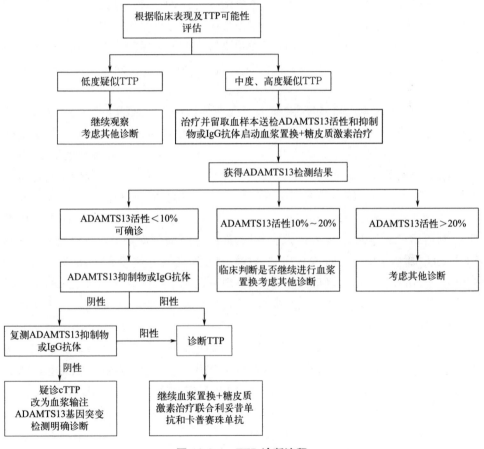

图 10-3-1 TTP 诊断流程

五、治疗方案

iTTP 以急性起病为主，其症状和体征往往较重，如不能得到及时救治，病死率极高。当患者中度或高度怀疑该病时，则应尽早地进行相应的治疗。在

iTTP 的治疗中，首选方法是进行血浆置换。必要时，可以联合使用糖皮质激素治疗。cTTP 主要采用选择性疗法，包括按需疗法和预防性疗法。对于有较高怀疑或诊断价值的患者，必须非常慎重地输注血小板，血浆置换后若出现危及生命严重出血时，才可考虑输注血小板。

（1）治疗性血浆置换　适用于 iTTP 的治疗和临床中/高度怀疑 TTP 的初始紧急治疗。血浆置换采用新鲜（冰冻）血浆，血浆置换量推荐为每次 2000～3000mL 或 40～60mL/kg，每日 1～2 次，直至症状缓解，血小板计数恢复正常连续 2 天后可逐渐延长血浆置换间隔时间，直至停止。当肾功能衰竭患者出现高分解代谢状态时，血浆置换联合血液透析治疗可作为一种重要的替代疗法。一般不建议在连续血浆置换治疗 5 次仍未取得临床反应时过早停止血浆置换治疗，除继续相关治疗外还应积极寻找诱因（如感染等）并加以祛除。对于确无血浆置换条件者，可暂输注新鲜（冰冻）血浆每日 20～40mL/kg。同时应注意维持液体量平衡。

（2）糖皮质激素　可减轻炎症反应、保护器官功能、抑制自身抗体产生，主要适用于 iTTP 的治疗。可选用甲泼尼龙（80～120mg/d）或地塞米松（15～20mg/d）静脉输注，病情缓解后可过渡至泼尼松 [1～2mg/（kg·d）] 并逐渐减量至停用。使用糖皮质激素要考虑其内分泌、心血管和神经精神系统的不良反应，对伴有高血压、糖尿病、精神疾病及老年患者应特别关注药物的不良反应。

（3）利妥昔单抗（rituximab）　是一种单克隆抗体，能有效地抑制 B 淋巴细胞成熟和增殖。这种单抗通过选择性耗竭 B 淋巴细胞而降低 ADAMTS13 抑制物或 IgG 抗体滴度，从而恢复血浆 ADAMTS13 活性。利妥昔单抗推荐剂量为 375mg/m²，每周 1 次，连续应用 4 周。小剂量利妥昔单抗治疗（100mg 每周 1 次，连用 4 周）效果在探索中。建议利妥昔单抗在血浆置换后开始用药，与下次血浆置换间隔 20～24h。

（4）卡普赛珠单抗（caplacizumab）　可通过阻断 vWFA1 区参与血小板黏附的糖蛋白结合作用，阻止血小板-vWF 相互作用，阻断小动脉和毛细血管内微血栓形成，减少终末器官损害。因此，在 TTP 发病早期使用卡普赛珠单抗可以最大获益。但卡普赛珠单抗并不能纠正 ADAMTS13 缺乏，也不能清除 ADAMTS13 自身抗体。卡普赛珠单抗首次 10mg 静脉输注，次日起 10mg/d 皮下注射，停止血浆置换后仍需持续使用 30d。

（5）大剂量静脉输注免疫球蛋白　治疗 iTTP 的效果不及血浆置换，仅适用于难治性 TTP 患者或多次复发的病例。

（6）其他免疫抑制剂　对利妥昔单抗无效或复发的 iTTP 患者可选用其他免疫抑制剂（硼替佐米、环孢素等）。硼替佐米通过阻止 ADAMTS13 自身抗体产生发挥治疗作用,常用剂量为1.3mg/m² 皮下注射,每疗程4次(第1天、第4天、第8天、第11天),1~2个疗程。环孢素常用剂量为3~5mg/(kg·d),根据血浆浓度调整剂量。

(7)血小板输注 由于血小板输注可能会增加微血栓形成和器官损伤,所以在高度疑似 TTP 且尚未进行血浆置换的患者中,不建议进行血小板输注。然而,如果患者血浆置换后,出现危及生命的重要器官出血时,则可考虑进行血小板输注。

(8)预防性血浆输注 适用于 cTTP 患者的预防性治疗,常用新鲜冰冻血浆每次10~15mL/kg,输注间隔根据患者血小板数值变化情况而定,每1~3周一次。反复输注需注意输血相关疾病传播风险。

(9)重组人 ADAMTS13 尤其适用于 cTTP 患者的预防性治疗,半衰期相对较短,需要多次输注,且可能会引发严重的过敏反应。因此,信使 RNA 治疗成为关键突破口。研究人员将编码野生型或突变型的人类 ADAMTS13 mRNA 包裹于脂质纳米颗粒(LNP)中,利用肝细胞作为 mRNA 的生物反应器,持续生产 ADAMTS13,并通过肝细胞将其转运至肝脏降解。这样就能在不影响体内 ADAMTS13 活性的情况下延长血浆中的蛋白酶水平。给予 ADAMTS13 缺乏的小鼠以1mg/kg 进行单剂量输注后,小鼠体内 ADAMTS13 表达量达到或高于治疗相关水平,维持5d,还具有抵抗自身抗体的作用。

(10)抗血小板药物 iTTP 患者病情稳定后可选用潘生丁或阿司匹林,对减少复发有一定作用。

(11)支持治疗 本病累及多个器官,需要及时动态评估各器官功能,给予相应的支持治疗,保护器官功能。

六、护理工作

(一)制订临床护理路径

第一诊断为 TTP,行血浆置换+糖皮质激素联合利妥昔单抗和卡普赛珠单抗治疗的患者,制订个性化的临床护理路径,详见表10-3-1。

(二)出血症状的观察和护理

TTP 因广泛微血栓形成,导致血小板的消耗,可引起各系统的出血。表现为皮肤出血点、瘀斑、紫癜、鼻出血、胃肠道及泌尿系出血等,严重者还可引起颅内出血。

(1)注意观察出血倾向 严密监测血常规等检验指标、生命体征,观察皮肤黏膜及牙龈有无出血。

表 10-3-1 TTP 的临床护理路径

姓名：_____ 性别：_____ 年龄：_____ 住院号：_____
住院日期：____年____月____日 出院日期：____年____月____日 标准：____天

项目	时间				
	住院第 1 天	住院第 2～3 天	住院血浆置换及用药	住院观察期	出院日
健康教育	□入院介绍：病房环境、设施、医院相关制度、主管医生和责任护士 □告知各项检查及骨髓穿刺的目的、注意事项 □指导饮食、卫生、活动等 □介绍漱口、坐浴的目的及方法 □介绍动静脉留置针注意事项 □血浆置换相关知识介绍 □做好心理疏导	□告知糖皮质激素及免疫抑制剂用药及注意事项 □治疗期间患者饮食、卫生指导 □治疗期间嘱咐患者多饮水 □对陪伴家属进行健康指导 □指导预防感染和出血 □介绍药物作用、副作用 □心理指导	□介绍血浆置换术的相关注意事项及询问病史、过敏史 □指导患者洁净饮食（必要时高压/微波灭菌） □心理指导	□详细介绍血浆置换后的不良反应 □做好药物使用后健康宣教 □饮食健康宣教 □心理健康宣教	□出院指导：用药、饮食、卫生、休息、监测血常规、生化指标等 □指导办理出院手续 □告知患者科室联系电话 □定期门诊随访
护理处置	□准确核对患者信息，协助患者佩戴腕带 □入院护理评估：询问病史、相关查体、血常规、检查皮肤黏膜有无出血、营养状况、血管情况等；危险因素评估 □监测和记录生命体征 □建立护理记录（病危、重患者） □卫生处置：剪指（趾）甲、沐浴（条件允许时），更换病号服 □完成各项检验的准备（加急检验及时采集标本并送检）	□遵医嘱完成相关辅助检查 □正确漱口、坐浴 □遵医嘱准确记录 24h 出入量和（或）重症记录 □执行预防感染的护理措施 □针对高危因素持续护理评估	□评估患者临床症状及生命体征 □遵照医嘱及时给予对症治疗 □执行预防感染的护理措施 □针对高危因素持续护理评估	□遵医嘱进行血常规、生化检验 □留取血样本进行血管性友病因子裂解酶的活性测定及抑制物或 IgG 抗体测定 □糖皮质激素及免疫抑制剂不良反应的护理 □预防感染及出血的护理	□为患者领取出院带药并宣教 □协助整理患者用物 □床单位终末消毒

续表

项目	时间				
	住院第1天	住院第2~3天	住院血浆置换及用药	住院观察期	出院日
专科护理	□执行血液病护理常规 □观察病情、用药后的副作用 □感染、出血护理 □输血护理（需要时） □血浆置换护理 □心理护理 □动静脉留置针护理	□观察患者病情变化，重点观察有无出血倾向、免疫抑制剂的不良反应等 □感染、出血护理 □心理护理 □动静脉留置针护理	□观察患者病情变化，观察有无感染和出血倾向等 □感染、出血护理 □观察血管通路状态，保持体外循环通畅	□密切监测患者生命体征及有无新发器官缺血损害或原有器官缺血损害加重 □感染及出血的护理	□预防感染及出血指导 □心理护理
病情变化记录	□无 □有 原因：1. 2.	□无 □有 原因：1. 2.	□无 □有 原因：1. 2.	□无 □有 原因：1. 2.	□无 □有 原因：1. 2.
签名时间					

（2）出血的护理措施　向家属解释出血的原因及预防措施，指导其穿宽松柔软衣服防止皮肤出血。气候干燥时，注意保持鼻腔湿润，不抠鼻。用软毛牙刷或棉签清洁口腔，饭前、饭后、睡前用漱口水漱口，禁用牙签剔牙。有牙龈出血时，应遵医嘱给予稀释后的去甲肾上腺素或氨甲苯酸漱口。有鼻出血时遵医嘱给予明胶海绵或去甲肾上腺素棉球填塞压迫止血。适当限制其活动，避免碰伤。不吃硬性食物，保持大便通畅，以避免消化道黏膜损伤。

（三）血浆置换的护理

（1）治疗前准备　护士应备齐急救药物：肾上腺素、地塞米松、抗组胺药物等。血浆置换所需药物及设备：置换液、0.9%氯化钠注射液、10%葡萄糖酸钙、恒温水箱等。保持室内温度26℃左右。用37.9℃ 0.9%氯化钠混合肝素盐水（1000mL 0.9%氯化钠注射液加100mg肝素）2000mL冲洗血液分离器（参照仪器说明书）以清除残留气体。同时，护士应配合医生行股静脉穿刺置管。告知患者及家属血浆置换的原理、方法及治疗过程中的注意事项。

（2）血浆置换时参数设置与病情观察　血流速度以患者千克体重的2倍为宜，但不超过150mL/min，置换液（流速1000mL/h）选择新鲜冰冻血浆3000mL，更换血浆前静脉注射地塞米松5mg，以预防过敏。患者每置换1000mL血浆缓慢静脉注射 10% 葡萄糖注射液 20mL 加 10% 葡萄糖酸钙 2g。患者在多次行血浆置换后，因大量异体血浆置换入体内，增加患者过敏的风险，应密切观察其生命体征及皮肤改变，倾听患者主诉。如患者诉痒感或皮肤出现风团样皮疹，应该立即停止血浆置换并静脉注射地塞米松 5mg。

（3）治疗后护理　治疗结束后用 2～5mL 肝素盐水（10U/mL）冲洗股静脉导管。密切观察穿刺部位是否出血、导管是否移位等，每周换药 1～2 次，如穿刺针眼处有渗血应及时更换敷料。若怀疑出现下肢深静脉血栓，应及时行床旁多普勒检查以明确诊断，一旦确诊，立即停止使用股静脉导管，慎重拔管，避免血栓脱落。

（四）神经精神症状的观察和护理

患者可有不同程度的神经精神症状，表现为头痛、意识障碍、表情淡漠、四肢颤抖、牙关紧闭、抽搐、伸舌歪斜等，因其变化多端、反复发作，可能发生意外，故应加强巡视。每班都要床边交接班，同时做好家属沟通、交流工作，及时发现患者的反常行为，必要时加床栏防止患者坠床；防止舌咬伤；注意保护头部，防止头部碰撞加重出血；患者抽搐时勿搬动患者，操作应轻柔；保持呼吸道通畅，监测生命体征的变化。创造安静、舒适、安全的病室环境供患者休息。

（五）利妥昔单抗用药注意事项

（1）利妥昔单抗应避光保存于 2～8℃冰箱，因利妥昔单抗不含防腐剂和抑菌剂，配制时须严格执行无菌操作，现用现配。在生物安全柜下抽取所需剂量的利妥昔单抗，置于无菌、无致热原的含生理盐水或 5% 葡萄糖注射液的输液袋中，稀释到利妥昔单抗的浓度为 1mg/mL，静脉使用前应观察注射液有无微粒或变色。

（2）第一次用药时，过敏反应的发生率较高，需使用心电监测，观察血压、血氧等变化。初始治疗作为成年人的单一用药剂量为 $375mg/m^2$。遵医嘱使用输液泵来控制输液速度，根据患者药物作用情况进行输液速度的调整，先慢后快，用药时间控制在 3～4h。

（3）每次滴注利妥昔单抗前遵医嘱预先使用解热镇痛药，监测生命体征及血常规等检验指标。发热与关节疼痛常发生在第 1 次用药时，一般在用药 2h 后发生，为避免此不良反应的发生，用药前 30min 给予对乙酰氨基酚口服，嘱其多饮水，每 2h 测量体温 1 次，密切观察体温的变化。

（六）心理护理

TTP 是一种少见的起病急骤、病情进展极快、病死率极高的疾病，患者易产生恐惧、绝望等不良心理反应。医务人员应详细解释其发病机制与治疗方案，积极解决患者的需求，恰当运用支持、鼓励、疏导、抚慰等方法做好心理护理。

七、个案管理

见第五章第一节。

八、出院指导

（1）营养支持　护理人员要指导患者进食高热量、高蛋白质、高维生素饮食。饮食要做到少量多餐，逐渐增加进食量，尽量选择清淡的半流质食物或面食。

（2）用药指导　严格遵医嘱服药，不可随意增减或停药。服用抗真菌药期间，必须每隔2周复查肝功能1次，如有肝损害，应立即联系医师。

（3）生活指导　保持室内空气新鲜，经常通风，不养宠物。引导患者按照先室内后室外、循序渐进地锻炼身体，以有效恢复患者体力，增强其抵抗力。完成治疗2个月后，可逐渐增加户外活动时间，根据血小板计数和有无活动性出血情况，当血小板计数$\leq 50\times 10^9/L$或有出血倾向时，暂停运动，卧床休息；当血小板计数$\geq 50\times 10^9/L$且无有出血倾向时，可进行低强度的运动，但避免剧烈活动。当血常规指标正常且无其他不适时，鼓励患者进行户外活动，如慢跑、快走等中等强度的运动。

（4）预防感染　教育患者注意卫生，不吃生冷食物。水果以及蔬菜必须严格洗净。饭菜要保证新鲜，防止发生消化道感染。外出活动以及接触外界人群时，必须佩戴口罩且每日更换，不到人员聚集处活动。

（5）出院随访　引导患者学会自我医疗保护，正确判断潜在危险症状以及排斥反应。要求其按时回院接受复查。第1个月每周一次，第2～3个月每2周一次，6个月内每月1次，之后每3个月1次。

（6）心理支持　鼓励患者及时表达内心感受，积极满足其心理需求，引导其正确认识疾病，并有效避免负性情绪对其生活质量的影响。

【院后管理】

病案管理师组织主管医师、责任护士、营养师及康复师等多学科团队为患者制订个性化出院随访管理计划（表10-3-2）。

表 10-3-2　TTP 患者随访计划

姓名：_____　性别：_____　年龄：_____　住院号：_____　出院日期：___年___月___日
随访日期：___年___月___日　　随访_____次　　随访人：_____

项目	时间		
	短期 出院后一周内电话随访	中期 1～2个月线上+电话随访	长期 3～6个治疗周期线上+电话随访
主要诊疗	□常规复查项目包括血常规、肝肾功能、电解质、凝血检查、EB病毒抗体/DNA定量、间接抗球蛋白试验 □根据患者具体情况选择评估与基础疾病相关的检查 □根据患者检验、检查结果调整用药方案	□常规复查项目包括血常规、肝肾功能、电解质、凝血检查、EB病毒抗体/DNA定量、间接抗球蛋白试验 □根据患者治疗情况复查超声、心电图/动态心电图/超声心动图等检查 □根据患者具体情况选择评估与基础疾病相关的检查 □根据患者检验、检查结果调整用药方案	□常规复查项目包括血常规、肝肾功能、电解质、凝血检查、EB病毒抗体/DNA定量、间接抗球蛋白试验 □根据患者治疗情况复查心电图/动态心电图/超声心动图等检查 □根据患者具体情况选择评估与基础疾病相关的检查 □根据患者检验、检查结果调整用药方案
专科护理	□评估皮肤情况是否恢复正常 □评估患者治疗后症状的改善情况，有无其他并发症 □评估服药不良反应，如胃肠道反应和肝、肾功能损伤 □评估患者对居家相关危险因素的掌握程度 □随访数据收集	□评估治疗效果 □提醒特殊检查的注意事项 □评估患者治疗后症状的改善情况，有无其他并发症 □评估服药不良反应，如胃肠道反应和肝、肾功能损伤 □服药和复诊依从性 □评估患者对居家相关危险因素的掌握程度 □提醒再次治疗住院的时间及注意事项 □随访数据收集	□评估治疗效果 □评估患者治疗后症状的改善情况，有无其他并发症 □评估服药不良反应，如胃肠道反应和肝、肾功能损伤 □服药和复诊依从性 □评估患者对居家相关危险因素的掌握程度 □提醒之后复诊的时间及注意事项 □随访数据收集
个案管理	□回答患者咨询问题 □线上推送TTP居家管理的文章和视频，强调自我管理的重要性、必要性 □收集患者饮食、运动、服药依从性等信息 □信息反馈	□回答患者咨询问题 □线上推送TTP居家/住院管理的文章和视频，强调居家生活指导，叮嘱复查血常规、CT、超声等注意事项 □加强感染、出血等风险识别 □收集患者饮食、运动、服药依从性等信息 □信息反馈	□回答患者咨询问题 □线上推送TTP居家/住院疾病恶化监管的文章和视频，强调居家生活指导，叮嘱复查血常规、CT、超声等注意事项，强调坚持长期管理的重要性 □加强感染、出血等风险识别 □收集患者饮食、运动、服药依从性等信息 □信息反馈

续表

项目	时间		
	短期 出院后一周内电话随访	中期 1～2个月线上+电话随访	长期 3～6个治疗周期线上+电话随访
患者配合事项	□出院后第一周复查1～2次血常规，之后每周一次血常规，肝肾功能、电解质、凝血功能视情况而定 □注意自我症状评估，每日测量体温，查看皮肤情况及时报告异常 □正确处理如发热、牙龈出血、皮肤瘙痒等症状 □注意观察药物不良反应，如胃肠道不适、血尿、腰部痛、腹泻、腹胀等 □落实生活方式的改变，如饮食、运动、情绪等	□每次出院后第一周复查1～2次血常规，之后每周一次血常规，肝肾功能、电解质、凝血功能视情况而定 □每个疗程结束后进行超声监测，1～2个疗程后做一次ADAMTS13活性测定，以评估疗效 □注意自我症状评估，每日测量体温，查看皮肤情况及时报告异常 □正确处理如发热、牙龈出血、皮肤瘙痒等症状 □注意观察药物不良反应，如胃肠道不适、血尿、腰部痛、腹泻、腹胀等 □落实生活方式的改变，如饮食、运动、情绪等	□每次出院后第一周复查1～2次血常规，之后每周一次血常规，肝肾功能、电解质、凝血功能视情况而定 □每个疗程结束后进行超声监测，最后一个疗程结束后再行ADAMTS13活性测定，以评估疗效 □注意自我症状评估，每日测量体温，查看皮肤情况及时报告异常 □正确处理如发热、牙龈出血、皮肤瘙痒等症状 □注意观察药物不良反应，如胃肠道不适、血尿、腰部疼痛、腹泻、腹胀等 □落实生活方式的改变，如饮食、运动、情绪等

参考文献

[1] 刘小勇，覃凤娴．血栓性血小板减少性紫癜的诊疗新进展 [J]．医疗装备，2020，33（1）：199-201．

[2] Wu M D，Hodovan J，Kumar K，et al. Ponatinib coronary microangiopathy：Novel bedside diagnostic approach and management with N-acetylcysteine．Blood Adv，2020，4（17）：4083-4085．

[3] Dane K，Chaturvedi S. Beyond plasma exchange：Novel therapies for thrombotic thrombocytopenic purpura. Hematology Am Soc Hematol Educ Program，2018，2018（1）：539-547．

第四节　血友病

血友病（hemophilia，H）是最常见的一组遗传性凝血因子缺乏症，可分为血友病A（hemophilia A，HA）和血友病B（hemophilia B，HB）两种。HA为凝血因子Ⅷ（FⅧ）缺乏，HB为凝血因子Ⅸ（FⅨ）缺乏。国外报道发病率为（15～20）/万，我国发病率为2.73/万，其中HA最常见，占80%～85%。2/3患者有阳性家族史，男性发病，女性为携带者。典型临床表现为自幼发病，反复关节、肌肉出血，或外伤、术后出血不止。反复关节出血可导致患者逐渐出现关节活动障碍或病变而导致残疾或假肿瘤。临床分型根据凝血因子Ⅷ/Ⅸ的活性分为轻型（活性5%～40%）、中型（1%～5%）、重型（＜1%）。

【院前管理】

一、主要诊疗

（1）线上就诊患者　详见第五章第一节。

（2）线下门诊/急诊患者　根据患者的主诉和临床表现评估病情，采集现病史、既往史、用药史，完成基本检验和检查，如血常规检查+血涂片分类（着重观察血小板的大小和形态）、免疫学相关检查、凝血相关检查、基因检测，必要时行X线、CT、MRI和超声检查等明确诊断，开具预住院证。

二、个案管理

（1）收集患者个案信息　详见第五章第一节。

（2）评估病情危重程度，进行预检分诊　详见第六章第一节。

【院中管理】

一、病史采集

（1）现病史　评估患者膝关节、肘、踝、肩、腕和髋关节有无出血、疼痛、肿胀、发热、畸形及活动受限；肌肉有无萎缩和软组织挛缩；大腿、臀部、腓肠肌群、前臂肌肉和皮下组织有无出血或形成血肿；肾区有无绞痛，有无血尿；头部、腹部有无疼痛、出血；有无血便，详细了解门/急诊及其他医院的就诊资料，是否接受规范化标准治疗（包括既往治疗方案，了解按需治疗/预防治疗的用药剂量、频次及疗程）；相关检验、检查是否已完善等。

（2）既往史　评估患者既往有无传染病和基础疾病，有无出血不止的病史，有无相关用药史及不良反应。

（3）个人史　询问患者有无吸烟史、饮酒史、药物过敏史等。

（4）家族史　追溯父系、母系及近亲三代家族有无出血性疾病史，家属男性有无患血友病病史，女性有无携带病史，有无血液系统相关疾病家族史。

二、体格检查

（1）基础体格检查　详见第五章第一节。

（2）专科体格检查　重点检查膝、踝、肘、腕等关节，评估关节有无出血、疼痛、畸形和活动障碍，查看口鼻黏膜有无出血，全身皮肤有无瘀斑或血肿，若有瘀斑/血肿则需评估其范围、皮温有无进行性升高，血肿有无造成周围组织、神经、血管的压迫症状（重点评估受压神经对应支配区域有无麻痹、感觉障碍、剧烈疼痛、肌肉萎缩等），有无形成血友病假肿瘤等；评估头部、腹部有无疼痛；其他体格检查内容可参考本章第一节相关内容。

三、实验室及其他辅助检查

（1）筛选试验　包括血小板计数、外周血涂片（血小板形态）、凝血酶原时间（prothrombin time，PT）、活化部分凝血活酶时间（activated partial thromboplastin time，APTT）、凝血酶时间（thrombin time，TT）、纤维蛋白原定量含量均正常，血块收缩试验正常。轻型 HA、HB 患者 APTT 仅轻度延长或正常，重型血友病患者活化部分凝血活酶时间（APTT）延长，并可被正常血浆所纠正。

（2）确诊试验　凝血因子检测：APTT 延长提示内源性凝血过程异常，需检查与此相关的凝血指标，包括 FⅧ、FⅨ、FⅫ 活性及血管性血友病因子抗原（vWF：Ag）。FⅧ 活性（FⅧ：C）降低或缺乏，vWF：Ag 正常，FⅧ：C/vWF：Ag 明显降低，提示 HA。HB 患者的确诊依赖于 FⅨ 活性（FⅨ：C）测定，FⅨ：C 水平视病情严重程度呈不同程度的减少或缺乏。

（3）抑制物检测　①检测时机：HA 患者治疗效果较以往降低，以及手术前均应检测 FⅧ 抑制物。对于儿童患者，建议在首次接受 FⅧ 产品治疗后的前 20 个暴露日，每 5 个暴露日检测 1 次；在 21～50 个暴露日内，每 10 个暴露日检测 1 次；此后每年至少检测 2 次，直至 150 个暴露日。②抑制物筛选：采用 APTT 纠正试验，即正常血浆和患者血浆按 1：1 混合后，于即刻和 37℃孵育 2h 后分别再测定 APTT，并与正常人和患者本身的 APTT 进行比较，即刻可纠正。如孵育 2h 不可纠正，提示存在凝血因子抑制物。③抑制物滴度：确诊抑制物必须测定抑制物滴度。如果在 1～4 周内连续 2 次用 Bethesda 法或者 Nijmegen 法检测发现患者抑制物滴度 ≥ 0.6BU/mL，则判定为阳性。若抑制物滴度 > 5BU/mL，则为高滴度抑制物；若抑制物滴度 ≤ 5BU/mL，则为低滴度抑制物。

（4）基因检测　可以通过基因突变判定患者产生抑制物的风险，建议对患者进行基因检测，以便确定致病基因，为同一家族中的携带者检测和产前诊断提供依据。产前诊断可在妊娠第 10 周左右进行绒毛膜活检确定胎儿的性别及通过胎儿的 DNA 检测致病基因；在妊娠的 16 周左右可行羊水穿刺进行基因诊断。目前常用聚合酶链反应（PCR）技术检测内含子 22 倒位和内含子 1 倒位，约有 50% 的重型 HA 患者可被检出；未检出内含子倒位的家系进行遗传连锁分析，通过检测 FⅧ 基因内、外 8 个短串联重复序列（STR）位点多态性，包括 *DXS15*、

DXS52、DXS9901、DXS1073、DXS1108、FⅧIcivs22、FⅧcivs13 等，基本可以诊断携带者。如经上述检查仍不能确诊，可直接行 DNA 测序以明确。目前用于基因分析的主要有寡核苷酸杂交法（DOH）、依赖限制性片段长度多态性（RFLP）法、DNA 印迹法及聚合酶链反应等。

（5）其他辅助检查　包括核磁共振、CT、X 线、超声检查；这些检查有助于明确出血部位、出血量及血肿的范围、关节畸形的程度等。

四、诊断

诊断需结合患者的临床表现及实验室检查才能确诊，详见表 10-4-1。

表 10-4-1　血友病诊断依据

类型	临床表现	实验室检查
HA	根据遗传家族史，患者自幼发病、反复严重出血，尤其关节、肌肉出血的临床表现，明显的出血倾向和（或）压迫症状；出血所致的血肿、关节畸形等	结合 FⅧ因子活性和抗原下降伴有 FⅧ基因突变的实验室检查，可以确诊 HA
HB		结合实验室检查（FIX：C 测定），可诊断为 HB

五、治疗方案

血友病的主要治疗方式为凝血因子浓缩物的替代治疗，无出血时进行规律替代治疗（预防治疗），其目的是预防出血，从而最大限度地保护关节功能，若有出血及时给予足量的按需治疗，进行手术或者其他创伤性操作时，应进行充分的替代治疗，以阻止围手术期出血。应避免肌内注射和外伤，常见的治疗方案细则详见表 10-4-2。

表 10-4-2　血友病治疗方案及细则

治疗分类	方案细则
一般治疗	1. 禁用阿司匹林和多数非甾体抗炎药，如萘普生、吲哚美辛、吡罗昔康等；但对乙酰氨基酚是安全的；必要时可选择环氧化酶 -2 抑制剂，对血友病患者可能更为安全，避免肌内注射，及时处理出血事件 2. 考虑对重型患者进行预防性治疗 3. 每位患者都应进行家庭治疗；血友病患者最好在指定的血友病治疗中心接受治疗 4. 如需手术，应详细进行手术计划
去氨加压素	1. 常用于治疗轻至中度 HA 及有症状的女性携带者 2. 静脉给药 0.3mg/kg 可使大多数患者凝血因子Ⅷ水平增加 2～3 倍；药物达到浓度峰值时间为 30～60min 3. 不良反应包括颜面潮红，罕见低钠血症（儿童多见，可通过限水预防），冠心病患者可能出现心绞痛 4. 使用鼻腔喷雾给药应进行鼻腔内准备

续表

治疗分类	方案细则
凝血因子浓缩物的替代治疗	1. 出血事件可通过凝血因子替代治疗预防。① HA：主要应用血浆源性 FⅧ浓缩剂或基因重组 FⅧ，而新鲜血浆或新鲜冰冻血浆（FFP）、冷沉淀物所含 FⅧ浓度较低，只在无 FⅧ浓缩物情况下使用。② HB：主要应用凝血酶原复合物（prothrombin complex，PCC，含有 FⅡ、FⅦ、FⅨ、FⅩ）及重组因子 FⅨ；如无凝血酶原复合物或 FⅨ，也可以应用新鲜冰冻血浆。另外，一些半衰期更长的长效凝血因子（long acting FⅧ/FⅨ）可望进入临床，为患者提供更多的治疗选择。FⅧ首次需要量 =（需要达到的 FⅧ浓度 - 患者基础 FⅧ浓度）× 体重（kg）× 0.5；首剂用药后，依情况可每 8～12h 输注首剂的一半剂量，直至完全止血 2. 从人血浆中制备的商业浓缩可进行病毒灭活，包括 HIV、乙型/丙型肝炎病毒、甲型肝炎病毒和细小病毒，安全性已大幅度提高，但仍存在一定风险 3. 重组凝血因子Ⅷ浓缩可利用人血白蛋白生成，但花费更加昂贵 4. 各种不同的浓缩物在安全性、有效性及简便性方面略有不同
Ⅷ因子剂量	1. 凝血因子Ⅷ的剂量可按患者的千克体重乘以所需纠正的因子水平的一半而得，例如一位 70kg 的患者体内凝血因子Ⅷ活性小于 1%，需要 100% 的凝血因子Ⅷ浓缩物水平，因此所需剂量为 70（kg）× 100%/2=3500U（输注凝血因子的半衰期为 8～12h）。通过每 8～12h 给予负荷剂量的一半，使因子水平维持于 50%～100%，12h 输注首剂的一半剂量，直至完全止血 2. 重组凝血因子Ⅷ复合物应持续静脉输注给药，给予初始负荷剂量以增加凝血因子Ⅷ至指定水平，随后给药速度为 150～200U/h
抗纤溶药	1. 抗纤溶药是黏膜出血的有效辅助治疗药物，尤其是拔牙后出血，但血尿患者禁用。氨甲环酸口服剂量为 0.5～1g，每天 4 次 2. ε-氨基己酸（EACA）可口服给药，负荷剂量为 4～5g，随后 1g/h 或 4g/4～6h，根据出血事件的严重程度连用 2～8 天。另一种 EACA 给药方案为 4g/4～6h，根据出血事件的严重程度连用 2～8 天 3. 泌尿系统出血时禁用。避免与凝血酶原复合物同时使用
基因治疗	目前尚在临床探索过程中，主要包括基因添加技术和基因编辑技术。基因添加技术：利用转运载体（如腺病毒、慢病毒等）引入功能性正常的基因拷贝去补偿或补充缺陷基因。基因编辑技术：对缺陷基因直接进行原位校正，如锌指核酸酶（ZFN）、转录激活样效应因子核酸酶（TALENS）及相关蛋白系统（CRISPR/Cas9）
免疫抑制治疗	常用免疫抑制剂进行治疗，如醋酸泼尼松 1.0～1.5mg/(kg·d) 或环磷酰胺等。其次，CD20 单抗（利妥昔单抗）可以降低抑制物滴度，还可应用硫唑嘌呤、长春新碱、吗替麦考酚酯和环孢素等
糖皮质激素	激素本身并无降低出血频率的作用，仅对缓解出血导致的关节肿胀和疼痛有益，必要时可短期使用。常用泼尼松 1mg/(kg·d)，4～5 天
PRICE 方法	PRICE 是由 protection、rest、ice、compression、elevation 的首字母组成，是指保护、休息、冷/冰敷、加压和抬高患肢 5 种方法，是发生关节和肌肉出血时一组重要的辅助治疗措施，一般在出血后的 24h 内使用。冰敷每次 20min，每 3～4h 一次。一般不提倡对血友病患者进行关节抽液，但在关节大量出血、持续疼痛或需排除感染性关节炎时可以考虑，但需要在足量的凝血因子替代保护下进行
物理治疗和康复锻炼	可促进肌肉血肿和关节积血的吸收、消炎消肿、维持和增强肌肉力量及改善关节活动范围等。但需由经过专业培训的康复科医师和物理治疗师完成

六、护理工作

（一）制订临床护理路径

第一诊断为血友病的患者，为其制订临床护理路径，详见表10-4-3。

表 10-4-3　血友病患者临床护理路径

姓名：_____　性别：_____　年龄：_____　住院号：_____
住院日期：___年___月___日　　出院日期：___年___月___日　　标准：___天

项目	时间			
	住院第1天	住院第2天	住院第3~9天	住院第10天（出院日）
健康教育	□入院健康教育：介绍病房环境、设施、医院相关制度、主管医生和护士 □告知各项检查的目的及注意事项 □指导饮食、卫生、活动等 □讲解预防出血的注意事项 □应用凝血因子时，讲解凝血因子的治疗作用和不良反应 □安全健康教育 □做好心理安慰，减轻患者入院后焦虑、紧张情绪	□介绍疾病相关知识 □做好用药指导 □指导患者避免关节、肌肉、深部组织出血的诱发因素	□介绍护理知识 □饮食指导 □告知活动时注意事项，减少出血 □告知凝血因子、免疫抑制剂等药物的作用、不良反应及注意事项 □指导患者输液、采血等拔针后按压至出血停止	□出院健康教育：用药、饮食、作息，监测凝血功能、复查日期等 □指导办理出院手续 □告知全病程服务，为患者及家属做好血友病遗传咨询工作，办理血友病医疗保险及加入血友病社会团体 □定期门诊随访 □指导患者避免外伤，避免应用含阿司匹林成分药物 □指导患者养成良好的生活习惯，注意饮食卫生，规律进食，少量多餐，戒烟、酒
护理处置	□入院护理评估：询问病史，相关查体，相关凝血检验，检查有无关节、肌肉、深部组织及内脏出血，营养状况等，危险因素评估 □向患者讲解静脉输液途径 □遵医嘱尽快给予凝血因子替代治疗，避免出血 □建立护理记录 □完成各项检验及检查的准备 □卫生处置：剪指（趾）甲，沐浴，更换病服	□完成各项检验标本的留取并及时送检 □遵医嘱完成相关检查 □遵医嘱给予凝血因子替代治疗，避免出血加重 □内脏及中枢神经系统出血时，保持静脉通路通畅，备好抢救物品、药品 □口腔黏膜出血可用EACA漱口水含漱，牙龈出血可用凝血酶棉球局部按压	□遵医嘱完成相关检查 □遵医嘱及时给予对症治疗 □当出血停止后（肿胀、发热、疼痛减轻，儿童愿意且能自如地活动肢体），要尽早指导患者恢复关节的正常活动及适当锻炼，以预防关节周围的肌肉萎缩 □注意保护静脉，做好静脉选择	□为患者发放出院带药 □为患者提供全病程服务，与个案管理师进行交接 □协助整理患者用物 □床单位终末消毒

续表

项目	时间			
	住院第1天	住院第2天	住院第3~9天	住院第10天（出院日）
专科护理	□出血护理：注意观察患者出血的部位、时间、诱因、治疗情况及出血部位的活动度、肢体围径、疼痛程度、皮肤温度等，给予对症护理 □关节、肌肉急性出血期采用PRICE法 □观察激素用药反应 □心理护理	□出血护理：注意观察患者出血的部位、时间、诱因、治疗情况及出血部位的活动度、肢体围径、疼痛程度、皮肤温度等 □关节、肌肉出血期采用PRICE法 □必要时遵医嘱应用镇痛药，切忌使用含阿司匹林成分的药物 □心理护理	□注意观察患者出血的部位、时间、诱因、治疗情况及出血部位的活动度、肢体围径、疼痛程度、皮肤温度等 □观察激素用药反应 □生命体征监测，必要时做好重症记录 □心理护理：持续评估疾病对患者日常生活、工作的影响，患者对疾病预防及治疗的了解程度等	□预防出血指导 □心理护理
病情变化记录	□无 □有 原因：1. 2.	□无 □有 原因：1. 2.	□无 □有 原因：1. 2.	□无 □有 原因：1. 2.
签名时间				

（二）病情观察

血友病是一种终身罹患的慢性病，由于反复出血，可造成一些慢性并发症如关节畸形和假性关节肿瘤等的发生，严重影响患者的生活质量。因此早期注意观察患者的出血情况，包括患者的自觉症状、出血部位、严重程度、意识神态等；及时发现急、重症患者，为积极有效救治、挽救患者生命赢得时间。

（三）出血护理

（1）皮肤或关节或肌肉出血　局部可采用压迫止血法和冰敷辅助止血，早期、足量、足疗程使用凝血因子替代治疗。关节和肌肉出血时可积极采取辅助止血措施PRICE。①P（protection，保护），可使用夹板或石膏托固定关节。②R（rest，休息），休息>12h，疼痛剧烈时可使肢体处于无痛体位。待疼痛减轻时缓慢恢复到功能位。③I（ice，冰敷），家中常备冰包或冰袋，关节或肌肉出血伴随疼痛时用干纱布或薄毛巾包裹后放置于出血部位，最好在出血24h内进行冰敷，每次不超过5min，间隔以4~6h为宜，冰敷时注意冰袋不可直接接触皮肤，儿童患者可适当缩短冰敷时间，避免冻伤。④C（compression，加压），使用弹力绷带加压固定出血关节或肌肉,使用时需注意包扎松紧度,以能伸进一指为宜,过紧会导致循环不畅,过松达不到止血的效果。⑤E（elevation,抬高）,抬高患肢超过心脏水平位置。

（2）鼻腔黏膜出血 出血时头部前倾,局部按压冷敷；慢慢呼出脱落的血块,出血加重或出血不止时,可使用凝血因子代替治疗,注意生命体征和贫血体征,非必要时应避免鼻部填塞。平时注意保持鼻腔的湿润,可使用喷雾剂或生理盐水喷雾剂,保持鼻腔湿润,预防和减少鼻腔出血。

（3）咽喉和颈部出血 头偏一侧避免误吸或窒息；立即建立静脉通路输注凝血因子；给予吸氧；备好抢救物品及药品。对于易窒息的患者多加巡视,严格遵守交班制度,防止患者出现窒息的情况。

积极做好防止窒息的护理措施。①保持呼吸道通畅：确保患者的呼吸道畅通,清除阻塞物,如食物残渣、呕吐物或分泌物等。②观察呼吸状态：密切监测患者的呼吸状态,包括呼吸频率、深度和节奏。及时发现异常呼吸模式,如快速浅表呼吸、呼吸困难或窒息等症状。③维护气道完整性：确保气道保持开放状态,采取正确的头部位置,如头部后仰,以便扩张气道,保持通畅。④监测血氧饱和度：注意观察患者血氧饱和度的变化,并及时调整氧流量,以维持良好的氧合状态。⑤防止误吸：对于有可能误吸的患者,如脑卒中、神经肌肉疾病或咽喉功能障碍等,在进食或吞咽过程中采取预防措施,如使用吸引设备清除口腔分泌物。

（4）消化道及泌尿道出血 卧床休息,立即建立静脉通路输注凝血因子,严重者备好抢救物品及药物做好抢救准备；定期观察血红蛋白水平以防贫血或休克。消化道出血时禁食或遵医嘱进食温凉流食；泌尿道出血时注意观察尿色、尿量及有无疼痛症状,注意防止血栓和尿路梗阻,必要时行膀胱冲洗。

（5）中枢神经系统出血 绝对卧床休息,立即建立静脉通路输注凝血因子；遵医嘱给予脱水剂；备好抢救物品及药品配合医生积极抢救；实施心电监测,密切观察患者生命体征变化和意识情况；高流量吸氧；做好基础护理、皮肤护理、管路护理；避免一切可能诱发患者血压和颅内压增高的行为；保持病房安静,安慰患者,缓解其紧张恐惧心理。

（6）手术部位出血 术前需要咨询血液科医生凝血因子使用计划；术后不同部位的出血,处理方法参考前五点,需特别提出拔牙后出血,拔牙后可用含有氨基己酸或氨甲环酸的棉球局部按压；术后24h内进软食,餐后可用淡盐水漱口。

（四）用药护理

所有药物尽可能采用口服、静脉输注、皮下注射的方式进行,避免肌内注射。

(1) 凝血因子　通常在 4～8℃冰箱内冷藏保存，使用时应先复温，用药品自带的稀释液或灭菌注射用水或 5% 葡萄糖注射液进行溶解，以患者能够耐受的速度快速输入。输注过程中密切观察有无过敏反应。凝血因子的瓶体包装失去真空时禁止使用。

(2) 去氨加压素　可经静脉、皮下、鼻腔给药，静脉给药时输注时间至少30min。使用时注意观察患者有无面红、心动过速及一过性头痛等不良反应，必要时遵医嘱对症处理。有心血管病史的老年患者、小于 2 岁的婴幼儿及妊娠者慎用此药。

(3) 其他药物　药物使用时，一定要仔细查看药物使用说明书，在说明书中含有"抑制血小板聚集"字样的药物、含有阿司匹林成分的药物及其他非甾体抗炎药均禁止使用。

（五）活动指导

急性出血期应卧床休息，避免活动；出血停止后患者可循序渐进地选择适合的活动，避免对抗和碰撞类的运动，一旦出现不适应立即停止。

（六）饮食护理

合理膳食、营养均衡。避免食用质硬、多刺的食物。一旦出现消化道出血，遵医嘱禁食或进食温凉流食；避免营养过剩导致肥胖，从而加重关节负荷引起出血。

（七）心理护理

血友病是遗传性疾病，给家庭带来沉重的经济负担，患者及家庭成员的心理健康尤为重要，全病程服务结合血友病综合关怀团队提供更多的血友病相关信息，耐心服务和援助，鼓励患者在家中或工作场所参与有益的休闲活动，与其他病友建立联系，相互扶持。

七、个案管理

见第五章第一节。

八、出院指导

(1) 病情的自我识别和正确处理　指导患者学会自我监测出血症状与体征，识别早期出血前兆。指导患者掌握 PRICE 止血措施及常见部位出血的止血方法。患者血管条件允许者，鼓励患者或家属学习自我注射凝血因子技能，以应对出血事件，尽早开展家庭治疗。急性出血时应及早到附近的专业医疗机构接受治疗。

早期治疗可以减轻疼痛、降低功能障碍以及远期残疾的发生，并显著减少因并发症导致的住院。

(2) 随访指导　指导患者按时回院接受复查。第1个月每周一次，第2～3个月每2周1次，6个月内每月1次，之后每3月1次。

(3) 用药指导　①预防治疗是指为了防止出血而定期给予的规律性替代治疗，是以维持正常关节和肌肉功能为目标的治疗，通常分为以下三种。a. 初级预防治疗：规律性持续替代治疗，开始于第2次关节出血前及年龄小于3岁且无明确证据（体格检查或影像学检查）证实存在关节病变。b. 次级预防治疗：规律性持续替代治疗，开始于关节有2次或多次出血后，但体格检查和（或）影像学检查没有发现关节病变。c. 三级预防治疗：体格检查和影像学检查证实存在关节病变后才开始规律性持续替代治疗。血友病治疗中国指南（2020年版）建议患者在发生第一次关节出血或者严重肌肉出血或颅内出血或其他危及生命的出血时即应开始预防治疗，患者需遵医嘱用药，定期随访复查。②药物禁止肌内注射，必须使用肌内注射药物时应提前输注凝血因子预防出血。③避免服用含阿司匹林成分、抗血小板聚集的药物及其他非甾体抗炎药，若因其他疾病需要使用时，需咨询血液科医生。

(4) 遗传咨询　建议疑似女性血友病携带者在孕前做好携带者基因检测。女性携带者在孕前做好遗传咨询，孕后应尽早进行产前诊断，并遵守国家相关法律。

(5) 饮食指导　合理膳食、营养均衡。避免食用质硬、多刺的食物。控制总热量的摄入，避免营养过剩，导致肥胖，增加关节负重和出血的风险。血友病患者如果出现血尿，要多喝水，多排尿；出血之后，多补充含蛋白及铁、钾、钠、钙、镁的食物，如肉、动物肝脏、蛋、奶等。

(6) 运动指导　避免外伤及对抗性活动，鼓励患者在非出血期进行适当的、安全的有氧运动（游泳、功率车、慢跑、快走等），配合适宜负荷的抗阻力量训练和自我牵伸，以预防和减少出血的反复发生。功能评估、物理治疗和康复训练均应由经过培训的康复医生或治疗师负责实施。运动前：根据医嘱，佩戴适当的保护装备（例如头盔和防护性填充垫），并输注凝血因子，以降低运动可能引起的出血风险。运动中：血友病患者的运动需要循序渐进，不可盲目追求运动量。同时，还要重视身体发出的各种信号，例如疼痛，这常常是身体发出的警报，是出现损伤的信号。运动后：定期复诊，将运动中的感受及时告诉医生，以便医生了解病情进展，及时调整用药和运动，如果运动后出现不适，及时就医或再次补充因子。

(7) 提供全病程医疗保险服务　指导患者办理血友病医疗保险和全病程服务，为患者提供当地血友病社会团体信息。

【院后管理】

根据患者所患疾病的危险因素，制订患者个性化随访重点，由个案管理师进行随访管理，见表 10-4-4。

表 10-4-4　血友病患者个性化出院后随访计划

姓名：_____　性别：_____　年龄：_____　住院号：_____　出院日期：_____年___月___日
住院日期：_____年___月___日　随访第_____次　随访人：_____

项目	时间		
	短期 第 1 个月每周 1 次，出院后一周内电话随访	中期 第 2～3 个月每 2 周一次　线上 + 电话随访	长期 6 个月内每月 1 次，之后每 3 月 1 次线上 + 电话随访
主要诊疗	□常规复查项目包括：①血常规 + 血涂片分类；②凝血功能筛查，包括凝血酶原时间、活化部分凝血活酶时间、纤维蛋白原及凝血酶时间 □必要时加肝肾功能及电解质检验项目，X 线、CT、MRI 和超声检查 □根据患者具体情况选择评估与基础疾病相关的检查 □根据患者检验、检查结果调整用药方案	□常规复查检验项目包括血常规 + 血涂片分类、肝肾功能、电解质、凝血功能筛查等 □根据患者治疗情况复查 CT、超声及 MRI 等检查 □根据患者具体情况选择评估与基础疾病相关的检查 □根据患者检验、检查结果调整用药方案	□常规复查检验项目包括血常规、肝肾功能、电解质、凝血功能等 □根据患者治疗情况复查 CT、超声及 MRI 等检查 □根据患者具体情况选择评估与基础疾病相关的检查 □根据患者检验、检查结果调整用药方案
专科护理	□评估皮肤、关节是否正常 □评估患者治疗后症状，有无其他并发症，有无疼痛、出血、关节畸形、肌肉萎缩等 □评估服药不良反应，如胃肠道反应和肝、肾功能损伤 □评估患者对居家相关危险因素的掌握程度 □随访数据收集	□评估治疗效果 □提醒特殊检查的注意事项 □评估服药不良反应，如胃肠道反应和肝、肾功能损伤 □服药和复诊依从性 □评估患者对居家相关危险因素的掌握程度 □提醒再次治疗住院的时间及注意事项 □随访数据收集	□评估治疗效果 □评估服药不良反应，如胃肠道反应和肝、肾功能损伤 □服药和复诊依从性 □评估患者对居家相关危险因素的掌握程度 □提醒之后复诊的时间及注意事项 □随访数据收集
个案管理	□回答患者咨询问题 □强调自我管理的重要性、必要性 □收集患者饮食、运动、服药依从性等信息 □信息反馈	□回答患者咨询问题 □强调居家生活指导，复查注意事项 □加强出血风险识别 □收集患者饮食、运动、服药依从性等信息 □信息反馈	□回答患者咨询问题 □强调居家生活指导，复查注意事项、坚持长期管理的重要性 □加强出血风险识别 □收集患者饮食、运动、服药依从性等信息 □信息反馈

参考文献

[1] 中华医学会血液学分会血栓与止血学组, 中国血友病协作组. 血友病治疗中国指南（2020 年版）[J]. 中华血液学杂志, 2020, 41（4）: 265-271.

[2] 中华人民共和国国家卫生健康委员会. 血友病 A 诊疗指南（2022 年版）[J]. 全科医学临床与教育, 2022, 20（7）: 579-583.

[3] 徐圆, 薛峰, 杨仁池. 获得性血友病 A 的诊疗新进展 [J]. 血栓与止血学, 2023, 29（5）: 216-222.

[4] 马新娟. 血液系统疾病护理规范 [M]. 北京: 中国协和医科大学出版社, 2022.

[5] 黄晓军. 血液系统与疾病 [M]. 2 版. 北京: 人民卫生出版社, 2021.

[6] 黄晓军, 吴德沛. 内科学 血液内科学手册 [M]. 2 版. 北京: 人民卫生出版社, 2022.

[7] Kaushanskyk, Lichtman M A, Prchal J T, et al. 威廉姆斯血液学. 9 版. 陈竺, 陈赛娟, 译. 北京: 人民卫生出版社, 2018.

第五节　血栓性疾病——易栓症

易栓症是指易于发生血栓的一种高凝状态，即患者血栓形成的易感性增加。易栓症患者通常存在遗传性（先天性）或获得性易栓危险因素，其中部分患者有临床血栓事件发生，有些患者可能只存在易栓危险因素，不一定发生血栓事件；但一旦发病，常导致非常严重的后果。易栓症患者的血栓形成，既可表现为静脉血栓形成，也可表现为动脉血栓形成；其中以静脉血栓形成最为常见，也称为静脉血栓栓塞（venous thromboembolism，VTE），主要包括深静脉血栓形成（deep venous thrombosis，DVT）和肺血栓栓塞症（pulmonary thromboembolism，PTE）。DVT 发生的部位，以下肢深静脉最为常见，也可发生于其他部位的深静脉。DVT（尤其近端 DVT）发生后，如果不及时治疗，可进一步引起 PTE。在我国，尽管缺乏准确的 VTE 流行病学资料，但有资料显示其发病率呈上升趋势。随着对血栓形成"三要素"的深入研究，对化疗、免疫调节、静脉置管等因素重点关注，近年来发现血液肿瘤患者的 VTE 发生率与血栓形成高风险的实体瘤患者相似。该疾病高致死、致残，已成为国家关注的重大健康问题，也成为血液系统疾病管理的重点。

【院前管理】

一、主要诊疗

（1）线上就诊患者　见第五章第一节。

（2）线下门诊/急诊患者　根据患者的主诉和临床表现评估病情，采集现病史、既往史、用药史，完成基本检验和检查，如血细胞检查（全血细胞分类与计数、网织红细胞计数、外周血涂片），一般检查（尿常规、粪常规、肝功能、肾功能、球蛋白、血脂、乳酸脱氢酶、血型、血糖、同型半胱氨酸等），凝血指标检查（凝血酶原时间、活化部分凝血活酶时间、凝血酶时间、D-二聚体、纤维蛋白或纤维蛋白原降解产物、纤维蛋白原、内外源性凝血因子水平、血管性血友病因子水平、抗凝血酶活性、蛋白C活性、蛋白S游离抗原），免疫指标检查[红细胞沉降率、C反应蛋白、狼疮抗凝物、抗心磷脂抗体、抗β_2-糖蛋白1（抗β_2-GP1）抗体、其他自身免疫抗体以及免疫球蛋白、补体水平]，结合患者病史及检验、检查报告明确诊断，开具预住院证。

二、个案管理

（1）收集患者个案信息　见第五章第一节。

（2）评估病情危重程度进行预检分诊　初治或病情危重患者：患者有咯血、呼吸困难、气促、心悸、晕厥等症状，怀疑肺栓塞、脑血栓者，或常出现头痛、视物障碍、视盘水肿、呕吐等颅内高压表现，严重时出现意识障碍甚至脑疝危及生命等症状时，积极与住院部沟通优先办理住院手续，若病房床位紧张则协助急诊或重症监护室收治，协助患者或家属办理相关手续，交代注意事项。

【院中管理】

一、病史采集

（1）现病史　评估患者有无Virchow提出的血栓形成"三要素"，即血管壁损伤、血液淤滞、血液成分异常。血管壁损伤：是否为血管内皮细胞因机械（动脉粥样硬化、多发性外伤、大手术、骨折、心瓣膜置入、留置导管等）、化学（如药物）、生物（如内毒素）、免疫及血管自身病变等因素所致。血液淤滞：有无血液黏滞度增高、红细胞变形能力下降等，有无高纤维蛋白原血症、高脂血症、脱水、红细胞增多症等。有无血小板数量增加及活性增强（800×10^9/L，如肺源性心脏病、骨髓增殖性肿瘤等）。凝血因子异常：有无纤维蛋白原增加，有无不良生活习惯等原因引起的凝血因子Ⅶ活性增高，有无手术、创伤使凝血因子Ⅷ、Ⅸ、Ⅹ升高等；有无纤溶活力降低，如异常纤溶酶原血症、纤溶酶原激活剂释放障碍、纤溶酶活化剂抑制物过多等。除此之外还需评估患者有无胸痛、咯血、呼吸困难、气促、心悸、晕厥等，有无头痛、视物障碍、视盘水肿、呕吐等颅内高压表现。

（2）既往史　评估患者既往有无基础疾病：VTE病史、感染、手术、外伤、充血性心力衰竭、慢性呼吸系统疾病、自身免疫性疾病、血液系统疾病及实体肿瘤。既往有无不良妊娠史和弥散性血管内凝血史等。

（3）个人史　询问患者有无吸烟史、饮酒史、药物过敏史等；是否正在妊娠、近期分娩或剖宫产。

（4）家族史　患者近亲有无VTE相关病史，父母有无近亲结婚、遗传性疾病等。

二、体格检查

（1）基础体格检查　详见第五章第一节。

（2）专科体格检查　①视触诊：检查患者有无肢体不对称肿胀、疼痛和浅静脉曲张，观察双侧肢体皮温、皮色及足背动脉搏动有无异常。是否活动后肿胀、疼痛等不适症状有加重。②深静脉通畅试验：该试验主要用于检测下肢深静脉通畅情况。先用止血带结扎大腿浅静脉主干，嘱咐患者用力踢腿或下蹲活动连续10余次，使静脉血液向深静脉回流，排空曲张静脉。如果活动时下肢浅静脉曲张更明显，张力增高，甚至有胀痛，提示下肢深静脉不通畅，可能有血栓形成。③腓肠肌压痛试验：用手按压小腿腓肠肌处，发现患者有疼痛反应，可能提示腓肠肌处血栓形成。④测量肢体周径：选择骨突点明显处为标志，双侧均在此骨突点上或下若干厘米处测量周径作对比。a.下肢：协助患者下肢伸直并暴露，其中大腿周径测量：软卷尺距髌骨上缘以上15cm处平行绕大腿一周。小腿周径测量：软卷尺距髌骨下缘以下10cm处平行绕小腿一周。首次测量时，在大、小腿的正、背面沿软卷尺的上、下缘画约1cm的标志线，之后测量时软卷尺均在两条标志线中间通过。b.上肢周径测量：与下肢测量同理。测量部位：上臂可在肩峰下15cm平面；前臂可在尺骨鹰嘴下10cm平面。如图10-5-1所示。

三、实验室及其他检查

（1）实验室检查　2021版易栓症诊断与防治指南除了提出做常规血细胞检查、凝血指标检查、免疫指标检查、尿常规、肝肾功能一般检查外，还提出高通量测序基因诊断的方法（表10-5-1）。

（2）影像学检查　①彩色多普勒超声检查：敏感性、准确性均较高，临床应用广泛，是DVT诊断的首选方法，适用于筛查和监测。影像学检查主要为静脉超声显像，对于高度疑诊但超声检查阴性患者可行静脉造影。②CT静脉成像：主要用于下肢主干静脉或下腔静脉血栓的诊断，准确性高，联合应用CTV及CT

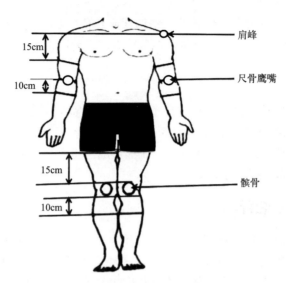

图 10-5-1　肢体周径测量

表 10-5-1　2021 指南推荐实验室检查

检测项目	检测内容
血细胞检查	全血细胞分类与计数、网织红细胞计数、外周血涂片
一般检查	尿常规、粪常规、肝功能、肾功能、球蛋白、血脂、乳酸脱氢酶、血型、血糖、同型半胱氨酸等凝血酶原时间（PT）、活化部分凝血活酶时间（APTT）、凝血酶时间（TT）、D-二聚体、纤维蛋白或纤维蛋白原
凝血指标检查	降解产物（FDP）、纤维蛋白原（Fg）、内外源性凝血因子水平、血管性血友病因子（vWF）水平、抗凝血酶活性、蛋白 C 活性、蛋白 S 游离抗原
免疫指标检查	红细胞沉降率、C 反应蛋白、狼疮抗凝物、抗心磷脂抗体、抗 β_2- 糖蛋白（抗 β_2-GPI）抗体、其他自身免疫指标检查抗体以及免疫球蛋白、补体水平
高通量测序	又称为下一代测序技术，一次性对几百万到十亿条 DNA 分子进行并行测序，并对一个物种的转录组和基因组进行深入、细致、全面的分析，所以又被称为深度测序
基因诊断	凝蛋白基因突变（抗凝血酶缺陷症、蛋白 C 缺陷症、蛋白 S 缺陷症、血栓调节蛋白缺陷等）以及促凝血蛋白基因突变（F5 Leiden 突变、F2 G20210A 突变、FⅧ水平升高等）

注：2023 版广东省易栓症诊治多学科专家共识则提出重视血小板功能检测，血栓弹力图、血小板功能、糖蛋白-GMP-140。加强排除获得性易栓症的诊断指标：抗心磷脂抗体、狼疮抗凝物、抗 β_2-GP1 抗体、肿瘤抗原系列、自身抗体系列、肾功能、骨髓形态学、病理组织活检、JAK2-V617F、CD59 等。

肺动脉造影检查，可增加 VTE 的确诊率。③核磁静脉成像：能准确显示髂、股、腘静脉血栓，但不能很好地显示小腿静脉血栓。尤其适用于孕妇，且无须使用造影剂，但有固定金属植入物及心脏起搏器植入者，不可实施此项检查。④静脉造影：准确率高，不仅可以有效判断有无血栓、血栓部位、范围、形成时间和侧支循环情况,而且常被用来评估其他方法的诊断价值,目前仍是诊断下肢 DVT 的金标准。但由于属创伤性检查及照射剂量较大,目前已极少应用。

四、诊断

教材及指南推荐结合各种血栓形成及栓塞的症状、体征、多器官临床表现、D-二聚体、影像学检查进行临床诊断。根据血栓形成机制的三大要素,结合患者病情择项进行检查。对于反复及多发血栓形成的患者,还应进行家系调查,考虑做易栓症筛查和分子诊断。

五、预防与治疗

易栓症长期管理的主要目标为预防血栓事件复发。预防措施包括基础预防、物理预防和药物预防(常用抗凝药物有艾多沙班、阿哌沙班、利伐沙班、肝素、华法林等)。建议进行多学科评估,结合患者的易栓症病因、年龄、性别、合并症和依从性,确定抗凝药物的种类、剂量、用药途径、抗凝时程,探索个性化防治方案。

根据血栓形成发生的部位和时程,采取不同的治疗措施,对于易栓症的患者应加强开展宣传教育并积极预防,详见表 10-5-2。

表 10-5-2 易栓症的预防与治疗

易栓症的预防	(1)避免血栓形成的获得性危险因素是重要的预防措施,包括控制体重、戒烟、避免久坐、避免长时间长途飞行、避免使用口服避孕药,需要制动或者外科手术之后 (2)可考虑使用新型口服抗凝剂或者低分子肝素预防,妊娠期间若 D-二聚体进行性升高,也应给予低分子肝素预防以维持正常妊娠。对于下肢 DVT 患者,可考虑置入下腔静脉过滤器,防止下肢 DVT 栓子脱落形成肺栓塞 (3)血栓形成急性期过后,下肢 DVT 患者还应使用间歇加压充气治疗或弹力袜治疗,预防深静脉血栓形成后综合征(post-thrombotic syndrome,PTS)
易栓症的治疗	1. 抗凝治疗 易栓症的治疗目标是控制血栓栓塞与预防血栓形成、复发。包括肝素(低分子肝素)抗凝治疗以及口服维生素 K 拮抗剂治疗,主要区别在于抗凝治疗时长和用药强度。由于高凝状态持续存在,3～6 个月的常规治疗不足以有效预防静脉血栓形成、复发,因此推荐抗凝蛋白缺陷杂合子患者延长抗凝治疗 6～12 个月,而遗传缺陷纯合子或者联合缺陷(如 AT 与 PC 联合缺乏症)则需长期持续治疗甚至终身抗凝治疗。阿哌沙班和利伐沙班是新型的口服 F X a 直接抑制剂,抗凝治疗效果与常规抗凝方案无差异而用药安全性更高,有望成为静脉血栓形成的一线治疗药物 2. 血栓形成的急症处理 PTE 患者中有 5% 左右出现血流动力学不稳定征象,表现为心率大于 100 次 /min 以及收缩压小于 90mmHg,此类患者需要立即接受溶栓治疗。积极的抗凝治疗仍不能改善的 PTE,以及急性期广泛、严重、完全阻塞的髂股静脉血栓形成,在适当的抗凝治疗配合下,也需考虑溶栓。常用的溶栓药物主要是组织型纤溶酶原激活剂(t-PA),2h 内静脉输注 50～100mg,急速方案为 15min 内输注 0.6mg/kg。溶栓完成后应立即监测 APTT。对于已经机化的血栓,导管介入治疗效果更佳。急性动脉血栓栓塞、需要紧急溶栓但存在禁忌证以及在溶栓失败的情况下,需选择外科手术取栓治疗

续表

易栓症的治疗	3. 溶栓治疗和介入溶栓 （1）主要用于新近的血栓形成或血栓栓塞。应选择性应用于有肢体坏疽风险的深静脉血栓形成（DVT）患者、血流动力学不稳定的肺栓塞等。动脉血栓最好在发病3h之内进行，最晚不超过6h；静脉血栓应在发病的急性或亚急性期实施，最晚不超过2周 （2）通过静脉注射溶栓药物或应用导管将溶栓药物注入局部，以溶解血栓，恢复正常血供。常用溶栓药物有尿激酶（UK）、链激酶（SK）、组织型纤溶酶原激活剂（t-PA）等。溶栓治疗的监测指标有：①血纤维蛋白原（Fbg），维持在1.2～1.5g/L水平；②血浆纤维蛋白原降解产物检测，其在400～600mg/L为宜；③活化部分凝血活酶时间（APTT）、凝血酶时间（TT）为正常对照的1.5～2.5倍
	4. 其他治疗 严重的AT缺乏症患者，在严重创伤或者分娩时，可考虑使用AT重组制剂或AT浓缩物。纯合型或者双杂合型PC缺乏症患者，可以使用浓缩APC制剂治疗

六、护理工作

（一）制订易栓症患者的临床护理路径

易栓症患者的临床护理路径从健康教育、护理处置、专科护理等维度设计，以住院时间为轴线，梳理本疾病的重点护理路径，详见表10-5-3。

（二）DVT护理

（1）观察　患者双侧肢体皮温、皮色及足背动脉，每日测量患者肢体周径，测量要求详见图10-5-1。用标记笔做好双侧测量部位标记，以便确保每次测量的准确性，观察治疗效果。

（2）体位　做好体位管理，急性期患者卧床休息，抬高患肢高于心脏水平20～30cm，促进静脉回流，降低下肢静脉压，减轻患肢的疼痛，避免膝下垫硬枕、过度屈髋，以免影响静脉回流；避免穿紧身衣物，避免使用过紧的腰带、吊袜带；禁止按摩、热敷患肢，防止血栓脱落。

（3）活动　急性期近端DVT，考虑血栓脱落及再次加重的风险，建议在充分抗凝治疗后早期下床活动，避免动作幅度过大；急性期远端DVT，在充分抗凝的基础上，建议尽早遵医嘱下床活动。卧床期间每日行踝泵运动，尽最大的努力背屈、跖屈、旋转踝关节，每个动作保持5～10s，每次10min，一日4次，分别在早、中、晚饭后和睡前进行；恢复期逐渐增加活动量。

（4）饮食　进食低脂、富含维生素的食物，保持大便通畅，禁烟禁酒，病情允许下鼓励患者多饮水。

（5）置管溶栓护理　使用专用管路予以标识，严格控制溶栓药静滴速度，不可随意调节或停止，防止管道折叠、脱出及堵塞；密切观察置管处敷料是否干燥、固定，周围皮肤有无血肿、淤血，班班交接。注意观察抗凝或溶栓药物的疗效与

表 10-5-3 易栓症患者的临床护理路径

姓名：_____ 性别：_____ 年龄：_____ 住院号：_____
住院日期：____年___月___日 出院日期：____年___月___日

项目	时间		
	住院第 1 天	住院第 2～15 天（治疗期）	住院第 16 天（出院日）
健康教育	□入院介绍：病房环境、设施、医院相关制度、主管医生和责任护士 □告知各项检查目的及注意事项 □指导饮食（进低脂、含丰富维生素的食物），保持大便通畅 □禁烟、戒酒、控制血糖及血脂 □有血栓的肢体禁止按摩、挤压、热敷及体位要求 □做好心理护理	□介绍疾病知识 □告知治疗的作用，适应证、禁忌证、注意事项、不良反应及护理配合 □治疗期间患者饮食（强调低脂，多饮水）、卫生、活动指导 □强调急性期的体位要求 □急性：PTE若血流动力学不稳定（高危PTE），建议绝对卧床14天，在充分抗凝治疗后尽早下床活动 □若血流动力学稳定，在充分抗凝的基础上，建议尽量下床活动 □心理护理	□出院指导：用药、饮食、卫生、休息、活动、复查的项目及常规监测的指标等 □指导患者办理出院手续 □加入全病程服务 □定期门诊随访
护理处置	□准确核对患者信息，协助患者佩戴腕带 □完善入院护理评估：询问病史，VTE评分中高危患者，进行查体并记录、告知医生，做好预防宣教，签署知情同意书 □完成各项检验的准备（加急检验及时采集标本并送检） □监测和记录生命体征 □卫生处置：剪指（趾）甲，沐浴（条件允许时），更换病服	□完成各项检验标本的留取并及时送检 □遵医嘱积极完成相关检查 □查看急性期的体位管理 □遵医嘱准确记录24h出入量及危重症患者护理记录 □针对高危因素持续护理评估	□为患者发放出院带药 □协助整理患者用物 □床单位终末消毒
专科护理	□急性期患肢的体位管理 □做好血栓预防措施宣教（包括基本预防、机械预防及药物预防） □每日测量患肢及对侧肢体的周径、皮温、皮色及疼痛情况等并详细记录 □心理护理 □掌握急性PTE的应急预案	□密切观察患者病情变化，重点掌握患者治疗后有无不良反应，尤其是栓子脱落发生PTE，掌握急性PTE的应急预案 □加强急性期的体位管理和预防措施宣教 □心理护理	□加强预防措施宣教，尤其在用药指导及生活方式的方面（如饮食、运动） □重点宣教用药期间的注意事项（早期出血风险识别） □详细交代复查时间及项目 □心理护理
病情变化记录	□无 □有 原因：1. 2.	□无 □有 原因：1. 2.	□无 □有 原因：1. 2.
签名时间			

不良反应，有无出血征象如皮肤、牙龈、鼻腔黏膜等有无新发出血点，特别是有无头痛、呕吐、意识障碍、肢体麻木等颅内出血迹象；一旦出现，及时告知医生，同时完善凝血功能相关监测。

（三）PTE 护理

（1）病情观察　密切观察患者生命体征、神志及伴随症状，有无出血征象，记录出入水量，观察双侧肢体的皮肤温度、颜色、疼痛及肿胀情况等。禁止按摩、挤压、热敷，预防再栓塞。按需给氧，保持血氧饱和度＞90%，注意气道湿化，同时做好心理支持。

（2）体位管理　高危急性期 PTE 血流动力学不稳定的患者，建议 14 天内绝对卧床休息，之后建议在充分抗凝治疗后尽早下床活动；若是血流动力学稳定的患者，在充分抗凝治疗的基础上，建议尽量下床活动。

（3）紧急救治流程　一旦确诊 PTE 或疑似 PTE，立即进入紧急诊治流程，呼叫 VTE 救治快速反应团队相关人员，详见图 10-5-2。

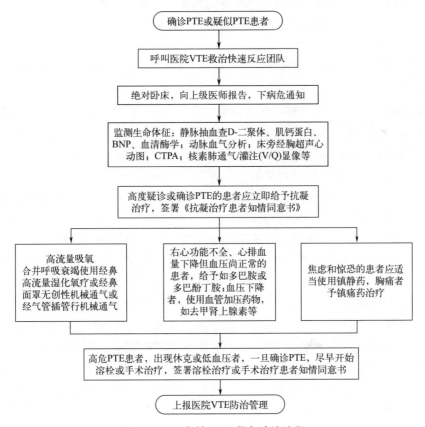

图 10-5-2　急性 PTE 紧急诊治流程

（四）预防措施

对于 VTE 风险评估，不同人群采用不同的评估量表，内科常采用 Padua 评分表，外科常用 Caprini 量表，风险评分为中、高危的患者则需采取预防措施，同时签署 VTE 预防知情同意书。预防措施主要分三类，即基本预防、机械或物理预防和药物预防。

1. 基本预防

① 对患者进行 VTE 相关知识宣教。②鼓励患者在病情允许的情况下多饮水。③鼓励患者床上主动活动如踝泵运动，尽早下床；对于卧床患者，可协助其由远及近被动按摩腓肠肌。④建议改善生活方式，如保持大便通畅，避免腹内压增高；戒烟、戒酒、控制血糖以及血脂。

2. 机械或物理预防

主要包括逐级加压袜（graduated compression stockings，GCS）、间歇充气加压装置（intermittent pneumatic compression，IPC）和足底静脉泵（venous foot pump，VFP）三种设备，掌握三种设备的实施流程和注意事项。

（1）GCS 的使用流程及注意事项，详见图 10-5-3。

（2）IPC 实施流程

① 评估患者：身体状况，向患者解释，取得合作；双足及双下肢的皮肤及肿胀情况。

② 操作要点：核对医嘱，用物准备。IPC 套筒：长度应根据患者的意愿和医院的条件进行选择，安全准确地放置并妥善固定气囊（腿套或足套），进行连接。同时，应按照医嘱设定需要的参数。使用期间：应进行病情、肢体和仪器评估，及时排除报警、故障，肢体评估的方法同 GCS。

③ 指导患者：正确使用仪器；肢体不要进行剧烈活动，不要随意搬动或者调节；若患者出现不适或者仪器报警，应及时通知医护人员。

注意事项：①使用前教育：在应用 IPC 前对患者及家属进行书面告知，取得知情同意。知情同意书应该包含以下内容：VTE 的危害及风险；VTE 风险分层情况以及进行预防的必要性；IPC 使用过程中的注意事项、不良反应的观察等；尽管采取了预防措施，VTE 的风险会显著降低，但也不能完全避免。②应用 IPC 前和使用过程中 DVT 和 PTE 的早期识别：在对患者应用 IPC 前必须筛查是否患有 DVT（可进行临床评估，结合工具评分评估，必要时行下肢静脉超声评估）；在使用过程中如出现可疑的 VTE 征象，应及时停止使用，评估患者是否患有 DVT 以及 PTE，采取相应措施，尤其是疑似 PTE 时，按照急性 PTE 的诊断流程和应急预案处理。③正确设定参数：由于种类、规格、厂家的不同，IPC 在使用的标准、强度、频率上有一定的差别，应参照产品使用说明书进行使用，防止设

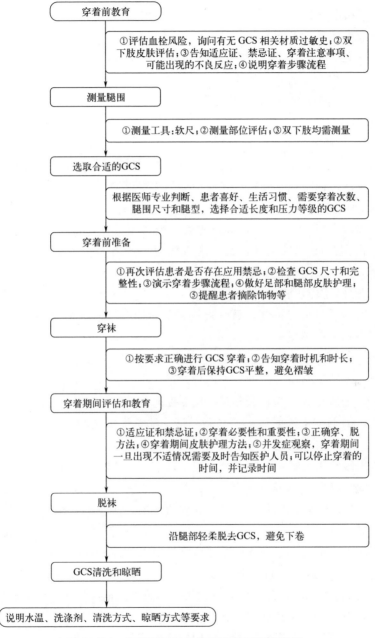

图 10-5-3　逐级加压袜的使用流程及注意事项

定错误而延误治疗；每天使用时间＞18h；对于完全不能活动的患者，在患者能耐受的前提下，应尽量延长每天使用时间。

④ 并发症预防：使用期间对患者肢体和仪器进行评估，定时检查IPC功能状态，保证套筒放置在正确的位置、压力处于正确的范围，避免压力过大等；肢体评估的方法同GCS，注意观察使用部位皮肤情况，防止发生压力性损伤；套筒内衬一人一用，预防院内感染。

⑤ 环境：保持设备工作环境清洁、温湿度适宜（温度10～40℃，湿度50%～65%）。

⑥ 维护：套筒用软布轻轻擦拭。

(3) VFP应用，一般压力为130mmHg左右，使用时间为每次30～60min，每天2～3次，或根据医嘱执行。应用期间注意事项与IPC装置相似。

3. 药物预防

对出血风险低的VTE中、高危患者，或者单独使用机械预防效果不佳的住院患者，根据VTE风险分级，结合患者病因、体重、年龄、肝肾功能状况选择合适的抗凝药物，同时也应根据不同抗凝药物的适应证、禁忌证、药代动力学等特点进行选择。抗凝药物包括口服抗凝药物（利伐沙班、华法林等）和注射类抗凝药物（普素、低分子肝素、磺达肝癸钠等）；在实施抗凝药物皮下注射时需掌握实施要点和注意事项。

(1) 实施要点　①评估患者：整个腹壁皮肤及其他部位皮肤是否有皮下出血、淤血、硬结、感染等，询问用药史，是否存在肝素类过敏、肝素诱导性血小板减少症、出血史等；查看血常规、出凝血时间等检验结果。②告知患者：药物的作用、抗凝剂皮下注射适应证与禁忌证、注意事项及配合要点。③注射定位：采用平卧、双下肢弯曲的体位，以保持腹壁完全放松；注射部位，以脐为中心点作一条水平线和垂直线，将腹壁分为左上、左下、右上、右下四个象限，再将脐到腹外缘直线等分为3份（选择外1/3点）和2份（选择1/2点），在连线1/2和外1/3处上下5cm处，按照顺时针方向轮流注射。④预充式抗凝药物注射时不需排气：注射前将药物垂直使注射器内0.1mL气体上升至注射器底部，使推注完成时注射器内不残留药物。⑤注射方法：将注射部位皮肤捏起皱褶，在皱褶最高点90°进针注射，注射时一直捏起皮肤直至注射完成，进针后推药时间约10s，注射后停留10s再拔针，预充式抗凝药物拔针后无须按压；如有穿刺处出血或渗液，以穿刺点为中心，垂直向下按压3～5min。

(2) 注意事项　①指导患者：勿揉搓注射部位，禁忌热敷、理疗，出现异常及时通知医护人员。②皮下出血或淤血处理：穿刺点有出血者，立即予局部按压止血；局部肿胀者予冰敷或硫酸镁湿敷。③皮下稍有淤血者：加强观察，再次注射时避开淤青处。④出血面积较大者：立即报告医生，遵医嘱暂停注射。

（3）VTE 防治相关出血并发症的处理 所有抗凝治疗均伴随出血风险，因此，用药过程中应严密监测出血的可能性，掌握出血的定义和处理流程。①出血定义：根据出血部位、出血量以及临床症状的严重程度，可将活动性出血分为大出血、临床相关非大出血、小出血，见表 10-5-4。②出血处理流程：急性 PTE 合并活动性出血，建议评估出血严重程度，并采取不同处理策略。活动性出血评估为小出血，建议在抗栓治疗同时积极进行局部处理；如活动性出血为大出血或临床相关非大出血，建议暂停抗凝治疗，并积极寻找出血原因，同时对出血原因进行治疗，见图 10-5-4。由于活动性出血是抗凝治疗的禁忌，对于 PTE 合并大出血、临床相关非大出血首先应停止抗凝治疗，针对出血原因进行治疗，为抗凝治疗创造条件。小出血对于全身影响较小，比如牙龈出血等，如能通过局部治疗起到止血作用，可暂时不停用抗凝治疗；如局部处理无效，仍应权衡对全身的影响、抗凝治疗的必要性，制订治疗方案。

表 10-5-4 活动性出血的定义

活动性出血	临床表现
大出血	（1）致死性出血：Hb 下降＞50g/L，或至少需要输注 4U 红细胞，致命的、有症状的颅内出血，低血压，需静脉应用正性肌力药物 （2）某些重要部位或器官的出血，如颅内、脊柱内、腹膜后、关节内、心包等，及因出血引起的骨筋膜室综合征 （3）出血导致血流动力学不稳定，和（或）在 24～48h 内引起血红蛋白水平下降 20g 以上，或需要输至少 2U 全血或红细胞 （4）手术部位出血需要再次进行切开，关节镜或血管内介入等；或关节腔内出血致活动或伤口恢复推迟，使住院时间延长或伤口加深
临床相关非大出血	（1）自发性皮肤出血面积＞25cm^2 （2）自发性鼻出血时间＞5min （3）持续 24h 肉眼血尿 （4）便血（厕纸可见出血点） （5）牙龈出血时间＞5min （6）因出血住院治疗 （7）出血需要输血但＜2U （8）观察者认为影响临床治疗
小出血	其他类型的出血

七、个案管理

见第五章第一节。

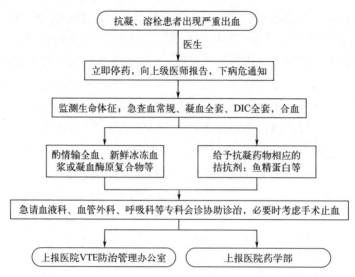

图 10-5-4　VTE 患者抗凝、溶栓后严重出血的处理流程

八、出院指导

为出院的患者以及出院前仍存在 VTE 高风险的患者提供健康处方,进行预防保健、用药咨询、康复指导等;为其复查提供全病程的健康咨询。

（1）饮食　保证每日所需水量的摄入,患者病情允许的情况下,每日建议患者饮水 1500～2500mL,降低血液黏稠度。

（2）活动与休息　根据患肢情况,逐步恢复正常工作及生活;避免长距离行走及久站;当患肢肿胀不适时及时卧床休息,并抬高患肢高于心脏水平 20～30cm。

（3）行为　养成良好的作息习惯,禁烟戒酒。VTE 患者出院后应使用治疗型弹力袜（Ⅰ级）6 个月以上,出院时仍存在 VTE 风险的患者出院后可使用治疗型弹力袜（Ⅰ级）3～6 个月。

（4）用药　严格遵医嘱（用法与用量）使用抗凝药物。用药期间观察患者大小便颜色、皮肤黏膜情况,使用软毛牙刷刷牙,避免碰撞及跌倒。口服华法林期间定期检查血常规及出凝血时间。

（5）复查　出院后 3 个月、6 个月、12 个月到血栓专病门诊复查。若出现下肢肿胀,平卧或抬高患肢仍无明显消退时应及时就诊。

【院后管理】

根据患者所患疾病的危险因素,制订患者个性化随访重点,由个案管理师进行随访管理,见表 10-5-5。

表 10-5-5　易栓症患者的个性化院后随访计划表

项目	时间		
	短期 服药 3 个月 电话随访	中期 服药 6 个月 线上 + 电话随访	长期 服药 12 个月 线上 + 电话随访
主要诊疗	□常规血常规、肝肾功能、凝血功能、D-二聚体、抗凝血参数（如抗 FXA 活性） □进行血栓影像学监测如复查 B 超、血管彩超 □评估预防效果和出血风险 □根据患者检验、检查结果调整用药方案	□常规血常规、肝肾功能、凝血功能、D-二聚体、抗凝血参数（如抗 FXA 活性） □进行血栓影像学监测如复查 B 超、血管彩超 □评估预防效果和出血风险 □根据患者检验、检查结果调整用药方案	□常规血常规、肝肾功能、凝血功能、D-二聚体、抗凝血参数（如抗 FXA 活性） □进行血栓影像学监测如复查 B 超、血管彩超 □评估预防效果和出血风险 □根据患者检验、检查结果调整用药方案
专科护理	□评估治疗效果 □评估患者治疗后症状的改善情况，有无其他并发症如皮肤、牙龈、消化道有无出血情况 □评估服药不良反应，如胃肠道反应和肝、肾功能损伤 □评估患者对居家相关危险因素的掌握程度 □服药和复诊依从性 □随访数据收集	□评估治疗效果 □提醒特殊检查的注意事项 □评估服药不良反应，如胃肠道反应和肝、肾功能损伤 □服药和复诊依从性 □评估患者对居家相关危险因素的掌握程度 □随访数据收集	□评估治疗效果 □评估服药不良反应，如胃肠道反应和肝、肾功能损伤 □服药和复诊依从性 □评估患者对居家相关危险因素的掌握程度 □提醒之后复诊的时间及注意事项 □随访数据收集
个案管理	□回答患者咨询问题 □强调自我管理的重要性、必要性 □加强再次血栓和出血等风险识别 □收集患者饮食、运动、服药依从性等信息 □信息反馈	□回答患者咨询问题 □强调居家生活指导，复查等注意事项 □加强再次血栓和出血等风险识别 □收集患者饮食、运动、服药依从性等信息 □信息反馈	□回答患者咨询的问题 □强调居家生活指导，复查项目等注意事项、坚持长期管理的重要性 □加强再次血栓和出血等风险识别 □收集患者饮食、运动、服药依从性等信息 □信息反馈

参考文献

[1] 中华医学会血液学分会血栓与止血学组. 易栓症诊断与防治中国指南（2021 年版）[J]. 中华血液学杂志，2021，42（11）：881-888.

[2] 黄晓军. 血液系统与疾病 [M]. 2 版. 北京：人民卫生出版社，2021.

[3] 广东省精准医学会血液分会出凝血青年专委会，广东省易栓症多学科专家共识编写组，黄楷. 广东省易栓症诊治多学科专家共识 [J]. 岭南现代临床外科，2023，23（5）：367-378.

[4] 国际血管联盟中国分部护理专业委员会. 住院患者静脉血栓栓塞症预防护理与管理专家共识 [J]. 解放军护理杂志，2021，38（6）：17-21.

[5] 杨旭虎，徐伍，刘建成，等. 易栓症分子遗传学研究进展[J]. 陕西医学杂志，2023，52（10）：1442-1445.

[6] Simioni P, Cagnin S, Sartorello F, et al. Partial F8 gene duplication（factor Ⅷ Padua）associated with high factor Ⅷ levels and familial thrombophilia[J]. Blood，2021，137（17）：2383-2393.

[7] Klok F A, Huisman M V, et al. How I assess and manage the risk of bleeding in patients treated for venous thromboembolism[J]. Blood，2020，135（10）：724-734.

[8] Mulder F, I, Carrier M, et al. Risk scores for occult cancer in patients with unprovoked venous thromboembolism：Results from an individual patient data meta-analysis[J].J Thromb Haemost，2020，18（10）：2622-2628.

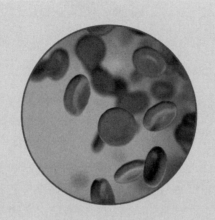

第三篇 血液内科治疗及护理

血液内科综合治疗涉及的领域广泛，包括化疗药物治疗、分子靶向药物治疗、生物和免疫制剂治疗、基因治疗、放射治疗、抗肿瘤药物毒副作用治疗、姑息治疗和肿瘤的内科预防治疗等。随着对血液肿瘤发病机制的深入研究，血液肿瘤的精准诊断和分层治疗逐年优化提升。小分子药物、抗体类药物、免疫细胞治疗及造血干细胞移植新疗法在不断完善，新药不断涌现，为血液肿瘤的治疗提供了更多选择。近年来在人工智能的推动下，血液肿瘤诊断、护理、疾病管理由人工化、经验化不断向智能化、信息化升级，为患者实施疾病的全程管理，提供系统、有效且连续动态全方位的支持性照护，开展全病程管理已成为当前医护患所期盼的践行模式，本篇将血液内科治疗及护理的全病程管理思路梳理如下。

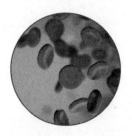

第十一章

常规化疗

化疗是化学药物治疗的简称,通过化学药物杀灭癌细胞达到治疗目的,是治疗癌症有效的手段之一。在血液疾病的治疗中,化疗扮演着非常重要的角色。如急性白血病、淋巴瘤等,化疗常是首选的治疗方案。血液疾病中常规化疗药物主要有抗叶酸代谢类、抗嘧啶代谢类、抗嘌呤代谢类、烷化剂、生物碱类、抗生素类、酶类、激素类等。但化疗的细胞毒性也不可忽视,化疗后患者可能出现骨髓抑制、胃肠道反应、其他系统不良反应等;如何合理运用化疗,实施有效护理,对血液疾病患者生存至关重要。

【院前管理】

一、主要诊疗

(1)线上就诊患者　医生根据患者的主诉、临床表现及检验检查评估病情和疗效,医生给出相应的指导,需周期化疗的患者在线上开具预住院证,通知患者或家属住院时间和相关注意事项。

(2)线下门诊/急诊患者　医生根据患者的主诉和临床表现评估病情,结合疾病特征进行常规项目检查。根据患者化疗周期安排化疗。

二、化疗的适应证和禁忌证

(1)适应证　①对化疗敏感的全身性恶性肿瘤,如白血病、多发性骨髓瘤、恶性淋巴瘤等;②已无放疗指征的播散性晚期肿瘤或术后、放疗后复发转移的患者;③实体瘤的手术切除和局部化疗后的辅助化疗或术前的辅助化疗;④癌性体腔积液,包括胸腔、心包腔及腹腔采用腔内注射化疗药物,常可使积液消失或控制积液量。

（2）禁忌证　①严重骨髓抑制者；②肝肾功能异常者；③心脏病心功能障碍者，不选用蒽环类抗癌药；④有严重感染者；⑤全身多器官功能衰竭者。

三、个案管理

（1）收集患者个案信息　采取线上线下相结合的方法，采集患者现病史、既往史、用药史。填写血液系统疾病个案管理收案评估表，见附表4。

（2）评估病情危重程度进行预检分诊　①初治/病情危重患者：根据血液病各疾病特征进行病情评估，完善相关检查如PET/CT、骨髓穿刺、基因学检查等，确定疾病及分型。②急诊科收治的患者：按医院绿色通道尽快收至住院部，协助患者或家属办理相关手续，交代相关注意事项。③病情稳定的复诊且候床患者：调整治疗方案，跟踪随访，积极复查血常规，做好日常预防，避免上呼吸道感染（感冒）、发热，按期预约床位，办理预住院手续，告知患者或家属住院时间和相关注意事项。④复诊无须住院的患者：按照全病程管理予以相应的随访。

【院中管理】

一、病史采集

（1）现病史　结合专科疾病特征采集现病史，根据医院需求完善相关检查。化疗患者了解患者化疗周期及既往化疗反应，有无骨髓抑制等不良反应。

（2）既往史　评估患者既往有无传染病和基础疾病（如：冠心病、高血压、糖尿病或其他肿瘤疾病等），有无相关用药史及不良反应。

（3）个人史　询问患者有无吸烟、饮酒、药物过敏史等。

（4）家族史　了解患者有无血液系统相关疾病家族史。

二、体格检查

（1）基础体格检查　进行生命体征如体温、呼吸、脉搏、血压的测量，评估患者的营养、肌力等情况及患者近3个月体重改变情况。明确患者身高和体重，计算体表面积，根据体表面积确定化疗剂量。

（2）专科体格检查　参考各疾病专科体格检查，重点关注患者有无肿瘤浸润、贫血、出血、感染等血液疾病专科表现。如有化疗史，关注患者皮肤黏膜情况，如口腔黏膜、肛周等是否溃疡、感染等。对于初治患者，根据患者意愿及病情为其进行静脉置管及相关健康教育，置管前重点评估患者有无感染、活动性出血或出血倾向，查看血常规、凝血功能等指标，注意置管导致感染、出血、血栓的风险防控。再次治疗且已留置中心静脉导管的患者，检查导管固定情况、导管维护情况及导管是否通畅，查看导管维护情况，周围皮肤有无红、肿、破溃等表现。

三、实验室及其他检查

根据各疾病专科需求及患者情况完善相关检查。

（1）血常规、血生化、凝血常规、输血前四项、病毒全套等　了解患者三系细胞计数、凝血功能、炎性指标情况，必要时化疗前先行升血细胞、输血、止血、抗感染等对症支持治疗。了解患者肝、心、肾等重要器官功能情况，有无病毒感染或复制风险等。

（2）骨髓细胞形态学　对于初治白血病、骨髓瘤及其他血液系统肿瘤的患者或有特殊需求患者可行骨髓穿刺了解骨髓细胞形态学。骨髓检查是可以判断患者骨髓增生情况以及各类细胞的比例和发育情况，骨髓活检还可判断患者有无肿瘤细胞骨髓浸润。

（3）免疫分型　根据白细胞表达的相关抗原确定其系列来源，进一步区分疾病的不同亚型，从而确定和完善治疗方案。

（4）分子学检测　明确患者是否存在基因改变，有助于判断预后及选择化疗方案。

（5）影像学检查　超声、PET/CT、X线、造影等检查。对于容易骨转移，如骨髓瘤患者和所有可疑有骨转移患者应做骨扫描。

（6）其他检查　根据患者基础疾病和病情对患者进行其他检查，有助于化疗前对患者进行更详细准确的身体评估。基本检查有心电图、尿常规、粪常规+隐血等，有免疫系统疾病的患者进行免疫系统相关检查，有糖尿病的患者进行血糖监测等。

四、常见化疗药物及给药途径

化疗药物按不同类型可进行多种分类，按给药途径可分为静脉注射药物、皮下注射药物、肌内注射药物、口服药物、鞘内注射药物等，见表11-1-1。具体化疗药物分类及其注意事项详见附表1。

五、护理工作

（一）制订临床护理路径

根据化疗不同阶段制订相关护理路径，各疾病化疗参考具体疾病。

（二）化疗期间护理重点

化疗期间以一般护理、饮食护理、皮肤护理、口腔护理、用药护理、病情观

表 11-1-1 常见化疗药物及给药途径

给药途径	常用药物
静脉注射	**影响核酸生物合成**：阿糖胞苷、甲氨蝶呤、吉西他滨 **干扰转录过程阻止 RNA 合成**：盐酸表柔比星、盐酸多柔比星脂质体、米托蒽醌、阿柔比星、盐酸吡柔比星 **影响微蛋白**：长春新碱、长春地辛、长春瑞滨 **烷化剂**：环磷酰胺、异环磷酰胺、达卡巴嗪、美法仑、白消安 **拓扑异构酶抑制药**：依托泊苷、替尼泊苷 **破坏 DNA**：卡铂、博来霉素 **去甲基化**：阿扎胞苷、地西他滨 **其他**：三氧化二砷、奈拉滨
皮下注射	**影响核酸生物合成**：阿糖胞苷 **破坏 DNA**：博来霉素 **抗肿瘤抗体**：硼替佐米 **去甲基化**：阿扎胞苷
肌内注射	**抑制蛋白质合成与功能**：门冬酰胺酶、培门冬酶 **破坏 DNA**：博来霉素
口服给药	**烷化剂**：司莫斯汀、苯丁酸氮芥片 **抗肿瘤抗体**：甲磺酸伊马替尼、达沙替尼、尼洛替尼 **其他**：沙利度胺
鞘内注射	**影响核酸生物合成**：阿糖胞苷、甲氨蝶呤

察、心理护理为主，重点观察患者化疗期间生命体征，监测体温、呼吸、脉搏、血压变化及化疗不良反应，关注患者血象，如有条件可对患者进行保护性隔离，指导患者多休息，减少机体消耗。可根据患者病情及各疾病专科特点进行专科护理。

（三）化疗并发症识别及护理

1. 药物外渗

输液过程中腐蚀性药物进入血管以外组织称为药物外渗，主要表现为局部皮肤出现肿胀、疼痛、颜色改变、水疱、溃疡甚至坏死。发生药物外渗应做如下处理。

（1）立即停止输液，用注射器回抽静脉通路中残余药液后拔出留置针或输液港无损伤针。

（2）深部组织发生外渗时，遵医嘱行 X 线确定导管尖端位置。

（3）抬高患肢高于心脏，避免患肢下垂和局部受压，局部肿胀明显可予以 50% 硫酸镁溶液湿敷。

（4）发疱性药物外渗时，应遵医嘱局部封闭。封闭液宜联合选用生理盐水、

2%利多卡因、地塞米松，围绕外渗部位外缘进行多点扇形注射，封闭范围及深度应大于外渗部位。

（5）根据外渗药物的种类，遵医嘱使用相应解毒剂和治疗药物。

（6）化疗药物外渗24～48h内，DNA结合发疱剂建议给予干冷敷，每次15～20min，每天＞4次；奥沙利铂、植物碱类外渗可采用干热敷，成人温度不宜超过50～60℃，患儿不宜超过42℃。

（7）记录症状、体征，外渗发生的部位、时间、范围、皮肤情况、输液工具、外渗药物名称、浓度、剂量、处理措施等。

2. 感染

化疗患者抵抗力低下，易发生感染，常表现为发热、乏力、食欲缺乏等。若患者白细胞低于$1.0×10^9$/L或中性粒细胞低于$0.5×10^9$/L，或伴有严重感染，需入住层流床。

（1）入住层流床后不要随意移动病床或层流床，以免干扰床内空气流动，影响净化效果，同时层流床床帘应持续处于拉闭状态，饮食、大小便等尽量在床上进行，减少家属探视和人员流动。

（2）发热患者应进行血培养，根据需求完善痰培养、尿培养等其他微生物学检查，明确感染菌属和菌属耐药性，选择合适的抗生素。

（3）患者饮食应清洁，避免食生食或不洁饮食。

（4）出院后患者应避免到人员密集场所，出行佩戴口罩，保持居家环境清洁通风。

3. 出血

化疗会抑制骨髓造血功能，从而导致血小板数量下降。血小板正常值为$(100～300)×10^9$/L，低于$100×10^9$/L则为血小板减少症，通常表现为淤青、口鼻黏膜出血、黑便等。

（1）患者行抽血或穿刺治疗后需按压穿刺部位5～10min，以减轻皮下出血，观察大小便的颜色，若出现黑便或鲜血便提示可能为消化道出血，尿液为粉红色或带血尿液提示可能为泌尿系统出血，头晕、头痛或视力下降等提示可能为颅内出血。

（2）血小板减少的患者应注意监测凝血功能，减少不必要的穿刺，血小板低于$50×10^9$/L或凝血酶原时间延长3s以上，可考虑输血治疗。

（3）密切关注患者神志及生命体征，关注患者大小便情况，如患者便秘应避免用力解大便，嘱患者多饮水，遵医嘱使用通便药物等。饮食以清淡、易消化为主，应避免冷热及辛辣等刺激性食物。勿挖鼻孔，不使用牙签、牙线，穿柔软宽松衣物等。

（四）化疗药物不良反应及处理

1. 消化系统不良反应

（1）表现　食欲减退、恶心、呕吐、腹痛、腹泻、便秘等。恶心和呕吐是化疗药物引起的最常见的早期毒性反应，严重的呕吐可导致脱水、电解质失调、衰弱和体重减轻。胃肠黏膜水肿和炎症可导致腹泻甚至血便；长春碱类药物尤其是长春新碱可影响肠道的运动功能而产生便秘和麻痹性肠梗阻。

（2）处理　化疗期间嘱患者注意口腔卫生，使用软毛牙刷刷牙，每日进行口腔清洁，嘱患者避免进食刺激性食物，进食少渣、富含蛋白质、钾及热量高的食物，注意监测患者电解质和 pH 值。必要时遵医嘱予以口腔护理，化疗前后用冰盐水含漱，消退组织肿胀，促进口腔黏膜血管收缩，预防口腔黏膜炎。已发生黏膜炎的患者，遵医嘱予以镇痛药或漱口液，也可使用生长因子促进中性粒细胞产生，加速创面愈合，或通过小剂量短波紫外线治疗，刺激细胞生长，促进伤面愈合。持续腹泻患者需预防脱水、电解质失调、衰弱、热量摄取不足和体重减轻等并发症发生。

2. 造血系统不良反应

（1）表现　处于化疗抑制期时，白细胞尤其是中性粒细胞减少、血小板减少、红细胞减少，易并发感染、出血、贫血等。

（2）处理　大多数化疗药物可抑制骨髓及淋巴组织的细胞分裂。成熟细胞的减少常见于白细胞尤其是粒细胞，其寿命只有 1~2 天；血小板减少较少出现（寿命为几天）；红细胞减少罕见（平均寿命 120 天）。中性粒细胞减少，可通过反馈机制刺激干细胞增殖，使血象恢复。粒细胞减少的主要后果为严重感染的危险性增加，如果白细胞数在 1.0×10^9/L 以下持续 7~10 天，尤其是中性粒细胞绝对数低于 5×10^9/L 持续 5 天以上，发生严重细菌感染的机会将明显增加。此时，患者如果有寒战和体温高于 38.5℃ 应做血培养和可疑感染部位的培养，并尽快用有效的广谱抗菌药物治疗。严重血小板减少的患者出现出血症状或血小板数低于 15×10^9/L 时，通常需要输血小板。

3. 泌尿系统不良反应

（1）表现　肾实质损坏，泌尿道刺激反应，出血性膀胱炎。

（2）处理　应以预防为主，应用 MTX 可配合大量输液水化和尿液碱化，及使用亚叶酸钙等解救药物；应用 DDP 可配合利尿药加水化，增加尿量降低肾小管中药物浓度，减轻肾损伤；应用 CTX 需大量摄取水分，若大剂量使用时需用美司钠解救；应用亚硝脲类应注意药物剂量，一旦出现肾毒性应停药。重度尿毒症则需做血液透析。肾功能异常者应及时减量或停药，一旦出现膀胱炎症状，应立即停药，通常停药几天后膀胱炎症状消失。

4. 肝脏毒性反应

（1）表现　肝细胞功能障碍、静脉阻塞性肝病、慢性肝纤维化，表现为转氨酶升高、肝大、腹水等。

（2）处理　肝毒性一般在停药后可恢复。对肝功能较差的患者应注意观察肝功能的变化，对已存在严重肝功能异常的患者禁用化疗；对轻微肝功能异常，如病毒性肝炎、血清标志物阳性、脂肪肝或轻度肝硬化，需要化疗时，必须同时用保肝药物；对化疗过程中出现的轻度单项谷丙转氨酶升高者，也应同时用保肝药物；对严重肝损害，尤其是发生药物性黄疸者，应停用化疗药，积极进行保肝排毒治疗，监测肝功能，必要时予以保肝药物。

5. 心脏毒性反应

（1）表现　急性毒性常出现在用药后数小时或数天，发生窦性心动过速、心律失常、传导阻滞、ST段下移等。慢性毒性出现在数月或数年后，以充血性心肌病为主要表现，出现心动过速、心律失常、呼吸困难、心脏扩大等。

（2）处理　为了预防出现严重的心脏毒性，输注速度不宜过快，尤其应严格控制老人和儿童的速度，早期发现和治疗。可用心电图、左心室射血分数和内膜活检等监测心脏毒性，其中经皮心腔内心肌活检监测心脏毒性最为敏感和准确。

6. 肺毒性反应

（1）表现　出现间质性肺炎和肺纤维化，常见症状为干咳、呼吸困难、疲乏不适等，重则发绀。

（2）处理　肺毒性是博来霉素最严重的不良反应，发作隐匿和迟缓，可于停药后一个月以上发生。早期诊断比较困难，要与肺部机会性感染或肿瘤发展鉴别。治疗措施包括停用博来霉素，给予皮质类固醇药物。约一半轻度或中度肺病变的患者，在治疗结束后9个月内肺部改变恢复正常。

7. 神经系统毒性反应

（1）表现　长春新碱具有严重的神经毒性，主要表现为较轻的可逆性损伤，以外周神经损伤为主，最常见的症状为跟腱反射受抑制。由于不易通过血脑屏障，脑神经障碍较少见，但可见复视、角膜反射消失、眼睑下垂等。铂类药物的神经毒性主要表现在外周神经系统和背根神经节，而对大脑的损伤较轻。对外周神经系统的影响，主要表现为感觉神经传导速度下降而运动神经传导速度不受影响，甚至出现运动神经的高度兴奋。运动神经病变，主要影响近端肌肉，其临床特征是肢端呈手套-袜子状的麻木、灼热感、振动感下降，深腱反射消失，进一步发展则可产生运动神经受损。

（2）处理　治疗抗神经毒性药物主要是营养神经药物，如维生素类、核苷酸类、钙剂、镁剂等。出现神经系统毒性的患者，护士应及时予以跌倒坠床风险评估，避免患者因肢体麻木等发生摔倒。

8. 其他

（1）表现　脱发、色素沉着、过敏反应、性功能障碍等。

（2）处理　对患者和家属予以心理护理，对患者进行心理安抚，对于毛发脱落的患者，可使用冰帽局部降温，以减少药物循环到毛囊。

六、个案管理

见第五章第一节。

七、出院指导

（1）服药指导　告知患者用药的目的、方法及主要注意事项。遵医嘱按时按剂量服用药物，切勿私自停药或者增减药物剂量，注意观察药物的不良反应。如司莫司汀胃肠道反应明显，患者可将服药时间改在睡前，以减轻消化道反应；甲磺酸伊马替尼应避免与含对乙酰氨基酚药物合用，服药时多饮水，避免在服药期间饮用葡萄柚汁等。口服药注意事项可参考药品说明书或附表 1 进行指导。

（2）复诊指导　出院后一周复查血象，若是血象较低时，2～3 天复查血象，有咳嗽、发热等不适时及时就医。根据患者化疗周期，按时来院复诊。

（3）生活方式指导　指导患者合理饮食，进食健康、富含营养、易消化的食物，适当运动，保持良好心态，避免情绪过激，注意预防感染，注意个人卫生。避免去人员密集场所，出门佩戴口罩做好防护。可参考各疾病的出院指导。

（4）管道相关指导　定期维护导管，避免导管堵塞，详见第六章第二节。

【院后管理】

由个案管理师组织主管医师、责任护士、营养师、康复师共同制订出院随访管理计划，包括短期、中期、长期随访计划（详见各疾病对应随访计划表），个案管理师进行随访执行。

参考文献

[1] 薛莲，顾丽磊，杨卫林，等.血液系统恶性肿瘤化疗后不良事件发生的危险因素[J].临床与病理杂志，2022，42（6）：1342-1348.

[2] 单丽明，林沛钰，方小芳，等.近5年我国癌症患者化疗药物不良反应护理研究热点的共词聚类分析[J].中国现代医生，2024，62（3）：93-96.

[3] 高昆.紫外线治疗仪治疗血液病患者化疗后并发口腔溃疡的护理分析[J].中国医药指南，2020，18（3）：248.

[4] 张明乐，刁玉巧，朱秀丽，等．利妥昔单抗联合化疗治疗儿童淋巴瘤的有效性和安全性的 Meta 分析[J]．检验医学与临床，2023，20（24）：3594-3598．

[5] Ansell S M. Hodgkin lymphoma：2025 update on diagnosis，risk-statification，and managemet[J]. Am J Hematol，2024，99（12）：2367-2378．

[6] Yang X，Wang J. Precision therapy for acute myeloid leukemia[J]. J Hematol Oncol，2018，11（1）：3．

[7] 魏于全，赫捷．肿瘤学 [M]. 2 版．北京：人民卫生出版社，2015．

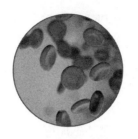

第十二章

放疗

放疗是放射治疗的简称,是使用放射线及设备治疗恶性肿瘤(偶有良性病)的一种临床治疗手段,是肿瘤治疗的三大手段之一。近年来,随着综合治疗的进展,也给放射治疗带来了以下变化:①放射治疗的靶向区逐渐变小,以霍奇金淋巴瘤为例,从全淋巴结照射、次全淋巴结照射、扩大野照射、受累野照射到现在的受累部位/淋巴结照射。②放射治疗的剂量逐渐变小,20世纪70至80年代霍奇金淋巴瘤的根治剂量为45Gy,后来强调综合治疗,霍奇金淋巴瘤的放射剂量降至目前的20~30Gy。同期非霍奇金淋巴瘤的放射剂量也由50Gy降到30~40Gy。③新的放疗技术,如调强放射治疗(IMRT)、图像引导放射治疗(image-guide radiation therapy, IGRT)也越来越多地用于淋巴瘤的治疗。虽放疗在淋巴瘤中占有重要的地位,但也存在一定局限性,一是因可通过单纯放疗治愈的淋巴瘤较少,大部分需联合化疗或手术;二是放疗后存在皮肤、消化系统、血液系统、神经系统等不良反应。

【院前管理】

一、主要诊疗

(1)线上就诊患者 医生根据患者的主诉、临床表现及检验检查评估病情,医生给出相应的指导,需住院治疗的患者,医生在线上开具预住院证,通知患者或家属住院时间和相关注意事项。

(2)线下门诊/急诊患者 根据患者的主诉和临床表现评估病情,采集现病史、既往史、用药史,完成基本检验和检查,明确肿瘤位置、大小和淋巴结转移情况,确定放疗范围,了解患者放疗周期,结合患者病史及检验检查报告,明确诊断，开具预住院证。目前推荐 PET/CT 作为淋巴瘤主要分期检查及复查项目，若患者不能行 PET/CT，至少需行颈部、胸腔、腹腔和盆腔诊断性增强 CT。

二、适应证和禁忌证

（1）适应证　淋巴系统对放疗敏感的霍奇金淋巴瘤和非霍奇金淋巴瘤。

（2）禁忌证　放射治疗的绝对禁忌证很少，但仍要进行治疗前的严格评估，避免由放射治疗给患者造成不必要的身体和精神负担。当出现以下几方面情况时，患者一般不能接受放射治疗。①全身情况：a.心、肝、肾等重要脏器功能严重损害者；b.严重的全身感染、败血症或脓毒血症未控制者；c.治疗前血红蛋白＜80g/L 或白细胞＜ 3.0×10^9/L 未得到纠正者；d.癌症晚期合并贫血、消瘦或处于恶病质状态，评估生存期不足 3～6 个月者。②肿瘤情况：a.肿瘤晚期已出现广泛转移，而且该肿瘤对放射线敏感性差，放射治疗不能改善症状者；b.肿瘤所在脏器有穿孔可能或已穿孔者；c.凡属于放射不敏感的肿瘤患者，应视为相对禁忌证。③放射治疗史：a.距第一次放疗时间过短（近期曾做过放射治疗者）；b.皮肤或局部组织纤维化；c.不允许同一部位进行第三次放射治疗。

三、个案管理

（1）收集患者个案信息　采取线上线下相结合的方法，采集患者现病史、既往史、用药史。填写血液系统疾病个案管理收案评估表，见附表 4。

（2）评估病情危重程度，进行预检分诊　①初治放疗患者：积极与住院部沟通，优先办理住院手续，完善相关检查，协助联系放疗科，完善放疗前准备，对患者及家属进行健康教育和心理安抚。协助患者或家属办理相关手续。②周期放疗患者：固定放疗周期患者，根据上次出院开具的住院证，进行床位预约，积极收治入院，完善放疗前检查，配合放疗科放疗。

【院中管理】

一、病史采集

（1）现病史　结合专科疾病特征，评估患者有无发热、咳嗽、乏力、气促、耳鸣、出血、疼痛和食欲减退等不适，有无肝、脾、淋巴结肿大，皮肤有无浸润、斑丘疹、结节或肿块等。详细了解门诊/急诊及其他医院的就诊资料，是否已完善相关检验、检查。根据疾病需求完善相关检查。了解患者既往放疗情况，距离上一次放疗时间间隔，有放疗病史患者应重点评估有无放射性皮炎和放射性肠炎，查看放射区皮肤有无红斑、干性脱皮和湿性脱皮等,有无腹痛、腹泻、便血、贫血等,有无口腔黏膜炎、口腔溃疡等。了解患者有无合并其他疾病等。

（2）既往史　评估患者既往有无传染病和基础疾病（如：高血压、冠心病、糖尿病等），有无相关用药史及不良反应,有无药物过敏史。

（3）个人史　询问患者有无吸烟史、饮酒史等。

（4）家族史　了解患者家庭成员有无血液系统相关疾病的家族史。

二、体格检查

（1）基础体格检查　进行生命体征测量如体温、呼吸、脉搏、血压等,评估患者的营养、肌力等情况,测量身高体重。

（2）专科体格检查　参考各专科疾病体格检查,重点关注患者放疗部位皮肤或局部组织情况,如皮肤纤维化、皮炎、溃疡、渗液、皮下出血、脱皮等。

三、实验室及其他检查

（1）血常规、血生化、出凝血检查　放疗前行血常规检查,对于血红蛋白 $< 80g/L$ 或白细胞 $< 3.0 \times 10^9/L$ 未得到纠正者一般不能接受放射治疗。放疗后进行血液指标检测,如白细胞计数、血红蛋白浓度、血小板计数等,评估放疗后对患者造血功能的影响。

（2）影像学检查　最主要包括 X 线、CT、MRI、正电子发射计算机断层显像（PET/CT）;此项检查主要用于明确病灶位置,确定靶区。① X 线模拟定位确定靶区：X 线模拟定位机可以模拟放射治疗机的各种几何参数,确保靶区定位时的一切条件与治疗时完全一致。按照治疗时的体位,在模拟机下通过透视来显示病灶及重要器官的位置、移动度,确定照射范围。② CT 模拟定位确定靶区：CT 模拟定位机提供更多横断面的组织结构,可测量各种组织的密度值,在放射治疗中作用如下：a. 患者外轮廓直接确定；b. 正常组织和器官的定位；c. 肿瘤范围的确定；d. 不均匀性组织密度的确定；e. 用放疗计划系统做治疗设计时,医生根据 CT 图像确定照射野的部位和各点的剂量分布,计算出深部脏器和组织的剂量分布曲线；f. 治疗计划的修正及疗效判定。③ MRI 定位靶区：MRI 对软组织的显像能力强,可清晰地显示神经等细微结构；MRI 没有骨投影的干扰；MRI 不须变换患者体位即可改变断层面。④ PET/CT 定位靶区：PET/CT 是目前最高端的医学影像设备之一,是分子水平成像的一种重要检查手段,被誉为追踪肿瘤的"精准雷达",有助于鉴别诊断放疗后肿瘤复发与放射性损伤。PET/CT 上包含的生物学信息和影像学信息,能够帮助医生更加精准、清晰地明确肿瘤在人体上的位置及分期,从而精确引导后续放疗计划的设计和放疗的实施,提高放疗的精准性和有效性。

除以上检查外,全身骨扫描可发现和诊断骨的原发和继发肿瘤,超声也可以判定淋巴结转移并指导照射野的设计。

四、治疗

靶区设计与勾画聚焦于受累淋巴结及受累部位放疗(ISRT),接受 ISRT 的患者化疗前需通过 CT、PET/CT、MRI 等影像学检查确定化疗前肿瘤区。患者需在治疗前根据临床分期、有无不良预后等因素确定放疗时机,根据患者放疗部位,选择相应体位固定装置,如颈部淋巴结放疗可制作头颈肩膜,腹膜后淋巴结放疗可制作体膜或真空垫。具体的治疗方案详见表 12-1-1、表 12-1-2。

表 12-1-1　淋巴瘤的疾病分期和放射剂量

疾病	疾病分期	放射剂量
霍奇金淋巴瘤	ⅠA 期单纯淋巴结切除	受累野照射 30～36Gy
	经典型霍奇金淋巴瘤,非巨块型Ⅰ～Ⅱ期病变患者	若采用 ABVD 方案化疗,放疗剂量 20～30Gy
	血沉＜50mm/h、无结外病变及仅有一或者两个淋巴结区受累的非巨块型Ⅰ～ⅡA 期病变患者	接受 ABVD 方案化疗 2～4 周期后放疗 20Gy
	非巨块型ⅠB～ⅡB 病变	放疗剂量 30Gy
	Ⅱ期及以上同经典型霍奇金淋巴瘤治疗	
	巨块型病变,无论分期早晚	联合 ABVD 方案化疗,放疗剂量 30～36Gy
	于化疗后经 PET/CT 复查 Deaville 评分 3～4 分患者	放疗剂量 30～45Gy
非霍奇金淋巴瘤	弥漫大 B 细胞淋巴瘤:非大肿块的Ⅰ～Ⅱ期	建议 CHOP＋利妥昔单抗(R)化疗 4 周期后受累部位放疗,化疗后达 CR 者,巩固放疗的剂量为 30～36Gy;化疗后达 PR 者,放疗剂量为 40～50Gy
	弥漫大 B 细胞淋巴瘤:大肿块的Ⅰ～Ⅱ期	建议 CHOP+R 化疗 6 周期后局部区域放疗后 CR 者巩固放疗的剂量为 30～36Gy,达 PR 者,放疗剂量为 40～50Gy
	滤泡性淋巴瘤:临床Ⅰ～Ⅱ期且病理分级为 1～2 级的患者	对放疗敏感可采用单纯放疗或综合治疗(3～4 周期 CHOP 方案化疗后行放疗);单纯放疗的剂量为 24～30Gy
	NK/T 细胞淋巴瘤	单纯放疗的剂量为 50～55Gy
	外周 T 细胞淋巴瘤	化疗后达 CR 者,巩固放疗的剂量为 30～36Gy;化疗后达 PR 者,放疗剂量为 40～50Gy

表 12-1-2　淋巴瘤的靶区设计与勾画

疾病	靶区定位	靶区设计与勾画
霍奇金淋巴瘤	GTV	在任何干预措施前的初始影像学资料上,提示淋巴瘤浸润的部位均是 GTV 范围
	CTV	应综合考虑影像学的准确性、化疗后肿瘤体积及体表轮廓的变化、肿瘤的播散方式、潜在亚临床灶,以及邻近器官的限量等影响。如果两个相邻的淋巴结受累,可以涵盖在同一 CTV 中;但如果两个受累淋巴结距离超过 5cm,则应考虑作为两个不同的 CTV
	ITV	内照射靶区主要考虑 CTV 的大小形状及位置的不确定性,如胸部及上腹部的肿块常随呼吸而移动,这些部位的 ITV 应在 CTV 的基础上外放 1.5～2.0cm,当然,最理想的方式是采用 4D-CT 模拟定位
	PTV	计划靶区在 CTV 及 ITV 的基础上还应考虑摆位误差及每次治疗时机器的系统误差
	OAR	危及器官主要指可能受到照射的正常组织和器官,应予以勾画并保护,根据剂量体积分布直方图判断危及器官有无超过限量
非霍奇金淋巴瘤同霍奇金淋巴瘤		

注:CR 为完全缓解,PR 为部分缓解;GTV 为肿瘤区,是可以明显触诊或肉眼可以分辨和断定的恶性病变位置和范围;CTV 为临床靶区,是包括了可以断定的肿瘤区和(或)显微镜下可见的亚临床恶性病变的组织体积,是必须去除的病变;ITV 为内照射靶区,是包括临床靶区加上一个内边界范围构成的体积,内边界的设定考虑的是患者本身的器官运动造成的临床靶区外边界扩大;PTV 为计划靶区,是一个几何概念,包括了内靶区边界,附加的摆位不确定度边界,机器的容许误差范围和治疗中的变化;OAR 为危及器官,有时也称危及结构,是指某些正常组织或器官的放射敏感性和耐受剂量可能对治疗计划的射野设置或处方剂量有直接影响。

五、护理工作

(一)制订临床护理路径

以霍奇金淋巴瘤拟行放疗为例,如表 12-1-3 所示。

(二)护理要点

(1) 放疗前护理　①做好心理护理,使患者解除思想顾虑。教给患者进行自我心理疏导、自我调节心理状态的方法。②教会患者以及家属一些卫生健康护理知识,介绍放射治疗的注意事项,治疗过程中可能出现的不良反应和护理方法,指导患者进行饮食调整,保证睡眠,以及保护皮肤等使患者主动配合治疗。③及时做好护理评估,及时发现存在或潜在的健康问题,确保放疗能顺利进行。④向患者及家属解释治疗时间、费用等,使患者能安排好工作和生活,能安心治疗。⑤详细检查患者的病历资料,包括病理诊断、血常规、肝肾功能等各项常规检查和治疗,局部如口腔皮肤等是否适合治疗,有无放疗的禁忌证。

(2) 放疗中护理　①严密监测患者生命体征,观察面色、神志、瞳孔等变化,询问患者局部及下肢的感觉并观察有无颅内压增高表现,如头痛、头晕、恶心、呕吐。每周称体重一次,每日放疗前测体温一次,如超过 38℃暂停放疗,以免

表 12-1-3　霍奇金淋巴瘤放疗临床护理路径

姓名：_____　性别：_____　年龄：_____　住院号：_____　放疗周期：第_____次放疗
住院日期：_____年___月___日　出院日期：_____年___月___日　标准：_____天

项目	时间		
	放疗前（入院当天）	放疗时（治疗中）	放疗后（出院日）
健康教育	□入院介绍：病房环境、设施、医院相关制度、主管医生和责任护士 □告知各项检查的目的、注意事项 □指导饮食、卫生、活动等 □安全防护介绍 □介绍放疗相关知识及配合要点 □做好心理疏导 □介绍疾病知识 □指导预防感染和出血的护理措施 □做好心理疏导	□告知放疗内容及部位 □放疗期间患者饮食、卫生指导 □放疗期间叮嘱患者适当多饮水 □对陪伴家属进行健康指导 □指导预防感染和出血 □介绍放疗作用、副作用 □口腔护理 □放疗部位皮肤护理 □心理指导	□复查血常规 □指导患者洁净饮食 □指导患者冰盐水漱口、预防口腔溃疡，减轻口腔黏膜不适 □指导患者皮肤护理 □出院指导：用药、饮食、卫生、休息，监测血常规、生化指标等 □指导办理出院手续 □个案师进行全病程服务介绍，协助预约下次治疗的住院时间/门诊随访时间及注意事项
护理处置	□准确核对患者信息，协助患者佩戴腕带 □入院护理评估：询问病史、相关查体、血常规、检查皮肤黏膜有无出血、皮肤完整情况、营养状况、血管情况等，危险因素评估 □监测和记录生命体征 □建立护理记录（病危、重患者） □卫生处置：剪指（趾）甲，沐浴（条件允许时），更换病服 □完成各项化验的准备（加急化验及时采集标本并送检） □签署放疗同意书 □遵医嘱完成相关检查 □针对高危因素进行持续护理评估	□遵医嘱完成相关实验室检查 □遵照医嘱及时给予对症治疗 □执行预防感染的护理措施 □针对高危因素持续护理评估 □遵医嘱完成相关实验室检查 □遵照医嘱及时给予对症治疗 □执行预防感染的护理措施 □针对高危因素持续护理评估	□执行预防感染的护理措施 □针对高危因素持续护理评估 □指导患者出院后皮肤护理 □协助整理患者用物 □床单位终末消毒
专科护理	□执行血液病护理常规 □观察病情 □感染、出血护理 □放疗护理 □心理护理 □皮肤护理 □观察患者病情变化	□重点观察有无皮肤黏膜破损、发热等放疗副作用 □感染、出血护理 □放疗护理 □心理护理 □皮肤护理	□密切观察病情变化 □感染、出血护理指导 □放疗护理 □心理护理
病情变化记录	□无 □有 原因：1.　　2.	□无 □有 原因：1.　　2.	□无 □有 原因：1.　　2.
签名时间			

加重炎症和放疗反应。②合理膳食，加强营养，进食清淡、易消化、高蛋白质、高维生素的食物，鼓励患者多喝水，加速排泄，禁食刺激性食物和过硬食物。放疗过程中可能出现乏力、头晕、食欲减退、恶心呕吐等症状，指导患者少量多餐，合理调配食物的色、香、味，以促进食欲。患者恶心、呕吐严重时，要及时告知医护人员，给予对症处理。③预防放疗引起的不良反应。放疗期间，若出现恶心、呕吐、食欲缺乏及全身疲乏等不适，可按医嘱给予相应药物。放疗前后30min，避免进食，可减轻恶心症状。④每周监测血常规，当血小板计数低于$50\times10^9/L$，血红蛋白$<80g/L$或白细胞$<3.0\times10^9/L$时，暂停放疗，并给予相应处理。

（3）放疗后护理　①康复指导：放疗后的患者一般体弱无力，容易疲劳，可进行轻度的体育活动，以促进新陈代谢，增进食欲，提高全身的免疫功能。②饮食护理：指导患者回家后居家护理要点；放疗后在急性放疗反应消退前，应避免进食煎炸、辛辣和过热食物，多食蔬菜、水果。③皮肤护理：指导患者注意保持皮肤清洁、干燥，不抓挠、剥皮，不热敷，不贴胶布，不受冷热刺激，不使用碘酒。不使用刺激性强的肥皂液。避免与粗糙衣物摩擦。穿棉质内衣。局部照射野区可涂放疗皮肤防护剂。④定期复查：遵医嘱定期复查血常规、肝肾功能，评估患者有无骨髓抑制，放疗结束一个月后复查CT或MRI，评估肿瘤变化。

（三）放疗相关反应及护理

（1）放射性皮肤反应的护理　放射性皮肤反应的分期大致为Ⅰ、Ⅱ、Ⅲ度，不同的分期有不同的表现和处理，详见表12-1-4。

表12-1-4　放射性皮肤反应的分期、表现及处理

分期	表现	处理
Ⅰ度	放射治疗8～10天后放射部位易出现皮肤红斑、干性脱屑、色素沉着、瘙痒	一般不用处理，如瘙痒可用3%薄荷淀粉局部使用
Ⅱ度	皮肤高度充血、水肿，皮肤上见水疱形成	外用氢地油，同时局部使用促进表皮生长的药物
Ⅲ度	局部溃烂	必要时应停止放疗，对症治疗痊愈后再继续放射治疗。暴露疗法可采用外用消炎软膏，如红霉素、氯霉素软膏；感染较重时，肌内注射或静脉输注抗感染药物。同时保持伤口表面清洁和干燥以促进愈合。当溃疡面积较大时，需要进行植皮修复

（2）口腔护理　餐后应及时漱口或刷牙，每日睡觉前后用软毛牙刷刷牙，保持良好的口腔卫生；向患者推荐使用含氟牙膏，有条件者可每天洁齿1次。放疗后应避免拔牙，当出现牙齿或牙龈疾患时，应采取积极保守治疗。在保守治疗均无效

的情况下，才考虑拔牙。并且在拔牙前，一定要先告知牙科医生患者既往接受放射治疗的病史，拔牙前要清洁口腔及牙齿，拔牙后应使用抗生素，以减少口腔、颌面部间隙的感染机会，降低张口困难、发生颌骨放射性骨髓炎和骨坏死的风险。

（3）鼻腔护理（鼻腔 NK/T 细胞淋巴瘤患者）　患者放疗后可出现鼻塞、鼻腔干燥、通气不畅等症状。指导患者保持鼻腔湿润度和清洁，每日使用温开水打湿/清洁鼻腔，嘱患者勿挖鼻、擤鼻涕，鼻腔干燥者可滴无菌液状石蜡。鼻腔堵塞可滴麻黄素滴鼻液，鼻腔如有出血，应立即与医护人员联系，给予处置。当鼻腔坏死组织脓性分泌物多时，行鼻腔冲洗，可根据医嘱用 0.9% 氯化钠注射液 500mL+ 庆大霉素 16U 行鼻腔冲洗。通过冲洗，鼻腔黏稠表面纤维素渗出形成的伪膜基本消退。还需注意保持病室的湿度，一般为 50%～60%。

（4）白细胞下降时的护理　患者开始放疗后，应查血常规 1 次/周，以便密切观察病情变化。当白细胞低于 4.0×10^9/L 连续 3 天，应停止放疗，并及时使用升白细胞药物。口服升高白细胞药物升白胺，针剂为重组人粒细胞集落刺激因子，待白细胞恢复到正常值后给予放疗。患者白细胞下降后，机体抵抗力低下，容易被某些疾病侵袭，应指导患者注意休息，不去公共场所。尽量减少亲友探望。以预防交叉感染，必要时要进行隔离，给予病室紫外线空气消毒，每天 2 次。

（5）健康教育　告知患者放疗结束并不等于治疗结束，仍要坚持保护放射区皮肤，禁止抓挠、剥皮，避免冷热刺激和用刺激性皂液清洗，应使用温水清洗，保持干燥，重点观察该区域的皮肤情况。

六、个案管理

协助患者及家属了解治疗方案，加强预防感染和出血的宣教；填写血液内科住院期间信息登记和个案管理计划表，详见附表 2。

七、出院指导

（1）皮肤护理　再次强调患者居家期间注意放射区皮肤护理的重要性，切记保持清洁干燥，勿抓挠、剥皮，不热敷，不洗澡，不贴胶布，不受冷热刺激，不使用碘酒。不使用刺激性强的肥皂液。避免与粗糙衣物摩擦，穿棉质内衣。局部照射野区可涂放疗皮肤防护剂。

（2）复诊指导　出院后定时复查血常规，重点关注白细胞、血小板、血红蛋白的变化，若有不适，及时线上联系个案管理师。

（3）生活方式指导　积极控制疾病高危诱发因素，戒烟限酒、规律作息、避免熬夜，不挖鼻孔，不剔牙，使用软毛牙刷刷牙，保护放射区皮肤，避免暴晒。

加强营养，进食易消化食物。保持积极、乐观、平静的心态。适当运动，以自我感觉不疲劳为宜。

【院后管理】

详见各疾病随访计划，针对放疗患者危险因素，制订患者个性化随访重点，如皮肤状况，尤其是口腔黏膜、放疗部位皮肤、血象监测等；详见放疗患者随访计划表12-1-5。

表12-1-5 放疗患者随访计划

姓名		性别		就诊科室	
疾病诊断		照射部位		照射剂量	
治疗开始时间			治疗结束时间		
随访时间		随访方式		随访人员	
随访结果	复查项目： □常规复查项目包括血常规、肝肾功能、电解质 □根据患者具体情况选择评估与基础病相关的检查 □根据患者治疗情况复查PET/CT、X线、CT、MRI、超声等 复查结果： 不良反应： □恶心　□呕吐　□腹泻　□食欲减退 □骨髓抑制　□皮肤瘙痒　□皮肤水肿 □皮下出血　□皮肤破损（包含糜烂、溃疡）　□口干舌燥　□头发脱落					
随访建议	□放疗周期为____周，每周5天，每次10～15min □注意观察放疗副作用，如胃肠道不适、皮炎、骨髓抑制、脱发等 □放疗相关健康教育，如何正确处理放疗不良反应 □落实生活方式的改变，如饮食、运动、情绪等					

参考文献

[1] 徐向英，曲雅勤．肿瘤放射治疗学[M]．3版．北京：人民卫生出版社，2017.

[2] 王晓丹，刘欣，吴涛，等．早期低危结外鼻型NK/T细胞淋巴瘤放疗的疗效[J]．中华肿瘤杂志，2021，43（10）：1105-1113.

[3] 周雷，陈仲本．PET/CT与淋巴瘤（二）：PET/CT在恶性淋巴瘤放疗管理中的应用[J]．影像诊断与介入放射学，2023，32（1）：76-78.

[4] Thamm D H. Novel treatments for lymphoma. Vet Clin North Am Small Anim Pract，2019，49（5）：903-915.

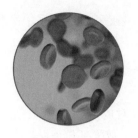

第十三章 免疫治疗

第一节 嵌合抗原受体 T 细胞治疗

嵌合抗原受体 T 细胞（cimeric antigen receptor T cells，CAR-T）治疗是一种抗肿瘤免疫疗法的新兴技术，通过基因工程将针对肿瘤抗原的单链可变区与共刺激分子的基因片段（CAR）整合至 T 细胞基因组并在 T 细胞上表达，CAR 蛋白的胞外结构特异识别肿瘤抗原，并启动下游信号通路，使 CAR-T 细胞增殖、活化，发挥靶向肿瘤杀伤效应；又称为 CAR-T 免疫疗法。在急性淋巴细胞白血病、淋巴瘤、多发性骨髓瘤等疾病的治疗中取得了重要突破。然而，患者在 CAR-T 治疗后常会出现一些并发症，其中最常见、最严重的并发症是细胞因子释放综合征和免疫效应细胞相关神经毒性综合征，如果不及时处理，会导致严重后果或患者死亡。因此，需要不断地探索、总结和完善其管理体系，正确、规范地护理 CAR-T 治疗患者，有效管理并发症，保证 CAR-T 治疗患者的安全及治疗的效果。

【院前管理】

一、主要诊疗

（1）线上就诊患者　根据患者的主诉和临床表现评估病情，了解患者的需求，确认患者可行 CAR-T 治疗后，医生给出相应的指导，线上开具预住院证，通知患者或家属住院时间和相关注意事项。

（2）线下门诊 / 急诊患者　根据患者的主诉和临床表现评估病情，进行完整的病史采集、体格检查。一般情况：全身皮肤、浅表淋巴结、咽淋巴环、肝、脾等部位；症状评估；体能状态评估；血、尿、粪常规；生化全项；凝血功能；感染筛查（乙肝、丙肝、梅毒、艾滋）；脑脊液检查（可疑中枢神经系统受累时）；既往有癫痫发作史、白血病中枢神经系统浸润、增强 CT 提示脑膜增强的患者，应考虑进行神经专科评估，进一步检查脑电图和脊髓 MRI；全身增强 CT、头颅增强 MRI、心脏超声检查、心电图；骨髓穿刺涂片及活检病理学检查等。明确诊断，开具预住院证。

二、血液系统疾病领域 CAR-T 治疗的适应证和禁忌证

（1）适应证　①复发/难治急性 B 淋巴细胞白血病，BTK 抑制剂治疗失败的复发/难治慢性淋巴细胞白血病/小 B 细胞淋巴瘤。②经二线以上治疗后复发/难治弥漫大 B 细胞淋巴瘤（包括弥漫大 B 细胞淋巴瘤非特指型高级别大 B 细胞淋巴瘤、原发纵隔大 B 细胞淋巴瘤）。③经二线以上治疗后复发/难治性滤泡性淋巴瘤 3b 级或伴弥漫大 B 细胞淋巴瘤转化。④经免疫化疗及 BTK 抑制剂治疗后复发/难治套细胞淋巴瘤。⑤既往接受过 4 种及以上治疗的复发或难治性多发性骨髓瘤成人患者。

（2）禁忌证　①既往癫痫病史反复发作者或其他中枢神经系统疾病者。②具有移植物抗宿主反应，需要长期使用免疫抑制剂者。③既往有 QT 期间延长或严重心脏疾病者，怀孕或哺乳期妇女。④未治愈的有活动性感染者，活动性乙型肝炎或丙型肝炎病毒感染者。⑤参加治疗前 2 周内合并使用全身性类固醇药物者（除最近或目前正在使用吸入类固醇除外）。

三、个案管理

（1）收集患者个案信息　采取线上与线下相结合的方法，采集患者现病史、既往史、用药史。填写血液系统疾病个案管理收案评估表，见附表 4。

（2）评估病情危重程度，进行预检分诊　详见第六章第一节。

【院中管理】

一、病史采集

（1）现病史　评估患者目前病情、末次治疗情况、病灶范围、分布、受累器官等；近 1 个月内活检组织病理学检查、免疫组化检查结果等；根据症状、体征、实验室、影像学及内镜检查结果，重点评估疾病累及部位（评估有无中枢、肺部或肠道侵犯等，评估疾病负荷高低，有无淋巴瘤大包块 ≥ 7cm）、体能状态及重要脏器功能（评估有无活动性感染）。

（2）既往史 评估患者既往有无传染病和基础疾病（心血管疾病史、内分泌疾病史及呼吸系统疾病史），有无相关用药史及不良反应，有无过敏史。

（3）个人史 询问患者有无吸烟史、饮酒史、文化程度、家庭经济情况等。

（4）家族史 了解患者有无血液系统相关疾病家族史。

二、体格检查

（1）基础体格检查 详见第五章第一节。

（2）专科体格检查 详见本书各类疾病的专科体格检查内容。

三、实验室及其他检查

（1）血常规、尿常规、粪常规+隐血试验；血生化全项；乳酸脱氢酶；$β_2$-微球蛋白感染筛查（HBV+HCV+HIV+梅毒+EBV，异常者需完善病毒载量确认）；铁蛋白；凝血功能。细胞因子检测（基线、推荐检测）C反应蛋白（CRP）、IL-6；可选检测IL-1、IL-2、IL-15、血清肿瘤坏死因子TNF-α、血清干扰素IFN-γ。

（2）特殊检查推荐项目（评估患者身体功能情况），如心电图；超声心动图；全身浅表淋巴结超声；胸部（增强）CT；腹部增强CT或增强MRI；PET/CT；头颅增强MRI；肺功能检查；其他视患者具体病情需要完善的检查（如腹水应完善腹部超声检查等）。

（3）其他有创检查，如病灶病理活检及免疫组化检查（推荐）；骨髓穿刺检查（根据患者肿瘤的表型、表达的强度来确定患者是否能够做CAR-T治疗）；细胞形态学检查（推荐）；骨髓细胞流式检查（推荐）；骨髓病理学检查（推荐）；骨髓染色体核型分析（可选）；脑脊液检查，可疑中枢受累病例（推荐），其他病例（可选）。

四、CAR-T的分类及治疗靶点分类

（1）CAR-T的分类 目前CAR-T的发展已更新至第四代，详见表13-1-1。

（2）治疗靶点分类 目前，全球8款CAR-T疗法获批上市（表13-1-2），其中yescarta、relma-cel在中国已上市。

五、治疗

（1）预处理 一般情况下，在患者确定选择接受CAR-T治疗之前，临床医师需要评估患者疾病进展速度和接下来的几个月内发生并发症的可能性，以及预计的产品输注日期。输注前2~7d，患者还须接受淋巴细胞补充预处理，以增

表 13-1-1 CAR-T 的分类

类别	说明
第一代	胞内只有 1 个激活结构域,即免疫受体酪氨酸活化基序（immunoreceptor tyrosine-based activation motif,ITAM）,ITAM 活化后,其下游序列信号被激活,分泌低水平的细胞因子,降低了其抗肿瘤效应,为了克服这一不足之处,产生了第二代 CAR-T
第二代	胞内有 1 个激活结构域和一个共刺激结构域,即在第一代的基础上,将 CD28 共刺激结构域加入肿瘤疫苗中,使 CD28 能够产生更强的刺激信号,促进 T 细胞活化,同时可以产生大量细胞因子,从而提高 T 细胞的细胞毒性,加强抗肿瘤作用。相比第一代 CAR-T,第二代 CAR-T 除了具有对肿瘤细胞裂解的记忆效应外,还可以提高其介导的杀伤效应。但在肿瘤治疗的过程中,随着肿瘤对 CAR-T 治疗的逐渐耐受,一些患者会出现疾病进展,甚至是病情恶化。为了进一步增强 T 细胞的杀伤能力、增殖活性和生存期,以及增强机体的免疫应答能力,由此第三代 CAR-T 治疗应运而生
第三代	有 1 个激活结构域和 2 个共刺激结构域,即在第二代的基础上加入了 CD137 共刺激结构域,活化 T 细胞产生更多的细胞因子,发挥更强更持久的抗肿瘤效应
第四代	又称 TRUCK T 细胞（T-cell redirected for universal cytokine killing,TRUCK）,在第二代的基础上添加 IL-12,含有 1 个活化 T 细胞核因子（nuclear factor of the activated T cell,NFAT）转录相应元件,使 CAR-T 在肿瘤区域分泌 IL-12,从而调节肿瘤微环境,募集并活化其他免疫细胞进行免疫杀伤。第一代与第二代相比,其在胞内的定位与功能仅由一个活化的结构域负责,当其功能缺失时,只能产生暂时性的 T 细胞增殖和较少的细胞因子分泌,无法长期维持 T 细胞的扩增,也无法持久发挥抗肿瘤作用

表 13-1-2 CAR-T 治疗在血液肿瘤治疗过程中涉及靶点分类

药物	靶点	适应证	获批时间
卡美莱（kymriah）	CD19	用于治疗复发/难治性 B 细胞急性淋巴性白血病（B-ALL）的 25 岁以下患者；复发/难治性大 B 细胞淋巴瘤	2017 年 08 月
阿基仑赛（yescarta）	CD19	用于治疗复发/难治性大 B 细胞淋巴瘤；复发/难治性滤泡细胞瘤	2017 年 10 月
布瑞卡塔欣（tecartus）	CD19	用于治疗复发/难治性套细胞淋巴瘤（MCL）的成年患者	2020 年 07 月
利基迈仑赛（breyanzi）	CD19	成人复发/难治性大 B 细胞淋巴瘤	2021 年 02 月
艾基维仑赛（abecma）	BCMA	复发/难治性多发骨髓瘤	2021 年 03 月
瑞基奥仑赛（relma-cel）	CD19	复发/难治性大 B 细胞淋巴瘤	2021 年 09 月
西达基奥仑赛（cilta-cel）	BCMA	成人复发/难治性多发骨髓瘤	2022 年 02 月
阿基仑赛（yescarta）	CD19	复发/难治性大 B 细胞淋巴瘤	2021 年 06 月

强日后输注 CAR-T 的功能和植入率。在血液系统恶性肿瘤中,因疾病进展速度迅速在 CAR-T 治疗预处理方案前需要桥接化疗,桥接化疗方案根据疾病和患者的个体差异均有所不同,一般选择不良反应小的减瘤方案。目前全球治疗中心的预处理方案尚无统一标准,各临床研究中心选择的方案各有所不同,在 CSCO 的 2022 版指南 I 级推荐 FC 方案：氟达拉滨 $25\sim30\text{mg}/(\text{m}^2\cdot\text{d})$ d1～3,环磷酰胺

250～500mg/（m²·d）d1～3。

（2）回输　回输时机一般选择在清除淋巴结预处理结束后第 2～11 天；回输前需予以抗组胺类药物，如苯海拉明 12.5mg；回输剂量需参照每个产品特性而定。在淋巴瘤中，CD19 CAR-T 产品，阿基仑赛注射液：$2×10^6$/kg CAR-T 细胞（剂量上限 $200×10^6$ CAR-T 细胞）；瑞基奥伦赛注射液 $100×10^6$ CAR-T 细胞。在白血病中，CD19 CAR-T 产品，如 kymriah［司利弗明（替沙仑赛、tisagenlecleucel）］：患者体重≤50kg 时，输注（0.2～5.0）$×10^6$/kg CAR-T 细胞，患者体重＞50kg 时，输注（0.1～2.5）$×10^8$/kg CAR-T 细胞。对于 CD22 CAR-T 产品（尚未上市，在 B-ALL 中有相关报道），回输 CAR-T 剂量（1～10）$×10^5$/kg。在多发性骨髓瘤中，预处理化疗结束后 1～2 天输注 CAR-T 细胞，最长不宜超过 7 天。商品化 BCMA CAR-T Abecma 建议的输注剂量为（300～460）$×10^6$，CAR-T 细胞输注的剂量与疗效和毒副作用相关，且不同的 CAR-T 细胞产品输注剂量差异很大，鉴于 CAR-T 细胞来源于不同公司或实验室，具体剂量要依据各产品前期预实验的推荐剂量。CAR-T 细胞输注前开始进行生命体征监测，不推荐 CAR-T 细胞输注前予以糖皮质激素预防过敏反应。

六、护理工作

在患者入院时，护理人员首先需要对患者进行全面详细的评估，梳理 CAR-T 细胞治疗的护理流程，如图 13-1-1 所示。

（一）入院指导与评估

对符合入组条件的患者由护理人员告知其签署知情同意书，并对患者进行健康教育。由于大多数的患者及家属不熟悉 CAR-T 细胞治疗，他们可能存在害怕、焦虑的情绪。护士应详细、耐心地向患者及其家属解释 CAR-T 细胞治疗的原理、方法和过程，客观地介绍 CAR-T 细胞治疗的疗效，告知可能出现的不良反应及其处理措施，并指导患者做好治疗前的相关准备，使患者提前进入治疗状态，积极配合后续的治疗过程。主动地与患者交流并进行心理疏导，通过成功的案例来消除患者的压力，增强患者战胜疾病的信心。

（二）血细胞采集

T 细胞采集即采血过程，分为采血前、中、后三个部分。采血前护理人员告知患者及其家属采血的方式、过程、不良反应及其相关注意事项。

1. 采血前

（1）患者准备　协助患者完成采血前的身体准备，如使患者保持充分的睡眠，不要熬夜。采血前 3 天避免进食高脂肪、高油腻食物，以免血脂过高而影响血液

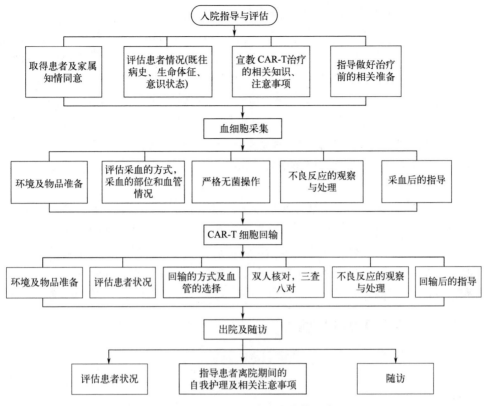

图 13-1-1 CAR-T 细胞治疗的护理流程

采集的效果。宜清淡饮食，可食用面条、米粉、包子、馒头之类。采血当天指导患者饮适量温开水，有利于扩张静脉。

（2）用物准备 采血前还要做好环境消毒及采血器材、抢救药品的准备。

（3）环境要求 采集间环境应保持明亮、宽敞，采集前用紫外线消毒机进行空气消毒，调节室温至 22～25℃，湿度 55% 左右。室内物品摆放整洁有序；所有物品均经过消毒后可使用。每日床旁物品用 500mg/L 含氯消毒液擦拭消毒。

（4）充分评估 在采血前评估患者心理状态，告知患者采集的血量对人体的身体无影响，给予患者安慰和鼓励，减轻患者的紧张和恐惧情绪。评估患者的身体状况、配合程度及血管情况，确保采血能够顺利完成。

2. 采血中

（1）护士准备 两名护士分别仔细核对采血管信息，包括患者姓名、项目名称、采血日期、入院编号等，护士在操作时应穿戴干净整洁的衣服、口罩和无菌手套。协助患者取坐位，将前臂置于平台上，掌心向上，暴露穿刺部位，并在肘部下垫无菌布。用碘酒棉签从内到外顺时针方向消毒穿刺部位周围的皮肤。

（2）静脉穿刺采血　要保持采血针的斜面向上，沿静脉的走向与皮肤呈 30°～45°角进针。血液回流后，缓慢地将血液收集到真空采血管中，按实验要求收集所需血量，然后用无菌签按压穿刺部位，快速拔出针头结束采血。所有操作必须严格遵循无菌操作原则，防止血液污染。

（3）采血过程的注意事项　护士应充分倾听患者的主诉，适时与患者对话，引导患者以均匀的速度握拳，保证血液顺利采集。护士还应严格监测患者的生命体征，密切观察患者的面色变化，判断患者有无头晕、心悸、呼吸困难、乏力、肢体麻木等不良反应。如患者出现任何不良反应，应迅速通知医生进行相关处理。

3. 采血后

立即将采血管轻轻上下翻转 8 次以上，以达到更好的抗凝效果。给患者的血样贴上标签后快速送到实验室。血样在运送的整个过程中放置在恒温箱中。采血完成后，护士应指导患者立即用手指压迫穿刺点 15min 以上，以防止血肿，并持续观察 30min。告知患者日后饮食多吃富含钙的食物，多喝温开水并保证充足的睡眠，3 天内不要洗澡。

（三）CAR-T 细胞回输

1. 回输前护理

（1）急救药品及用物准备　应在患者床边准备吸氧、吸痰等设备和肾上腺素在内的紧急抢救药物。

（2）宣教　护理人员应详细向患者及其家属讲解细胞输注的过程及相关注意事项，使患者在细胞输注过程中积极配合，保证细胞输注顺利进行。

（3）核对　核查输注信息是安全输注的关键环节，直接影响到患者的安全及CAR-T 细胞的治疗效果。应由两名护士检查细胞制剂的包装（是否完整）、质量（是否有可见异物及沉积物）和有效期，并仔细检查核对患者的姓名、性别、年龄、床号、入院号、治疗项目、细胞类型、细胞数量。经过逐项核对信息准确无误后，立即为患者进行 CAR-T 细胞回输。

（4）输血器和血管的选择　选择带过滤网的输血器来过滤细胞碎片。选择患者粗大、直而有弹性的血管，用输血器自带的原装针头穿刺。确保针头完全插入静脉之后，用适量生理盐水建立静脉通道，保证细胞回输的顺利进行。

2. 回输时护理

（1）回输过程由专职护士负责，严格遵循无菌操作原则，连接装纳 CAR-T 细胞悬液的输血袋，轻轻上下翻转输血袋 8 次以上以充分混匀，防止 CAR-T 细胞堵塞输血器的管道或黏在管壁上，保证 CAR-T 细胞回输的数量和质量。

（2）开始滴注时速度应缓慢，观察 30min 后无不良反应，可将滴注速度适当调高，保证在 1h 内完成细胞回输，否则会影响细胞活性，进而影响 CAR-T 细胞的治疗效果。

（3）在回输过程中，由于重力作用，CAR-T 细胞会逐渐沉降到血袋管口。每隔 10min 观察一次是否有细胞沉淀，如有沉淀，应轻轻将输血袋翻转 8 次以上重新悬浮沉淀的细胞。同时，每 5min 轻轻弹打一次输血器管道，保证细胞输注通畅，输完后用 50mL 生理盐水冲洗输血袋和输血器，将管道内残余的细胞轻轻摇匀，全部输注，避免细胞丢失，生理盐水输注完毕后，细胞回输完成。

（4）回输期间给予患者持续低流量吸氧，使用心电图监护仪监测患者体温、心率、血压、血氧饱和度和呼吸频率。每小时监测一次患者的生命体征并记录，保证静脉通路的通畅和安全。回输期间观察患者有无心悸、胸闷、烦躁不安、呼吸困难等不适，如患者出现不适，应立即停止细胞输注，及时通知医生处理。

3. 回输后护理

（1）回输 24h 内的注意事项　回输结束后 4h 内每隔 1h 观察并记录一次患者的体温、脉搏、血压和血氧饱和度的变化；4h 后，1h 记录一次体温，4h 记录一次脉搏、血压和血氧饱和度，观察患者有无寒战、发热、胸闷、气促、疲乏无力、恶心、呕吐、全身疼痛、腹泻等现象发生。CAR-T 细胞输注 6h 后才能输入其他治疗性液体。CAR-T 细胞输注后，会多次采集患者血液进行检验，来监测体内 CAR-T 细胞的扩增情况，此时要多与患者及家属沟通，取得患者配合。

（2）回输 24h 后的注意事项　每日监测生命体征、出入水量、血常规、肝肾功能、电解质、凝血功能、C 反应蛋白、铁蛋白、乳酸脱氢酶、细胞因子；根据相应的结果给予相应的对症处理。

（3）回输后的不良反应　尽早识别输注不良反应，输注不良反应包括恶心、呕吐、腹痛、寒战、发热，以及罕见的严重呼吸抑制、神经毒性及心律失常等。发生输注反应后的处理原则包括减慢或暂停输注 CAR-T 细胞，再次核查细胞制剂信息。如患者输注反应症状不能缓解或持续加重，应立即停止输注，并对 CAR-T 细胞制剂和患者外周血进行病原微生物检测，同时检测患者 CRP、降钙素原、血常规、细胞因子等炎症指标。如考虑与病原微生物污染相关的输注反应时，应使用广谱抗生素。如临床判断上述输注反应为过敏导致，应立即进行抗过敏治疗和抢救。输注不良反应的分级与治疗详见表 13-1-3。

（四）并发症护理

（1）细胞因子释放综合征（cytokine release syndrome，CRS）CRS 是 CAR-T 细胞治疗的一种常见并发症，是输注的 CAR-T 细胞与靶抗原结合后被激活、增殖，同时大量活化受者体内淋巴细胞［B 细胞、T 细胞和（或）自然杀伤细胞］

表 13-1-3 输注不良反应的分级与治疗

CTCAEV 5.0	1 级	2 级	3 级	4 级	5 级
定义	反应短暂且轻微，无须中断输液或干预治疗	需要中断输液，迅速予以对症治疗；要予以不超过 24h 的预防用药	症状持续［对症处理和（或）短暂中断输液后］；症状初步缓解后再发；出现需要住院治疗的临床后遗症	危及生命；需要紧急干预治疗	死亡
治疗	继续原输液速度，对症处理	减慢输液速度 50%，对症处理	中断输液，对症处理，如有必要可考虑应用糖皮质激素。以 50% 输液速度再次尝试输液	终止输液，治疗输液反应，不再尝试输液	—

和（或）髓细胞（巨噬细胞、树突状细胞和单核细胞）释放炎症细胞因子，引起的全身多系统炎症反应综合征。临床症状可表现为轻微的流感样症状到严重的炎症反应（表 13-1-4）。严重的 CRS 可导致血管漏、低血压、肺水肿、心功能不全、肾功能衰竭、肝功能衰竭、凝血障碍等多器官功能衰竭，甚至死亡。随着对 CRS 的认识加深，依据严重程度分级进行管理是目前 CRS 管理的基本原则，医护人员需熟悉 CRS 分级并掌握其处理措施（表 13-1-5）。CRS 反应通常发生在 CAR-T 细胞回输后 7 天内，根据 CAR 结构的不同，可延迟至 10～14 天。因此，在细胞回输后对患者进行密切的探视和询问，定时检查患者的生命体征和意识状况，关注患者血液指标的检测结果，指导患者服用预防并发症的药物，向患者解释 CRS 发生的原因，介绍 CRS 相关的临床症状及处理措施。一旦患者发生高热、寒战、低血压、低氧血症等不良反应，及时通知主管医生进行处理，并对患者 CRS 进行分级管理，做好护理记录。

表 13-1-4 CRS 的临床表现

器官/系统	症状
全身	发热伴或不伴寒战、疲劳、厌食、肌痛、关节痛、恶心、呕吐、头痛
心血管系统	心动过速、脉压增宽、低血压、早期心排血量增加、晚期心排血量减少
神经系统	头痛、精神状态改变、意识混乱、谵妄、言语表达困难或失语、幻觉、震颤、诵读困难、步态改变、癫痫发作
呼吸系统	呼吸急促、低氧血症
血液系统	D-二聚体升高，低纤维蛋白原血症 ± 出血
肝脏	转氨酶升高、高胆红素血症
肾脏	氮质血症
胃肠道	恶心、呕吐、腹泻
皮肤	皮疹

表 13-1-5　细胞因子释放综合征的分级标准及处理措施

级别	CRS 分级标准	处理措施
1级	症状不危及生命，只需对症治疗如发热、乏力、疲劳、头痛、肌痛等体质性症状	对症治疗和支持性护理，如密切监测患者生命体征；使用解热药、镇痛药、经验性抗生素；经静脉补液水化；微生物培养和成像检查判断是否感染；监测有无心律失常；补充电解质等
2级	发热、乏力、肌痛等体质性症状	对症治疗和支持性护理
	低血压：对补液有效或需要低剂量血管升压药	静脉补液；适当使用血管升压药；使用托珠单抗或司妥昔单抗；如果症状持续，考虑使用糖皮质激素
	缺氧：需氧量<40%	给予吸氧；使用托珠单抗或司妥昔单抗；如果症状持续考虑使用糖皮质激素
	器官毒性：2级	对症治疗；使用托珠单抗或司妥昔单抗；如果症状持续考虑使用糖皮质激素
3级	发热、乏力、肌痛等体质性症状	对症治疗和支持性护理
	低血压：需要高剂量或多种血管升压药	进行静脉补液；根据需要使用高剂量血管升压药物或（和）同时使用多种血管升压药；进行血流动力学监测；使用托珠单抗或司妥昔单抗、地塞米松；支持性治疗
	缺氧：需氧量>40%	给予高流量吸氧和无创正压通气；使用托珠单抗或司妥昔单抗和（或）糖皮质激素；支持性治疗
	器官毒性：3级，或4级转氨酶升高	对症治疗；使用托珠单抗或司妥昔单抗和（或）糖皮质激素；支持性治疗
4级	发热、乏力、肌痛等体质性症状	对症治疗和支持性护理
	低血压：危及生命	进行静脉补液；使用血管升压药物；转入重症监护室；心脏彩超；进行血流动力学监测；使用托珠单抗或司妥昔单抗；甲泼尼龙；支持性治疗
	缺氧：需要呼吸机支持	机械通气；使用托珠单抗或司妥昔单抗；糖皮质激素；联合支持性治疗
	器官毒性：4级，不包括转氨酶升高	对症治疗；使用托珠单抗或司妥昔单抗；糖皮质激素；支持性治疗

（2）免疫效应细胞相关神经毒性综合征（immune effector cell-associated neurotoxicity syndrom，ICANS）　CAR-T细胞输入后，通过内源性或输注的T细胞和（或）其他免疫效应细胞的激活，导致了中枢神经系统一系列疾病状态的发生。ICANS通常被描述为一种神经毒性，因为它在CAR-T细胞输注后可以触发免疫系统的活动，从而导致中枢神经系统的一系列疾病状态发生，其病理生理学机制尚不清楚，有以下几种假设：CAR-T细胞直接攻击了中枢神经系统；和细胞因子释放综合征类似，CAR-T细胞输入引发了大量的细胞因子释放造成了神经损伤；CD19蛋白引起了免疫效应细胞相关的神经毒性。免疫效应细胞相关神经毒性综合征的分级及护理见表13-1-6。

表 13-1-6　免疫效应细胞相关神经毒性综合征的分级及护理

分级	临床表现	治疗	护理
1级	患者可自主苏醒，无颅内压升高、癫痫发作、脑水肿等	1. 支持治疗：吸氧，补液，防止误吸 2. 避免使用中枢抑制性药物，可给予左乙拉西坦预防癫痫发生 3. 头颅 CT 及 MRI 密切监测	1. 护理人员需密切观察患者生命体征变化及意识改变，及时准确地记录患者心率、呼吸、血压、血氧饱和度的变化 2. 记录患者 24h 的出入量，每 4h 总结 1 次出入量，加强尿量及尿液性状的观察；嘱患者多饮水，并注意患者有无抽搐的发生
2级	患者可通过声音被唤醒，无颅内压升高、癫痫发作、脑水肿等	1. 继续 1 级相关治疗 2. 糖皮质激素治疗	1. 密切监测患者生命体征 2. 做好患者全身皮肤护理
3级	患者通过刺激可唤醒；1～2 级视盘水肿或脑脊液压力＜20mmHg；可控制的癫痫发作；影像学上局灶性脑水肿	1. 继续 1 级相关治疗 2. 糖皮质激素治疗 3. 出现局灶性脑水肿时，可给予大剂量糖皮质激素冲击治疗 4. 镇静、抗癫痫、降颅压治疗	1. 密切监测患者神志变化 2. 此阶段患者普遍存在较为严重的焦虑及抑郁症状，应注意做好其心理护理，通过访谈了解患者的需求，识别其不良情绪，随时进行个性化护理干预
4级	需要强烈或重复的触觉刺激来唤醒或昏迷；3～5 级视盘水肿或脑脊液压力≥20mmHg 危及生命不可控的癫痫发作；影像学上可见弥漫性脑水肿	1. 继续 1 级相关治疗 2. 建议患者转入 ICU 3. 大剂量糖皮质激素冲击治疗 4. 镇静、抗癫痫、降颅压治疗	1. 随时关注患者病情动态 2. 给予患者特级护理方案

（五）动态监测检验项目

CAR-T 细胞回输后 28d 内严格进行实验室项目检测（表 13-1-7、表 13-1-8），便于及早识别相关毒副作用，抓住处置的关键时刻。检测频次为 CAR-T 细胞回输后 d3、d7、d10、d14、d21、d28，如为高危患者，2～3 天检测 1 次；病情变化时随时检测。

表 13-1-7　一般检测项目

项目	级别		
	一级推荐	二级推荐	三级推荐
常规检查	症状、生命体征		
实验室检查	CRP、血尿便常规、生化全项、凝血常规、铁蛋白、免疫球蛋白 G、免疫球蛋白 A、免疫球蛋白 M	BNP	

项目	级别		
	一级推荐	二级推荐	三级推荐
细胞相关检查	细胞因子	细胞扩增、外周血 CD19 阳性细胞比例	
影像学检查	PET/CT 和（或）全身增强 CT CNS 受累行头颅 MRI 胃肠道受累行胃肠内镜检查	CNS 受累行头颅平扫 MRI（造影剂过敏）	浅表淋巴结和腹部盆腔 B 超
骨髓检查	骨髓穿刺涂片和活检病理学检查（治疗前阳性患者）	骨髓流式检查（治疗前阳性患者）	

表 13-1-8 特殊检验项目

统称	淋巴细胞
TBNK	$CD3^+$ T 淋巴细胞，$CD3^+CD4^+$ 辅助/诱导 T 淋巴细胞，$CD3^+CD8^+$ 抑制/杀伤 T 淋巴细胞，$CD3^-CD19^+$B 淋巴细胞，$CD3^-$（CD16+CD56$^+$）自然杀伤细胞
Treg	$CD3^+CD4^+CD25^+CD127^{low/-}$ 调节性 T 细胞

七、个案管理

见第五章第一节。

八、出院指导

出院前对患者的身体状况进行全面评估，以确保患者能够安全出院。做好出院前的健康宣教，宣教的重点是教会患者居家期间的自我护理，告知患者居家期间的相关注意事项，指导患者居家期间合理安排饮食起居，避免感冒。

（1）服药指导　注意遵医嘱按时服药，切勿私自停药，有不适症状及时就诊。

（2）复诊指导　目前尚无前瞻性研究提供 CAR-T 治疗后随访方案，建议：CAR-T 治疗后前半年每 1～2 个月、半年后每 3～6 个月复查骨髓，其中骨髓 MRD 监测除了通过常规的流式细胞术，还可通过更加敏感的手段进行评估，如融合基因或特定基因突变的实时定量 PCR、Ig 高通量测序等，每月检测 1 次外周血 B 细胞（流式细胞术）、免疫球蛋白水平、全血细胞计数、肝肾功能和电解质。

（3）生活方式指导　①居住环境：应保持居住环境的整洁舒适，保持适宜的温湿度，每日开窗通风换气，血象低时室内不宜放置花草盆栽等。②营养支持：选择高蛋白质、高热量、高维生素的食物，加强营养。③作息和运动：避免熬夜，避免进行高强度的身体活动，可适当进行身体锻炼，运动锻炼要注意循序渐进，以不疲劳为适宜。④预防感染：外出时戴好口罩、注意保暖，尽量避免出入

（4）特殊指导　恢复期（不良反应的消退到骨髓恢复正常造血功能）。此时期不良反应逐渐消退，但骨髓抑制会持续一段时间，患者的白细胞、红细胞、血小板等水平均会降低，甚至达到危急值。加强保护性隔离，患者戴口罩，注意个人卫生，限定陪护人数，禁止有上呼吸道感染的家属陪护。定期对房间进行通风，每日 2 次消毒，房间温度保持 18～20℃、湿度 50%～60%。指导患者进高蛋白质、高热量、易消化的软食，每日饮水 1500mL 以上；对无法进食者采用静脉高营养输入，加强营养支持，增强抵抗力；发热时给予物理降温或遵医嘱给予药物降温，予以抗生素预防感染，在对症支持治疗的同时加强观察，以防患者发生过敏及其他不良反应。由于存在迟发性神经毒性的风险，告知患者治疗后 8 周内不要驾驶车辆，直至所有神经系统症状消退。

【院后管理】

随访应包括原发病持续缓解情况、远期不良反应及感染的防治三个方面。CAR-T 治疗后 14 天和 28 天，半年内每月评估一次，6～12 个月每 3 个月评估一次，主要评估疾病的缓解状况和不良反应；第二年每 6 个月进行一次全面评估；第三年（及以后），每 3～6 个月或根据临床情况进行全面评估。所有接受以病毒为载体制备 CAR-T 治疗的患者，均需监测远期生物安全性。组织主管医师、责任护士、营养师、康复师制订出院随访管理计划（表 13-1-9）。根据患者所患疾病的危险因素，制订患者个性化随访重点，如服用药物、血常规检测、营养摄入、并发症等。若合并严重基础疾病/并发症的患者协助积极就诊。

表 13-1-9　CAR-T 治疗随访计划

姓名：_____ 性别：_____ 年龄：_____ 住院号：_____ 出院日期：____年____月____日
随访日期：____年____月____日　随访第____次　随访人：_____

项目	时间													
	1个月	2个月	3个月	4个月	5个月	6个月	9个月	12个月	18个月	24个月	30个月	36个月	42个月	48个月	54个月	60个月	66个月	72个月
主要诊疗	□常规复查项目包括血常规、生化全套、心肌酶谱、免疫球蛋白、B 细胞比例和计数、抗 CAR-T 细胞抗体、淋巴细胞亚群（CD7）、TCR 拷贝数检测、输血前常规四项（HBV、HCV、HIV、梅毒）、病毒学检测（单纯疱疹病毒、带状疱疹病毒等） □骨髓常规、MRD、脑脊液常规、复制型慢病毒/逆转录病毒检测、PET-CT、CT、心电图等 □根据检测结果调整检验项目及用药方案																	

续表

项目	时间													
	1个月	2个月	3个月	4个月	5个月	6个月	9个月	12个月	18个月	24个月	30个月	36个月	42个月	48个月	54个月	60个月	66个月	72个月
主要护理	□评估有无发热、疼痛、头晕、呼吸障碍、出血、反应迟钝等 □提醒患者遵医嘱服药、复诊及再住院相关事项 □评估患者对居家相关危险因素的掌握程度 □随访数据收集
个案管理	□详细解答患者咨询的问题 □线上推送患者居家/住院管理的文章和视频，强调居家生活指导、复查等注意事项 □提前为患者预约门诊、检验、检查、住院等 □收集患者饮食、运动、服药依从性等信息 □信息反馈
患者配合	□出院后第14天和28天及6个月内每月评估一次，6～12个月期间每3个月进行一次全面评估，一年后每6个月进行一次全面评估，评估内容包括血常规、病毒检测、常见疗效评价指标[CAR-T细胞抗体、淋巴细胞亚群（CD7）、TCR拷贝数检测] □注意自我症状评估，如有无发热、头痛、头晕、出血等，加强感染、出血等风险识别，发热时监测体温，报告个案管理师 □注意观察药物不良反应如恶心、呕吐等胃肠道症状 □养成良好的生活习惯，如加强营养、少量多餐、适当运动、保持心情愉悦等
疑问解答	

参考文献

[1] Huang R，Li X，He Y，et al. Recent advances in CAR-T cell engineering[J]. J Hematol Oncol, 2020, 13（1）: 86.

[2] 中国临床肿瘤学会指南工作委员会中国临床肿瘤学会. CSCO 恶性血液病诊疗指南2022[M]. 北京：人民卫生出版社，2022.

[3] 中华医学会血液学分会白血病淋巴瘤学组，中国抗癌协会血液肿瘤专业委员会造血干细胞移植与细胞治疗学组. 嵌合抗原受体T细胞治疗成人急性B淋巴细胞白血病中国专家共识（2022年版）[J]. 中华血液学杂志，2022，43（2）: 89-95.

[4] 中国医师协会血液科医师分会，中华医学会血液学分会. 嵌合抗原受体T细胞治疗多发性骨髓瘤中国血液临床专家共识（2022年版）[J]. 中华血液学杂志，2022，43（4）: 265-271.

[5] 中国抗癌协会血液肿瘤专业委员会造血干细胞移植与细胞治疗学组. 嵌合抗原受体T细胞治疗相关感染预防、诊断及治疗中国专家共识（2022年版）[J/CD]. 中华移植杂志：电子版，2022，16（1）: 20-26.

[6] Guan Y, Zhang M, Zhang W, et al. Clinical Utility of Droplet Digital PCR to Monitor BCR-ABL1 Transcripts of Patients With Philadelphia Chromosome-Positive Acute Lymphoblastic Leukemia Post-chimeric Antigen Receptor19/22 T-Cell Cocktail Therapy[J]. Front Oncol, 2021, 11: 646499.

[7] 中华医学会血液学分会白血病淋巴瘤学组, 中国抗癌协会血液肿瘤专业委员会造血干细胞移植与细胞免疫治疗学组. 嵌合抗原受体T细胞治疗相关神经系统毒副反应管理中国专家共识（2022年版）[J]. 中华血液学杂志, 2022, 43（2）:96-101.

[8] 孙强, 金宇亭, 黄晶. 嵌合抗原受体T细胞（CAR-T）在疾病治疗中的研究进展[J]. 中国免疫学杂志, 2021, 37（2）: 2815-2818.

第二节 双特异性抗体治疗

双特异性抗体（bispecific antibody，BsAb，简称双抗）是指能同时特异性结合两个抗原或抗原表位的人工抗体。相比单特异性抗体只能针对一个抗原表位，双抗药物能够同时结合两个抗原表位，通过组合式、多机制通路加强疗效，在作用机制层面可双重阻断、协同增效、靶向针对等，实现单抗无法实现的策略。美国科学院院士Raymond J Deshaies曾在Nature发表综述，认为以双抗为代表的多特异性药物有望引领"第四次制药业革命"。

2009年全球首款双抗药物Removab在欧洲获批上市。之后随着不断地研发、创新，陆续带来了百花齐放的双抗药物，给多种疾病的治疗甚至治愈带来了希望。截至2023年，在血液系统领域已获批上市的双抗药物有：靶向九因子和十因子，治疗血友病的艾美赛珠单抗；靶向CD19和CD3，治疗复发或难治性成人急性淋巴细胞白血病（R/R ALL）的贝林妥欧单抗；靶向CD20和CD3，治疗复发或难治性弥漫大B细胞淋巴瘤（R/R DLBCL）的格菲妥单抗（glofitamab）；同样靶向CD20和CD3，治疗R/R DLBCL的mosunetuzumab、odronextamab、epcoritamab-bysp；治疗复发或难治性多发性骨髓瘤（R/R MM）的teclistamab-cqyv、elranatamab、talquetamab。上述用于血液肿瘤的双抗药物大多同时靶向T细胞表面上的CD3和肿瘤细胞的抗原表位，诱导T细胞激活，促进人体免疫系统更好、更精准地杀伤肿瘤细胞。双抗药物应用于临床，多研究结果显示，表现出较好的缓解率，不良反应与单抗药物、CAR-T治疗等整体相似，甚至安全性更好。常见的不良反应，尤其细胞因子释放综合征（CRS）和神经系统毒性等，严重者可危及生命，仍需十分注意，根据严重程度减速、暂停或永久终止使用双抗药物。截至目前，双抗药物已获准上市十余种，仍有300余款双抗药物在研，200余款获批临床试验，尽管面临很多困难，但人类对肿瘤治疗的探索远未止步。

【院前管理】

一、主要诊疗

（1）线上就诊患者　见第五章第一节。

（2）线下门诊/急诊患者　双抗药物治疗目前仅被批准用于治疗诊断明确的 R/R ALL、R/R DLBCL、R/R MM 成人患者。根据患者的主诉和临床表现重点评估患者当前病情和全身情况，有无用药指征、不良反应和并发症表现，采集患者现病史、既往史、个人史、家族史，完成基本检验和检查，如抽血查血常规、凝血功能、生化全套、心肌酶学、BNP、输血前四项、血型、免疫学等，完成骨髓穿刺、CT、心电图、胸部 X 线、B 超等常规检查，结合患者病史及检验检查报告，明确诊断，开具预住院证。

二、双抗药物治疗的适应证和禁忌证

作为近年来肿瘤免疫治疗的"新星"之一，目前 FDA 已批准十余款双抗药物用于多种癌症的治疗。在血液肿瘤领域，主要产品有格菲妥单抗、贝林妥欧单抗、Elranatamab 等。其适应证和禁忌证如下。

（1）适应证　①格菲妥单抗：既往接受过至少两线系统性治疗的复发或难治性弥漫大 B 细胞淋巴瘤成人患者。②贝林妥欧单抗：用于治疗成人复发或难治性前体 B 细胞急性淋巴细胞白血病。③ Elranatamab：适用于既往至少接受过包括蛋白酶抑制剂、免疫调节剂、抗 CD38 单克隆抗体在内的 4 种治疗方法的复发或难治性多发性骨髓瘤的成人患者。

（2）禁忌证　已知对某种双抗药物或其任何辅料过敏的患者禁用相应的双抗药物；既往接受某种双抗药物治疗出现严重不良反应时，根据建议永久停用的患者应禁用相应的双抗药物。

三、个案管理

（1）收集患者个案信息　见第五章第一节。

（2）评估病情危重程度，进行预检分诊　见第六章第一节。

【院中管理】

一、病史采集

（1）现病史　评估患者有无发热、咳嗽、胸闷、气促、乏力、头晕、耳鸣、

眼花、出血、疼痛、恶心、呕吐、食欲减退等不适，有无肝、脾、淋巴结肿大，皮肤有无水肿、皮疹、结节或肿块，大、小便有无异常等。详细了解患者门/急诊及住院的就诊资料，查看检验、检查报告单，了解既往治疗和用药情况，有无不良反应和并发症。询问患者起病以来睡眠、饮食、体重、活动等有无明显改变。

（2）既往史　评估患者既往健康情况，有无特殊疾病及相关治疗和转归，有无特殊用药史及不良反应。有无输血史、过敏史等。

（3）个人史　询问患者有无吸烟、饮酒、旅居史等。评估女性患者孕产史以及月经周期、时长、量有无异常。

（4）家族史　了解患者有无血液系统相关疾病家族史或其他遗传相关性疾病家族史。

二、体格检查

（1）基础体格检查　见第五章第一节。

（2）专科体格检查　遵循"视、触、叩、听"原则，从上至下，从前到后，重点评估患者有无淋巴结肿大、贫血、出血、感染、骨折、骨痛、肿瘤浸润等白血病、淋巴瘤、多发性骨髓瘤表现。①头、颈部：a.视诊，评估患者有无贫血貌，眼睑、嘴唇有无发白，眼底、球结膜、巩膜有无黄染，鼻腔、口腔有无溃疡、肿块、出血、感染，扁桃体有无肿大等。b.触诊，评估有无淋巴结肿大。②躯干：a.视诊，评估患者有无皮下出血点、皮疹、肿块、瘀斑等，肛周有无感染。b.触诊，评估患者有无胸骨、腹部、腰背部、关节压痛，有无肝、脾、淋巴结节肿大。c.叩诊，评估患者肺部、胸腔、腹腔有无叩击痛和异常叩击音。d.听诊，肺部有无异常呼吸音，有无心脏杂音、心律失常。③四肢：a.视诊，评估甲床有无异常，四肢有无出血点、皮疹、瘀斑、肿块，骨关节有无活动障碍。b.触诊，评估患者有无骨关节疼痛。④其他：有中枢神经系统浸润表现的患者需进行神经系统体格检查，评估有无病理反射和脑膜刺激征。双抗药物有可能导致神经系统毒性反应，如震颤、头晕或可能损害认知和意识，应在用药前对患者进行神经系统症状和体征评估。

三、实验室及其他检查

（1）血常规、粪常规+隐血试验、尿常规、生化、凝血功能、炎性指标、输血前检查、M蛋白、尿蛋白、免疫固定电泳、病毒全套等，目的是进行双抗治疗以及化疗（根据治疗方案）前对患者病情和全身脏器功能情况进行评估，评估患者血常规、脏器功能有无异常、有无感染等。双抗药物有可能导致严重感染不良反应，尤其对于免疫功能异常的患者，应在治疗前和治疗期间监测患者是否出现细菌、真菌和病毒感染或病毒再激活。

（2）骨髓检查，急性淋巴细胞白血病患者检查骨髓中原始细胞的比例以及骨髓增生情况。淋巴瘤累及骨髓时骨髓涂片可见淋巴瘤细胞。多发性骨髓瘤患者检查骨髓中单克隆浆细胞的比例，有助于判断病情。必要时进一步进行骨髓活检。

（3）活检病理学检查、组织细胞学、免疫组化、基因检测等，详见急性淋巴细胞性白血病、淋巴瘤、多发性骨髓瘤章节，视患者情况和治疗方案选择性完善上述检查。

（4）影像学检查，根据患者情况选择性完善脑脊液检查、超声、CT、X线、PET-CT、MRI等检查。

四、治疗方案/治疗分类

目前尚无推荐的双抗治疗共识，临床用药经验和长期随访资料也相对较少，一般根据患者的病情、治疗效果、耐受性、全身情况等制订个体化治疗方案，单药治疗或与其他治疗手段联用。目前已获批用于血液肿瘤的几种常用双抗药物介绍如下：

（1）格菲妥单抗是一种新型的2∶1结构的CD20×CD3双特异性抗体，用于治疗既往接受过至少两线系统性治疗的R/R DLBCL成人患者，是截至目前全球首个且唯一对R/R DLBCL患者进行固定周期治疗的双抗药物。在全球NP30179研究中，格菲妥单抗治疗的客观缓解率（ORR）52%，完全缓解率（CR）39%，中位CR持续时间26.9个月，单药疗效可观。较另外两种治疗R/R DLBCL的双抗epcoritamab（39%）、odronextamab（32%）CR率较高，达到CR的时间更短。在安全性方面，与其他T细胞疗法不良事件相似，发生≥3级的CRS的发生率为4%，长期随访未发现其他严重不良反应，具有良好的安全性。接受格菲妥单抗治疗的患者，为防止严重CRS，每次给药前需使用奥妥珠单抗（Obinutuzumab）进行预处理，接受镇痛药或解热药、抗组胺药和皮质类固醇等前驱用药，并使用递增给药方案，具体见表13-2-1、表13-2-2。

（2）贝林妥欧单抗是一种双特异性CD19导向的CD3T细胞衔接分子，与B系细胞表面表达的CD19和T细胞表面表达的CD3结合，定向裂解CD19$^+$细胞。用于治疗成人复发或难治性前体B细胞急性淋巴细胞白血病。仅作为静脉输注给药，推荐剂量和给药方案见表13-2-3。常见的不良反应有CRS、神经系统毒性，严重者可能危及生命，应根据情况暂停或终止使用贝林妥欧单抗，并使用皮质类固醇进行治疗。如果不良事件发生后中断给药未超过7天，继续该周期治疗直至共输注28天，总输注天数包括该周期内中断前的输注天数和中断后的输注

表 13-2-1　用于降低 CRS 风险的格菲妥单抗输注前的前驱用药

给药周期	需要使用前驱用药的患者	前驱用药	给药
第1周期（第8天、第15天）；第2周期（第1天）；第3周期（第1天）	全部患者	静脉注射皮质类固醇[a]	输注格菲妥单抗前至少1h完成
		口服镇痛/解热药[b]	输注格菲妥单抗前至少30min
		抗组胺药	
所有后续输注	全部患者	口服镇痛/解热药[b]	输注格菲妥单抗前至少30min
		抗组胺药	
	上一剂给药后发生CRS的患者	静脉注射皮质类固醇[a]	输注格菲妥单抗前至少1h完成

注：a—20mg 地塞米松或 100mg 泼尼松/泼尼松龙或 80mg 甲泼尼龙；b—例如，1000mg 对乙酰氨基酚/扑热息痛。

表 13-2-2　格菲妥单抗递增给药方案

治疗周期（1周期=21天）	时期	格菲妥单抗的剂量	
周期1	第1天	奥妥珠单抗 1000mg	
	第8天	递增剂量1	2.5mg
	第15天	递增剂量2	10mg
周期2～12	第1天	30mg，每3周给药一次	

注：格菲妥单抗仅作为静脉输注给药。患者应在充分水化后给予格菲妥单抗，治疗中或治疗后观察毒性反应，如发生 CRS 或神经系统毒性等，根据严重程度，暂停使用直到 CRS 解决，或根据严重程度永久停止使用格菲妥单抗。

表 13-2-3　贝林妥欧单抗给药方案

周期		患者体重≥45kg（固定剂量）	患者体重<45kg（给予体表面积的剂量）
诱导周期1	第1～7日	9μg/d	5μg/(m²·d)（不超过9μg/d）
	第8～28日	28μg/d	15μg/(m²·d)（不超过28μg/d）
	第29～42日	停药14天	停药14天
诱导周期2	第1～28日	28μg/d	15μg/(m²·d)（不超过28μg/d）
	第29～42日	停药14天	停药14天
巩固周期3～5	第1～28日	28μg/d	15μg/m²/d（不超过28μg/d）
	第29～42日	停药14天	停药14天
持续治疗周期6～9	第1～28日	28μg/d	15μg/(m²·d)（不超过28μg/d）
	第29～84日	停药56天	停药56天

注：建议在贝林妥欧单抗治疗前和治疗期间进行鞘内注射预防性化疗，以预防中枢神经系统急性淋巴细胞白血病。对于成人患者，在贝林妥欧单抗每个周期第一次给药前1h、升高剂量前以及中断治疗4h或以上重启输注时，用药前预先给予20mg的地塞米松。对于高肿瘤负荷患者，使用地塞米松进行前期治疗（不超过24mg/d）。

天数。如果因不良事件而中断给药 7 天以上，则开始新的治疗周期。针对毒性的剂量调整如表 13-2-4。

表 13-2-4　贝林妥欧单抗针对毒性的剂量调整

毒性	分级	体重 ≥ 45kg 的患者	体重 < 45kg 的患者
细胞因子释放综合征（CRS）	3 级	中断本品输注 每 8h 通过静脉或口服给予地塞米松 8mg，共 3 天，然后在 4 天内逐步减量。 CRS 消退后，使用 9μg/d 的剂量重启本品治疗，如果 CRS 未复发，则 7 天后升高剂量至 28μg/d。	中断本品输注 每 8h 通过静脉或口服给予地塞米松 5mg/m²（最高 8mg），共 3 天，然后在 4 天内逐步减量。 CRS 消退后，使用 5μg/(m²·d) 的剂量重启本品治疗，如果 CRS 未复发，则在 7 天后升高剂量至 15μg/(m²·d)。
	4 级	永久终止本品治疗，根据发生 3 级 CRS 时的说明给予地塞米松治疗	
神经系统毒性	惊厥	如果发生超过 1 次惊厥发作，则永久终止本品治疗	
	3 级	暂停本品治疗直至神经系统毒性事件不超过 Ⅰ 级（轻度）且持续至少 3 天，然后以 9μg/d 的剂量重启治疗。如果神经系统毒性事件未复发，则在 7 天后升高剂量至 28μg/d。如果 9μg/d 剂量下发生不良事件，或神经系统毒性事件超过 7 天后才消退，则永久终止本品治疗	暂停本品治疗直至神经系统毒性事件不超过 Ⅰ 级（轻度）且持续至少 3 天，然后以 5μg/(m²·d) 的剂量重启治疗。如果神经系统毒性事件未复发，则在 7 天后升高剂量至 15μg/(m²·d)。如果 5μg/(m²·d) 剂量下发生不良事件，或神经系统毒性事件超过 7 天后才消退，则永久终止本品治疗
	4 级	永久终止本品治疗	
其他临床相关不良反应	3 级（感染除外）	暂停本品治疗直至不良事件不超过 Ⅰ 级（轻度），然后以 9μg/d 的剂量重启治疗。如果不良事件未复发，则 7 天后升高剂量至 28μg/d。如果不良事件超过 14 天后才消退，则永久终止本品治疗	暂停本品治疗直至不良事件不超过 Ⅰ 级（轻度），然后以 5μg/(m²·d) 的剂量重启治疗。如果不良事件未复发，则在 7 天后升高剂量至 15μg/(m²·d)。如果不良事件超过 14 天后才消退，则永久终止本品治疗
	4 级	永久终止本品治疗	

注：3 级为重度，4 级为危及生命。

（3）Elranatamab 是一种双特异性 B 细胞成熟抗原（BCMA）导向的 CD3T 细胞结合剂。2023 年 8 月获批用于既往接受过至少 4 线治疗（包括蛋白酶抑制剂、免疫调节剂和 CD38 单克隆抗体）的 R/R MM 成人患者。推荐剂量、用法、不良反应及处理等可参考药品说明。MagnetisMM-3（NCT04649359）试验结果显示：接受推荐剂量 97 例患者的 ORR 为 57.7%。Elranatamab 目前在临床上应用经验和长期随访数据尚较少，但用于评估 Elranatamab 单药或与其他药物联用或与其他药物进行对照的试验仍在进行中。

五、护理工作

(一) 制订临床护理路径

以 R/R DLBCL 拟行格菲妥单抗治疗为例，如表 13-2-5 所示。

表 13-2-5　R/R DLBCL（第 2 周期起）格菲妥单抗治疗的临床护理路径

姓名：_____　性别：_____　年龄：_____　住院号：_____
住院日期：____年___月___日　　出院日期：____年___月___日　　标准：____天

项目	时间			
	住院第一天	格菲妥单抗使用日	用药后住院观察（根据病情）	出院日
健康教育	□双抗药物治疗知识介绍 其余参考第六章第一节	□介绍疾病知识 □介绍格菲妥单抗知识 □指导预防感染 □静脉的使用注意事项 其余参考第六章第一节	□格菲妥单抗的作用和可能出现的不良反应 □饮食、休息、卫生指导 □对陪伴家属健康指导 □预防感染 □心理指导	参考第六章第一节
护理处置	参考第六章第一节	□遵医嘱正确配制和使用格菲妥单抗 □严密观察病情，持续心电监测及血氧饱和度监测 □准确书写护理记录 □针对高危因素持续护理评估 其余参考第六章第一节	参考第六章第一节	参考第六章第一节
专科护理	参考第六章第一节	□观察患者病情变化，重点观察有无格菲妥毒性反应 □感染的防护 □用药护理 □心理护理 □静脉导管护理	□观察患者病情变化，重点观察有无 CRS、神经系统毒性、感染等不良反应 □感染的护理 □用药护理 □心理护理 □静脉置管护理	参考第六章第一节
病情变化记录	□无 □有 原因：1.　2.	□无 □有 原因：1.　2.	□无 □有 原因：1.　2.	□无 □有 原因：1.　2.
签名时间				

(二) 护理要点

护理是双抗治疗中不可或缺的一环，对于确保治疗效果和患者安全至关重要。良好的护理可以减轻患者的不适和焦虑，提高患者依从性和满意度，有助于双抗治疗的顺利进行。

1. 治疗前准备

（1）患者准备　与患者充分沟通，告知疾病知识和双抗药物治疗的目的、作用机制、用法、注意事项、不良反应等，取得患者和家属配合。完善相关检查、检验，对患者进行全身评估，排除活动性感染、双抗药物过敏或既往发生过危及生命的严重不良反应等禁忌证。指导患者保证良好的休息和睡眠，加强营养支持，给予心理护理，促进患者保持良好的心理状态，有助于治疗的顺利完成。

（2）工作人员自身准备　双抗药物仅在具有癌症患者治疗经验且可提供适当医疗支持措施以管理CRS相关重度反应的医务人员指导和监督下使用，医护人员需全面了解双抗治疗的药物特性、作用机制和可能的不良反应，正确用药，当患者出现不良反应时及时采取必要的救治措施。

（3）用物准备　所有治疗相关药品、材料、仪器、设备、抢救物品等准备齐全且完好备用。①必须严格遵照药品说明进行药物配制和使用专用的输液器进行输注。②双抗药物一般不含抗微生物防腐剂，配制输注用溶液时必须严格遵守无菌操作技术。③双抗药物一般需冷藏保存，配制前按照说明取出复温，配制完成后现配现用，并在要求时间内输注完毕。因故不能使用时，按要求在 2~8℃ 环境下保存，并在规定的时间内取出并输注完毕。

（4）环境准备　建议患者住院或住日间病房，并在经验丰富的医疗专业人员监督下进行双抗药物的输注。

2. 治疗中护理

（1）严格查对　包括查对医嘱、药品、患者身份等。

（2）准确用药　①注意药物间配伍禁忌，一般双抗药物需单独输液器，且不与其他药物同时共用静脉通路。②格菲妥单抗和贝林妥欧单抗仅供静脉输注给药，Elranatamab仅用于皮下注射。输注时使用输液泵控制输液速度，视患者反应由慢至快给药。Elranatamab皮下注射时注意轮换注射部位，避免反复注射同一部位，并加强局部观察。

（3）严密观察　输注过程中加强巡视，严密观察患者病情，及时发现有无毒性反应并及时给予相应的处理。格菲妥单抗首次使用前需输注奥妥珠单抗，参见奥妥珠单抗使用说明书，遵照相关注意事项。①细胞因子释放综合征（CRS）：在使用双抗药物的患者中已报告CRS，包括可能危及生命的反应。强调使用双抗药物前须给予皮质类固醇、解热或镇痛药等先驱用药，并且具备应急处理CRS的相关医疗条件。处方医生和责任护士必须告知患者关于CRS的风险、体征和症状，并在输注过程中对患者进行心电监测和血氧饱和度监测。大部分的CRS

发生在首次输注双抗药物时，故首次用药时应适当延长心电和血氧监测时间，如格菲妥单抗要求至少监护至首次输注完成后 10h。CRS 最常见的临床表现为发热、心动过速、低血压、寒战和缺氧，与输液相关反应在临床上较难鉴别。首先正确鉴别诊断 CRS，评估患者发生发热、低血压和缺氧的其他原因，如感染、脓毒症等。1 级和 2 级 CRS，发热≥38℃，不需要血管活性药物升血压和（或）不需要给氧或需要低流量给氧进行氧气管理者，中断双抗药物输注，治疗症状，一般使用皮质类固醇治疗，视症状消退情况和是否复发决定双抗药物是否继续使用。3 级 CRS，发热≥38℃和（或）需要一种血管加压药管理低血压和（或）需要高流量给氧管理的缺氧症状者，终止此次输注，给予皮质类固醇治疗和其他对症治疗，下次输注如再发生≥3 级 CRS，立即终止相应双抗药物输注或考虑永久停止使用。4 级 CRS，发热≥38℃，和（或）需要多种血管加压药管理的低血压和（或）需要正压给氧管理的缺氧，可危及生命，积极对症治疗，并永久终止相应双抗药物的使用。②神经毒性：主要表现有头痛、意识障碍、震颤和脊髓炎等。双抗药物与其他可引起头晕或精神状态改变的产品同时使用可能会增加神经毒性的风险，应优化合并用药并水化，以避免头晕或精神状态改变。采取适当的跌倒预防措施，保证患者安全。③其他反应：输液相关反应、过敏反应、胃肠道反应等。及时给予相应的对症处理。

（4）其他护理要点　评估患者的营养、睡眠、活动、排泄等生理需求，给予指导和帮助。关注患者情绪状态、心理支持需求，提供必要的心理疏导。评估患者安全风险，如压疮、坠床、跌倒等，采取相应的措施。

3. 治疗后关注重点

治疗后应重点观察患者不良反应的发生发展情况。治疗后常见的不良反应有 CRS、神经系统毒性反应、感染、燃瘤反应等，严重者可危及生命或致死，一旦发生，应及时治疗。

（1）CRS 加强相关健康教育　告知患者出现 CRS 体征或症状时应立即寻求诊治，正确鉴别诊断 CRS，评估是否存在感染、脓毒症等。

（2）神经系统毒性　接受双抗药物治疗的患者中已有严重神经毒性的报告。一旦患者出现神经毒性的症状和体征，评价严重程度并提供支持性治疗。根据严重程度，暂停或永久终止使用相应的双抗药物。

（3）严重感染　双抗药物一般不建议应用于有活动性感染的患者。对于有慢性或复发性感染史，或免疫系统功能异常的患者，也应慎用双抗药物。使用双抗药物前评估患者有无感染或潜在发生感染的风险，可预防性使用抗感染药物。已有报告的双抗药物使用引起的严重感染有脓毒症、感染性肺炎、菌血症、机会性感染和导管部位感染等，其中部分危及生命或导致死亡。发生活动性感染时建议暂停双抗药物的使用并积极进行抗感染治疗，直至感染消退。指导患者在出现提示感染的体征和症状时及时就诊。

（4）燃瘤反应　肿瘤负荷高、快速增殖肿瘤、肾功能不全或脱水患者等使用双抗药物发生肿瘤溶解综合征的风险较高。对靠近气道或重要脏器的巨大肿瘤患者，可导致损害。使用双抗药物，需注意监测和评价关键解剖部位的燃瘤反应，一旦发现相关症状和体征，遵医嘱积极给予对症治疗。

4.并发症处理

除上述 CRS、神经毒性、感染、燃瘤反应等常见不良反应外，双抗药物还可导致皮疹、骨骼疼痛、中性粒细胞减少、淋巴细胞计数减少、胰腺炎、出血、组织/器官功能衰竭等并发症，应对患者进行观察，出现损伤时积极给予相应的预防和治疗措施，并监测治疗效果。根据并发症的类型和程度，考虑双抗药物的使用方案是否调整。

六、个案管理

见第五章第一节。

七、出院指导

（1）服药指导　告知患者用药的目的、方法及主要注意事项，患者严格遵医嘱按时按剂量服用药物，勿私自停药或者增减药物剂量，注意自我观察药物的不良反应。

（2）复诊指导　出院后定时复查血常规和生化指标，如有不适，及时就医，并线上联系个案管理师。

（3）生活方式指导　嘱患者规律作息，保证充足的睡眠和休息。根据血常规和全身情况，进行适当的有氧活动和锻炼，如慢跑、散步、打太极拳、做广播操等，但运动时注意安全，如有不适，立即休息。避免劳累，避免受凉感冒，避免皮肤、黏膜损伤，保持良好心态。戒烟、限酒。保持饮食营养均衡，进食易消化食物，多摄入高蛋白质、富含维生素、低盐、低脂食物，避免食用不洁、生冷及辛辣等食物。

【院后管理】

个案管理师组织主管医师、责任护士、营养师、康复师制订出院随访管理计划，结合疾病特征，制订双抗药物治疗后的随访重点及随访时间，由个案管理师实施随访计划，见表 13-2-6。

表 13-2-6　双抗药物治疗出院随访管理计划

姓名：_____　性别：_____　年龄：_____　住院号：_____
住院日期：____年___月___日　出院日期：____年___月___日　随访人：_____

项目	时间		
	短期 出院后一周内电话随访	中期 2～3个治疗周期线上+电话随访	长期 4～12个治疗周期线上+电话随访
主要诊疗	□常规复查项目包括血常规、肝肾功能、电解质 □根据患者具体情况选择复查与自身基础疾病和双抗药物并发症相关的检查，如诊断CRS相关的指标、神经毒性指标、感染相关指标、燃瘤反应相关检查、脏器功能检查等 □根据患者检查检验结果调整用药方案	□常规复查检验项目包括血常规、肝肾功能、电解质 □根据患者治疗情况、阳性症状和体征复查相关指标 □根据患者具体情况复查与自身基础疾病相关的检查 □根据患者检验检查结果调整用药方案	□常规复查检验项目包括血常规、肝肾功能、电解质 □根据患者情况复查阳性症状和体征相关的检查 □根据患者情况复查自身基础疾病相关的检查 □根据患者检验检查结果调整用药方案
专科护理	□评估体温、脉搏、呼吸、血压 □评估运动、意识、精神状态 □评估心、肝、肾等脏器功能 □评估有无骨痛、腹痛、皮疹等 □评估饮食、睡眠、排便情况 □评估患者对居家相关危险因素的掌握程度 □随访数据收集	□根据检查检验结果评估治疗效果 □提醒特殊检查的注意事项 □评估患者治疗后症状的改善情况，有无并症发生 □评估服药不良反应，如胃肠道反应、肝肾功能损伤等 □评估服药和复诊依从性 □评估患者对居家相关危险因素的掌握程度 □提醒再次治疗住院的时间及注意事项 □随访数据收集	□根据检查检验结果评估治疗效果 □评估患者治疗后症状的改善情况，有无并发症 □评估服药不良反应 □评估服药和复诊依从性 □评估患者对居家相关危险因素的掌握程度 □提醒复诊的时间及注意事项 □随访数据收集
个案管理	□回答患者咨询问题 □线上推送双抗药物治疗居家管理的文章和视频，强调自我管理的重要性、必要性 □加强CRS、神经毒性、感染、出血等风险识别 □收集患者睡眠、饮食、运动、服药依从性等信息 □信息反馈	□回答患者咨询问题 □线上推送双抗药物治疗居家/住院管理的文章和视频，强调居家生活指导，复查注意事项 □加强CRS、神经毒性、感染、出血等风险识别 □收集患者作息、饮食、运动、服药依从性等信息 □信息反馈	□回答患者咨询问题 □线上推送双抗药物治疗居家/住院监管的文章和视频，强调居家生活指导、并发症的观察、复查注意事项、坚持长期管理的重要性等 □加强CRS、神经毒性、感染等严重并发症的风险识别 □收集患者作息、饮食、运动、服药依从性等信息 □信息反馈

续表

项目	时间		
	短期 出院后一周内电话随访	中期 2～3个治疗周期线上+电话随访	长期 4～12个治疗周期线上+电话随访
患者配合事项	□出院后每3天复查血常规、肝肾功能、电解质 □注意自我症状评估，如体温、脉搏、呼吸、血压皮肤情况、运动情况、排便等，如有异常提示可能发生双抗药物的不良反应，应及时报告或就诊，并遵医嘱完善相关检查检验 □正确处理异常症状和体征，如发热、低血压、牙龈出血、皮疹等 □落实生活方式的改变，加强休息和睡眠，进食无刺激、营养丰富饮食，避免劳累和感冒，避免交叉感染，保持良好的心理状态	□每周复查血常规、肝肾功能、电解质，其他并发症相关的指标视患者症状和体征选择性完成 □ALLA和MM患者每周期治疗后进行骨髓检查评估疾病缓解情况，淋巴瘤患者3个疗程结束后行PET/CT检查评估疗效 □注意自我症状评估，及时报告异常，并遵医嘱完善相关检查 □正确处理不适症状，如发热、出血、疼痛、皮疹等 □落实生活方式的改变，重点是加强休息，避免外伤、感冒、出血等	□每周复查1～2次血常规，用药期间每周复查1次肝肾功能、电解质，其他复查项目视患者情况选择性完成 □ALLA和MM患者每个疗程结束后复查骨髓，淋巴瘤患者最后一个疗程结束后复查PET/CT评估疗效 □注意自我评估，尤其是双抗药物治疗并发症相关的症状和体征，监测生命体征，及时报告异常 □正确处理不适的症状和体征，如发热、出血、疼痛等，必要时及时就诊 □合理安排休息和活动，适当锻炼，避免劳累，加强营养，注意卫生和保暖，保持良好的心理状态

参考文献

[1] Dickinson M J, et al. Glofitamab for relapsed or refractory diffuse large B-cell lymphoma[J]. N Engl J Med, 2022, 387（6）: 2220-2231

[2] 郑丽, 张凯华, 孙雪林. 弥漫大B细胞淋巴瘤治疗新药格菲妥单抗[J]. 中国药房, 2023, 34（24）: 3064-3067.

[3] Moreau P, Garfall A L, van de Donk N W C J, et al. Teclistamab in Relapsed or Refractory Multiple Myeloma[J]. N Engl J Med, 2022, 387（6）: 495-505.

[4] Goldfinger M, Cooper D L. lenalidomide in DLBCL: are we past the cell of origin? [J]. Clin Adv Hematol Oncol, 2021, 19（5）: 320-325.

[5] Minson A, Dickinson M. Glofitamab CD20-TCB bi-specific antibody[J]. Leuk Lymphoma, 2021, 62（13）: 3098-3108.

[6] Toppm S, TANI M, Dickinson M, et al. Glofitamab plus R-CHOP induces high response rates and a favorable safety profile inpatients with previously untreated diffuse large B-cell lymphoma（DLBCL）: results from a phase Ⅰb study[J]. Blood, 2022, 140（Supplement 1）: 1775-1777.

[7] Fuster J L, Molinos-Quintana A, Fuentes C, et al. Blinatumomab and inotuzumab for B cell precursor acute lymphoblastic leukaemia in children: a retrospective study from the Leukemia Working Group of the Spanish Society of Pediatric Hematology and Oncology（SEHOP）[J]. Br J Haematol, 2020, 190（5）: 764-771.

[8] Queudeville M, Schlegel P, Heinz A T, et al. Blinatumomab in pediatric patients with relapsed/refractory B-cell precursor acute lymphoblastic leukemia[J]. Eur J Haematol, 2021, 106（4）: 473-483.

[9] Locatelli F, Maschan A, Boissel N, et al. Pediatric patients with acute lymphoblastic leukemia treated with blinatumomab in a real-world setting: results from the NEUF study[J].Pediatr Blood Cancer, 2022, 69（4）: e29562.

第三节　程序性细胞死亡蛋白/PD-L1 治疗

程序性死亡受体 1（programmed death，PD-1）是表达在活化的 T 细胞、B 细胞、巨噬细胞、调节性 T 细胞、自然杀伤细胞等免疫细胞上的抑制受体，程序性死亡受体配体 1（programmed death-ligand，PD-L1）是其结合配体之一。PD-1 与 PD-L1 结合会抑制 T 细胞活性和增殖，降低 T 细胞的免疫反应，并诱导 T 细胞死亡。PD-L1 表达在正常细胞上，也可在肿瘤细胞上呈高表达。PD-1 与肿瘤细胞表面上的 PD-L1 结合，可诱导 T 细胞耐受，促进肿瘤细胞逃避免疫系统的攻击。抑制 PD-1 通路介导的免疫抑制是抗 PD-1/PD-L1 治疗的基本原理。PD-1 抑制剂可与 T 细胞表面上的 PD-1 结合，阻断 PD-1 与 PD-L1 结合，恢复 T 细胞活化，增强 T 细胞对肿瘤细胞的识别，减少肿瘤免疫逃逸。

近年来 PD-1 抑制剂已广泛应用于肿瘤治疗并表现出明显的临床疗效。2014 年 FDA 批准了首个抗 PD-1 单克隆抗体 keytruda（帕博利珠单抗，pembrolizumab），紧接着批准纳武利尤单抗（nivolumab），用于无法切除或转移的黑色素瘤的二线治疗。之后 FDA 陆续批准了很多 PD-1/PD-L1 抑制剂用于多种实体瘤。2016 年纳武利尤单抗被用于霍奇金淋巴瘤的治疗，2017 年 FDA 通过帕博利珠单抗在淋巴瘤中的应用。目前在血液系统肿瘤中 PD-1 抑制剂主要应用于淋巴瘤患者并展现了可喜的治疗效果，在多发性骨髓瘤、急性髓系白血病、慢性淋巴细胞白血病、骨髓增生异常综合征中的应用研究也在积极开展中。尽管目前 PD-1/PD-L1 免疫治疗在抗肿瘤方面取得一定突破，但耐药的发生仍不可避免，未来亟须探索更多的免疫检查点、免疫逃逸机制和耐药机制等，探索联合治疗方案，在肿瘤免疫治疗方面取得更多进展。本章节以淋巴瘤为例论述靶向 PD-1/PD-L1 阻断治疗的临床应用的全病程管理，给 PD-1/PD-L1 抑制剂在其他血液肿瘤中的应用管理以参考。

【院前管理】

一、主要诊疗

（1）线上就诊患者　详见第五章第一节。

（2）线下门诊/急诊患者　结合患者主诉评估病情，重点采集患者现病史，了解既往史、个人史、家族史等，完成淋巴瘤病情进展相关的基本检验和检查，如血常规、凝血功能、生化全套、血沉、尿常规、粪常规、BNP 等，完成影像学检查如超声、CT/PET/CT 等。结合患者病史及检验、检查报告，明确诊断，判断病情，开预住院证，联系住院部候床。

二、PD-1/PD-L1 治疗的适应证和禁忌证

抗 PD-1/PD-L1 单抗作为免疫检查点抑制剂，目前经 FDA 批准的代表性的药物有帕博利珠单抗、纳武利尤单抗等，主要被批准用于 PD-L1 表达阳性的晚期或无法手术切除的黑色素瘤和其他实体肿瘤。在血液系统肿瘤中，目前仅被批准用于治疗部分复发或难治（relapscd or refractory，R/R）淋巴瘤，其他血液肿瘤 PD-1/PD-L1 阻断治疗的研究尚在积极开展中。以帕博利珠单抗、纳武利尤单抗为例，其适应证和禁忌证如下。

1. 适应证

（1）帕博利珠单抗　①经一线治疗失败的无法手术切除或转移性黑色素瘤；②表达 PD-L1 且无 EGFR 突变、ALK 阴性的局部晚期或转移性非小细胞肺癌；③表达 PD-L1 的局部晚期不可切除或转移性胃、食管、胃食管结合部癌；④既往接受过一线及以上治疗的部分 R/R 淋巴瘤；⑤其他 FDA 批准的 PD-L1 阳性的晚期或早期高危实体肿瘤，如头颈部鳞状细胞癌、结直肠癌、肝细胞癌、三阴性乳腺癌。

（2）纳武利尤单抗　①纳武利尤单抗联合含铂双药化疗适用于新辅助治疗可切除的小细胞肺癌以及无 EGFR 基因突变、ALK 阴性的既往接受过含铂方案化疗后疾病进展或不可耐受的局部晚期或转移性非小细胞肺癌成人患者；②接受过含铂方案化疗出现疾病进展的 PD-L1 表达阳性的复发或转移性头颈部鳞状细胞癌；③既往接受过两种或两种以上全身性治疗方案的晚期或复发性胃或胃食管连接部腺癌；④既往接受过一线及以上治疗的部分 R/R 淋巴瘤；⑤其他晚期或其他治疗方案后出现疾病进展的肿瘤，如恶性胸膜间皮瘤、食管癌、尿路上皮癌等。

2. 禁忌证

（1）帕博利珠单抗　对帕博利珠单抗活性成分和辅料过敏者；既往使用帕博利株单抗发生严重不良反应根据建议永久停用者。

（2）纳武利尤单抗　对纳武利尤单抗活性成分和辅料过敏者；既往使用纳武利尤单抗发生严重不良反应根据建议永久停用者。

三、个案管理

（1）收集患者个案信息　详见第五章第一节。

（2）评估病情危重程度进行预检分诊　①初治/病情危重患者：对于初治、疾病进展、合并重要器官功能障碍甚至衰竭的急危重症患者，积极与住院部沟通优先候床，或协助患者急诊就诊。医生根据诊断和评估给予对症治疗，确定PD-1/PD-L1治疗时机。协助患者或家属办理候床或住院相关手续，交代相关注意事项。②其他的患者详见第六章第一节。

【院中管理】

一、病史采集

（1）现病史　评估患者有无发热、咳嗽、咳痰等感染症状，有无疲乏、气促、头晕、耳鸣、鼻塞、食欲减退、吞咽困难、疼痛、瘙痒、出血、排便异常等不适，有无肝、脾、淋巴结肿大，有无黄疸、消瘦、水肿，有无皮肤浸润表现如丘疹、溃疡、结节、肿块等。详细了解历次门/急诊及住院的就诊资料，了解诊断、检验、检查报告、治疗方案、疗效、不良反应，查看本次门诊就诊的检验、检查报告，尤其是血常规、超声、淋巴结活检、PET/CT等，评估患者起病以来一般情况有无改变，如睡眠、排便、营养、活动、意识、精神状态等。

（2）既往史　了解患者既往健康情况，尤其是与血液病相关的疾病史以及与患者康复和治疗效果相关的疾病史，了解治疗经过、用药情况、治疗反应和当前疾病的转归。了解患者有无输血史和过敏史。

（3）个人史　询问患者有无吸烟史、饮酒史、旅居史等，女性患者的月经和生育情况。

（4）家族史　了解患者有无与血液系统疾病相关的家族史。

二、体格检查

（1）基础体格检查　详见第五章第一节。

（2）专科体格检查　重点评估患者淋巴结肿大的情况，以及有无其他组织器官肿瘤浸润的表现。①皮肤、黏膜：有无苍白、出血、黄染、丘疹、溃疡、肿块、结节、水肿等，鼻腔有无肿块，牙龈有无肿痛，扁桃体有无肿大。②淋巴结：有无肿大，或肿大的淋巴结有无消退。③肝、脾有无肿大。④胸、腹部有无压痛、包块。⑤有无异常呼吸音和心音。⑥肌肉、骨、关节有无疼痛、变形、活动障碍。⑦神经系统有无感觉异常、神经反射异常及脑膜刺激征表现等。

三、实验室及其他检查

（1）血常规、生化全套、炎性指标、凝血功能检查、病毒性肝炎、输血前检查等　初诊霍奇金淋巴瘤患者血常规常提示轻、中度贫血，复诊患者血常规可无明显变化，淋巴瘤累及骨髓或治疗引起骨髓抑制时可有血细胞减少。疾病活动期可出现血沉增速。PD-1/PD-L1 阻断治疗和化疗前需检查肝、肾、心等重要脏器功能，评估细菌、病毒、传染病感染和活动情况，以及水、电解质平衡紊乱情况等。

（2）骨髓检查　累及骨髓时可在骨髓涂片中找到淋巴瘤细胞；发生淋巴瘤细胞白血病时，可呈现白血病样骨髓象。

（3）影像学检查　淋巴瘤诊断和疗效评估不可缺少的影像学检查包括超声、CT、MRI 以及 PET/CT，有助于确定病变的部位和范围。其中 MRI 和 PET/CT 现在已成为评价淋巴瘤疗效的重要指标。

（4）病理学检查　初诊患者需进行淋巴结活检以明确诊断。淋巴组织病理形态学检查、组织学检查、免疫组化检查是淋巴瘤确诊和分型的主要依据。

（5）其他检验和检查　血清乳酸脱氢酶活性升高提示预后不良。血清碱性磷酸酶活力增加或血钙升高提示累及骨骼。中枢神经系统受累时脑脊液中蛋白含量增加。

四、治疗方案 / 治疗分类

在淋巴瘤的免疫治疗研究中，PD-1/PD-L1 阻断治疗用于治疗部分复发或难治（relapsed or refractory，R/R）淋巴瘤。

1. 霍奇金淋巴瘤（HL）

（1）帕博利珠单抗单药治疗　KEYNOTE-204 研究方案提示，帕博利珠单抗的疗效优于维布妥昔单抗（BV）。既往仅接受一线治疗且不适合自体造血干细胞移植（autologous stem cell transplantation，auto-HSCT）患者能从帕博利珠单抗单药治疗中获益。

（2）帕博利珠单抗联合 GVD（吉西他滨 + 长春瑞滨 + 脂质体多柔比星）　作为 R/R cHL 患者二线治疗缓解率高，2～4 个周期后可有效桥接至 auto-HSCT。

（3）纳武利尤单抗联合或序贯 AVD（多柔比星 + 长春新碱 + 达卡巴嗪）　可用于治疗早期预后不良 cHL，且安全性可控。

2. 原发性纵隔大 B 细胞淋巴瘤

已报道的方案有帕博利珠单抗单药、纳武利尤单抗联合 BV 方案、帕博利珠单抗联合 GVD 方案等。

3. 其他类型淋巴瘤

纳武利尤单抗联合 BV：CheckMate 436 研究，治疗纵隔灰区淋巴瘤。B 细胞非霍奇金淋巴瘤中 PD-1/PD-L1 研究进展有限，PD-1/PD-L1 抑制剂单药在这类肿瘤整体并未取得突破，转向某些特定类型如 PMBCL、原发性睾丸淋巴瘤、原发性中枢神经系统淋巴瘤等显示出积极信号，转向联合治疗如联合 CD20 单抗可能有协同作用。

五、护理工作

（一）制订临床护理路径

以淋巴瘤患者 PD-1/PD-L1 抑制剂联合化疗方案治疗为例，如表 13-3-1 所示。

表 13-3-1 淋巴瘤患者 PD-1/PD-L1 治疗临床护理路径

姓名：_____ 性别：_____ 年龄：_____ 住院号：_____
住院日期：____年___月___日 出院日期：____年___月___日 标准：____天

项目	时间				
	住院第一天	PD-1/PD-L1 抑制剂治疗	化疗	化疗后观察期	出院日
健康教育	□ PD-1/PD-L1 治疗相关知识 其余参考第六章第一节	□ PD-1/PD-L1 治疗相关知识 其余参考第六章第一节	□化疗相关知识 □用药指导 其余参考第六章第一节	参考第六章第一节	其余参考第六章第一节
护理处置	参考第六章第一节	□ PD-1/PD-L1 抑制剂，严格遵守用药的时间、剂量、用法，并使用输液泵控制输注速度 其余参考第六章第一节	参考第六章第一节	参考第六章第一节	参考第六章第一节
专科护理	参考第六章第一节	□观察患者病情变化，重点观察有无 PD-1/PD-L1 药物不良反应 其余参考第六章第一节	参考第六章第一节	其余参考第六章第一节	其余参考第六章第一节
病情变化记录	□无 □有 原因： 1. 2.	□无 □有 原因： 1. 2.	□无 □有 原因： 1. 2.	□无 □有 原因： 1. 2.	□无 □有 原因： 1. 2.
签名时间					

注：上述临床护理路径内容应根据患者情况，进行个性化动态调整。

（二）护理要点

PD-1 抗体阻断 T 细胞负性调控信号解除免疫抑制，增强 T 细胞抗肿瘤效应的同时，也可能异常增强自身正常的免疫反应，导致免疫耐受失衡，累积到正常组织时表现出自身免疫样的炎症反应，称为免疫治疗相关不良反应（immune-related adverse effects，irAEs），涉及胃肠道、皮肤、甲状腺、心、肺、肝、内分泌、神经系统等多个器官/系统。这些不良反应会增加患者痛苦，影响治疗效果，甚至缩短患者生存期。抗 PD-1/PD-L1 抗体治疗时护理人员的全方位护理，尤其是对不良反应的观察和护理尤为重要。

1. 治疗前的准备

（1）患者准备　详细向患者及其家属解释抗 PD-1/PD-L1 免疫治疗的目的、作用机制、药物的用法、用量、不良反应，以及用药期间的注意事项等，取得患者和家属的配合。协助医生完善检查、检验，对患者进行全方位的评估，指导患者充分地休息和营养支持，对患者进行心理疏导，使患者保持良好的机体和心理状态。建议患者避免用药前后 2h 内进餐，以免胃肠道反应时呕吐、误吸。药物输注前嘱患者排空大小便。

（2）病室环境　整洁、宽敞、安静、温湿度适宜、光线充足、符合保护性隔离要求（层流病床、单间病房或同室无交叉感染风险患者）。

（3）操作者准备　医护人员有癌症治疗经验，经专门培训学习，熟练掌握 PD-1/PD-L1 治疗和药物相关知识和技能，有良好的病情观察和应急处理能力。

（4）物品准备　PD-1/PD-L1 治疗和抢救所需物品、药品、仪器、设备、应急预案、医务人员等均准备齐全。患者身份核实无误，静脉管道合适无异常，建议预留一条静脉管道以备发生不良反应时使用。

2. 治疗中观察

（1）先驱用药　遵医嘱对患者进行 PD-1/PD-L1 单抗输注前先驱用药，如静脉使用地塞米松、肌注或口服抗过敏药物等，预防或减少不良反应发生。

（2）正确用药　PD-1/PD-L1 单抗的使用（以纳武利尤单抗和帕博利珠单抗为例）：① PD-1 单抗需冰箱冷藏保存，使用前先取出复温（25℃或以下）。药品配制前严格查对，尤其药名、剂量、用法、时间、顺序等，确保无误方可执行。②配制药液在空气检测合格的治疗室和洁净操作台内完成，严格执行无菌操作。配制注意事项：首先用灭菌注射用水将冻干粉末复溶，灭菌注射用水不可直接注在冻干粉末上，须沿药物瓶壁缓慢加入，慢慢旋转摇瓶，禁止剧烈震荡；注射器抽吸药液，尽量避免吸入空气；注射器针头插入输液瓶活塞后将药液沿瓶壁缓慢注入 0.9% 无菌氯化钠注射液（遵医嘱）中，避免冲击和大幅震荡；配制好的溶液现配现用，一般在 4h 内输注完毕，室温放置不超过 6h；因故不能及时使用的,可保存在 2~8℃冰箱中,不超过 24h。③使用无菌、无热源、含有低蛋白结合的过滤直径 0.2μm 或 0.22μm 的精密输液器进行静脉输注,不与其他药物使用同一输液器。④使用静脉输液泵控制输注速度,禁止原液静脉注射或快速静脉输注,纳武利尤单抗 3mg/kg 不少于 60min,帕博利珠单抗 200mg 不少于 30min。根据患者反应调节速度,不良反应严重时减速甚至暂停输注,并及时遵医嘱处理。⑤遵医嘱给予心电监测和血氧饱和度监测,必要时给氧,严格巡视,观察患者病情,及时发现有无药物不良反应。⑥输注时常见的不良反应有发热、畏寒、寒战、皮疹、瘙痒、气促、喉头水肿、呼吸困难等,及时通知医生,遵医嘱进行对症处理,减慢输注速度或待症状缓解后继续完成 PD-1 单抗的输注。

(3) 其他注意事项　PD-1/PD-L1 单抗输注完毕后保留一条输液管路以备发生不良反应时使用。心电监测至少持续至输注完毕后 1h。指导患者卧床休息,勿远离,需在医务人员的观察范围之内。留下陪护,给予生活照顾,确保安全。

3. 治疗后关注重点

抗 PD-1/PD-L1 抗体治疗后重点观察其不良反应及程度。不同肿瘤患者中 PD-1/PD-L1 单抗的不良反应表现可能不同。既往研究报道显示,纳武利尤单抗和帕博利珠单抗治疗复发或难治性淋巴瘤时,不良反应主要表现为发热、呼吸困难、咳嗽、肌肉骨骼疼痛、疲乏、皮疹、瘙痒、恶心、呕吐、食欲减退、腹泻、便秘、血便、蛋白尿、出血、甲状腺功能异常等。不良反应发生时间不等,最短输注时即出现发热、皮疹、呼吸困难等输液反应和过敏反应,或输注后 1 个月内出现发热、疲乏,最长 1 年后出现免疫相关性肝炎、肺炎,多数不良反应在 3~6 个月出现。应注意对患者的观察和随访。

4. 并发症及护理

抗 PD-1/PD-L1 抗体治疗输注时出现输液反应发生率高,用药后还可发生全身多个器官/系统甚至中枢神经系统 irAEs,主要表现在胃肠道反应、肺毒性、皮肤毒性、高血糖、甲状腺功能异常、感染等。

(1) 消化道反应　胃肠道反应是包括纳武利尤单抗和帕博利珠单抗在内的许多 PD-1/PD-L1 单抗发生率最高的 irAEs。主要表现有腹泻、恶心、呕吐、食欲减退、结肠炎、便秘、腹痛、胰腺炎、吞咽困难等。治疗上遵医嘱给予止呕、护胃、抗感染、补液等对症支持治疗。行饮食指导,给予患者清淡、易消化、高蛋白质、高热量、富含维生素的食物。协助患者做好口腔护理,依患者喜好给予多样化饮食,增强患者食欲,可少食多餐,避免在胃肠道反应严重时进食。评估患者营养状况,抽血检验有无电解质紊乱,必要时由营养师制订方案给予患者口服营养液,或遵医嘱静脉补充营养,以供机体需要。观察患者大便的次数、颜色、量、性状。腹泻时指导患者进食低脂少盐少纤维的食物,遵医嘱给予止泻、调节肠道菌群治疗等。

（2）感染　常有尿路感染以及肺炎、下呼吸道感染、低氧血症等肺毒性表现，主要表现为血尿、呼吸困难、咳嗽、咳痰、低氧血症等。遵医嘱积极给予抗感染治疗，指导患者正确用药。监测患者体温和小便情况，保持患者呼吸道通畅，必要时给予吸氧、吸痰、雾化等治疗。发热时协助患者物理降温或药物降温，补充水分和营养，加强患者基础护理和心理疏导。

（3）皮肤毒性反应　常表现为皮疹、瘙痒等。治疗前做好患者健康教育，避免出现皮疹时紧张、恐惧。密切观察患者皮肤反应并详细记录。治疗上可遵医嘱应用抗过敏药物，如地塞米松、口服氯雷他定、指导患者外涂尿素软膏、类固醇软膏、炉甘石洗剂等。嘱患者穿棉质、宽松、透气衣物，避免挤压、摩擦、抓挠皮疹部位，以免破溃发生感染。指导患者保持皮肤湿润、清洁，勿使用碱性洗浴产品，注意防紫外线直接照射。嘱患者避免进食辛辣等刺激性食物及海鲜等致敏食物。

（4）内分泌系统　发生高血糖、甲状腺功能亢进或减退等。监测患者血糖和甲状腺功能，遵医嘱给予相应治疗。观察患者病情，精神萎靡、疲乏时嘱患者卧床休息，留陪护，使用床栏，做好安全防护。给予饮食指导，必要时由营养师制订饮食计划。多与患者沟通交流，告知患者不良反应有可能在停药后逐渐减轻甚至痊愈，增强患者信心，避免不良情绪。

（5）其他系统 irAEs 表现　心血管系统，如心肌炎、心力衰竭、心动过速、低血压。造血系统，如贫血、中性粒细胞减少。肝脏，如肝炎。神经系统，如精神障碍、癫痫、晕厥。骨骼、肌肉，如肌肉、骨骼酸胀、疼痛。眼睛，如虹膜炎。自身免疫性疾病等。正确执行医嘱，指导患者用药，积极给予对症支持治疗。护理上做好患者病情观察和健康教育，促进患者正确面对不良反应，积极配合治疗。执行安全防护措施，指导患者休息和活动。给予饮食指导，保证营养摄入。

六、个案管理

详见第五章第一节。

七、出院指导

（1）服药指导　淋巴瘤抗 PD-1 抗体治疗联合化疗患者治疗间歇期，主要用药为对症支持治疗，如升血细胞、口服抗生素、抗过敏等，指导患者严格遵医嘱用药，勿擅自增减用量、停药或听信"偏方"。

（2）复诊指导　交代患者遵医嘱定期就近或返院复查血常规、肝肾功能等指标评估病情，如有不适，及时线上联系个案管理师。向患者说明随着治疗方法的改进，淋巴瘤缓解率大大提高，应遵医嘱坚持定期巩固强化治疗，以延长缓解期和生存期。拟进行下一周期治疗的患者，向患者说明返院治疗时间和科室联系电话，可提前通过线上、线下方式提前开具预住院证和预约床位。

（3）生活方式指导　指导患者治疗间歇期或全部疗程结束后，仍应保证充足的休息、睡眠。适当参加室外锻炼，如打太极、慢跑、练体操等，以提高机体免疫力。保证营养均衡摄入，避免进食油腻、辛辣、生冷等。注意个人卫生，注意防寒保暖，避免置身人多不洁的环境中，防止交叉感染。

（4）特殊指导　PD-1/PD-L1 抗体治疗不良反应发生时间跨度大，临床表现多样，需加强患者健康教育，使患者熟知不良反应相关知识，并学会居家期间自我监测病情，如有特殊不适应及时就诊。静脉置管带管出院的患者，详细告知带管注意事项，如维护周期、局部观察、防血栓、防堵管、防脱出、防感染等，填写维护记录本。

【院后管理】

个案管理师组织主管医师、责任护士、营养师、康复师制订出院随访管理计划，包括短期、中期、长期随访计划（表 13-3-2），个案管理师实施随访计划。

表 13-3-2　淋巴瘤 PD-1/PD-L1 治疗出院随访管理计划

姓名：_____　性别：_____　年龄：_____　住院号：_____
住院日期：____年____月____日　出院日期：____年____月____日　随访人：_____

项目	时间		
	短期 出院后一周内电话随访	中期 2～3 个治疗周期线上+电话随访	长期 4～6 个治疗周期线上+电话随访
主要诊疗	□常规复查项目有血常规、粪常规+隐血、尿常规、肝功能 □根据症状和体征选择完成相关器官/系统的检查和检验 □根据患者具体情况选择完成与基础疾病相关的检查 □根据患者检查检验结果调整用药方案	□常规复查检验项目包括血常规、肝肾功能、电解质、粪常规、尿常规 □根据患者症状和体征选择完成相关器官/系统的检查和检验 □根据患者具体情况选择完成与基础疾病相关的检查 □完成 3 个疗程治疗后进行 PET-CT 检查，评估淋巴瘤治疗效果 □根据患者检验和检查结果调整用药方案	□常规复查检验项目包括血常规、肝肾功能、电解质、粪常规、尿常规 □根据症状和体征完成对应器官/系统相关的检查和检验，如凝血功能、炎性指标、血培养、痰培养、心肌酶、血糖、甲状腺功能、X 线、超声、CT、心电图等 □最后 1 个疗程完成后复查 PET/CT，评估淋巴瘤的治疗效果 □根据患者具体情况评估与基础疾病相关的检查 □根据患者检验和检查结果调整用药方案

续表

项目	时间		
	短期 出院后一周内电话随访	中期 2～3个治疗周期线上+电话随访	长期 4～6个治疗周期线上+电话随访
专科护理	□评估治疗效果 □评估患者PD-1/PD-L1治疗后有无并发症表现，如发热、咳嗽、恶心、呕吐、腹泻、便血、呼吸困难、肌肉骨骼疼痛、疲乏、皮疹等 其余参考本章第二节	其余参考本章第二节	其余参考本章第二节
个案管理	□回答患者咨询问题 □线上推送PD-1/PD-L1治疗居家管理的文章和视频，强调自我管理的重要性、必要性 □收集患者作息、饮食、运动、排便、服药依从性等信息 □信息反馈	□回答患者咨询问题 □线上推送PD-1/PD-L1居家/住院管理的文章和视频，强调居家生活指导、复查注意事项 □加强并发风险识别 □收集患者休息、饮食、运动、排便、服药依从性等信息 □信息反馈	□回答患者咨询问题 □线上推送PD-1/PD-L1居家/住院疾病进展监管的文章和视频，强调居家生活指导、复查注意事项、坚持长期管理的重要性 □加强并发风险识别 □收集患者饮食、睡眠、运动、排便、服药依从性等信息 □信息反馈
患者配合事项	□出院后第一周复查1～2次血常规，复查1次尿常规、粪常规和粪隐血试验 □注意自我症状评估，及时报告异常情况，并遵嘱完成相关检查，以及时发现有无PD-1/PD-L1治疗相关并发症 □正确处理发热、出血、疼痛、皮疹等症状 □注意观察药物不良反应如胃肠道不适、腹泻、腹胀等 □落实生活方式的改变，注意休息和营养，避免上呼吸道感染，保持良好的心理状态	□每周复查1次血常规、尿常规、粪常规，每半月复查1次肝肾功能、电解质 □3个疗程后复查PET/CT评估疗效 □注意自我症状评估，如有异常情况及时报告，并根据指导进行相关检查和检验 □正确处理不适症状，如胃肠道反应、发热、咳嗽、呼吸困难、出血、疼痛、皮疹等 □落实生活方式的改变，规律作息，适当锻炼，避免劳累，注意个人卫生，加强营养，避免上呼吸道感染，保持良好的心理状态	□每周复查1次血常规、尿常规、粪常规，每半月复查1次肝肾功能、电解质 □最后1个疗程结束后复查PET/CT评估疗效 □注意自我症状评估，如有异常情况及时报告 □正确处理发热、疲乏、出血、疼痛、皮疹等不适症状 □注意观察药物不良反应 □落实生活方式的改变，注意休息和营养，适当锻炼，保持心情愉悦，避免劳累、上呼吸道感染、外伤、紧张、焦虑等，使身心处于良好状态

参考文献

[1] Morad G, Helmink B A, Sharma P, et al. Hallmarks of response, resistance, and toxicity to immune checkpoint blockade[J]. Cell, 2021, 184 (21): 5309-5337.

[2] 高凤华, 王先火, 张会来. 免疫检查点抑制剂在淋巴瘤中的研究进展 [J]. 中国肿瘤临床, 2022, 49 (3): 140-142.

[3] Han Y, Liu D, Li L.PD-1/PD-L1 pathway: current researches in cancer[J]. Am J Cancer Res, 2020, 10（3）: 727-742.

[4] Lin K X, Istl A C, Quan D, et al. PD-1 and PD-L1 inhibitors in cold colorectal cancer: challenges and strategies[J]. Cancer Immunol Immunother, 2023, 72（12）: 3875-3893.

[5] 刘甜, 胡毅. PD-1/PD-L1 抑制剂免疫相关性不良反应及其处理综述 [J]. 解放军医学院学报, 2018, 39（3）: 251-253.

[6] 邱雨, 王丽娟. PD-1/PD-L1 抑制剂在血液肿瘤中的临床研究进展 [J]. 西南医科大学学报, 2020, 43（6）: 639-643.

[7] 谭小辉, 李怡, 张颖, 等. 日间病房输注程序性死亡受体-1 抗体肿瘤患者的护理 [J]. 护理学杂志, 2021, 36（5）: 37-39.

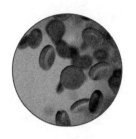

·第十四章·
造血干细胞移植

第一节 自体造血干细胞移植

自体造血干细胞移植（autologous hematopoietic stem cell transplantation，auto-HSCT）是指给予患者大剂量的放疗或化疗，摧毁其体内的造血和免疫系统，然后再回输预先保存的自身骨髓或外周血造血干细胞或脐带血造血干细胞的过程。自体造血干细胞移植具有不受供者限制、年龄限制少、移植后恢复较快、合并症少、移植后生活质量高等诸多优势，但干细胞质量不佳、数量不足、移植后复发率高等局限性也不可忽视。根据国际血液和骨髓移植研究中心（CIBMTR）数据显示 ❶❷，2018 年美国 auto-HSCT 总数达到 14006 例，占造血干细胞移植总移植量的 60.8%，其中，约 9000 例为多发性骨髓瘤（MM）患者，淋巴瘤患者接近 4000 例。然而，中国造血干细胞移植登记组的统计数据显示 ❸❹，2020 年中国 auto-HSCT 总数仅 3371 例，以 MM 和淋巴瘤患者为主，仅 200 例左右为急性髓系白血病（AML）患者，而急性淋巴细胞白血病（ALL）患者不到 50 例。由此可见，我国 auto-HSCT 的发展任重而道远。

---

❶ Khaddour K，Hana C K，Mewawalla P. Hematopoietic Stem Cell Transplantation. In: StatPearls. Treasure Island（FL）: StatPearls Publishing，2023.

❷ Passweg J R，Baldomero H，Chabannon C，et al. Hematopoietic cell transplantation and cellular therapy survey of the EBMT：monitoring of activities and trends over 30 years.Bone Marrow Transplant，2021，56（7）: 1651-1664.

❸ Chang Y J，Pei X Y，Huang X J. Haematopoietic stem-cell transplantation in China in the era of targeted therapies：current advances，challenges，and future directions. Lancet Haematol，2022，9（12）: e919-e929.

❹ Xu L P，Lu P H，Wu D P，et al. Hematopoietic stem cell transplantation activity in China 2019：a report from the Chinese Blood and Marrow Transplantation Registry Group.Bone Marrow Transplant，2021，56（12）: 2940-2947.

【院前管理】

一、主要诊疗

（1）线上就诊　①医生根据患者的主诉、临床表现、既往检查和检验结果评估病情，给予相应的指导。②根据患者病情，线上预约自体造血干细胞移植需完善的全套检验和检查，告知患者详细的检查注意事项，减少患者院内预约排队时间。③线上告知患者就诊实景路线图，指导患者提前熟悉医院环境。④需住院的患者在线上开具预住院证，通知患者或家属住院时间和相关注意事项，完成照护需求评估（表 14-1-1）。

表 14-1-1　患者照护需求评估

主要照护者	□子　□女　□夫　□妻　□父　□母　□陪护　□其他 ____
疾病诊断	
管道种类	□无 □鼻胃管　有效期 _____　　　　□气切管　有效期 _____ □导尿管　有效期 _____　　　　□静脉管道　有效期 _____ □引流管，部位：　到期日：　（日历）　□其他 _____
身心状况	

身心状况	意识状态：	□清醒　□模糊　□嗜睡　□昏睡　□昏迷　□谵妄
	情绪：	□平静　□焦虑　□忧愁　□冷漠　□激动　□哭闹可安抚　□哭闹不可安抚 □无法评估　□其他 _____
	沟通：	□能理解　□不能理解　□失语　□无法评估　□其他 _____
	视力：	□清晰　□近视　□远视　□重影　□视野缺损　□视物模糊　□失明　□无法评估 □其他_____
	听力：	□正常　□重听　□失聪　□无法评估　□其他 _____
	呼吸：	□自呼　□鼻管道　□氧气面罩　□气切导管　□呼吸器　□其他_____
	睡眠：	□良好　□偶尔失眠　□经常失眠　□多梦　□易惊醒　□其他 _____
	进食方式：	□由口进食（饮食形态：□普食　□软食　□流质/半流质）　□鼻饲　□静脉营养 □其他_____
	面部表情：	□正常　□鼻唇沟变浅（□左　□右）　□嘴角歪斜（□左　□右）　□额纹消失 □闭眼障碍（□左　□右）　□其他 _____
	皮肤完整性：	1. 皮肤：□完整　□不完整　□其他 2. 伤口：部位：____ 大小（长宽深，cm）：____×____×____ 类型：_____ 3. 压疮：部位：____ 大小（长宽深，cm）：____×____×____ 分级：□可疑的深部组织损伤　□Ⅰ期　□Ⅱ期　□Ⅲ期　□Ⅳ期　□不明确分期

续表

神经系统	昏迷量表	睁眼 E（eye openning）： □4 自动睁眼　□3 呼叫睁眼　□2 刺痛睁眼　□1 不能睁眼　□0 闭眼
		运动反应 M（motor response）： □6 按指示运动　□5 对疼痛能定位　□4 对疼痛能逃避　□3 刺激后双上肢屈曲 □2 刺激后四肢强直　□1 对刺激无反应
		语言回答 V（verbal response）： □5 回答切题　□4 答非所问　□3 用词错乱　□2 只能发音　□1 不能发音 □T 气管切开/气管插管　□A 失语
	瞳孔反应	大小（size）： 左 _____ mm，右 _____ mm 对光反射（light reflex）：□有　　□无
	四肢肌力	左上肢（left upper limb）： □5 正常　□4 能抗轻微阻力　□3 不能抗阻力　□2 不能抗重力　□1 无关节活动 □0 无肌肉收缩　□缺损
		右上肢（right upper limb）： □5 正常　□4 能抗轻微阻力　□3 不能抗阻力　□2 不能抗重力　□1 无关节活动 □0 无肌肉收缩　□缺损
		左下肢（left lower limb）： □5 正常　□4 能抗轻微阻力　□3 不能抗阻力　□2 不能抗重力　□1 无关节活动 □0 无肌肉收缩　□缺损
		右下肢（right lower limb）： □5 正常　□4 能抗轻微阻力　□3 不能抗阻力　□2 不能抗重力　□1 无关节活动 □0 无肌肉收缩　□缺损
	平衡功能障碍	□无　□有（□静态平衡失衡　□动态平衡失衡　□反应性平衡失衡）
	感觉功能	□正常　□异常（说明如后）　□感觉过敏　□感觉减退　□感觉缺失
需协助项目	疾病相关	□伤口照护　□管路照护　□疾病知识　□服药指导　□医疗设备相关_____ □操作技术宣教_____　□其他____
	生活相关：	□进食　□移位　□个人卫生　□如厕　□洗澡　□走路　□上下楼梯　□穿脱衣服 □大便失禁　□小便失禁　□紧急处置 □其他____
服务需求		□转诊他院　□居家随访照护　□远程健康管理　□居家自护　□其他_____
异动说明：		记录者：_____ 记录日期：____年___月___日

（2）线下门诊　①根据患者的主诉和临床表现评估病情，采集现病史、既往史、用药史，完成基本检验和检查，如抽血查血常规、凝血功能、肝肾功能、生化全套、心肌酶学、肌钙蛋白、BNP、输血前四项、血型、免疫学、基因检测等。

②完成必要的检查如骨髓穿刺、骨髓活检、组织病理学检查、细胞遗传学、免疫组化、CT、心电图、胸部 X 线、超声等常规检查，结合患者病史及检验、检查报告，明确诊断，判断是否为自体造血干细胞移植的适应证。

二、自体造血干细胞移植治疗的适应证和禁忌证

1. 适应证

（1）急性髓系白血病（AML） 根据起病时细胞遗传学、分子生物学特征、白血病相关基因突变以及对诱导化疗的反应将 AML 的预后分为高危、中危、低危。处于缓解期的高、中危组患者符合以下特点可以考虑接受自体造血干细胞移植：白血病微量残留病阴性（MRD）、老年患者（年龄 ≤ 65 岁）、APL 的第二次分子学缓解期、无 HLA 相合同胞或无关供者的年轻患者。

（2）急性淋巴细胞白血病（ALL） 根据起病时年龄、细胞遗传学、分子生物学特征、白血病相关基因突变以及对诱导化疗的反应将 ALL 的预后分为高危、中危、低危。白血病微量残留病阴性且无 HLA 相合同胞或无关供者的中、高危组 CR1 年轻患者、CR2 患者。

（3）恶性淋巴瘤 ①挽救治疗敏感的复发或原发难治性霍奇金淋巴瘤（HL）。②弥漫大 B 细胞淋巴瘤（DLBCL）：挽救治疗敏感的复发或原发难治（一线诱导治疗反应部分缓解、稳定或进展）性 DLBCL；第一次完全缓解期（CR1）的年轻、高危 DLBCL。③高级别 B 细胞淋巴瘤（HGBL），伴随 MYC 和 Bcl-2 和（或）Bcl-6 易位：第一次完全缓解期（CR1）的 HGBL；挽救治疗敏感的复发或原发难治 HGBL。④第一次完全缓解期（CR1）或对挽救治疗敏感的复发的原发中枢神经系统淋巴瘤（primary central nervous system lymphoma，PCNSL）。⑤滤泡性淋巴瘤（FL）：挽救治疗敏感的第 1 次或第 2 次复发的 FL，包括 24 个月内出现疾病进展（progression of disease 24，POD24）的 FL；治疗敏感的转化型 FL（transformed follicular lymphoma，tFL）。⑥套细胞淋巴瘤（MCL）：第一次缓解期（CR1/PR1）的 MCL；非 ASCT 一线治疗后复发、挽救治疗敏感、不适合异基因造血干细胞移植（allo-HSCT）治疗的 MCL。⑦侵袭性外周 T 细胞淋巴瘤（PTCL）：第一次缓解期的除低危间变性淋巴瘤激酶阳性间变性大细胞淋巴瘤以外的各种类型侵袭性 PTCL；挽救治疗敏感、不适合 allo-HSCT 治疗的 PTCL。⑧多次复发的某些惰性淋巴瘤，如华氏巨球蛋白血症和边缘区淋巴瘤等。⑨一线治疗获得部分缓解或挽救治疗敏感的伯基特淋巴瘤。⑩CR1 期的淋巴母细胞淋巴瘤。

（4）浆细胞疾病 ①多发性骨髓瘤：65 岁以下、临床状态 2 分以下、肾功能正常的患者可以采取大剂量化疗 + 自体造血干细胞移植治疗。②第一次缓解期的原发性浆细胞白血病（PCL）。③系统性轻链型淀粉样变性（AL）（梅奥诊

所 2004 分期 1 期）。④ POEMS 综合征。即多发性神经病变（polyneuropathy）、器官肿大（organomegaly）、内分泌病变（endocrinopathy）、单克隆球蛋白病（monoclonal gammopathy）和皮肤改变（skin changes）。

2. 禁忌证

（1）有献血反应史及曾发生过迟发性昏厥者或有活动性癫痫病史者。

（2）肝功能不全、肾功能障碍患者。

（3）严重贫血、凝血功能异常及红细胞遗传缺陷疾病患者。

（4）颅内高压、严重的慢性阻塞性肺疾病患者。

（5）有严重心脏疾病（如不稳定型心绞痛、冠心病、主动脉瓣狭窄），最近 6 个月有心肌梗死或脑血管意外，需要行心脏手术的心血管疾病患者。

（6）妊娠相关性高血压、子痫前期、胰岛素依赖型糖尿病患者。

（7）有感染性发热或菌血症的患者。

（8）休克未纠正及低蛋白血症患者。

三、个案管理

（1）收集患者个案信息　采取线上与线下相结合的方法，采集患者及供者相关信息，问诊资料见表 14-1-2，信息收集见表 14-1-3，协助患者完成移植日程表、移植同意书签字、患者委托书签字。收案流程详见图 14-1-1。

表 14-1-2　造血干细胞移植患者线上问诊资料表

一、一般情况
1. 患者姓名：_____
2. 患者性别：□男　　　□女
3. 请输入患者的出生日期：_____
4. 请输入您的手机号码：_____
5. 疾病诊断：_____
6. 供者姓名：_____
7. 配型情况：□同胞全相合　□亲属半相合　□骨髓库全相合　□骨髓库不全相合（9/10）　□脐血　□其他
8. 输干细胞日期：_____
9. 移植后：_____年____零____个月
填写移植后时间：例如　1　年　零　月零　周
二、症状与体征描述
1～8 题为单选题，9～15 题为单选有无，若是有症状则为多选题，16～18 为单选有无，若是有则为补充题。
1. 体力：　[单选题]*
□ A 活动完全不受限
□ B 体力活动时轻度受限
□ C 生活可自理，每天需要卧床休息的时间不到一半
□ D 生活自理能力受限
□ E 每天超过一半的时间需要卧床休息

续表

2. 呼吸功能： [单选题]*
□ A 无症状
□ B 轻微症状（爬1层楼有气促）
□ C 中度症状（平地活动有气促）
□ D 静息情况下气促
□ E 需吸氧

3. 消化功能： [单选题]*
□ A 无症状
□ B 吞咽困难、厌食、恶心、呕吐、腹泻、腹痛、体重减轻＜5%
□ C 有症状，体重减轻5%～15%
□ D 有症状，体重减轻超过＞50%
□ E 需要营养支持或有食管扩张

4. 口腔功能： [单选题]*
□ A 无症状
□ B 轻度症状
□ C 摄入不受限
□ D 中度症状，摄入轻度受限
□ E 严重症状，摄入明显受限

5. 视力功能： [单选题]*
□ A 无症状
□ B 轻度眼干燥症，需要滴眼＜3次/天或无症状性眼干燥症
□ C 中度眼干燥症，滴眼3次以上，不伴有视力受损
□ D 严重眼干燥症，无法工作或视力丧失正常

6. 关节： [单选题]*
□ A 无症状
□ B 肢体轻微僵直
□ C 四肢1个以上关节僵硬，关节挛缩，活动中度受限
□ D 挛缩伴有严重活动受限

7. 阴道干涩疼痛表现（女性患者）： [单选题]*
□ A 无症状
□ B 轻微症状，不影响性生活，妇科检查时无明显不适
□ C 中度症状，性生活困难，妇科检查时轻度不适
□ D 严重症状，阴道口黏着或溃疡，阴道镜插入困难

8. 目前月经情况（女性患者填写）： [单选题]*
□ 来例假
□ 无例假　请填写末次例假开始日期 _____

9. 目前是否发热：如果有发热请继续回答相关选项 *
□ 无发热
□ 有发热　□ 最高体温38℃　□ 最高体温39℃　□ 最高体温大于40℃
伴随有：□ 畏寒　□ 咽痛　□ 鼻塞　□ 流鼻涕　□ 咳嗽　□ 咳痰　□ 胸痛　□ 呼吸困难　□ 腹痛　□ 腹泻
□ 其他补充_____

10. 目前咳嗽、咳痰、气喘症状：
□ 无
□ 有（多选）　□ 咳嗽　□ 脓痰　□ 白痰　□ 胸痛　□ 胸闷　□ 气喘　□ 其他补充 _____

续表

□痰的照片 [上传文件题]
11. 目前恶心呕吐症状：
□无
□有（多选）□食欲减退　□恶心　□呕吐：每天呕吐__次、呕吐物__颜色、呕吐量__ml、呕吐物__、呕吐后口苦__　□其他补充_____
□呕吐物的照片 [上传文件题]
12. 腹泻、便秘症状：
□大便正常
□便秘
□腹泻（多选）
　□大便 2 次以下　□大便 2～5 次　□大便 5～10 次　□大便 10 次以上　□稀糊便
　□水样便　□黄色　□绿色　□暗黑　□伴有腹痛　□大便带血　□其他补充_____
13. 尿急、尿痛、尿频：
□无症状
□有症状（多选）　□尿急　□尿痛　□尿频　□血尿　□无尿　□其他补充 _____
□既往有膀胱炎　□必要时尿照片 [上传文件题]
14 口腔症状：
□无
□有（多选）　□疼痛　□有白斑　□有溃疡　□有血疱　□其他补充_____
15. 眼睛症状：
□无
□有（多选）　□发黄　□眼干　□眼痛　□瘙痒　□分泌物　□出血　□其他
16. 皮疹、皮肤颜色等：
□正常
□不正常
异常皮肤处拍照 [上传文件题]
皮肤异常的文字描述补充：_____
17. 指甲：
□正常
□不正常
指甲异常处拍照 [上传文件题]
皮肤、指甲的其他补充描述：_____
18. 其他身体异常请描述：_____
其他身体异常部位不方便描述的请拍照 [上传文件题]

三、以下请填写检查和检验结果，不清楚具体填写的请拍照实验室检查单
1. 检验和检查 [多选题]*
□血常规
□肝肾功能
□环孢素浓度
□他克莫司浓度
□巨细胞病毒 DNA
□胸部 CT_____
□嵌合报告　_____

续表

□骨髓报告 ＿＿＿＿＿
□其他检查1 ＿＿＿＿＿
□其他检查2 ＿＿＿＿＿
白细胞计数：＿＿＿$\times 10^9$/L 中性粒细胞计数：＿＿＿$\times 10^9$/L
血红蛋白：＿＿＿g/L 血小板：＿＿＿$\times 10^9$/L
白蛋白＿＿＿g/L 谷丙转氨酶（ALT）＿＿＿U/L；谷草转氨酶（AST）＿＿＿U/L
总胆红素（TBIL）＿＿＿μmol/L；直接胆红素（DBIL）＿＿＿μmol/L；总胆汁酸＿＿μmol/L；尿素氮（BUN）＿＿＿mmol/L；肌酐（Cr）＿＿＿μmol/L [填空题] *
2. 环孢素浓度（ng/mL）：＿＿＿＿＿＿＿
3. 他克莫司浓度（ng/mL）：＿＿＿＿＿＿＿
4. 巨细胞病毒 DNA 检测结果 [单选题] *
□阳性（填写格式 **E+***，例如 3.02E+002）＿＿＿＿＿＿＿ *
□阴性（低于检测下限）
□本次未检查
5. 胸部 CT 结果：＿＿＿＿＿＿＿
6. 嵌合结果文字描述：＿＿＿＿＿＿＿
不方便填写文字的请上传嵌合报告照片 [上传文件题] *
7. 骨髓报告结果：＿＿＿＿＿＿＿（填写结论部分，不方便填写文字的病友请在下题上传照片）
不方便描述骨髓结果的请把骨髓穿刺的文字报告部分上传 [上传文件题]
8. 骨髓的其他检验结果 [上传文件题]
9. 其他检验和检查结果 [填空题]
＿＿＿＿＿＿＿＿＿＿＿＿＿＿＿
10. 其他检查 [上传文件题]

11. 目前使用药物（备注用量，例如一天几粒，分几次）[多选题] *
□环孢素胶囊 ＿＿＿＿＿ *
□伐昔洛韦 ＿＿＿＿＿ *
□谷胱甘肽片 ＿＿＿＿＿ *
□复方磺胺甲噁唑片 ＿＿＿＿＿ *
□更昔洛韦胶囊 ＿＿＿＿＿ *
□他克莫司胶囊 ＿＿＿＿＿ *
□吗替麦考酚酯 ＿＿＿＿＿ *
□芦可替尼 ＿＿＿＿＿
□醋酸泼尼松片 ＿＿＿＿＿ *
□甲泼尼龙片 ＿＿＿＿＿ *
□其他药物1 ＿＿＿＿＿ *
□其他药物2 ＿＿＿＿＿ *
12. 本次是否需要开药 [单选题] *
□需要 □不需要

续表

13. 此次需要开药列表（请开需要的盒数）[多选题]
□环孢素 ____ 盒
□他克莫司 ____ 盒
□吗替麦考酚酯 ____ 盒
□伐昔洛韦 ____ 盒
□更昔洛韦 ____ 盒
□谷胱甘肽 ____ 盒
□腺苷蛋氨酸 ____ 盒
□复方磺胺甲噁唑片 ____ 盒
□伏立康唑 ____ 盒
□其他药物 1 _____
□其他药物 2 _____

14. 需要补充或咨询的问题 [填空题] *
没有特殊情况则填写"无"

* 为必答题。

表 14-1-3　造血干细胞移植信息收集

您好！现正为您建立移植前档案并进行移植前评估。由于这涉及移植的重要安排，请您务必认真填写以下信息，不得有任何空项，否则将导致无法进行评估。感谢您的配合！

患者姓名_____；性别_____；出生年月____年____月；年龄____岁；身高____cm；体重____kg；民族_____；籍贯_____；省市_____；联系人_____；手机_____；ID 号_____
血型 ABO：□A　□B　□AB　□O　Rh：□阳性　□阴性
既往病史　□无　□有_____；药物过敏史　□无　□有_____；手术史　□无　□有_____
疾病诊断：□白血病；□淋巴瘤；□骨髓异常增生；□多发性骨髓瘤；□地中海贫血；□再生障碍性贫血；□其他：_____ 确诊日期：_____
家族史：（家庭成员及三代直系病史）
发病年龄：
输血频率：（输血量及输血间隔）
去铁治疗方案：（药物名称＋一天几次一次几片）
肝脾大小：
铁蛋白水平：
地贫基因突变类型：
起病日期：
既往病史　□无　□有_____；药物过敏史　□无　□有_____；手术史　□无　□有_____
既往治疗情况：
目前症状和表现：

续表

诊断医院对目前诊断和治疗的意见：

是否在骨髓库建档：
□否 □是；档案编号____；建档医院____；建档时间____；检索进度：____

家庭成员：1. □父亲（健康情况）；2. □母亲（健康情况）3. □同胞（数量及健康情况）

HLA配型结果完成情况：

其他补充：

请上传：父母亲和兄弟姐妹全部配型结果；患者历次完整出院记录；近期血常规、骨髓涂片；骨髓活检、遗传性骨髓衰竭基因、染色体断裂试验彗星试验、PNH克隆结果等。

（附照片在下面）

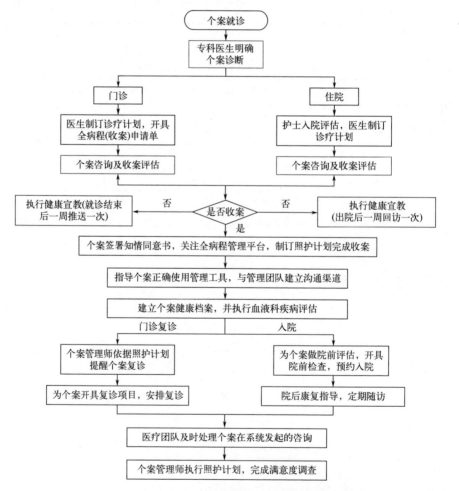

图 14-1-1　造血干细胞移植患者个案管理收案流程

（2）评估病情危重程度进行预检分诊　①疾病急性期需化疗的患者：制订移植前化疗计划，根据病情变化情况，择期入舱安排移植。②对于符合移植指征且意向明确的患者：即刻开具预住院证，住院期间完善患者各项检查，择期入舱安排移植，告知患者或家属相关注意事项。③复诊无须住院的患者：按照全病程管理予以相应的随访。

【院中管理】

一、病史采集

（1）现病史　进行仔细的移植前讨论，评估原有疾病治疗史：包括化疗方案及治疗反应等，详见第二篇各专科疾病病史采集。明确诊断、适应证与禁忌证，并再次确认患者及家属意见。

（2）既往史　包括过敏史和预防疫苗接种史，评估患者既往有无传染病和基础疾病，以及有无相关用药史及不良反应。

（3）个人史　有无毒物、粉尘、放射性物质接触史，有无吸烟饮酒史，有无传染病史。戴避孕环的女性患者提早取环，对有生育需求者，建议提早安排生殖医学专家会诊和处理。

（4）家族史　父母是否健在，家族成员有无遗传病、传染病，有无血液系统相关疾病家族史。

二、体格检查

参见第二章各专科疾病的体格检查。

三、实验室及其他检查

（1）常规检验　血常规、血型、尿常规、粪常规+隐血试验；肝肾功能；电解质；乳酸脱氢酶及同工酶；心肌酶谱、铁蛋白；内分泌功能；凝血功能。

（2）骨髓　骨髓检验是血液系统疾病患者重要的诊断检验之一。骨髓形态学；骨髓病理活检；染色体核型（必要时行荧光原位杂交）；MRD。

（3）免疫学　循环免疫复合物、抗核抗体；ENA抗体谱；补体、类风湿因子和抗链球菌溶血素、C反应蛋白；免疫球蛋白定量；免疫细胞亚群；巨细胞病毒（CMV）DNA-PCR；EB病毒（EBV）DNA-PCR；乙型肝炎病毒两对半；HBV DNA；甲型肝炎病毒抗体；丙型肝炎病毒抗体、HCV RNA 人类免疫缺陷病毒抗体；梅毒螺旋体抗体。

（4）其他检查　头部 CT、胸部 CT、腹部 CT、腹部超声、动态心电图、肺功能、血气分析、心脏彩超、PET-CT（怀疑髓外浸润或淋巴瘤）；PPD 试验（结核菌素试验）；T-SPOT 试验（T 细胞斑点试验）。

四、治疗方案

（一）移植前化疗和造血干细胞采集

（1）急性白血病获得血液学完全缓解后（且 MRD 阴性）；或淋巴瘤或骨髓瘤获得≥部分缓解及骨髓、外周血无明显肿瘤细胞侵犯时，侵袭性淋巴瘤建议获得完全缓解或接近完全缓解。

（2）采集造血干细胞，其中外周血单个核细胞（PBMNC）$(3\sim5)\times10^8/kg$ 体重或骨髓有核细胞数 $(1\sim3)\times10^8/kg$ 体重、骨髓 $CD34^+$ 细胞数 $(1\sim2)\times10^6/kg$ 体重而外周血 $CD34^+$ 细胞数 $\geq2\times10^6/kg$ 体重；淋巴瘤和骨髓瘤通常采用外周血干细胞移植。

（3）移植前急性白血病患者骨髓及采集物均为 MRD 阴性。

（4）患者（或监护人）签署骨髓/外周血干细胞采集知情同意书。

（二）预处理方案

（1）急性白血病　①含全身化疗（TBI）：TBI 8Gy（肺＜7Gy）、环磷酰胺（Cy）$40\sim50mg/kg\times2d$、氟达拉滨（Flu）$30mg/m^2\times3d$、阿糖胞苷 Ara-C $2g/m^2\times3d$。②不含 TBI：白消安（Bu）$3.2mg/kg\times3d$、Cy $40\sim50mg/kg\times2d$、Flu $30mg/m^2\times3d$、阿糖胞苷（Ara-C）$2g/m^2\times3d$。

（2）恶性淋巴瘤　① BEAM 方案：卡莫司汀（BCNU）$300mg/m^2$、依托泊苷（VP-16）$150\sim200mg/m^2\times4d$、Ara-C $200\sim400mg/m^2\times4d$、马法兰（Mel）$140mg/m^2$。② CBV 方案：BCNU $100\sim200mg/m^2\times3d$、VP-16 $250\sim800mg/m^2\times3d$、Cy $1.2\sim1.8g/m^2\times4d$。

（3）多发性骨髓瘤　Mel $140\sim200mg/m^2$。

（三）主要并发症的预防

1. 肝静脉闭塞病（HVOD）的预防

（1）肝素 12.5mg，皮下注射，q12h，自预处理第一天开始，血小板＜50×10^9/L 时停用。

（2）丹参 10mL，静脉滴注，q12h，自预处理第一天开始，血小板＜20×10^9/L 时停用。

（3）熊去氧胆酸 12mg/(kg·d)，分两次餐中口服，预处理前两周到 +90d。

2. 卡氏肺孢子菌病的预防

复方新诺明，1g，bid，连用 5～7 天，移植前 2 周内完成。

3. 巨细胞病毒疾病的预防

采用更昔洛韦或膦甲酸钠。更昔洛韦，250mg，ivgtt，bid，连用 5～7 天，移植前 2 两周内完成。膦甲酸钠，3g，ivgtt，bid，连用 5～7 天，移植前 2 周内完成。

五、护理工作

（一）制订临床护理路径

为自体造血干细胞移植患者制订临床护理路径，详见表 14-1-4。

表 14-1-4　自体造血干细胞移植临床护理路径单

姓名：＿＿＿　性别：＿＿＿　年龄：＿＿＿　住院号：＿＿＿
住院日期：＿＿年＿＿月＿＿日　出院日期：＿＿年＿＿月＿＿日　标准：＿＿天

项目	时间					
	住院第 1 天	住院第 2～7 天	住院第 8～14 天	住院第 15～48 天	住院第 49～56 天	出院日
健康教育	□移植相关知识介绍其余参考第六章第一节	□介绍移植前、中、后期过程中的治疗及护理要点 □介绍预处理方案、化疗药相关知识介绍及护理配合要点 □重点指导预防感染和出血的护理措施其余参考第六章第一节	□告知移植用药及注意事项、介绍药物作用、不良反应 □移植期间患者饮食、卫生指导 □告知移植日程表安排情况 □告知进仓前备皮、清理肠道的重要性 □心理指导	□骨髓抑制期宣教：预防感染和出血，维护病室环境清洁、整齐 □指导患者了解干细胞回输的注意事项及不良反应 □指导患者洁净饮食，必要时进行静脉高营养支持 □指导患者与家属沟通及家庭社会支持 □心理指导护理	□指导预防感染和出血 □指导进高压无菌食物 □介绍腰椎穿刺、鞘内注射的目的、方法和注意事项 □指导口腔黏膜炎的预防及处理 □指导患者与家属沟通及家庭社会支持 □心理指导	□指导患者移植后并发症的自我观察，定期监测血常规、生化等 □指导用药其余参考第六章第一节

续表

项目	时间					
	住院第1天	住院第2~7天	住院第8~14天	住院第15~48天	住院第49~56天	出院日
护理处置	□配合医生完成移植前的各项评估和各项检验的准备（加急检验及时采集标本并送检）其余参考第六章第一节	□完成各项化验标本的留取并及时送检 □遵医嘱完成相关检查 □静脉置管维护 □针对高危因素持续护理评估	□完成进仓前备皮、清理肠道 □遵照医嘱及时给予对症治疗，如抗病毒及卡氏肺孢子菌病的预防 □予以心电监测（必要时）、吸氧（必要时） □遵医嘱准确记录24h出入水量和（或）重症记录 □执行预防感染的护理措施 □针对高危因素持续护理评估	□遵医嘱完成相关检验/检查 □遵医嘱及时给予对症治疗、HVOD的预防、止吐、抗感染等治疗及重要脏器保护 □遵医嘱予以水化、碱化及利尿 □正确漱口、坐浴 □执行预防感染的护理措施 □针对高危因素持续护理评估	□遵医嘱完成相关检验/检查 □遵照医嘱及时给予对症治疗，如口腔黏膜炎，肛周炎等 □正确漱口、坐浴 □执行预防感染的护理措施 □针对高危因素持续护理评估	参考第六章第一节
专科护理	参考第六章第一节	□观察患者病情变化，重点观察有无出血倾向、化疗副作用 □感染、出血护理 □输血护理（必要时） □化疗护理 □心理护理 □静脉导管护理	□观察患者病情变化，重点观察有无出血倾向、化疗副作用等 □感染、出血护理 □输血护理（必要时） □心理护理 □静脉置管护理	□密切监测生命体征，重点关注体温，高热时遵医嘱抽血培养 □观察干细胞回输的不良反应 □观察有无感染和出血倾向 □感染、出血护理 □输血护理（必要时） □心理护理 □静脉置管护理	□密切观察病情变化 □感染、出血护理 □输血护理（需要时） □化疗护理 □心理护理	□预防感染及出血指导 □心理护理
病情变化记录	□无 □有 原因： 1. 2.	□无 □有 原因： 1. 2.	□无 □有 原因： 1. 2.	□无 □有 原因： 1. 2.	□无 □有 原因： 1. 2.	□无 □有 原因： 1. 2.
签名时间						

（二）护理要点

1. 自体移植前护理措施

（1）对患者基本资料、病情、治疗、家庭情况、心理状态、身体状况、静脉情况、营养状况、社会家庭支持系统、高危因素等进行评估。

（2）应做好皮肤清洁及毛发处理，入病房前应使用皮肤清洁剂清洗全身并做好五官清洁。

（3）入病房前一天应遵医嘱服用肠道消毒药物，服药后应进食无菌饮食，应选择高营养、高蛋白质、高维生素饮食。

（4）患者在预处理前应至少留置一条中心静脉通路，操作维护按《临床静脉导管维护操作专家共识》2023版执行。

（5）遵医嘱监测患者生命体征，测量血氧饱和度、体重并准确记录。

（6）观察患者病情变化，准确记录出入量，观察大小便量、颜色、性状等有无异常，监测尿pH值变化并记录。

（7）应观察患者用药后不良反应，采取针对性的措施，可遵医嘱预防性地应用药物。

（8）行大剂量化疗的患者应注意口腔黏膜炎及肛周感染的预防及护理；行放疗的患者，应观察患者有无腮腺炎及放射性皮炎等症状。

2. 自体造血干细胞输注的护理措施

（1）冻存造血干细胞由专职运送人员送至病房。工作人员应与运送人员双人核对，核对内容：姓名、性别、年龄、住院号、科室、采集日期、输注种类、输注容积、造血干细胞计数等。

（2）冻存造血干细胞应在恒温水浴箱中1min快速溶化；融毕快速传入病室。

（3）造血干细胞输注前应准备符合要求的输注装置，备好抢救药品及物品，建立中心静脉通路，宜提前30min遵医嘱给予抗过敏药物。

（4）在造血干细胞输注过程中应严格执行无菌操作，确保管路接通牢固，并严防渗漏。输注前后用生理盐水冲洗输血器，输注完毕可反复冲洗2～3次，防止浪费，同时密切观察患者生命体征变化。造血干细胞输注应遵循先慢后快原则，输入时间不宜超过20min，不可同时输入其他液体。患者会呼出大蒜样气味，可指导患者张口深呼气。

（5）输注后应观察患者有无发热、血压升高、腹痛、头痛、呼吸困难、血氧、尿色、尿量、排尿异常、出血/溶血等，防止并发症。

3. 自体移植后骨髓抑制期的护理措施

（1）依据患者病情和自理能力，应指导患者适当活动，注意休息。

（2）应常规评估患者发生口腔黏膜炎的风险，根据不同风险程度，采用不同的预防措施。发生口腔黏膜炎后，根据口腔黏膜炎分级标准，评估口腔黏膜炎的严重程度，选用合适的漱口水以及药物进行治疗。

（3）每日观察患者鼻腔黏膜变化，选用合适药物保持鼻黏膜湿润，防止出血感染。

（4）按时协助患者坐浴，保护肛周黏膜，防止肛周感染。

（5）每日观察患者全身皮肤变化，对发生静脉炎或破损皮肤宜应用药物或敷料协助治疗。

（6）应定期对患者进行营养评估，必要时应用胃肠外营养支持治疗。

（7）心理护理和健康教育应贯穿治疗全程，应评估患者心理情况，了解其情绪变化，加强对患者的心理支持与沟通，帮助其达到最适宜的身心状态。

（8）指导患者采取健康的生活方式，做好并发症的自我观察和预防措施；应做好患者家属工作，关爱患者，增强其战胜疾病信心。

4. 自体移植后相关并发症及护理措施

（1）自体移植后相关并发症主要有感染、出血、各脏器功能损伤。

（2）自体移植后相关并发症护理要点：①应定期复查，按时监测患者各项检查结果指标是否正常；②应定期监测患者生命体征及血氧饱和度；③应根据患者病情变化，遵医嘱给予药物治疗及输注血制品等对症支持；④应加强漱口、坐浴，谢绝家属探视，预防交叉感染；⑤密切观察患者病情变化，警惕复发。

（三）出院指导

1. 服药指导

应指导患者出院后严格遵医嘱用药，可采用便利贴、定时闹钟、家属提醒、写服药日记等方法以保证用药剂量、时间、用法的准确，如激素类药物需饭后服用、双歧杆菌三联活菌胶囊需要凉水送服等。若药物余量不足，患者及家属可提前联系个案管理师，准备好充足的药物，切勿擅自停药。

2. 复诊指导

向患者发放出院指导单，指导患者及家属使用全病程平台，告知患者科室联系电话。出院后根据医嘱于出院后2周、1个月、2个月、3个月、4个月、6个月、9个月、12个月、15个月、18个月、21个月、24个月等时间定时复查血常规，如有不适，及时线上联系个案管理师。

3. 生活方式指导

（1）饮食指导 造血干细胞移植术后，患者常出现恶心呕吐而不愿进食，或腹泻等需要禁食的情况，在无法进食期间，采取补充肠外营养的方式加强其营养,同时鼓励患者少量多次进食清淡、易消化的食物,烹煮前彻底清洗干净,煮熟煮透,现煮现吃,不宜食用油腻、生冷和刺激性强的食物,避免生食新鲜水果,忌食发酵类(酱油、腐乳等)调味品。

(2)活动指导　选择中低强度的运动,推荐有氧加抗阻训练的运动,改善心肺功能和提升肌力,提高生活质量。当血小板计数 $< 20 \times 10^9/L$、血红蛋白 $< 80g/L$ 时暂停运动锻炼,严格卧床休息。在卧床期间,可在床上做踝泵运动及坐式八段锦等运动,以预防深静脉血栓形成。注意锻炼身体,每日逐渐增加活动量,活动以不感疲劳为度。避免受凉、过度疲劳等感染诱发因素。避免去人群密集的公共场所,出门做好防晒措施,避免太阳直晒,外出时穿长袖、长裤或防晒服,戴宽檐帽。注意保持充足有效的睡眠时间,规律生活。一年后如无并发症,且自我感觉良好,在条件允许的情况下,鼓励尽早回归社会。

(3)环境指导　造血干细胞移植术后,尽管患者中性粒细胞 $> 1.0 \times 10^9/L$,但此时免疫功能仍低于正常,出院后仍有受细菌、病毒、真菌等病原微生物感染的危险,所以应加强自身防护,避免感染。与家庭成员之间接触前后,相互之间及时洗手,少接触家庭成员以外的人。必要时戴口罩。注意皮肤、口腔、肛周的清洁卫生。全身皮肤每天清洗或擦浴1次,勤剪指甲,勤洗手,尤其是餐前、便后;注意早晚刷牙,每月更换牙刷,进食后漱口,禁挖鼻孔及剔牙;晨起空腹饮温开水500mL,保持大便通畅,便后及时清洗肛周。注意气候变化,及时增减衣服。保持室内空气新鲜,每天开窗通风早晚各30min。室内勿用地毯,禁养宠物,避免细菌繁殖。

(4)调节情绪　因长时间在无菌室内独居及受各种病痛的伤害,患者易产生焦虑、易怒、情绪不稳定等情况,不利于疾病的恢复,故要教会患者自我调节,保持心理平衡。多与家人谈心、多看一些有益的书籍,进行力所能及的身体锻炼。保持乐观的情绪有利于提高免疫力。

(5)性生活及生育指导　恶性血液病患者性功能障碍的发生率很高,其影响因素主要与移植预处理方案有关,男性患者与勃起障碍、感到焦虑、性欲降低有关;女性患者与性欲降低、形象紊乱、阴道干涩等有关。患者可在咨询主治医师后,在血液疾病完全缓解的情况下,适时适当进行性生活。

(6)患者带管期间加强导管的维护宣教,重点强调维护时间、活动注意事项及并发症的自我识别。详见第六章第二节。

六、个案管理

(1)医生在个案出院前/门诊结束后评估患者病情,依据全病程服务内容,制订造血干细胞移植照护计划(表14-1-5)。

表 14-1-5　造血干细胞移植照护计划

姓名：_____　性别：_____　年龄：_____　住院号：_____　出院日期：_____年___月___日
随访日期：_____年___月___日　随访第_____次　随访人：_____

项目	时间					
	3 个月	6 个月	9 个月	12 个月	18 个月	24 个月
主要诊疗	□常规复查项目包括血常规、血生化、肝肾功能、电解质、凝血功能、免疫学、T 细胞亚群分析、B 细胞和 NK 细胞计数、环孢素等药物浓度检查、嵌合率检测（如 STR、PCR 等） □骨髓形态学检查、骨髓活检 □肺功能、心电图、B 超、CT □根据检测结果调整治疗方案					
主要护理	□出院后一周电话随访 □评估有无头晕、乏力、发热、出血、疼痛、口腔情况、皮肤情况、消化道症状（呕吐、腹泻、腹痛等）、呼吸道症状（咳嗽、胸闷、呼吸困难等） □提醒服药、复诊及再住院的相关注意事项 □评估患者对居家相关危险因素的掌握程度 □随访数据收集					
个案管理	□解答患者咨询的问题 □提醒患者关注相应公众号，线上推送患者居家 / 住院管理的文章和视频，强调居家生活指导，复查等注意事项 □提前为患者预约门诊、检验、检查、住院等服务 □收集患者饮食、运动、服药依从性等信息 □信息反馈					
患者配合	□出院后第一周在当地复查 1～2 次血常规，之后每周检测一次血常规、血生化，视病情进行凝血功能检查，第一年每 3 个月来院面诊，一年后每 6 个月来院面诊 □注意自我症状评估如有无头晕、乏力、发热、出血、疼痛、口腔情况、皮肤情况、消化道症状、呼吸道症状，报告个案管理师 □生活质量的自我评估 □评估有无焦虑、悲观、易怒、孤独、抑郁等心理情况 □评估社会适应情况 □观察药物不良反应如胃肠道不适等 □养成良好生活方式如营养、清淡、易消化饮食，科学运动，情绪稳定等					
疑问解答						

（2）个案管理师根据院后照护计划，按照造血干细胞移植复诊管理流程（图 14-1-2）安排患者复诊。个案管理师将每周需复诊个案问诊结果提交给医生，医生根据每位个案院后复诊计划进行具体复诊内容规划。专病团队与个案管理师根据所在医疗机构的相关预约规则进行复诊预约、检查项目告知及门诊复诊。医师依据随访资料更新复诊计划并同步个案管理师，个案管理师为患者安排下一次复诊。

（3）为患者定期推送健康宣教，见表 14-1-6。

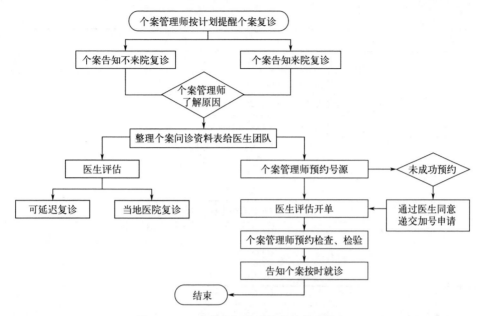

图 14-1-2 造血干细胞移植复诊管理流程

表 14-1-6 造血干细胞移植健康宣教推送

时间	宣教内容
移植前	① 造血干细胞移植前健康教育（陪护篇）
	② 造血干细胞移植层流床（患者用物）
	③ 关于造血干细胞移植前的准备，您需要了解这些（供者篇）
	④ 关于造血干细胞移植前的准备，您需要了解这些（患者篇）
	⑤ 什么是造血干细胞移植？造血干细胞移植分为哪些类型？
	⑥ 怎么进行筹款？
	⑦ 造血干细胞移植的基本过程是怎样的？
	⑧ 造血干细胞移植有哪些风险？
	⑨ 造血干细胞移植供者该怎么选择？
	⑩ 造血干细胞移植前供者体检有哪些项目？
	⑪ 造血干细胞移植前患者体检有哪些项目？
移植后	① 造血干细胞移植后，日常饮食很重要
	② 移植后注意事项
	③ 数字化全病程管理平台服务流程告知书
	④ 什么是移植物抗宿主病？

续表

时间	宣教内容
移植后	⑤ 造血干细胞移植后有哪些并发症？如何减少发生？ ⑥ 造血干细胞移植后患者怎么预防口腔溃疡？ ⑦ 什么是骨髓衰竭联盟？有哪些医院？ ⑧ 造血干细胞移植后可以打疫苗吗？
经外周静脉置入中心静脉导管（PICC）	① 什么是PICC管？为什么化疗要放这样一根管子？ ② PICC日常该如何维护？ ③ 解决PICC带管患者的洗澡问题 ④ 怎样有效维护PICC有效静脉通路？ ⑤ PICC患者健康操 ⑥ PICC患者注意事项 ⑦ PICC相关性血栓应该怎么预防？

【院后管理】

个案管理师根据个案管理中的照护计划和随访时间计划（表14-1-7），进行院后管理。

表14-1-7　造血干细胞患者随访时间计划

项目		时间										
		2周	1个月	2个月	3个月	4个月	6个月	9个月	12个月	15个月	18个月	21个月	24个月
患者一般情况	体格检查	√	√	√	√	√	√	√	√	√	√	√	√
	血常规	√	√	√	√	√	√	√	√	√	√	√	√
	生化全套	√	√	√	√	√	√	√	√	√	√	√	√
	肺功能	√	√	√	√	√	√	√	√	√	√	√	√
	心电图	√	√	√	√	√	√	√	√	√	√	√	√
	B超	√	√	√	√	√	√	√	√	√	√	√	√
	CT	√	√	√	√	√	√	√	√	√	√	√	√
免疫重建指标	淋巴细胞亚群	√	√	√	√	√	√	√	√	√	√	√	√
	细胞因子		√	√	√	√	√	√	√	√	√	√	√
骨髓、基因检测	骨髓活检、骨髓形态学等		√		√		√		√		√		√
	染色体、基因序列检测等		√		√		√		√		√		√

续表

项目		时间											
		2周	1个月	2个月	3个月	4个月	6个月	9个月	12个月	15个月	18个月	21个月	24个月
并发症情况	口腔情况	√	√	√	√	√	√	√	√	√	√	√	√
	皮肤情况		√	√	√	√	√	√	√	√	√	√	√
	消化道症状（呕吐、腹泻、腹痛等）		√	√	√	√	√	√	√	√	√	√	√
	呼吸道症状（胸闷、呼吸困难等）		√	√	√	√	√	√	√	√	√	√	√
	感染情况		√										
心理状况	焦虑、悲观、易怒、孤独等	√	√	√	√	√	√	√	√	√	√	√	√

参考文献

[1] 王昱, 黄晓军. 造血干细胞移植在血液疾病中的应用进展 [J]. 中华血液学杂志, 2019, 40（8）：704-708.
[2] 中国医药生物技术协会. 自体造血干细胞移植规范 [J]. 中国医药生物技术, 2022, 17（1）：75-93.
[3] 尤黎明. 内科护理学 [M]. 7版. 北京：人民卫生出版社, 2022.
[4] 王建祥. 血液系统疾病诊疗规范 [M]. 北京：中国协和医科大学出版社, 2020.
[5] 马新娟. 血液系统疾病护理规范 [M]. 北京：中国协和医科大学出版社, 2022.

第二节　异基因造血干细胞移植

异基因造血干细胞移植（allogeneic hematopoietic stem cell transplantation, allo-HSCT）是指对患者实施大剂量的化疗和（或）放疗杀死体内残留的肿瘤细胞，并摧毁免疫系统，使机体失去排斥异体组织的能力，将异体的造血干细胞植入受体体内使其恢复正常造血和免疫功能的方法。造血干细胞（hematopoietic stem cell, HSC）是各种血细胞与免疫细胞的起源细胞，可以增殖分化成为各种淋巴细胞、浆细胞、红细胞、血小板、单核细胞及各种粒细胞等。胚胎时期，造血干细胞主要存在于胎肝，胎肝是主要的造血器官，出生后4周，骨髓为主要造血器官。外周血含少量造血干细胞，脐带血含有较多的造血干细胞。正常造血干细胞具有自我复制和增殖分化功能。其在体内可终生存在，数量与质量保持不变，移植后可长期重建造血；同时兼具髓系和淋巴系多向分化潜能，即重建造血同时重建免疫。因此 HSC 输入受体体内后，通过其在体内的定居、增殖分化为定向祖细胞，逐步发育为各种成熟的血细胞，并通过自我复制，使植入的造血干细胞保持长期持久的造血免疫功能。

相比传统的挽救性化疗方案，造血干细胞移植（hematopoietic stem-cell transplantation，HSCT）对恶性血液系统疾病的治疗效果是显著的。HSCT 患者的总生存率（OS）和无病生存率（DFS）受到原发疾病、移植方式、移植供者受者情况等多种因素的影响，其中以造血干细胞移植术最常见的适应证急性髓性白血病为例，Liu 等[1]学者回顾性分析了 133 例 AML 及骨髓增生异常综合征转化的 AML 患者在未缓解状态下行清髓性 allo-HSCT，结果显示，患者总的 3 年总生存率和无病生存率分别为 40.9% 和 35.6%。Ciftciler 等[2]学者比较了 allo-HSCT 和挽救性化疗治疗难治性 AML 患者的疗效，结果显示，接受 allo-HSCT 的患者和仅接受挽救性化疗的患者的 3 年总生存率分别为 67% 和 12%，5 年总生存率分别为 44% 和 4%。

【院前管理】

一、主要诊疗

（1）线上就诊　配型不合的患者，线上随时与患者沟通中华骨髓库的无关供者配型结果，择期选择移植时间，其余参见本章第一节自体造血干细胞移植。

（2）线下门诊　参见本章第一节自体造血干细胞移植。

二、异基因造血干细胞移植治疗的适应证与禁忌证

1. 适应证

（1）恶性血液病　急性髓系白血病、急性淋巴细胞白血病、慢性粒细胞白血病、慢性淋巴细胞白血病、骨髓增生异常综合征、多发性骨髓瘤、毛细胞白血病、少见类型白血病、霍奇金病（难治或自体造血干细胞移植后复发患者）和非霍奇金淋巴瘤（自体移植后获得疗效，但 24 个月内出现复发者；当配型相合的供者存在时，CR1 期的患者）等。

（2）非恶性血液疾病　重型再生障碍性贫血、先天性造血异常症等。

2. 禁忌证

（1）65 岁以上（非清髓性可放宽至 65～70 岁）。

---

[1] Penack O, Marchetti M, Ruutu T, et al. Prophylaxis and management of graft versus host disease after stem-cell transplantation for haematological malignancies: updated consensus recommendations of the European Society for Blood and Marrow Transplantation[J]. The Lancet Haematology, 2020, 7（2）: e157-e167.

[2] Zelenetz A D, Gordon L I, Abramson J S, et al. NCCN Guidelines insights: B-cell lymphomas, version 3.2019[J]. Journal of the National Comprehensive Cancer Network: JNCCN, 2019, 17（6）: 650-661.

(2) 有严重心、肝、肾、肺等重要脏器功能损害者。

(3) 有严重精神障碍者。

三、个案管理

（1）收集患者个案信息　填好移植前受体通知单和造血干细胞查询登记表，移植前供受者体检通知见表 14-2-1，造血干细胞查询登记见表 14-2-2。其他参见本章第一节自体造血干细胞移植。

（2）评估病情危重程度，进行预检分诊　参见本章第一节自体造血干细胞移植。

表 14-2-1　移植前供受者体检通知

您好，经评估后为您尽快安排移植，请务必尽快做好移植前准备，即完善供者及患者移植前体检（在三甲医院完善即可），体检项目如下，结果出来请将结果照片附后，谢谢！

项目	患者	供者
身高、体重		
血压		
血常规、粪常规和尿常规		
肝肾功能、电解质、心肌酶学、凝血全套		
血糖、血脂、甲状腺功能三项检查		
铁蛋白		
甲肝、乙肝、丙肝、戊肝、HIV、TP		
巨细胞病毒及 EB 病毒抗体 IgM、DNA		
免疫、风湿和狼疮		
ABO 血型鉴定，抗 A 抗 B 效价		
肿瘤筛查（C-12）	/ 不做	
心脏评估：心电图和（或）超声心动图		
心脏、肝脏 T2 和（或）MRI（选做）	选做	/ 不做
腹部彩超（肝胆胰脾、肾输尿管膀胱）		
受者 HLA 抗体（供者特异性抗体 DSA）		/ 不做

供受者移植前评估项目核查单（供核查，结果附后）

表 14-2-2　中国造血干细胞捐献资料库申请查询登记表

姓名		性别		出生年月		民族		籍贯		职业	
身高　　cm		体重　　kg		血型		身份证					
临床诊断						诊断日期					
目前疾病状况			完全缓解		复发			其他			
地址：								邮编			

患者 HLA 分型结果

HLA-A	HLA-B	HLA-CW	HLA-DRB1	HLA-DQ

HLA 分型方法		检测单位	
请附原始检验报告			

患者联系人信息（请填写详细信息，以便与您联系，请及时更新联系方式）

姓名		与患者关系：父母　兄弟姐妹　爱人　其他：	
地址：			
联系电话		传真		Email	
姓名		与患者关系：父母　兄弟姐妹　爱人　其他：	
地址：			
联系电话		传真		Email	
申请医师签名			电话	
检查要求：HLA-A HLA-B 和 DRB1　全相合　部分相合			传真	
移植医院名称地址：			邮编	

【院中管理】

一、病史采集

（1）供者方面　评估可能供者及受者的 *HLA-A/B/C/DRB1/DQB1* 位点高分辨检测结果、*KIR* 基因型检测结果、受者群体反应性抗体（PRA）检测阳性时，供者需进一步评估供者特异性 HLA 抗体（DSA）检测结果，仍阳性进一步进行评估 C1q 检测结果。供者的选择顺序按 *HLA-A/B/C/DRB1/DQB1* 高分辨全相合同胞兄弟姐妹、*HLA-A/B/C/DRB1/DQB1* 高分辨半相合同胞兄弟姐妹或父母或子女、无关供者的顺序进行。当受者针对特定供者 DSA 强阳性时，原则上应更换供者，无供者可替换的情况下，需要对受者进行治疗。

（2）受者方面　评估病理、细胞遗传学、分子标记、疾病进程以及髓外疾病的部位等结果，最好有确诊时的病理及骨髓标本。评估原有疾病治疗史：包括化疗方案及治疗反应等，注意有无放射治疗史。评估心、肺、肝、肾、神经精神、疱疹、水痘等病史。评估输血史。评估药物过敏或易感史。评估Karnofsky评分。评估女性患者怀孕史、月经史及是否上环。评估男性患者病变有无侵犯睾丸及治疗史。评估外周血和骨髓冷冻保存的相关数据（必要时）。

二、体格检查

（1）基础体格检查　进行生命体征如体温、呼吸、脉搏、血压的测量，评估患者的营养、肌力等情况，特别注意口腔、肛周等处有无病灶。

（2）专科体格检查　详见各疾病专科体格检查。

三、辅助检查

（1）供者方面　①常规：血常规、尿常规、粪常规+隐血试验。②家系血型、血清抗体滴度。③骨髓：骨髓分类；骨髓病理活检；染色体核型（必要时行荧光原位免疫杂交）；受者阳性之标志癌基因；P170，MDR1；干细胞培养；STR；血液病基因突变初筛。④生化：肝肾功能、空腹血糖；电解质六项；乳酸脱氢酶及其同工酶；心肌酶谱；血脂全套；铁四项、铁蛋白。⑤凝血八项：凝血时间、凝血酶时间、凝血酶原时间、部分活化凝血酶原时间、纤维蛋白原、D-二聚体、凝血酶原时间比率和凝血酶活动度。⑥免疫学：循环免疫复合物、抗核抗体；ENA抗体谱；风湿三项；补体、类风湿因子和抗链球菌溶血素、C反应蛋白；免疫球蛋白定量；免疫细胞亚群；病毒全项；巨细胞病毒（CMV）DNA-PCR；肝炎全项：乙肝两对半、甲肝抗体、丙肝抗体，若抗原阳性，则需进一步查相应HBV DNA或HCV RNA；免疫缺陷病毒抗体；梅毒螺旋体抗体。⑦T细胞斑点检测结核分枝杆菌感染（T-SPOT.TB）。⑧特殊检查：心电图、胸部CT、心脏及腹部B超。

（2）受者方面　①常规：血常规、尿常规、粪常规+隐血试验。②受者家系血型，血清抗体滴度。③骨髓：骨髓分类、骨髓病理活检、染色体核型（必要时行荧光原位免疫杂交）、标志基因、P170，MDR1、干细胞培养、短串联重复序列（STR）。④溶血全套：血浆游离血红蛋白、结合珠蛋白、血红蛋白A2、血红蛋白F测定、Ham试验、库姆试验。⑤生化：肝肾功能、电解质六项、乳酸脱氢酶及同工酶、心肌酶谱、血脂全套、铁四项、铁蛋白、β_2-MG、24h内生肌酐清除率。内分泌功能：甲状腺功能、糖耐量、激素四项。⑥凝血八项：凝血时间、凝血酶时间、凝血酶原时间、部分活化凝血酶原时间、纤维蛋白原、D-二聚体、凝血酶原时间比率和凝血酶活动度。⑦免疫学：循环免疫复合物；抗核抗体；ENA 抗体谱，C 反应蛋白；免疫球蛋白定量；免疫细胞亚群；病毒全项；巨细胞病毒（CMV）DNA-PCR；免疫缺陷病毒抗体；梅毒螺旋体抗体。风湿三项：补体、类风湿因子和抗链球菌溶血素。肝炎全项：乙肝两对半、甲肝抗体、丙肝抗体，若抗原（+），则需要进一步查相应 HBV DNA 或 HCV RNA。⑧ T-SPOT.TB。⑨特殊检查：头/胸/腹部 CT、腹部 B 超、动态心电图、肺功能、血气分析、心脏彩超。⑩眼、耳鼻咽喉、口腔科会诊（尽早清除感染病灶）。⑪ 多部位细菌、真菌培养（咽、肛周）。⑫ 戴避孕环的女患者应提早取环。

四、治疗方案

异基因造血干细胞移植的治疗方案包括患者预处理、干细胞回输及并发症的防治三个方面。

（一）患者预处理方案

1. 全身化疗（TBI）+ 环磷酰胺（Cy）± 其他药物方案

（1）TBI+Cy 方案。

（2）TBI+Cy+ 氟达拉滨（Flu）+ 阿糖胞苷（Ara-C）方案。

2. 白消安（Bu）+Cy± 其他药物方案

（1）患者年龄＜ 50 岁，Karnofsky 评分＞ 90 分患者，选择下列之一进行预处理。① Bu+Cy 方案。② Bu+Cy+Flu+Ara-C 方案。③ Bu+ 马法兰（Mel）+Flu+Ara-C 方案。④ Bu+Cy+Flu+ 伊达比星（IDA）方案。⑤地西他滨（DAC）+Bu+Cy+Flu+Ara-C 方案。⑥ DAC+Bu+Cy+Flu+IDA 方案。⑦依托泊苷（Vp-16）+Bu+Cy 方案。

（2）患者年龄＞ 50 岁，Karnofsky 评分＜ 90 分患者采用以下方案。① Cy+ 抗胸腺细胞球蛋白（ATG）± 其他药物方案。② Cy+ATG 方案。③ Cy+ATG+Flu 方案。④ Bu+Cy+ATG+Flu+Ara-C 方案。

（二）回输造血干细胞

预处理结束后输入，一般输注开始时间与末次化疗间隔 36h 以上。未经处理的新鲜外周血造血干细胞一般≤ 250mL。

（三）早期并发症预防与治疗

1. 肝静脉闭塞病（HVOD）的预防（以下 3 种都要用还是只用其中 1 种）

（1）肝素 12.5mg，皮下注射，q12h，−9d❶ 开始，PLT ＜ 50×10^9/L 时停用。

（2）丹参 10mL，静脉滴注，q12h，−9d 开始，PLT ＜ 20×10^9/L 时停用。

（3）熊去氧胆酸 12mg/(kg·d)，分两次餐中口服，预处理前两周到 +90d。

---

❶ −9d 表示进行造血干细胞回输前第 9 天。

2. 急性移植物抗宿主病（acute graft versus host disease, aGVHD）的预防

（1）方案　以短疗程 MTX 联合他克莫司（FK-506）或环孢素（CsA）预防急性 GVHD。HLA 不全相合的同胞供者或无关供者移植于 −9d 开始加用吗替麦考酚酯（MMF），同时在预处理中加用 ATG。

（2）有关药物用量及用法　FK-506/CsA 同胞全相合供者从 −1d 开始，同胞不全相合或无关供者从 −3d 开始，用至移植后 1 年左右。FK-506 0.03mg/kg 持续静脉滴注 24h，能口服时改口服。FK-506 静脉和口服的剂量比为 1:（1.5～2）。CsA 1mg/kg，q12h，持续静脉滴注。CsA 静脉和口服的剂量比为 1:（1.5～2）。MTX 15mg/m², +1d❶, 10mg/m², +3d, +6d, +11d, 静脉滴注。MMF 0.5～0.75g，每日 2～3 次。

（3）用药期间有关指标的监测　血药浓度：CsA 全血浓度保持在 300～400ng/mL。改口服后 C0 保持在 100～200ng/mL；C2 保持在 400～500mg/mL。FK-506 全血浓度保持在 10～20ng/mL。改口服后 C0 保持在 10ng/mL 以下。C2 保持在 10～20mg/mL。每 1～2 周查一次肝肾功能、尿常规、血糖，每日测血压。CsA、FK-506 应用过程中出现 BUN、Cr 上升需减量，Cr 升至 177μmol/L 时需停药，改用其他免疫抑制剂。

3. 卡氏肺孢子菌病的预防

复方新诺明，1g，bid，连用 7 天，移植前 2 周内完成。

4. 口腔黏膜炎的预防

日常注意保持口腔卫生。少食辛辣等刺激性食物。漱口，用生理盐水或碳酸氢钠漱口，每 30～60min 一次。局部措施：对于接受大剂量马法兰的患者，应在给药前 15～30min 开始含服冰片，并需持续至给药期间以及给药后至少 4～6h。局麻：利多卡因、苯佐卡因和苯海拉明等。黏膜保护剂：抗酸剂、纤维素薄膜形成剂和凝胶等。

5. 病毒感染的预防

（1）巨细胞病毒（cytomegalovirus，CMV）疾病的预防　采用更昔洛韦或膦甲酸钠。更昔洛韦，250 mg，ivgtt，bid，连用 7 天，移植前两周内完成；膦甲酸钠，3g，ivgtt，bid，连用 7 天，移植前两周内完成。① CMV 的监测：+100d 以内每周监测 PP65 和（或）CMV-DNA；＞+100d，但前 100 天接受 CMV 抗原对症治疗的患者、使用激素或其他免疫抑制剂（吗替麦考酚酯或 T 细胞抗体）治疗急慢性 GVHD 的患者，每周监测 PP65 和（或）CMV-DNA 一次；+100d，接受低剂量免疫抑制剂治疗患者［如肾上腺皮质激素＜ 1mg/（kg·d）］和连续 3 次

---

❶ +1d 表示进行造血干细胞回输后第 1 天。

CMV 监测均阴性的患者，可以隔周监测一次；> +100d，缺乏上述高危因素的患者，不建议晚期监测。②症状前治疗阈值：+100d 以内，出现任何水平抗原血症均应给予更昔洛韦、缬更昔洛韦或膦甲酸钠治疗；> +100d，监测和症状前治疗仅限于高危患者。剂量：诱导治疗静脉注射更昔洛韦 5mg/kg，每天 2 次，直到病毒负荷得到控制；维持治疗静脉注射更昔洛韦 5mg/kg，每天 1 次，或口服缬更昔洛韦 900mg，每天 1 次。

(2) 单纯疱疹病毒（HSV）和带状疱疹病毒（VZV）的预防和治疗　所有 HSV 和（或）VZV 血清学阳性的患者，均给予阿昔洛韦预防治疗至 +100d。

五、护理工作

（一）制订临床护理路径

为异基因造血干细胞移植患者制订临床护理路径，详见表 14-2-3。

（二）护理要点

1. 移植前供者护理

（1）采集干细胞前的护理　①饮食护理：告知供者进食高热量、高蛋白质、高维生素、易消化，含铁、钙、微量元素丰富的食物。避免刺激性食物；少食易过敏食物，如虾、蟹等；戒烟限酒。术前 2～3 日避免食用高脂肪食物，因为脂肪含量过高易造成分离血细胞困难。②减少感染：尽量减少外出，防止意外情况发生，同时注意避免劳累，保持良好的睡眠，避免去人多的公共场所，注意气温变化，及时添减衣服，避免交叉感染及感冒。③保护血管：采血时应该选择小血管（手背），大血管应留着采干细胞时用（采用的是 16 号针头）。④心理护理：由于供体平时身体健康，对医院有陌生感，有些对捐献造血干细胞的知识缺乏充分了解，害怕对自己的身体健康造成不利影响，因而会产生紧张恐惧心理，医护人员应详细向供体讲解捐献造血干细胞的有关知识，介绍采集造血干细胞的过程及可能出现的不适，特别是正常的造血功能及其代偿能力，及时传递供体想要了解的信息，接待供体时表现出对造血干细胞捐献者的充分尊重和由衷的敬意。⑤不适症状护理：供者在采集干细胞前 5 天开始皮下注射造血干细胞动员剂，向供者说明注射过程中可能出现头痛、腰痛及骨骼肌肉酸痛、乏力、发热、肝功能异常、皮疹、过敏反应等不适症状，必要时给予对症处理。

（2）采集干细胞中的护理　①供者自身准备：采集干细胞当天穿着宽松袖子上衣。吃完早餐，采前嘱供者排空大小便并准备好便器。取平卧位，静脉穿刺后肢体不宜随意乱动。②加强枸橼酸钠中毒反应宣教：告知供者在采集中随时报告自身的不适感觉，以便及时处理枸橼酸钠中毒反应（以口周麻木为首发症状，继而

表 14-2-3　异基因造血干细胞移植（同胞/无关/半倍体）临床护理路径单

姓名：_____　性别：_____　年龄：_____　住院号：_____
住院日期：___年___月___日　出院日期：___年___月___日　标准：_____天

项目	住院第1天	住院第2～7天	住院第8～14天	住院第15～48天	住院第49～72天	出院日
健康教育	□入院介绍：层流环境及移植相关知识介绍 其余参考第六章第一节	□介绍移植前中后期过程的治疗及护理要点 □介绍预处理方案、化疗药物相关知识及护理配合要点 □告知进仓前备皮、清理肠道的重要性 □重点指导预防感染和出血的护理措施 □静脉置管及置管后注意事项 □告知患者心电监测的重要性 □告知患者准确记录出入水量的重要性及记录方法 □做好治疗和用药指导 □心理指导	□告知移植用药及注意事项，介绍药物作用、不良反应 □移植期间患者饮食、卫生指导 □告知移植日程表安排情况 □心理指导	□骨髓抑制期宣教：预防感染和出血，维护病室环境清洁整齐，手卫生的重要性，保持皮肤清洁 □指导患者了解干细胞回输的注意事项及不良反应 □指导患者洁净饮食，必要时进行静脉高营养支持 □指导患者卧床时常翻身，卧床时使用"三步起床"法，根据血常规情况指导相应的适当活动 □指导患者与家属沟通及家庭社会支持 □心理指导	□指导预防感染和出血 □指导进高压/低菌饮食 □介绍腰椎穿刺、鞘内注射的目的、方法和注意事项 □指导口腔黏膜炎的预防及处理 □介绍GVHD可能发生的症状和处理 □指导患者与家属沟通及家庭社会支持 □心理指导	□指导患者移植后并发症的自我观察、定期监测血常规、生化等 □指导用药 其余参考第六章第一节
护理处置	□配合医生完成移植前的各项评估及各项检验（加急检验及时采集标本并送检） 其余参考第六章第一节	□完成各项检验标本的留取并及时送检 □遵医嘱完成相关检查 □完成进仓前备皮、清理肠道 □予以心电监测（必要时）、吸氧（必要时） □遵医嘱准确记录24h出入量和（或）重症记录	□遵医嘱完成相关检验/检查 □遵照医嘱及时给予对抗真菌治疗，如抗病毒及卡氏肺孢子菌病的预防	□遵医嘱完成相关检验/检查 □遵照医嘱及时给予对症治疗，GVHD的预防、HVOD的预防、镇吐、抗感染治疗、重要脏器保护 □遵医嘱予以水化、碱化及利尿	□遵医嘱完成相关检验/检查 □遵照医嘱及时给予对症治疗，如口腔黏膜炎、预防GVHD等 □正确漱口、坐浴	其余参考第六章第一节

续表

项目	时间					
	住院第1天	住院第2~7天	住院第8~14天	住院第15~48天	住院第49~72天	出院日
护理处置	□静脉置管维护 □针对高危因素持续护理评估	□针对高危因素持续护理评估	□根据预处理用药做相应处理：如发热、口腔黏膜炎、恶心呕吐、腹痛腹泻、皮疹、感染、膀胱炎等护理 □执行预防感染的护理措施 □针对高危因素持续护理评估	□正确漱口、坐浴 □执行预防感染的护理措施 □针对高危因素持续护理评估	□执行预防感染的护理措施 □针对高危因素持续护理评估	其余参考第六章第一节
专科护理	参考第六章第一节	□观察患者病情变化，重点观察有无出血、感染倾向，化疗副作用 □输血护理 □化疗护理 □心理护理 □静脉导管护理	□观察患者病情变化，重点观察有无出血、感染倾向，化疗副作用 其余同前	□密切监测患者生命体征，重点关注体温、高热时遵医嘱抽血培养观察有无感染和出血倾向等 □观察干细胞回输有无不良反应 其余同前一节	□密切观察病情变化 □感染、出血护理 □输血护理（需要时） □化疗护理 □心理护理	
病情变化记录	□无 □有 原因： 1. 2.	□无 □有 原因： 1. 2.	□无 □有 原因： 1. 2.	□无 □有 原因： 1. 2.	□无 □有 原因： 1. 2.	□无 □有 原因： 1. 2.
签名时间						

出现出汗、胸闷、头晕、胃部不适和抽搐等）。若出现枸橼酸钠中毒，应该及时调整枸橼酸 - 枸橼酸盐葡萄糖流速，缓慢静推葡萄糖酸钙 10mL，症状严重者应暂停分离。

（3）采集干细胞后的护理 卧床休息，多饮水，口服钙剂，进食高热量、高蛋白质、营养丰富的食物。观察有无穿刺点红肿、疼痛、渗血现象，短时间内避免用热水擦洗局部。2 周内避免重体力劳动，劳逸结合，预防感冒，避免劳累。

2. 移植前受者护理

（1）无菌层流病房的准备 患者入室前 1 周用清洁剂和温开水对空气层流洁净室（LAFR）的各处及室内物品进行彻底的清洁，再用 1% 的含氯消毒液擦拭。各室清洁消毒的顺序依次为百级层流洁净室→千级层流洁净室→十万级层流洁净室，室内清洁消毒的顺序依次为屋顶→室内四壁→室内物品→地面。正确摆放室内物品，各物品之间要留有空隙，拉开各种柜门及所有抽屉，打开水壶盖，使消毒液雾粒与蒸汽充分接触物品表面。各房间用 1% 过氧乙酸按 $30mL/m^2$ 进行微粒子喷雾消毒，再密闭 12～24h。开机通风，通风时间以消毒剂无刺激性为准，并进行空气检测及各类物品的细菌培养，百级层流室要求空气及各类物品均无菌生长。

（2）清除全身感染病灶 严格进行全身各系统检查，尤其注意口腔、咽喉、肛周及皮肤的感染病灶，感染病灶未清除前不可入层流室进行移植。入洁净室前 1 天剪短指（趾）甲、剃胡须、剃光头发、全身备皮及洗澡。入洁净室当日用 1∶2000 氯己定（洗必泰）溶液药浴 30min，患者全身浸泡于消毒水中，头部用含氯己定溶液毛巾擦拭并外敷，药浴时要注意外耳道、腋窝、脐部、腹股沟、外阴及肛周的清洗。入洁净室前 3 天进行眼、耳、鼻、口腔、呼吸道及会阴部的清洁消毒，予氧氟沙星滴眼液滴眼、链霉素滴鼻液滴鼻、氯地滴耳液滴耳、1∶2000 氯己定溶液含漱、1∶5000 高锰酸钾溶液或 1∶2000 氯己定溶液清洗会阴并坐浴。入室前 3～5 天进行肠道准备，给予口服肠道不吸收的抗生素，入室前晚及入室日晨予清洁灌肠。

（3）心理护理 由于患者对移植既抱有希望，又有恐惧心理，需加强心理疏导，向患者及家属讲解移植全过程、常见不适症状和并发症，并说明预防的方法，同时向患者介绍移植成功的病例，增强他们的信心。让患者及家属提前熟悉医护小组成员，详细介绍层流病房环境、规章制度及要求，让他们明确全环境保护的重要性，以取得后续治疗中的配合。有条件可在消毒灭菌前带患者进室观看，或对入室后的生活情景进行模拟训练，以解除其恐惧、陌生和神秘感。

（4）预处理的护理 移植前患者接受大剂量化疗和（或）大剂量全身放疗（total body irradiation，TBI），该治疗称为预处理。其目的是尽可能地杀灭体内残留的肿瘤细胞；腾空造血干细胞龛以利于植入；抑制或摧毁受体体内的免疫细胞，减少排斥反应，从而为移植的造血干细胞准备空间。患者经预处理后，会出现不同程度的恶心、呕吐、腹泻等不良反应，故应从以下几个方面加强护理。①病情观察：严密观察患者体温、脉搏、呼吸、血压的变化，TBI 后观察有无腮腺肿大、疼痛，有无咽干、发热、皮疹等反应，症状严重时给予对症处理。观察大便的次数、色、量，观察患者有无腹痛、腹泻等放射性肠炎的表现。②不适症状处理：TBI 后均可引起不同程度的消化道反应，亦可出现咽喉部食管黏膜炎，嘱患者 TBI 前 4h 不宜进食，以免在照射过程中出现恶心呕吐。按医嘱及时给予镇静止吐药物，输入足量的液体，以保持出入水量平衡。提供清淡、易消化食物，注意少量多餐，如果有口服化疗药，进餐时间应与服药时间最少间隔 2h，频繁、剧烈呕吐时宜暂禁食。

3. 移植中造血干细胞回输护理

输注前做好准备工作，选择合适的输液器，并检查输液器连接处有无松动、漏液现象，确保干细胞输注安全无渗漏。

（1）骨髓造血干细胞回输护理　在患者进行预处理后再采集供者或自体骨髓。采集后如果供受者 ABO 血型相合时，即可输入；如果 ABO 血型不合，要待处理后（如清除骨髓中的红细胞）方可输注。输注前悬挂 30min；应用抗过敏药物。建立两条静脉通路：一路输骨髓血，最后的少量（约 5mL）骨髓弃去，以防发生脂肪栓塞；经另一静脉通道同步输入生理盐水及适量鱼精蛋白，以中和骨髓液内的肝素。在输注骨髓过程中，应做好持续心电监测，密切观察患者生命体征和各种反应并记录。

（2）外周血造血干细胞回输护理　异体外周血造血干细胞采集当天立即回输，抽取 1mL 标本做细胞计数，注意输注开始时速度宜慢，如受体无反应再调快输注速度。因外周血造血干细胞采集时不需肝素抗凝，故不需鱼精蛋白中和。输注过程中应严格无菌技术操作，不能同时输入其他液体，造血干细胞输注完后立即碱化尿液，增加输液量以保证尿量，有利于二甲基亚砜的迅速排出。输注过程中密切观察是否出现干细胞冷冻保护剂的不良反应，如恶心、呕吐、头痛、血压急剧升高、心率缓慢、呼吸困难。

（3）脐带血造血干细胞回输护理　建立有效的静脉通道，提前半小时输注脐血干细胞前常规使用抗过敏药物，同时等待脐血复温。连接输血器，输注前 2min 以一般速度输入，一般一袋脐血干细胞控制时间在 15～20min。脐带血输注完后，应予 10～20mL 生理盐水冲洗血袋 2 次，以便使残留在袋内的造血干细胞充分输入患者体内。回输速度可尽量快，以患者不出现心慌为度，同时予心电监测，密切注意心率的变化，随时调整输注速度。脐带血解冻、递入洁净室及输注过程中均应严格无菌技术操作，且不能同时输注其他液体。

4. 移植后的护理

造血干细胞移植患者经超大剂量的化疗和（或）致死量的放疗后，骨髓抑制，外周血白细胞急剧下降，免疫力极度低下，易并发感染。此时消毒隔离尤为重要，一切操作均要严格遵守无菌操作原则，同时还应加强患者皮肤、口腔、眼、耳、鼻、肛门等护理。

（1）维持 LAFR 无菌环境　①环境要求：无菌仓每周做空气培养及室内各物品细菌表面皿培养 1 次，以便及时改进工作。按照《医院消毒卫生标准》GB 15982—2012，造血干细胞移植病房需符合一类环境要求，即空气平均菌落数应≤4.0 CFU/皿（30min），物体表面平均菌落数应≤150 CFU/m³，物体表面的菌落数应≤5.0 CFU/cm²。监测方法以空气采样为例：空气层流病房内的各室均设 3 个点，高度为 1.5m，中间一个点，斜对角两个点，直径为 9cm 普通琼脂平皿自然沉降法检测，打开盖子，盖子口向下放在大于它的无菌处，暴露 20min 后，盖好送检，记录当时的温度、相对湿度及人员活动情况。②物品要求：每日用 1∶2000 含氯消毒液擦拭各室地面及室内所有物品，并随时保持环境的整洁，凡进入层流病房的物品、器材、药品等要根据物品的性状及耐受性，分别采用紫外线照射、高压灭菌、环氧乙烷熏蒸、消毒液擦拭及浸泡等方法进行消毒灭菌后方可使用。洁净室地面属污染区域，告知患者掉在地上的东西不可拾起使用，需经护士拾起消毒后再使用。注意观察机器运转情况，随时观察指示灯。③工作人员要求：工作人员进入洁净室时，首先换拖鞋、清洁淋浴或洗手、快速消毒剂消毒双手、穿无菌隔离衣裤、戴无菌口罩及帽子、再更换消毒后的拖鞋，入层流病房前需先用快速手消毒剂消毒双手或用 1∶2000 洗必泰液浸泡双手 3min，加戴无菌口罩及帽子，穿脚套，穿无菌隔离衣，戴无菌手套，再换一次拖鞋后方可进入百级层流床进行各项治疗和操作。避免不必要的人员进入百级层流病房，一般一次进入的人数不能超过 2 人，尤其不能带病入室，以免增加污染机会。④患者要求：患者衣服、帽子、毛巾、口杯等物品能耐高温的均用高压灭菌法消毒，不能耐高温的物品用浸泡法或气体消毒法消毒。无菌包需用双层包布包裹，患者用过的污染物品放在塑料袋里系好口袋送出即可。

（2）一般护理　包括严密观察生命体征、意识状态、皮肤黏膜；观察呕吐物、小便、大便的次数、性质、颜色及量；准确记录 24h 出入水量，注意出入水量的平衡；定期检测血常规与血液生化。

（3）用药护理　造血干细胞移植患者由于病情复杂，用药种类繁多，如各种免疫抑制剂、预处理时不同的化疗药、抗生素、抗病毒药、止血药、肝细胞活性药物、保护胃黏膜药物、保护泌尿系上皮药物等。因各种药物的作用及注意事项各不相同，护士应严格遵守医嘱及时准确给药，熟悉药物的药理特性、给药途径、给药方法，了解其不良反应及预防不良反应的措施，严密观察用药效果和药物的不良反应，发现异常及时报告医生。

（4）饮食护理　①饮食要求：患者进入层流无菌室后，给予无菌饮食，根据饭菜量的多少、冷热程度不同来调节微波炉消毒食物时间。饮食应清淡、易消化、无刺激，避免油腻、粗糙和刺激性食物，以免损伤口腔和消化道黏膜；如消化道反应严重或发生口腔溃疡时，可进半流质食物或少渣食物，注意少量多餐；预处理期间及移植早期应禁止食用水果类食品。每餐饮食送到洁净室后，应告知患者等食物稍凉后再食用，避免烫伤口腔黏膜，同时患者每餐吃剩后的饭菜一律退出，不得留用。②进食前后卫生：进食前双手需经 1∶2000 洗必泰溶液浸泡 3min 或干手消毒剂擦拭消毒灭菌，进餐后用配备的漱口液含漱，含漱要彻底，注意齿间、舌下、口咽部、颊部都得到机械性冲洗。

（5）皮肤护理　注意观察患者皮疹出现的时间、面积、皮肤的颜色及有无水疱，水疱较大时，在无菌操作下抽出疱内液体，并涂烧伤湿润膏；出现皮肤剥脱时，勿用手撕拉皮肤，应用无菌剪刀剪去脱落坏死的皮肤。提供无菌病服及床单位，并保持床单位平整；大面积皮肤破溃后，用无菌温盐水清洗伤口，用溃疡粉涂敷，使用支被架支起盖被，防止被服与皮肤的摩擦而引起不适；皮肤瘙痒不适时，叮嘱患者不要抓破皮肤以免造成感染，同时应观察皮肤情况，详细记录皮肤创面的面积及愈合情况。

（6）口腔护理及眼部、鼻腔护理　①口腔护理：患者经大剂量的放疗及化疗，易出现放疗性及药物毒性损害，常表现为口腔及食管黏膜溃疡、糜烂，故应密切观察患者口腔黏膜的变化，加强口腔护理。a. 鼓励患者及时告知医务人员口腔变化。b. 当口腔黏膜完整，血小板 $\geq 50 \times 10^9$/L 时，建议餐后及睡前，使用软毛牙刷、中性含氟不起泡牙膏刷牙，至少 2 次 / 天，注意刷洗牙齿的内外、各咬合面、舌及口腔黏膜，然后漱口，刷洗口腔时切勿用力过大，防止损伤口腔黏膜。刷牙前刷头放置热水中 15～30s 软化刷头减少刺激；刷牙后清水或生理盐水鼓腮漱口 3～4 次以清除口腔残留物及牙垢。c. 对于无法自我口腔清洁或无法耐受刷牙的患者，建议进行口腔护理，如果血小板 $\leq 20 \times 10^9$/L 时，建议使用无菌棉球行口腔护理 4 次 / 天，症状好转后应尽快恢复使用牙刷刷牙。d. 注意饭前饭后、睡前、醒后、呕吐后的有效漱口，方法为先将漱口液含在口内闭口，然后鼓动两颊部及唇部，使溶液能够在口腔内充分接触牙齿、牙龈及各黏膜表面，并利用水力反复地冲击口腔各个部位，使潴留在口腔各个部位的食物碎屑和部分牙垢得以清除，口腔内的微生物密度也相应地减少。e. 当输注口腔黏膜炎（oral mucositis，OM）高危药物时，推荐应用冷疗降低 OM 发生率及严重程度，同时缓解疼痛。应用时机为输注开始前 30min、期间和之后，嘱患者口含冰块或冰水

2～3min/次，甲氨蝶呤对口腔及消化道黏膜损伤较大，因此在应用甲氨蝶呤免疫抑制剂时，应同时使用亚叶酸钙漱口液漱口。使用方法为将亚叶酸钙漱口液含在口腔5～8 min后吐掉，再吞咽一口亚叶酸钙漱口液以保护消化道黏膜。f.当出现口腔溃疡时，应严密观察溃疡的部位、大小及性质，取溃疡面的分泌物做细菌、真菌培养，增加漱口及口腔护理的次数，根据溃疡面的性质及培养结果配制相应的漱口液，如伴有口腔疼痛，必要时可在漱口液中加2%利多卡因以缓解疼痛，进行口腔溃疡护理时，要特别注意先进行口腔清洁，然后再局部用药。②眼部、鼻腔护理：每天予利福平滴眼液、阿昔洛韦滴眼液、诺氟沙星滴眼液交替滴眼，每天4次，勿用手揉擦眼睛，防眼部感染。每天4次用0.05%洗必泰液棉签擦拭鼻腔后（每个鼻孔用一根棉签），再予庆大霉素滴鼻液、复方薄荷滴鼻液交替滴鼻。

（7）排便护理及外阴部护理 ①排便护理：密切观察患者排便的情况，记录大便次数、特征和量，并观察是否伴有腹痛、腹胀等症状。有腹泻症状时，及时留取大便标本做粪常规+隐血试验及细菌和真菌的培养，遵医嘱给予止泻解痉药物，同时加强肛周护理。每天早晚及便后予1∶2000洗必泰液清洗肛周并坐浴15min，再予0.5%碘伏外涂肛周，尤其注意肛门皱褶处的清洁与消毒，当肛周皮肤发红时，可用紫外线治疗仪照射治疗，并加用四环素软膏涂擦肛周。患者3～5天无排便时，应考虑为便秘的表现，可遵医嘱给予缓泻剂，视情况使用开塞露或液状石蜡灌肠，指导患者排便时勿太用力、勿屏气，以防颅内出血。平时指导患者饮水2000～3000mL/d，尤其要重视早餐前30～60min空腹饮水500～800mL，注意食用如韭菜、芹菜等含纤维素多的食物，并每日顺肠蠕动的方向按摩数次，增加肠蠕动，促进排便。患者每次便后需用1∶2000洗必泰液洗手或快速洗手消毒剂洗手。②外阴部护理：注意每天早晚清洗外阴，男性患者注意洗净包皮及冠状沟处分泌物，女性患者注意洗净大小阴唇处分泌物，月经期间禁止坐浴，防止阴道逆行感染。

（8）心理护理 患者进入层流洁净室，经过预处理，回输骨髓或外周血干细胞后大约1周血常规降至零，此期患者可有发热、出血倾向、口腔溃疡、腹泻及明显乏力等临床表现，同时由于长时间的全封闭状态，日渐加重的疲乏虚弱、无力及各种并发症，而产生大幅度的心理波动，对治疗与护理出现厌倦、反感、易怒，治疗护理的顺应性降低，对治疗反应的耐受性下降，影响睡眠与食欲。此阶段应多抽时间陪伴患者，针对患者心理变化及时做好心理疏导与心理支持，向患者讲解成功的病例在层流洁净室内的表现，通过自己良好的语言表情与行为去影响患者，以真挚的感情与患者交流，取得患者的信任，想尽办法使其理解治疗的意义，树立战胜疾病的信心，同时让家属多陪伴，利用对讲机与患者交流，解除心理孤独感。护士可以采取叙事护理、质性访谈等方法进一步了解患者心理需求，制订个性化的心理护理模式。

5. 移植后并发症的观察及护理

造血干细胞移植术后常见并发症有：感染、出血、移植物抗宿主病（GVHD）、肝静脉闭塞病、出血性膀胱炎（hemorrhagic cystitis，HC）等。

（1）感染　是 HSCT 最常见的并发症之一，也是移植成败的关键，是导致患者移植后死亡的主要原因之一。感染可发生于任何部位，病原体可包括各种细菌、真菌与病毒。一般情况下，移植早期（移植后第 1 个月），多以单纯疱疹病毒、细菌（包括革兰氏阴性菌与阳性菌）和真菌感染较常见；移植中期（移植后 2～3 个月），巨细胞病毒和卡氏肺囊虫为多；移植后期（移植 3 个月后），则要注意带状疱疹、水痘等病毒感染及移植后肝炎等。①原因：移植前预处理中使用大剂量化疗，造成了皮肤、黏膜和器官等正常组织损害，使机体的天然保护屏障破坏；大剂量化疗和放疗破坏了机体的免疫细胞，此时中性粒细胞可降至零，机体免疫力极度低下；移植中使用免疫抑制剂降低了移植物抗宿主反应的强度，但也进一步抑制了免疫系统对入侵微生物的识别和杀伤的功能；留置中心静脉导管；GVHD。②临床表现与诊断：呼吸系统感染，如咳嗽、咳痰、咯血、呼吸困难甚至呼吸衰竭。消化系统感染：恶心、呕吐、腹痛、便血等。神经系统感染：头痛、发热、运动麻痹等。泌尿系统感染：尿频、尿急、尿痛等。皮肤软组织感染：如有包块、硬结、化脓、溃疡、皮疹等，主要表现在胸部，其次是腰部、颈部、颅部、骶部。血流感染：血流感染是严重的感染，称为脓毒血症，严重者会导致休克甚至死亡。③护理：做好基础生活护理，严格遵守无菌护理操作。每天严密观察患者是否有畏冷、寒战等表现，严密监测体温的变化，同时密切监测脉搏、呼吸、血压的变化，发现异常应立即报告医生并及时处理，高热时绝对卧床休息，治疗护理集中进行，保证充足有效的睡眠，尽量降低体力的消耗，高热时遵医嘱抽取血培养，及时予物理或药物降温，观察降温效果并做好记录。提供高热量、高蛋白质、高维生素、易消化饮食，鼓励患者多饮水，2000～3000mL/d，促进血液循环，加速毒素及代谢产物的排泄。严格遵医嘱及时输注抗细菌、抗病毒、抗真菌药物，药物现配现用，以保证药效。

（2）出血　①原因：血小板减少，主要与骨髓产血小板巨核细胞减少，预处理药物所致血小板减少，移植后巨核系重建延迟有关；炎症因子释放，血管内皮在出凝血稳态中发挥了重要作用，放化疗预处理、免疫抑制剂、感染、GVHD 等因素均可损伤内皮细胞，引起纤维断裂、胶原暴露而直接导致出血，同时释放可溶性血栓调节蛋白及组织因子，启动并放大凝血瀑布，从而消耗性减少凝血相关因子，诱发出血。②临床表现与诊断：造血干细胞移植后不同脏器的出血临床表现各异，根据出血的严重程度及持续时间进行总体分级，见表 14-2-4。移植后

表 14-2-4　造血干细胞移植后出血分级

评分 / 分	临床表现
1	隐血阳性、皮肤瘀点或微量阴道出血
2	轻度出血（瘀斑、鼻出血、黑便、轻度血尿等）
3	引起血细胞比容急剧下降且每天需要 1U 及以上红细胞输注的出血，或输血后血红蛋白水平无上升的活动性出血
4	致命性出血（大面积出血引发严重血流动力学异常或颅内出血、心包内出血、弥漫性肺泡出血等重要脏器出血）

60 天血小板计数低于 50×10^9/L 而粒系及红系重建良好，定义为血小板重建不良；因感染、GVHD、血栓性微血管病等因素，血小板重建后血小板计数再次降至 50×10^9/L 以下且持续 7 天及以上，称为继发性血小板减少。少数患者为难治性血小板减少，表现为移植后 60 天血小板计数低于 30×10^9/L，重组人血小板生成素（rhTPO）、TPO 受体激动剂及其他常规措施（糖皮质激素、丙种球蛋白等）治疗 1 个月无效。③护理：每天监测血小板计数，密切观察有无出血倾向；皮下出血时，应穿宽松的棉织品，避免在皮下出血处穿刺注射，进行治疗和护理时，动作要轻柔，避免损伤和长时间压迫皮肤。如测血压及静脉注射时，扎袖带及压脉带的时间不宜过长；前鼻腔出血可用指压法压迫止血，也可用吸收性明胶海绵或带有止血药物的棉球填塞止血。后鼻腔出血可用无菌凡士林纱条或碘伏纱条填塞，也可用鼻腔气囊导管压迫止血。一旦出血停止，应立即将填塞物取出，防止发生感染；眼结膜及眼底出血时，嘱患者勿揉擦眼睛，应卧床休息，并提供全方位的生活护理；呕血、便血时，应严密观察呕吐物及大便的颜色、量及性质，及时测量血压、脉搏、呼吸，并根据其出血的情况指导患者禁食或予温凉的流质饮食；泌尿道出血时，应观察小便的颜色、量及性质，指导患者多饮水，勿食酸性食物，保持小便的通畅；女患者阴道出血时，注意观察记录出血量及性质，严密监测血压、脉搏及呼吸，注意会阴部卫生，每天会阴清洁 2 次，严禁坐浴；出现颅内出血症状时，应立即平卧、头部制动置冰帽、吸氧，保持呼吸道通畅，密切观察血压、脉搏、呼吸、神志、瞳孔的变化，建立有效静脉通路，做好抢救药物及物品的准备；必要时遵医嘱输注经 25Gy 照射后或白细胞过滤器过滤后的单采血小板。

（3）移植物抗宿主病（GVHD）　GVHD 是 allo-HSCT 后最严重的并发症。GVHD 是由于造血干细胞移植后，供受体之间存在着免疫遗传学差异，植入的免疫活性细胞（主要是 T 细胞）被受体抗原致敏而增殖分化，直接或间接地攻击受体细胞，使受体产生的一种全身性疾病。GVHD 根据发生的时间，可分为急性和慢性两种，一般 100 日或 3 个月以内发生的为急性 GVHD（aGVHD），发生越早，病情越重。100日或3个月以后发生的为慢性GVHD（cGVHD），但cGVHD也可在100日以内发生。GVHD的严重程度与所输供体T淋巴细胞数、组织配型以及供体的年龄、性别、妊娠次数等因素有关。

① 原因：GVHD产生的原因主要包括供者因素和受者因素。a. 供者因素：HLA的相容性，HLA差异是引发急性移植物抗宿主病的主要因素，HLA抗原不相合的程度越大，移植物抗宿主病反应越重。性别不合，特别是当女性供给男性后，男性受者易发生急性移植物抗宿主病。异基因免疫性，多由妊娠或输血造成，使供者致敏，受者易发生急性移植物抗宿主病。干细胞的来源，脐血来源的干细胞发生移植物抗宿主病比骨髓及外周血干细胞低，外周血干细胞易发生慢性移植物抗宿主病，而急性移植物抗宿主病的发生并不多。供者的年龄越大，发生移植物抗宿主病的可能性越大。NK细胞的同种异体反应，在HLA半相合的移植中，供者对受者的NK细胞的异基因反应可以减轻移植物抗宿主病。b. 受者因素：预处理时应用的化疗和放疗剂量越大，急性移植物抗宿主病越重。移植物抗宿主病的预防、治疗方案不同，发生移植物抗宿主病的概率不同。受者年龄越大，急性移植物抗宿主病的发生率越高、病情越重。病毒与细菌感染，巨细胞病毒感染、肠道的细菌感染易发生急性移植物抗宿主病。遗传因素，有学者提出有色人种比高加索人种易发生急性移植物抗宿主病。移植后针对疾病残留和复发而早期撤除免疫抑制剂和应用供者淋巴细胞输注，可促使移植物抗宿主病发生率增加。

② 临床表现与诊断：a. 急性GVHD主要表现为皮肤损害，突发广泛性斑丘疹，最早出现在手掌、足掌、耳后、面部与颈部，皮肤脱屑。肠道损害，持续性厌食、腹泻，每天数次甚至数十次的水样便，严重者可出现血水样便，伴有痉挛性腹痛说明病情严重，有时会合并肠梗阻。肝脏损害，肝脏是GVHD的主要靶器官之一，肝脏GVHD往往最后出现，轻者可不出现症状，重者常有肝区不适或疼痛、黄疸等表现，肝功能异常等，包括胆红素、谷丙转氨酶和碱性磷酸酶等增高，胆红素最常用于肝脏GVHD的评价。对造血及免疫系统的影响，全血细胞下降甚至骨髓衰竭，免疫功能受损，发生各种感染。急性GVHD分度是根据Thomas等提出的分度法，见表14-2-5。b. 慢性GVHD临床表现为类似自身免疫性表现，如局限性或全身性硬皮病、皮肌炎、面部皮疹、干燥综合征、关节炎、闭塞性支气管炎、胆管变性和胆汁淤积等。发生GVHD后治疗常较困难，死亡率甚高。

③ 护理：a. 急性皮肤GVHD：详见"4. 移植后的护理（5）皮肤护理内容"。b. 急性肝脏GVHD：注意观察患者有无恶心呕吐等消化道症状，全身皮肤、巩膜黄染的程度，及时监测血转氨酶、胆红素指标；根据患者情况限制水钠的摄

表 14-2-5　各器官急性 GVHD 临床分度

分度	皮肤	肝脏	肠道
Ⅰ度	斑丘疹体表面积 < 25%	胆红素 2～3mg/dL	腹泻量 > 500mL/d
Ⅱ度	斑丘疹体表面积 < 50%	胆红素 3.1～6mg/dL	腹泻量 > 1000mL/d
Ⅲ度	全身广泛红斑丘疹体表面积 > 50%	胆红素 6.1～15mg/dL	腹泻量 > 1500mL/d
Ⅳ度	全身广泛红斑丘疹伴水疱或皮肤剥脱	胆红素 > 15mg/dL	腹泻量 > 2000mL/d 或有腹痛、肠梗阻

入，遵医嘱输注白蛋白及利尿药，以维持血浆渗透压，减少腹水；避免使用肝毒性药物。c. 急性肠道 GVHD：注意观察患者腹痛性质，大便次数、量、性状和颜色，并详细记录；遵医嘱留取大便标本，水样便做隐血试验检查；指导患者勿进食生冷刺激性食物，食用半流质食物，腹泻严重者禁食；准确记录 24h 出入水量，遵医嘱给予止泻、解痉、镇痛药；每次便后予 1∶2000 洗必泰液清洗肛周，防止感染。d. 慢性 GVHD：观察患者口腔黏膜有无渗血、溃疡、疼痛、口唇干燥，告知患者勿食用辛辣、刺激、过硬、过热的食物，勿用牙签剔牙。每日用复方氯己定含漱液、4% 碳酸氢钠、庆大霉素 - 维生素 B_{12} 复合漱口液（生理盐水 400mL、庆大霉素 48 万 U、维生素 B_{12} 50mg）交替含漱，鼓励患者进食、进水、进药。当皮肤出现干燥时，可涂抹赛肤润水敷料。出现结膜炎时，嘱患者卧床休息，禁看书、看电视等，不要揉擦眼睛，予抗细菌、真菌及抗病毒眼药水交替滴眼，畏光、流泪时可戴太阳镜。注意肝功能和皮肤变化，同时注意有无呼吸困难，指导患者进行有效的呼吸，当出现呼吸困难时，应遵医嘱予吸氧，并准备辅助呼吸设施。多与患者谈心，讲解 GVHD 相关知识及防治方法。

（4）肝静脉闭塞病（HVOD）　肝静脉闭塞病，亦称肝窦阻塞综合征，是造血干细胞移植术后一种严重的并发症。①原因：移植前患肝脏疾病及大剂量放、化疗，肝血管和窦状隙内皮的细胞毒损伤并在局部呈现高凝状态，引起肝功能异常是 HVOD 最主要的原因。接受了 HBV 或 HCV 阳性供体的干细胞 HLA 不相合移植、年龄偏大、低蛋白血症、感染并发症以及一些肝脏毒性药物的联合使用是诱发 HVOD 的高危因素。其组织学改变是肝内小静脉阻塞，伴小叶中心及窦状隙肝细胞损伤，或发生不同程度的坏死。②临床表现与诊断：一般在移植后 1 个月内发病，高峰发病时间为移植后 2 周，多以高胆红素血症为首发表现，伴有肝脏增大、右上腹压痛、腹水、体重增加、肝功能异常等。HVOD 的诊断标准主要有 Jones-Hopkins 标准和 McDonald-Seattle 标准两种，详见表 14-2-6。③护理：每天清晨空腹测量体重和腹围，准确记录 24h 出入水量。严密观察体温、脉搏、呼吸、血压、神志、黄疸的变化及有无肝性脑病的表现。遵医嘱及时抽取血标本，监测转氨酶、胆红素、电解质及肾功能的情况。避免使用对肝脏有损害的药物，控制液体和钠盐的摄入。指导患者卧床休息，减轻肝脏在代谢方面的负担。如腹水严重者，可取半坐卧位以减轻呼吸困难，并定期更换体位，防止压力性损伤的发生。为减少腹水，遵医嘱及时使用利尿药，并注意观察利尿效果。鼓励患者进食，提供高热量、高维生素、纤维少、易消化、无刺激性的食物。对血氨偏高或有脑病的患者，应限制蛋白质摄入量或禁食蛋白质。对 HVOD 伴脑病的患者，应监测血氨值，加用床档，防止坠床。使用抗凝剂期间，每日检查凝血功能；严密观察皮肤有无出血点、瘀斑的变化，避免搔抓皮肤，防止皮肤挤压及外伤；严密观察大小便及各种排泄物的颜色，有无出血倾向；对患者查体或护理操作时动作要轻柔，避免肌内注射、皮下注射，静脉穿刺尽量缩短压脉带时间，延长穿刺后按压时间。

表 14-2-6　HVOD 诊断标准

Jones-Hopkins 标准	McDonald-Seattle 标准
移植后第 21 天内，高胆红素血症（≥20mg/L）并具有下列情况中的任意 2 种：	移植后第 28 天内，其有下列情况中任意 2 种：
1. 肝肿大	1. 肝肿大或右上腹痛
2. 腹水	2. 高胆红素血症（≥20mg/L）或黄疸
3. 体重增加（≥基础体重的 5%）	3. 因体液增加导致的突然体重增加（＞基础体重的 2%）

（5）出血性膀胱炎（HC）　是造血干细胞移植的重要并发症，可在移植后早期（30 天内）出现，或在 30 日后出现，又称为迟发性膀胱炎。①原因：早期 HC 多由药物和（或）其他代谢产物损害膀胱黏膜所致，如环磷酰胺的代谢产物——丙烯醛与膀胱黏膜上皮细胞结合而致上皮细胞损害；TBI、白消安均可损害膀胱黏膜导致 HC。晚期 HC 多与 GVHD 或多瘤病毒、腺病毒或巨细胞病毒（CMV）等有关。②临床表现及诊断：尿频、尿急、尿痛等膀胱刺激症状是其典型症状，严重血尿者伴血块，血块阻塞尿道可出现排尿困难、尿潴留、肾盂积水。HC 的诊断方法包括：尿液检查，可见镜下血尿或肉眼血尿，尿液细菌学检测可排除细菌感染；病毒学检查，包括血细胞病毒、尿巨细胞病毒、尿多瘤病毒、腺病毒等；膀胱镜检及膀胱黏膜活检是最为可靠的诊断方法，但属有创性检查，需慎重选择；膀胱超声及 MRI 可见膀胱壁增厚以及出血等征象。出血性膀胱炎的诊断需结合临床表现、起病时间、合并症、实验室检查等因素综合考虑，同时需要排除尿路结石、泌尿系肿瘤、泌尿系细菌和真菌感染、单纯血小板减少及凝血异常等引起的血尿。出血性膀胱炎可根据出血程度进一步分级：Ⅰ度为镜下血尿；Ⅱ度为肉眼血尿；Ⅲ度为肉眼血尿伴血块；Ⅳ度为血块梗阻尿道，梗阻性肾病引起

肾功能衰竭，需采取措施清除血块或需外科干预。③护理：严密观察体温、脉搏、呼吸、血压、尿量、尿色的变化，准确记录24h出入水量。充分水化。鼓励患者多饮水，每天至少2000～3000mL；预处理期间补液量为100～200mL/（kg·d），补液量大，液体应24h匀速滴入，不可日间输入过快，夜间输入过慢，以致泌尿系上皮不能充分水化，引起泌尿系损伤。输注环磷酰胺时，严格遵医嘱按时给予呋塞米和美司钠，以达到匀速利尿及减少毒物吸收。督促患者及时排尿，以减少代谢产物在膀胱内的潴留时间而减少损害。同时充分碱化尿液，以保护膀胱黏膜。出现排尿不畅、排尿困难时，应及时留置尿管，并做好留置尿管护理。

（三）出院指导

（1）服药指导　造血干细胞移植术后服药种类繁多，指导患者了解不同药物的作用及按时、按量、规范服药的重要性。异基因造血干细胞移植患者常用的抗排斥药物有环孢素、吗替麦考酚酯、他克莫司、西罗莫司等，环孢素与五酯软胶囊同服可提高环孢素浓度。激素类药物易引起皮肤黏膜感染，也可出现不同程度的骨质疏松、高血压等，对胃肠黏膜刺激性大，宜在服药前30min口服护胃药，减少胃肠刺激。护士可以通过反馈式教育（teach-back）的方式，询问患者对药物使用方法的掌握程度。

（2）复诊指导　向患者发放出院指导单，指导使用全病程管理平台，告知患者科室联系电话，出院后根据医嘱于出院后一周、半个月、1个月、3个月、半年等时机定时复查，如有不适，及时线上联系个案管理师。

（3）生活方式指导　HSCT患者生活方式指导，大致可参考本章第一节自体干细胞移植，但值得注意的是HSCT患者的排异反应、感染等并发症的风险更大。因此，需要指导患者识别并发症的发生，如皮肤出现皮疹、红斑、干燥、色素沉着、疼痛、皮肤黄染等；口腔出现溃疡、白斑、疼痛、烧灼感等；出现恶心、呕吐、腹泻、腹痛等消化道症状；胸闷、气促、呼吸困难等；血常规指标下降或增长过快，肝功能等检验结果异常，出现以上症状或其他不适时需要进一步咨询个案管理师。

六、个案管理

参见本章第一节自体造血干细胞移植。

【院后管理】

参见本章第一节自体造血干细胞移植。

参考文献

[1] 王昱，黄晓军．造血干细胞移植在血液疾病中的应用进展 [J]．中华血液学杂志，2019,40（8）:704-708.

[2] Saad A, de Lima M, Anand S, et al. Hematopoietic cell transplantation, version 2.2020, NCCN clinical practice guidelines in oncology[J]. Journal of the National Comprehensive Cancer Network, 2020, 18（5）: 599-634.

[3] Saad A, Loren A, Bolaños-Meade J, et al. Hematopoietic cell transplantation, version 3.2022 featured updates to the NCCN guidelines[J]. JNCCN Journal of the National Comprehensive Cancer Network, 2023, 21（2）: 108-115.

[4] 黄晓军．实用造血干细胞移植 [M]．2 版．北京：人民卫生出版社，2019.

[5] 柴燕燕，李潇，刘宁，等．造血干细胞移植患者口腔护理管理的最佳证据总结 [J]．护理学报，2023, 30（3）: 63-67.

[6] 高思雨，姚莉红，边志磊，等．异基因造血干细胞移植后短期内死亡的危险因素分析 [J]．中国组织工程研究，2024, 28（13）: 2009-2016.

[7] 陈霞，蒋秀美．延续性护理在造血干细胞移植术后患者中应用效果的三年随访研究 [J]．护士进修杂志，2020, 35（4）: 361-365.

[8] 中国抗癌协会血液肿瘤专业委员会，中华医学会血液学分会白血病淋巴瘤学组，中国临床肿瘤学会抗淋巴瘤联盟．造血干细胞移植治疗淋巴瘤中国专家共识（2018 版）[J]．中华肿瘤杂志，2018, 40（2）: 8.

[9] 谢辰，方云，刘敏杰，等．造血干细胞移植患者饮食与营养教育的证据总结 [J]．护理学杂志，2021, 36（10）: 5.

[10] Campbell J, Gavin N, Button E, et al. Skin and wound care for individuals with graft versus host disease: a scoping review protocol[J]. BMJ Open, 2020,（10）: e038567.

[11] Cowen E W. Cutaneous manifestations of graft-versus-host disease[EB/OL].（2022-12-02）[2023-07-30]. https://www.uptodate.com/contents/cutaneous-manifestations-of-graft-versus-host-disea-segvhd search=Cutaneous%20manifestations%20of%20graft-versus-host%20disease&source=search_result&selectedTitle=1~150&usage_type=default&display_rank=1.

[12] National Comprehensive Cancer Network. Graft-versus-host dis-ease [EB/OL].（2021）[2023-07-30]. https://www.nccn.org/patients/guidelines/content/PDF/GVHD-patient-guideline.pdf.

[13] Kitko C L, Pidala J, Schoemans H M, et al. National institutes of health consensus development project on criteria for clinical trials in chronic graft-versus-host disease: Ⅱ a.The 2020 clinical implementation and early diagnosis working group report[J].Transplant Cell Ther, 2021, 27（7）: 545-557.

[14] Penack O, Marchetti M, Ruutu T, et al. Prophylaxis and man-agement of graft versus host disease after stem cell transplantation for haematological malignancies: updated consensus recommendations of the European Society for Blood and Marrow Transplantation[J]. Lancet Haematol, 2020, 7（2）: e157-e167.

[15] 尤黎明．内科护理学 [M]．7 版．北京：人民卫生出版社，2022.

[16] 王建祥．血液系统疾病诊疗规范 [M]．2 版．北京：中国协和医科大学出版社，2020.

[17] Mishkin A D, Shapiro P A, Reshef R, et al. Standardized Semi-structured Psychosocial Evaluation before Hematopoietic Stem Cell Transplantation Predicts Patient Adherence to Post-Transplant Regimen-

ScienceDirect[J]. Biology of Blood and Marrow Transplantation，2019，25（1）：2222-2227.

[18] 中华医学会血液学分会.造血干细胞移植后出血并发症管理中国专家共识（2021年版）[J].中华血液学杂志，2021，42（4）：276-280.

[19] 娄典，刘利，严学倩，等.异基因造血干细胞移植治疗难治/复发急性髓系白血病的疗效及预后因素分析[J].中国实验血液学杂志，2022，30（5）：1577-1585.

[20] Niederwieser D，Baldomero H，Bazuaye N，et al. One and a half million hematopoietic stem cell transplants：continuous and differential improvement in worldwide access with the use of non-identical family donors. Haematologica，2022，107（5）：1045-1053.

[21] Wang X，Huang R H，Zhang X H，et al. Current status and prospects of hematopoietic stem cell transplantation in China. Chin Med J（Engl），2022,135（2）：1394-1403.

[22] 潘政雯，周晓瑜，金爱云，等.造血干细胞移植患者性生活现状及影响因素的研究进展[J].中国护理管理，2023，23（6）：942-946.

[23] 黄晓军，吴德沛.中国异基因造血干细胞移植治疗血液系统疾病专家共识（Ⅲ）——急性移植物抗宿主病（2020年版）[J].中华血液学杂志，2020,41（7）：529-536.

[24] 马新娟.血液系统疾病护理规范[M].北京：中国协和医科大学出版社，2022.

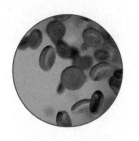

第十五章
营养治疗

营养治疗是指经口服（常规饮食、治疗饮食如强化食品、口服营养补充）、肠内或肠外等途径为患者提供较全面营养素，从而预防或治疗营养不良，并起到代谢调理作用的治疗方式。肿瘤相关性营养不良是多种因素共同作用的结果，包括肿瘤的全身和局部影响、宿主对肿瘤的反应以及抗肿瘤治疗的干扰，而摄入减少、吸收障碍、代谢紊乱、静息能量消耗增加是营养不良的主要原因。血液系统肿瘤患者在诊治过程中普遍存在营养不良，可表现为体重、体重指数、人体成分（肌肉和脂肪）、机体功能、生化指标及营养筛查/评估量表等结果的异常。研究显示，63.5%的儿童/青少年血液肿瘤患者存在营养不良，50%以上处于严重营养不良状态❶。化疗作为血液系统肿瘤重要的治疗手段之一，会进一步加剧营养不良的发生，原因有：抗肿瘤药物的使用会导致非血液学毒性，如恶心、呕吐、胃肠道黏膜损伤、肝损伤等，从而引起摄食量减少；血液学毒性，如重度骨髓抑制引起免疫功能下降、感染风险增加、机体代谢改变。有研究显示，急性白血病诱导治疗后中重度营养不良患者高达90%以上，营养状态恶化最主要的原因是化疗引起的恶心、呕吐及摄食减少❷。此外，诱导治疗后C反应蛋白显著升高，提示感染发生率及炎症水平均较高，这在一定程度上可能干扰机体代谢、加剧营养状态的恶化❸。及时有效地进行个体化营养治疗可显著改善血液病患者的营养

---

❶ Sala A，Rssi E，Antillon F，et al. Nutritional status at diagnosis is related to clinical outcomes in children and adolescents with cancer: a perspective from Central America[J]. Eur J Cancer，2012，48（2）：243-252.

❷ Malihi Z，Kandiah M，Chan Y M，et al. Nutritional status and quality of life in patients with acute leukaemia prior to and after induction chemotherapy in three hospitals in Tehran，Iran：a prospective study[J]. J Hum Nutr Diet，2013，26（1）：123-131.

❸ 中国抗癌协会肿瘤营养专业委员会，中华医学会肠外肠内营养学分会.血液系统肿瘤患者的营养治疗专家共识[J].肿瘤代谢与营养电子杂志，2022，9（2）：185-189.

状况、预防营养不良及相关并发症的发生，降低治疗相关不良反应的风险，提高耐受性、疗效及生活质量。

【院前管理】

一、主要诊疗

（1）线上就诊患者　根据患者的病史、膳食摄入、人体学测量、生化指标等情况评估营养状况，医生给出相应的营养建议，需住院的患者在线上开具预住院证，通知患者或家属住院时间和相关注意事项。

（2）线下门诊/急诊患者　根据患者的主诉和临床表现评估营养状况，采集现病史、既往史、用药史、膳食摄入情况。完成基本检验和检查，如抽血查血常规、肝肾功能、血糖、血脂、血清电解质、血清白蛋白、酸碱平衡指标、炎症因子等。完成必要的检查如人体学测量、体能测定、人体成分分析、CT、心电图、胸部X线、B超等常规检查，结合患者病史、检验和检查报告明确诊断，开具预住院证。

二、营养治疗的适应证和禁忌证

1. 肠内营养的适应证和禁忌证

（1）适应证　适用于存在营养风险和（或）营养不良，胃肠道有功能且能安全使用的患者。包括昏迷患者（脑外伤等）、大面积烧伤患者、肿瘤患者、复杂大手术后患者及危重患者（非胃肠道疾病）等。

（2）禁忌证　包括肠道功能丧失、严重腹部感染、完全性肠梗阻、术后禁食、严重胃肠道出血等。

2. 肠外营养的适应证和禁忌证

（1）适应证　适用于无法通过口服和（或）肠内途径满足其营养需求的患者。包括肠穿孔、肠梗阻、吸收不足或动力障碍等，缺血性肠道疾病、重症胰腺炎、放射性肠炎、难治性呕吐等，永久性胃肠异常（短肠综合征等），大剂量放化疗后或接受造血干细胞移植的患者。

（2）禁忌证　包括严重呼吸和循环功能衰竭、严重水和电解质平衡紊乱及肝和肾衰竭等。

三、个案管理

（1）收集患者个案信息　采取线上线下相结合的方法，采集患者现病史、既往史、用药史，运用营养风险筛查量表（NRS 2002）进行营养风险筛查，见表 15-1-1，填写 24h 膳食回顾调查表，见表 15-1-2。该方法能方便患者及时接触主诊医师，评估营养不良风险，反馈营养状况，医生也能快速获取就诊患者信息，便于连续监测营养治疗方案的实施情况，及时评估治疗效果，并及时调整，提高就诊效率，节约患者就诊时间，提升就医体验。

表 15-1-1　营养风险筛查量表（NRS 2002）

姓名：	性别：	年龄：	身高 /cm：	现体重 /kg：	体重指数 /(kg/m²)：
疾病诊断				评估日期：	
NRS 2002 营养风险筛查：　　分					
疾病评分	1. 评分 1 分　□骨盆骨折　□慢性疾病急性发作或有并发症者　□慢性阻塞性肺疾病（COPD）　□血液透析　□肝硬化　□一般恶性肿瘤患者　□糖尿病				
	2. 评分 2 分　□腹部大手术　□脑卒中　□重度肺炎　□血液恶性肿瘤				
	3. 评分 3 分　□颅脑损伤　□造血干细胞移植　□APACHE Ⅱ 评分＞10 分的 ICU 患者				
小结：疾病评分　　分					
营养状态	1. BMI（kg/m²）　　　　□小于 18.5（3 分） 注：因严重胸腹水、水肿得不到准确的 BMI 值时，无严重肝肾功能异常者，用白蛋白替代（＜30g/L，3 分）				
	2. 体重下降＞5% 是在　□3 个月内（1 分）　□2 个月内（2 分）　□1 个月内（3 分）				
	3. 1 周内进食量较正常需要量减少　□25%～50%（1 分）　□51%～75%（2 分）　□76%～100%（3 分）				
小结：营养状态评分　　分					
年龄评分	年龄≥70 岁（1 分）；年龄＜70 岁（0 分）				
小结：年龄评分　　分					

注：1. 对于表中没有明确列出诊断的疾病，参考以下标准，依照调查者的理解进行评分。

（1）1 分：慢性疾病患者因出现并发症而住院治疗。患者虚弱但不需卧床。蛋白质需要量略有增加，但可通过口服补充来弥补。

（2）2 分：患者需要卧床，如腹部大手术后患者。蛋白质需要量相应增加，但大多数患者仍可以通过肠外或肠内营养支持得到恢复。

（3）3 分：患者在加强病房中靠机械通气支持。蛋白质需要量增加而且不能被肠外或肠内营养支持所弥补。但是通过肠外或肠内营养支持可使蛋白质分解和氮丢失明显减少。

2. 意义总分值≥3 分，患者有营养风险，需要营养支持，结合临床，制订营养治疗计划；总分值＜3 分，每周复查营养风险筛查。

表 15-1-2 24h 膳食回顾调查

姓名：		性别：		家庭地址：		
身高/cm：		体重/kg：		联系电话：		
进餐时间	食物名称	原料名称		原料重量/g	进餐地点	备注
早餐						
上午加餐						
中餐						
下午加餐						
晚餐						
夜宵						

（2）评估病情危重程度，进行预检分诊　详见第五章第一节。

【院中管理】

一、病史采集

（1）现病史　评估患者有无口干、早饱、口腔溃疡、疼痛、恶心、呕吐、腹泻、便秘、吞咽困难和食欲下降等不适症状，有无体重、进食量、活动和身体功能等的变化。详细了解门诊、急诊及其他医院的相关疾病诊断资料，是否已完善相关检验和检查。了解既往进食情况和营养治疗情况，有无合并其他疾病，如高血压、糖尿病、冠心病、消化道梗阻、消化道出血、器官功能衰竭及弥散性血管内凝血等。

（2）既往史　评估患者既往有无营养不良和其他基础疾病，有无营养治疗及相关不良反应。

（3）个人史　询问患者有无吸烟史、饮酒史、药物或食物过敏史、乳糖不耐受等。

（4）家族史　了解患者有无血液系统相关疾病家族史。

二、体格检查

（1）基础体格检查　进行身高、体重、上臂围、皮褶厚度、小腿围、腰围等的测量，评估患者体重指数的情况。①体重：是客观评价人体营养和健康状况的重要指标。测量方法：嘱患者脱鞋，单衣站立于体重测量仪底座上，站立位置正确，身体站直，读取体重测量仪上指针的读数，即为患者的体重，以千克表示。②上臂围：反映了臂部肌肉的发达程度。测量方法：患者充分裸露左上肢，手臂自然下垂，用软尺起始端下缘压在肩峰与尺骨鹰嘴连线中点，水平围绕一周的长度。③皮褶厚度：是推断全身脂肪含量、判断皮下脂肪发育情况的一项重要指标，测量的常用部位有上臂肱三头肌部（代表四肢）和肩胛下角部（代表躯体）。测量方法：患者自然站立，使被测部位充分裸露。检测人员右手紧握卡钳手柄，使其呈两半弓形臂张开，左手拇指和示指将被测部位的皮肤和皮下组织夹提起来，在两指间相距3cm左右，将张开的测量计在提起点的下方钳入，松开把柄，待指针停住后读数。④小腿围：小腿围的测量可发现患者是否出现肌肉组织损伤、水肿、肌肉萎缩等症状。测量方法：张开双腿，与肩同宽，自然站直后使用软皮尺沿小腿最粗壮的位置水平围绕一周进行测量。⑤腰围：是指经脐点的腰部水平围长，是反映脂肪总量和脂肪分布的综合指标。测量方法：患者站立，双脚分开25～30cm，使体重均匀分配在双腿上，用皮尺测量从髂骨上缘与第12肋骨下缘连线中点处（腰部最细部位），沿水平方向围绕腹部一圈的长度。⑥体重指数（body mass index，BMI）：是国际上常用的衡量人体胖瘦程度以及是否健康的一个标准。计算公式为：BMI= 体重 ÷ 身高^2（体重单位：kg。身高单位：m）。

（2）专科体格检查　检查顺序是从上到下，从头到脚。重点评估患者有无消瘦、肌肉减少、水肿等营养不良表现。①脂肪储存：先看眼眶脂肪垫，然后看下肋脂肪厚度，最后检查上臂三头肌皮褶厚度。②肌肉情况：先看眉弓、颞部（颞肌），再往下到锁骨部位（胸部三角肌）、肩部（三角肌）、肩胛部（背阔肌、斜方肌、三角肌）、手背骨间肌肉，最后检查大腿（四头肌）、小腿（腓肠肌）。③水肿情况：依次检查腹部有无腹水、骶尾部有无水肿、踝部有无水肿。

（3）其他　①握力：主要是测试上肢肌肉群的发达程度，测试患者前臂和手部肌肉力量，是反映人体上肢力量的发展水平的一项指标。测量方法：两脚自然分开，直立，两臂自然下垂，一手持握力计全力紧握，握力计显示数字即为握力值，握两次，取最大值。② 6分钟步行试验（6-minute walking test，6MWT）：是让患者采用徒步运动方式，测试其在6min内以能承受的最快速度行走的距离，重点反映患者的运动能力，包括骨骼肌肉功能、营养水平。

三、实验室及其他检查

（1）血常规、血清白蛋白　血常规检测可见血红蛋白降低，可见炎性因子，如TNF-α、IL-1β、IL-6、TGF-β等升高，血清白蛋白检测可见总蛋白、白蛋白、前白蛋白、转铁蛋白、视黄醇结合蛋白等降低。

（2）预后营养指数（prognostic nutritional index，PNI）　是评估手术患者营养状况、预测手术风险及进行预后判断的指标。PNI评估依据血清白蛋白和淋巴细胞计数两个指标，其公式为：PNI= 血清白蛋白（g/L）+5× 外周血淋巴细胞总数（×10^9/L）。PNI 作为一项免疫营养状态评价指标，具有成本低、预测效果好等特点。

（3）人体成分分析　是利用人体的生物电阻大小来分析出体重、脂肪、骨骼、肌肉、蛋白质、水分、无机盐等人体不同成分的占比，可以用于评估患者身体的健康和营养状态。

（4）代谢车（间接能量测定仪）　是通过使用代谢监测系统测定二氧化碳的产生量、氧气的消耗量来计算人体的能量消耗及三大营养物质在能量消耗中的构成，并得出三大营养素在人体的代谢情况与平衡状况，从而使医生通过这些精确的数据为患者提供科学有效、配比适当的营养支持。

（5）CT 检查　通过横断面扫描，根据不同组织的阈值进行数学重建算法实现精确定量分析肌肉成分及脂肪成分，同时还能评估肝脏、腹腔及皮下的脂肪含量，被认为是肌肉质量测定的金标准。

（6）患者主观整体评估（PG-SGA）　是在主观整体评估（SGA）的基础上发展起来的。最先由美国 Ottery FD 于 1994 年提出，是专门为肿瘤患者设计的营养状况评估方法。PG-SGA 由患者自我评估部分及医务人员评估部分两部分组成，具体内容包括体重、摄食情况、症状、活动和身体功能、疾病与营养需求的关系、代谢方面的需要、体格检查 7 个方面。前 4 个方面由患者自己评估，后 3 个方面由医务人员评估，总体评估结果包括定性评估及定量评估两种。

四、诊断

2018 年 9 月全球临床营养共识报告发布了营养不良评定（诊断）共识（Global Leadership Initiative on Malnutrition criteria，GLIM），共识提出两步骤流程：营养不良的筛查 - 诊断和程度分级。其中诊断标准包括至少 1 项营养不良表型标准（非自愿性体重减轻、BMI 降低、肌肉质量降低）和 1 项病因学诊断标准（摄入或吸收障碍、疾病负担或炎症），再根据 3 个表型指标对营养不良的严重程度进行分级。

五、治疗方案

血液系统肿瘤患者的营养不良可能合并其他不同原因（包括饮食习惯、既往营养状态，如厌食、出血、恶病质等），因此在临床营养治疗实践过程中，营养治疗没有统一标准，需对患者进行初步营养筛查和评估后，给予个体化营养治疗。总体上来说，营养不良治疗的基本要求是满足能量、蛋白质、液体及微量营养素的目标需要量，最高目标是调节异常代谢、改善免疫功能、控制疾病、提高生活质量、延长生存时间。营养不良的规范治疗应该遵循五阶梯治疗原则：首先选择营养教育，然后依次向上晋级选择口服营养补充（oral nutritional supplements，ONS）、全肠内营养（total enteral nutrition，TEN）、部分肠外营养（partial parenteral nutrition，PPN）、全肠外营养（total parenteral nutrition，TPN），见图15-1-1。一般情况下，我们应该遵循阶梯治疗原则，由下往上依次进行，但是阶梯与阶梯之间并不是不可逾越的，患者可以逾越上一阶梯直接进入上上阶梯，而且不同阶梯常常同时使用，如饮食+营养教育+ONS+PPN。

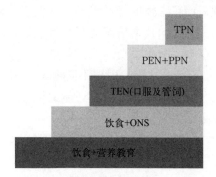

图15-1-1　营养不良五阶梯治疗原则

（1）饮食+营养教育　血液系统肿瘤患者在维持化疗期，饮食+营养教育是营养不良患者首选的治疗方法，是一项经济、实用而且有效的措施，是所有营养不良治疗的基础。营养教育包括营养咨询、饮食指导及饮食调整，具体内容包括：①评估营养不良严重程度；②判断营养不良类型；③分析营养不良的原因；④提供个体化饮食指导；⑤讨论或处理营养不良的非饮食原因。

（2）饮食+ONS　如果饮食+营养教育不能达到目标需要量，则应该选择饮食+ONS。ONS是以特殊医学用途（配方）食品（food for special medical purposes，FSMP）经口服途径摄入，补充日常饮食的不足。每天通过ONS提供的能量大于400～600kcal才能更好地发挥ONS的作用。

（3）TEN　血液系统肿瘤患者在接受大剂量化疗后，由于恶心呕吐、食欲缺乏、口腔黏膜炎等合并症的出现，导致饮食+ONS不能满足目标需要量或者完全无法经口进食时，TEN是理想选择。TEN特指在完全没有进食条件下，所有的营养素完全由肠内营养制剂（FSMP）提供。

（4）PEN+PPN　在TEN仍不能满足目标需要量的条件下，应该选择PEN+PPN，或者说在肠内营养的基础上补充性增加肠外营养。PEN与PPN两者提供的能量比例没有一个固定值，主要取决于肠内营养的耐受情况。肠内营养耐受越好，需要PPN提供的能量就越少，反之则越多。

（5）TPN　血液系统肿瘤患者在接受大剂量化疗后，由于胃肠道黏膜损伤、胃肠道出血、胃肠道功能障碍等合并症的出现，导致肠道完全不能使用的情况下，TPN 是维持患者生存的唯一营养来源。肠外营养推荐以全合一（all-in-one，AIO）的方式输注。

六、护理工作

（一）营养教育护理要点

回答患者及家属提出的问题，传授营养知识，提出营养建议，破除营养误区，让患者能充分认识营养治疗的重要性。根据血液系统肿瘤患者营养不良的原因和化疗导致的并发症及时调整饮食结构，增加饮食频次，优化食物加工制作，改善就餐环境等。

（二）ONS 营养治疗护理要点

（1）服用前评估　评估患者有无食欲缺乏、恶心呕吐、吞咽困难、口腔溃疡等情况。

（2）服用时间　建议使用 ONS 3+3 模式即一日 3 餐之间和晚餐后服用 ONS。

（3）服用方法　ONS 可以单独进行，也可联合营养建议或饮食建议。由医生确定患者每日所需剂量，护士将其转换成营养粉或营养液的具体用量以便患者理解执行，例如每次多少克粉剂，冲配成多少毫升，每天一共需要使用多少克粉剂。

（4）服用注意事项　使用 ONS 期间，观察患者的依从性、接受度、临床以及营养学指标的变化，根据患者的情况适时更换 ONS 制剂的类型。注意服用的温度和浓度，温度一般以 40℃左右为佳，浓度根据各种不同类型的 ONS 制剂而定，理论上由稀到浓，按照患者的肠道适应性循浓度渐进。

（三）肠内营养治疗护理要点

1. 肠内营养前的评估

（1）全身状况与总体病情　评估患者年龄、生命体征、原发病、病情严重程度、现有并发症、精神与心理状态等。

（2）胃肠道功能　评估患者有无腹泻、腹胀、腹痛、胃潴留、消化道出血等情况。

（3）营养管道　评估患者目前肠内营养治疗的途径、喂养管类型、喂养管位置及喂养管通畅情况等。

2. 肠内营养制剂的配置和储存

肠内营养制剂应现配现用，配置过程中应注意无菌操作，避免污染。配置的肠内营养制剂常温保存不超过 4h，超过 4h 应置于 2～8℃冰箱冷藏，24h 内未使用完应丢弃；成品肠内营养制剂应根据产品说明书进行保存。

3. 肠内营养的实施

（1）体位　无特殊体位禁忌时，喂养时应抬高床头 30°～45°，喂养结束后应保持半卧位 30～60min。

（2）温度　宜将营养液加热至 37～40℃。持续输注营养液时，可使用肠内营养输液器或专用加温器。

（3）速度　一次性输注者，可使用注射器缓慢注入喂养管，根据营养液总量分次喂养，每次推注量不宜超过 400mL。间歇重力滴注者，可将肠内营养制剂置于吊瓶或专用营养液输注袋中，通过肠内营养输液器与肠内营养导管连接，通过重力滴注方法进行分次喂养。持续经泵输注者，使用肠内营养泵持续 12～24h 输注，速度应由慢到快，先调至 20～50mL/h，根据患者耐受情况逐渐增加。

4. 胃残余量测定

分次推注和间歇重力滴注每次喂养前应检查胃残留量；重症患者持续经泵输注时，应每隔 4～6h 检查胃残留量。测量方法包括经典测量法、改良测量法和超声检查评估法。

（1）经典测量法　停止鼻饲后，分离营养泵管与鼻胃管，使用 50mL 或 60mL 规格注射器连接鼻胃管后回抽，注射器回抽得到的胃内容物总量即为胃残余量。

（2）改良测量法　停止鼻饲后，将鼻胃管的连接管接入胃残余量收集袋，并将其挂在床边或放在低位，收集 15min 后计算总量；若营养管内有气泡或未见胃内容物自主流入收集袋，可轻压患者腹部。

（3）超声检查评估法　通过超声检查测量胃窦横截面积（cross-sectional area，CSA）评估胃残余量的具体操作如下：患者仰卧位，床头抬高 30°（若椎体或骨盆骨折，则床整体斜坡抬高 30°），将凸阵超声探头放置在患者腹上区，探头与身体纵轴平行，指示点指向患者头侧，探头自左向右滑动扫描，依次可观察胃底、胃体及幽门切面，获取幽门部矢状位横截面图像，测量前后径（D_{ap}）及头尾径（D_{cc}），根据公式：$CSA（cm^2）=(D_{ap}×D_{cc}×\pi)/4$，胃容量（mL）$=27.0+14.6×CSA-1.28×$ 年龄。

（4）耐受性评估　应每 4～6h 评估患者肠内营养耐受性情况，如表 15-1-3 所示。

（5）冲管　间歇重力滴注或分次推注时，应每次喂养前后用 20～30mL 温开水脉冲式冲管。持续经泵输注时，应每 4h 用 20～30mL 温开水脉冲式冲管一次。对免疫功能受损或危重患者，宜用灭菌注射用水冲管。

表 15-1-3　肠内营养耐受性评分表

项目	0分	1分	2分	5分
腹痛/腹胀	无	轻度	感觉明显，会自行缓解	严重腹胀/腹痛感，无法自行缓解
恶心/呕吐	无	有轻微恶心，无呕吐	恶心呕吐，但不需要胃肠减压或胃残余量>250mL	呕吐，需要胃肠减压或残留量>500mL
腹泻	无	稀便3~5次/d，量<500mL	稀便>5次/d，且量500~1500mL	稀便5次/d，且量>1500mL

注：0~2分：继续肠内营养，维持原速度，对症治疗。
3~4分：继续肠内营养，减慢速度，2h后重新评估。
≥5分：暂停肠内营养，重新评估或更换输入途径。

5. 喂养管的维护

（1）经鼻喂养管　宜采用弹性胶布固定喂养管，每天检查管道及其固定装置是否在位、管道是否通畅、喂养管固定处皮肤和黏膜受压情况。长期置管时，应每隔4~6周更换导管至另一侧鼻腔。

（2）胃造瘘管/空肠造瘘管　应对造瘘管周围皮肤定期进行消毒和更换敷料，保持周围皮肤清洁干燥。置管后48h，可轻柔旋转导管90°再回位，1次/d，逐步旋转增加180°~360°再回位。外固定装置应与腹壁皮肤保持0.5cm间距。

6. 并发症的护理

（1）胃潴留　可使用≥50mL的注射器、床旁超声仪等方法评估胃残留量。胃残留量>200mL时，应评估患者有无恶心、呕吐、腹胀、腹泻等不适症状；如有不适，应减慢或暂停喂养，遵医嘱调整喂养方案或使用促胃肠动力药物。胃残留量>500mL，应结合患者主诉和体征考虑暂停喂养。

（2）腹泻　应观察患者腹泻次数、大便的颜色、性质和量，并及时与医生沟通。对于因营养液输注过快引起的腹泻，应减慢输注速度，可使用输注泵控制输注速度。对于因营养液温度过低引起的低温型腹泻，可使用加温器。

（3）恶心呕吐　应查找造成恶心呕吐的原因，降低输注速度，协助患者取右侧卧位。

（4）喂养管堵塞　用20~30mL温开水通过抽吸和脉冲式推注的方式冲洗喂养管。若无效，可使用5%碳酸氢钠溶液20~30mL进行喂养管冲洗。以上操作均无效时，应告知医师，考虑重新置管。

（5）误吸　应立即暂停喂养，查找导致误吸的原因，鼓励患者咳嗽，协助取半卧位，昏迷患者应头偏向一侧。若患者出现气道梗阻或窒息症状，应立即予以负压吸引。

（四）肠外营养治疗的护理要点

（1）肠外营养前评估　①全身状况与总体病情：评估患者年龄、生命体征、原发疾病、疾病严重程度、并发症、精神状态和活动能力等。②血管情况：评估患者血管有无静脉炎、畸形、血栓等情况。③营养管道：评估患者目前肠外营养输注导管的类型、固定情况、通畅情况、导管尖端的位置等。

（2）肠外营养制剂的配置和储存　肠外营养制剂应集中调配，现配现用，配置过程中应注意无菌操作，避免污染。配置好的肠外营养制剂应在24h内输注完毕。

（3）肠外营养的实施　①单瓶输注：氨基酸、脂肪乳、葡萄糖等。②肠外营养多腔袋（有多种规格，均具有处方较为合理、严格的质量标准和即开即用等特点，能有效减少处方和配置错误，降低微生物污染和血流感染的发生）。③对于需严格限制液体和电解质摄入、存在严重的代谢紊乱、有特殊营养素和液体量需求的患者，建议给予院内配制的个体化肠外营养处方。④输注前应检查肠外营养液有无悬浮物或沉淀，并注明开始输注的日期及时间。⑤应使用单独输液器匀速输注，建议使用输液泵控制输注速度，避免过快输注肠外营养液导致脂肪超载综合征的发生。⑥应避免太阳光对肠外营养液的直接照射，以保证维生素的稳定性。⑦不推荐在肠外营养液中加入胰岛素，推荐使用胰岛素泵单独输注。

（4）导管的相关注意事项　①外周静脉导管（PVC）：应每日观察外周静脉导管穿刺点周围皮肤及敷料的完整性，导管是否通畅。穿刺部位血管出现红肿、疼痛、静脉炎等情况时需立即更换穿刺部位。②中心静脉导管（CVC、PICC、PORT）：输液前后应用导管容积加延长管容积1.2倍以上的生理盐水或肝素盐水正压封管。持续静脉营养输注的患者应每6～8h冲管一次，以防堵管。其他详见第五章第二节。

（5）并发症护理　①代谢性并发症：密切监测血糖、血脂、血清尿素氮变化，注意胰岛素用量，控制输注速度，避免突然中断PN输注。②脏器功能损害：密切观察生命体征变化，定期复查肝肾功能，必要时行肝胆B超检查，适当补充谷氨酰胺类肠黏膜保护剂，尽可能尽早恢复肠内营养。③代谢性骨病：增加镁和磷的摄入，交替摄入维生素D和足量的钙，同时配合适量的运动。

七、个案管理

血液系统肿瘤患者常常伴随营养不良，营养不良增加了血液病患者的死亡率。患者入院后，首先评估患者营养不良的类型、原因及伴随症状等；其次汇总医师、护士、营养师、药师的意见，制订个性化的营养治疗计划；然后掌控营养治疗计划的实施进度并进行效果评价；最后制订出院前准备计划，帮助患者完成全程规范化营养支持治疗。

八、出院指导

（1）服药指导　告知患者营养治疗的目的、方法及主要注意事项。配合饮食按时按剂量服用营养制剂，注意观察不适反应。

（2）复诊指导　出院后每月定时抽血复查血常规、血清白蛋白、炎症因子、淋巴细胞等指标；每2周定时（早晨起床排便后）空腹称重一次并记录，任何原因不明体重丢失＞2%时，或出现不适时，及时线上联系个案管理师。

（3）生活方式指导　合理安排饮食，不宜过饱，坚持少量多餐原则；注意食品多样化，少吃煎、炸及辛辣等刺激性食物；建议荤素搭配（荤：素＝1∶2），不能以保健品代替营养制剂，避免含糖饮料，避免烟熏制品；能量和蛋白质摄入一定要充足，避免体重减少和并发症增加；注意营养素均衡以满足机体对营养物质的需求。①出现贫血时，应增加蛋白质摄入量（鱼、肉、蛋、奶、大豆等），若摄入较少，可补充一些乳清蛋白质粉，总体上来说，动物蛋白质优于植物蛋白质，乳清蛋白质优于酪蛋白；可多进食富含维生素C的食物：新鲜的水果和绿色蔬菜，如生菜、花椰菜、芥蓝、酸枣、杏、橘子、山楂、西红柿、苦瓜、青椒等，如摄入不足，可做成蔬果汁加坚果补充；可适当补充富含铁的食物：如鸡肝、猪肝、牛羊肾脏、蛋黄、海带、黑芝麻、黑木耳、蘑菇、油菜、芹菜等。②出现肾功能异常时，应进食优质、低蛋白质饮食，优质蛋白包括肉、蛋、奶及大豆类食物等；多食用新鲜蔬菜和水果等富含维生素的食物；避免进食含磷、钾高的食物，含磷高的食物包括一些加工食品、海鲜、动物内脏等，含钾高的食物包括很多种类，如主食类有玉米、燕麦等一些粗纤维食物，水果有香蕉、橘子、橙子、柠檬等食物，还有菌菇类食物。③出现口腔溃疡时，应进食清淡、易消化且富有营养的软食或半流质食物，如蒸蛋、豆腐、瘦肉、稀粥、面条等；避免食物过烫；避免食用生硬、粗糙、酸性强及刺激性大的食物，必要时可使用吸管吸吮液体食物。④出现消化道出血时，如出血量较大时，应暂禁食。出血量少时，应避免进食粗糙、坚硬、刺激性大的食物，选择质地软、易于消化的食物；适量补充含铁丰富的食物，少量多餐，避免烟酒。⑤出现食欲缺乏时，应少食多餐，进食高热量、高蛋白质食物；进食前可适当活动或食用少许开胃、助消化的食物，如山楂、麦芽、萝卜、山药、酸奶等；必要时可遵医嘱服用增加食欲的药物。

（4）特殊营养剂的补充　①适当补充谷氨酰胺能改善白血病诱导治疗阶段的全身营养状态，提高机体免疫功能，降低强化治疗阶段大剂量甲氨蝶呤相关口腔黏膜炎的发生风险。②适当补充牛初乳能减轻白血病诱导治疗阶段口腔黏膜炎的严重程度。③适当补充大豆、坚果等饮食能改善白血病维持治疗阶段机体营养状态、纠正贫血，减轻疲劳。④适当补充鱼油能降低血液系统肿瘤患者机体炎症风险。

【院后管理】

个案管理师组织主管医师、责任护士、营养师、药师制订血液系统肿瘤患者出院随访管理计划（表 15-1-4）。随访计划由个案管理师实施。

表 15-1-4　血液系统肿瘤患者营养治疗出院随访计划

姓名	性别	年龄	出院时间	诊断	地址	联系电话
随访日期	年　月　日			年　月　日	年　月　日	年　月　日
随访方式	□门诊　□微信　□电话			□门诊　□微信　□电话	□门诊　□微信　□电话	□门诊　□微信　□电话
症状	无症状					
	恶心呕吐					
	腹胀腹痛					
	腹泻					
	反流误吸					
	出血					
	食欲下降					
	吞咽困难					
	口腔溃疡					
	早饱					
	贫血					
	其他					
体征及化验结果	体重 /kg					
	体重指数 /（kg/m^2）					
	握力 /kg					
	白蛋白 /（g/L）					
	前白蛋白 /（g/L）					
	血红蛋白 /（g/L）					
	小腿围 /cm					
	其他					

续表

姓名		性别		年龄	出院时间	诊断	地址	联系电话
生活方式	日抽烟量/支							
	日喝酒量/两							
	心理状态		□良好 □一般 □差		□良好 □一般 □差	□良好 □一般 □差	□良好 □一般 □差	□良好 □一般 □差
	运动		次/周 分钟/次		次/周 分钟/次	次/周 分钟/次	次/周 分钟/次	次/周 分钟/次
营养摄入	营养制剂名称							
	营养补充途径							
	日摄入量/g（mL）							
	营养治疗相关并发症							
	饮食摄入情况		□良好 □一般 □差		□良好 □一般 □差	□良好 □一般 □差	□良好 □一般 □差	□良好 □一般 □差
转诊	原因							
	机构与级别							
下次返院治疗时间								
随访护士签名								

参考文献

[1] CSCO 肿瘤营养治疗专家委员会. 恶性肿瘤患者的营养治疗专家共识 [J]. 临床肿瘤学杂志, 2012, 17（1）: 59-73.

[2] 杨剑, 蒋朱明, 于康, 等. GLIM 营养不良评定（诊断）标准共识（2018）的探讨和分析 [J]. 中华临床营养杂志, 2019, 27（1）: 1-5.

[3] 林宁, 时皎皎, 陈怡, 等. 口服营养补充的基本问题 [J]. 肿瘤代谢与营养电子杂志, 2015（1）: 5-9.

[4] 沙小娟, 周树, 黄晓萍, 等. 营养风险筛查 2002 量表评分对鼻咽癌患者同步放化疗前远期生存状况的预测价值 [J]. 肿瘤综合治疗电子杂志, 2023（1）: 48-51.

[5] Guo Z Q, Yu J M, Li W, et al. Survey and analysis of the nutritional status in hospitalized patients with malignant gastric tumors and its influence on the quality of life[J]. Support Care Cancer, 2020, 28（1）: 373-380.

[6] 中国临床肿瘤学会指南工作委员会. 恶性肿瘤患者营养治疗指南2021[M]. 北京：人民卫生出版社, 2021.

附表 1 血液系统疾病常用药物

附表 1-1 抗肿瘤药物

药物种类	药物名称	适应证	注意事项	不良反应	给药途径
干扰转录过程和阻止RNA合成的药物	盐酸表柔比星	恶性淋巴瘤、白血病、多发性骨髓瘤	灭菌注射用水稀释，药物刺激性强，勿外渗。应用中心静脉输注，外周静脉输注使用会造成明显骨髓抑制的患者、已用过大剂量蒽环类药物（如多柔比星或柔红霉素）的患者禁用、近期或既往有心脏受损病史的患者禁用于血尿尿者禁用。禁用于膀胱内灌注	心力衰竭、心肌损伤、骨髓抑制、胃肠道反应、脱发、关节疼痛	ivgtt
	盐酸多柔比星	急性白血病、淋巴瘤	监测血常规、肝功能及心电图；注意保护口腔黏膜；勤漱口	骨髓抑制、口腔溃疡、心动过缓、恶心、呕吐、心脏毒性	ivgtt
	多柔比星脂质体	急性白血病、恶性淋巴瘤、多发性骨髓瘤	监测血常规、肾功能、心电图，配置时采用5%葡萄糖配液稀释。与肝素配伍禁忌，用药后可出现红色尿，一般2日后消失。注意观察患者皮肤及口腔黏膜	手足综合征、脱发、色素沉着、骨髓抑制、关节疼痛、肾功能损害、食欲减退、恶心、呕吐等	ivgtt
	盐酸吡柔比星	恶性淋巴瘤、急性白血病	吡柔比星严格避免使用时外渗，常规、配置时采用5%葡萄糖注射液或注射用水溶解，溶解后室温下放置不超过6h。余同表比星	骨髓抑制、恶心、呕吐、食欲减退、心律失常	ivgtt
	米托蒽醌	恶性淋巴瘤、白血病	避免药物接触皮肤与黏膜，使用后尿液及巩膜可呈蓝色	骨髓抑制、恶心、呕吐、口腔炎、心脏毒性、脱发	ivgtt
	阿柔比星	急性白血病、恶性淋巴瘤等	注意观察血常规、肝肾功能和心电图变化	骨髓损伤：也可见发热、皮疹、脱发、色素沉着等	ivgtt/po

附表1 血液系统疾病常用药物 | 449

续表

药物种类	药物名称	适应证	注意事项	不良反应	给药途径
影响核酸生物合成的药物	阿糖胞苷	各种类型急性白血病、恶性淋巴瘤	注意出血倾向及肝功能；预防高尿酸血症；注意血常规变化；鞘内注射者操作后平卧4~6h	恶心、呕吐、口腔炎、偶见腹痛、腹泻、黏膜炎、转氨酶升高、骨髓抑制等	ivgtt/ih/it
	甲氨蝶呤	恶性淋巴瘤、急性淋巴细胞白血病	甲氨蝶呤静脉滴注维持在4~24h，亚叶酸钙解救的首次解救时间因种和使用剂量的不同而有所差异，但必须在开始甲氨蝶呤滴注结束后6~18h进行首次解救，6h/次。大剂量甲氨蝶呤治疗需水化和碱化尿，加强口腔护理	口腔溃疡、出血性肠炎等消化道黏膜损伤、骨髓抑制、皮疹、色素沉着、脱发、肺纤维化	ivgtt/ih/it
	吉西他滨	淋巴瘤（联合顺铂）	肝肾功能损害的患者应慎用；与其他抗瘤药配伍进行联合序贯化疗时，应考虑对骨髓抑制作用的蓄积；配置好的溶液不得冷藏，以防结晶析出	骨髓抑制、恶心、呕吐、蛋白尿和血尿、肾衰竭、皮疹、脱发、嗜睡、腹泻、口腔黏膜毒性及便秘	ivgtt
影响微管蛋白的药物	长春新碱	恶性淋巴瘤、急性淋巴细胞白血病、慢性淋巴细胞白血病、多发性骨髓瘤	观察神经毒性反应，缓泻药可给予。严重者停药。此药刺激性强，如口服药生素B，外渗可造成局部坏死，应立即停止注射，以氯化钠注射液稀释局部封闭。不能肌内及皮下注射。最大剂量每次不超过2mg，年龄>65岁者，最大剂量每次1mg	胃肠道反应、神经毒性大、表现为四肢麻木或刺痛感、肌无力、肠麻痹、便秘、脱发、组织坏死、骨髓抑制较轻	ivgtt/iv
	长春瑞滨	恶性淋巴瘤、急性白血病	因刺激性强要预防外渗，使用时水化利尿，预防便秘。禁止肌内及皮下注射	贫血、乏力、便秘、恶心、呕吐、外周神经病变	ivgtt/iv/po
烷化剂	环磷酰胺	淋巴瘤、急性淋巴细胞白血病、多发性骨髓瘤、实体瘤、髓性白血病	大量饮水、水化利尿，注意血尿，给予尿路保护剂（美司钠）。注射时，应强力摇匀后使用，禁止加热。环磷酰胺水溶液可稳定2~3h	食欲减退、恶心、呕吐、脱发、出血性膀胱炎、肝功能损害、生殖毒性，长期使用可致继发性肿瘤	ivgtt/po

续表

药物种类	药物名称	适应证	注意事项	不良反应	给药途径
抑制蛋白质合成与功能的药物	门冬酰胺酶	淋巴瘤、黑色素瘤、急性淋巴细胞白血病、急性粒细胞白血病、急性单核细胞白血病	使用前应备有抗过敏药物，首次或停药1周及以上者须做皮试，静脉大量补充液体，碱化利尿，使用无菌注射用水或0.9%氯化钠注射液稀释	过敏反应、食欲减退、恶心、呕吐、凝血功能异常、嗜睡、头晕、头痛	ivgtt/im
	培门冬酶	急性淋巴细胞白血病、非霍奇金淋巴瘤	必要时配备肾上腺素、糖皮质激素等抢救药物，以防发生超敏反应，对门冬酰胺酶曾严重过敏的患者禁用	恶心、呕吐、腹泻、腹痛	ivgtt/im
	异环磷酰胺	恶性淋巴瘤和慢性淋巴细胞白血病	使用期间须大量饮水、水化及利尿。肾功能不良者禁用。肝功能、广泛性骨髓癌转移者应慎用	出血性膀胱炎、乏力、恶心、呕吐	ivgtt
烷化剂	白消安（马利兰）	慢性粒细胞白血病、骨髓移植和外周血干细胞移植的预处理	监测血常规、碱化尿液、增加液体摄入量、尿酸症、慢性粒细胞白血病急变时应停药、高剂量口服时发生癫痫报道，故使用前应预防性使用抗癫痫药	血小板减少、轻度胃肠道反应、骨髓抑制、闭经、男性乳腺发育、睾丸萎缩、皮肤色素沉着、脱发、偶有肺纤维化、可致癫痫发作	po/ivgtt
	达卡巴嗪	恶性淋巴瘤	现配现用，溶解后在棕色瓶中避光放置，用药期间禁止接种活性病毒疫苗，水疱或带状疱疹患者禁用。监测血常规、肝肾功能	恶心、呕吐、肝肾功能损害	ivgtt
	美法仑（马法兰）	多发性骨髓瘤、慢性淋巴瘤、大剂量用于干细胞移植的预处理	用药期间应定期监测白细胞、血小板及肝肾功能，静脉输注前半小时开始口腔低温治疗，直至输毕后2～3h结束。避光保存	骨髓抑制最常见、胃肠道反应、心动过速、低血压、水肿、支气管痉挛、抑制腺功能、肝功能异常	po/ivgtt
	苯丁酸氮芥片	霍奇金或非霍奇金淋巴瘤、慢性淋巴细胞白血病	密切观察血常规变化，有严重骨髓抑制、有痛风病史、泌尿道结石、感染者禁用，疗效及毒性多在治疗3周以后出现	骨髓抑制、过敏反应、肝脏毒性、外周神经病变、间质性肺炎、胃肠功能紊乱等	po

附表1 血液系统疾病常用药物

续表

药物种类	药物名称	适应证	注意事项	不良反应	给药途径
拓扑异构酶Ⅱ抑制药	依托泊苷	急性粒细胞白血病、恶性淋巴瘤	使用0.9%氯化钠注射液稀释，稀释后浓度不超过0.25mg/mL，缓慢滴注不少于30min，防止引起低血压	胃肠道反应、头晕、低血压、骨髓抑制、脱发	po/ivgtt
	替尼泊苷	急性淋巴细胞白血病、恶性淋巴瘤	同依托泊苷	同依托泊苷	ivgtt
破坏DNA的抗生素类	博来霉素	恶性淋巴瘤	从小剂量开始使用，用药后避免日晒。70岁以上老年患者、肺功能损害者、肝肾功能损害者、白细胞低于2.5×10⁹/L者不宜用。胸部及周围接受放疗患者禁用	皮肤肥厚及色素沉着、指甲变色脱落、呼吸困难、咳嗽、头痛、嗜睡	im/ih/ivgtt
破坏DNA的铂类	卡铂	恶性淋巴瘤	药物不能接触含铝器具；用5%葡萄糖注射液溶解，对甘露醇或右旋糖酐过敏者禁用	心功能损害、肾功能损害、恶心、呕吐、骨髓抑制、脱发	ivgtt
	硼替佐米	多发性骨髓瘤	监测血压和血常规，应用镇吐药，严密监测肝肾功能	乏力、周围神经病变、贫血、血小板减少及肝肾功能损害	ih/iv
	甲磺酸伊马替尼	治疗各期慢性粒细胞白血病	与食物同服，服药时多饮水，避免与同服或空腹服用，避免在服药期同饮用葡萄柚汁，监测体重	便秘、恶心、腹泻、食欲下降、血小板减少、中性粒细胞减少、头痛、恶心、呕吐	po
	达沙替尼	对伊马替尼耐药或不耐受的慢性粒细胞白血病的加速期、急变期和慢性期；急性淋巴细胞白血病	整片吞服。可以与食物同服，避免在服药期间饮用葡萄柚汁	呼吸困难、出血、咳嗽、积液、体液潴留、胸腔动脉高压、肺动脉高压、心律失常、腹泻、恶心、皮疹等	po
抗肿瘤抗体类	利妥昔单抗注射液	非霍奇金淋巴瘤、特发性血小板减少性紫癜	易发生过敏反应，初始剂量50mg/h并逐渐增加。出现严重反应时应立即停药并对症处理，单独使用输液器，不与其他药物混用输液管路	发热、寒战、畏寒、低氧血症、呼吸衰竭、心律失常、皮肤瘙痒、皮疹	po/ivgtt

续表

药物种类	药物名称	适应证	注意事项	不良反应	给药途径
抗肿瘤抗体类	尼洛替尼	用于对其他药物（包括伊马替尼）产生耐药或不能耐受的费城染色体阳性的慢性粒细胞白血病的慢性期、加速期的治疗	不与食物同服，用药前至少2h和用药后至少1h不应进食。用药期间不可食用葡萄柚及其制品	胃肠道反应，皮肤过敏反应，Q-T间期延长，心悸，高血压，呼吸困难，恶心，头晕	po
去甲基化药物	地西他滨	急性髓系白血病，骨髓增生异常综合征	现配现用，如不能立即输注，应使用低温注射液（2～8℃）稀释，2～8℃保存；静脉滴注时间大于1h	骨髓抑制，继发感染，恶心，呕吐，腹泻，黏膜炎，脱发，水肿	ivgtt
	阿扎胞苷	急性髓系白血病，骨髓增生异常综合征	两个不同的部位皮下注射。注射前应将药液再次摇匀，防止堵塞针头	恶心，呕吐，肾功能损害	ivgtt/ih
其他抗肿瘤药物	三氧化二砷（亚砷酸）	急性早幼粒细胞白血病，原发性肝癌晚期	出现严重不良反应停药观察，出现外周血白细胞计数过高时，可应用白细胞单采分离，或应用羟基脲；高三尖杉酯碱、阿糖胞苷等化疗药物，可用急性中毒者，可用二巯基丙磺酸钠等药物解救	食欲减退，腹胀，腹泻，皮肤干燥，或肌肉酸痛，水肿，呼吸困难	ivgtt
	奈拉滨	难治T母细胞淋巴瘤、难治急性T淋巴细胞白血病	仅用于静脉给药	窦性心动过速，咳嗽，胸痛，水肿，低血压，呼吸困难等	ivgtt
	沙利度胺	多发性骨髓瘤，造血干细胞移植	用药后不宜立即驾驶和操作机器。监测血压反心电图。对持续中性粒细胞减少者常停用	口干，食欲缺乏，便秘，周围性神经炎，心动过缓，低血压，血栓形成及栓塞	po
	维A酸	急性早幼粒细胞白血病	加强皮肤护理及外阴护理，监测肝功能。避免本药与维生素A、四环素合用	皮肤，口唇干燥，头痛，骨痛，阴囊皮炎，肝功能受损	po

注：ivgtt—静脉滴注；iv—静脉注射；im—肌内注射；ih—皮下注射；po—口服；it—鞘内注射。

附表 1-2 抗肿瘤辅助药物

药物	适应证	注意事项	不良反应	给药途径
盐酸雷莫司琼注射液	预防和治疗抗恶性肿瘤药物所引起的恶心、呕吐等消化道症状	在抗肿瘤治疗前15～30min静脉给药	休克过敏样症状、癫痫样发作、血尿素氮水平升高、肝功能损害	ivgtt/iv
盐酸托烷司琼注射液	预防和治疗化疗药引起的恶心和呕吐,以及外科手术后恶心呕吐	服药后不宜驾车或操纵机械,高血压患者慎用	头痛、头晕、便秘、眩晕、疲劳和胃肠功能紊乱。极少数有一过性血压改变或过敏反应	ivgtt/iv
帕洛诺司琼	预防化疗药引起的恶心、呕吐	电解质异常者、低钾血症或低镁血症患者、先天性Q-T综合征患者、Q-T间期延长的患者和给予累积高剂量蒽环类药物治疗者应慎用	间歇性的心动过速、过敏性皮炎、消化不良、电解质紊乱、头晕、呼吸困难等	po/iv
美司钠	预防环磷酰胺、异环磷酰胺的膀胱毒性	监测尿隐血试验、尿量;与顺铂、氮芥存在配伍禁忌	常规剂量不良反应少见	ivgtt/iv
亚叶酸钙	用于甲氨蝶呤解救治疗	在使用大剂量甲氨蝶呤24～48h后给药,直至甲氨蝶呤浓度下降至0.1μmol/L;保持尿pH＞7	不良反应少见,偶见皮疹,可引起哮喘急性发作	ivgtt/iv
右丙亚胺（右雷佐生）	适用于减少多柔比星引起心脏毒性的发生	不可用于没有联用蒽环类药物的化学治疗,可加重化疗药物引起的骨髓抑制,低温保存	可引起粒细胞减少、血小板减少	ivgtt/iv
盐酸格拉司琼注射液	适用于放射治疗、细胞毒类药物化疗引起的恶心、呕吐	对本品或有关化合物过敏者禁用,胃肠道梗阻者禁用	头痛、发热、便秘、氨基转移酶升高,QT间期延长	ivgtt/iv

注:ivgtt—静脉滴注;iv—静脉注射;po—口服。

附表 1-3 免疫调节药物

药物	适应证	注意事项	不良反应	给药途径
他克莫司	造血干细胞移植后排斥反应	避免与碱性药物共同输注。通常采用口服给药。监测血药浓度,血药浓度保持在15～20ng/mL为宜	头痛、高血压、肾功能异常、高血糖、呼吸困难	ivgtt/po

续表

药物	适应证	注意事项	不良反应	给药途径
抗胸腺细胞免疫球蛋白/抗淋巴细胞免疫球蛋白	重型再生障碍性贫血、纯红细胞再生障碍性贫血、造血干细胞移植的移植物抗宿主反应预防	首次输注前,应做药物过敏试验;防止过敏性休克的发生;输注期间需对患者进行血常规的监测并密切观察患者的临床症状	速发型超敏反应;发热、荨麻疹、皮疹、关节痛或肌肉痛	ivgtt
环孢素(环孢菌素)	器官移植、再生障碍性贫血、原发性免疫性血小板减少症	监测肝肾功能。本品避免与西柚同服	肝肾损伤、食欲减退、恶心、呕吐、多毛、痤疮	ivgtt/po
干扰素α	原发性血小板增多症、淋巴瘤、多发性骨髓瘤、慢性粒细胞白血病	预防感染和出血	发热、寒战、头痛,可发生骨髓抑制	ih
硫唑嘌呤片	自身免疫性慢性活动性肝炎、自身免疫性溶血性贫血、急慢性白血病、自发性血小板减少性紫癜、类风湿关节炎、系统性红斑狼疮、皮肌炎、防止器官移植的排斥反应、	饭后吞服,肝肾功能不全的患者根据情况降低用药剂量	头晕、恶心、呕吐、腹泻、发热、寒战、皮疹、关节肌肉疼痛、低血压、肝肾功能失调和胆汁淤积,有骨髓抑制作用	po

注:ivgtt—静脉滴注;po—口服;ih—皮下注射。

附表 1-4 激素类药物

药物	适应证	注意事项	不良反应	给药途径
泼尼松	急性淋巴细胞白血病、恶性淋巴瘤、多发性骨髓瘤、溶血性贫血	注意有无心悸、气短、水肿,逐渐减量停药	消化性溃疡、水钠潴留、低钾血症、继发感染、血压升高、水肿、库欣综合征、出血等	po
甲泼尼龙片	原发性免疫性血小板减少症、继发性血小板减少症、获得性溶血性贫血、红细胞减少症	尽可能缩短用药期限。逐渐减量停药;肾功能不全、高血压、骨质疏松、重症肌无力慎用	体液潴留、高血压、骨质疏松症、消化性溃疡、出血、失眠、库欣综合征、水肿等	po
曲安西龙片	原发性免疫性血小板减少症醋酸泼尼松所适用的其他疾病	定期监测血压、血糖、体重、电解质,逐渐减量停药。长期、大剂量应用,需定期检查双侧髋关节。预防感染、高血压、骨质疏松症、胃溃疡患者慎用	腹胀、恶心、出血、库欣综合征、内分泌及代谢异常、兴奋、失眠、抑郁、嗜睡、眼压升高、青光眼等	po

注:po—口服。

附表 1-5 生血细胞药物

药物	适应证	注意事项	不良反应	给药途径
重组人粒细胞集落刺激因子	化疗后与造血干细胞移植中性粒细胞减少、再生障碍性贫血、严重感染	卧床休息，密切观察用药反应	骨痛、发热，极少数有过敏反应	ih
重组人白细胞介素-11	升血小板	卧床休息，定期检测血常规	皮疹、水肿、局部注射疼痛等	ih
红细胞生成素	再生障碍性贫血、骨髓增生异常综合征、慢性肾衰竭、贫血、癌症化疗后贫血	卧床休息，密切观察用药反应，定期监测血压	头痛、恶心、呕吐、心动过速	ih

注：ih—皮下注射。

附表2　血液内科住院期间信息登记和个案管理计划

病史资料	
姓名_____ ID_____ 科室_____ 登记日期_____年____月____日	
就诊情况	本次住院时间_____
检验检查的异常指标	血常规____　凝血功能_____　生化全套_____　BNP_____ 输血前四项_____　血型_____　肌钙蛋白_____　心肌酶_____　免疫学_____ 基因检测_____　粪常规_____　尿常规_____　骨髓穿刺_____　活检_____ CT_____　X线_____　超声_____　心电图_____　其他_____
住院期间的治疗方案	1. 化疗　□口服　□静脉注射　□皮下注射　□肌内注射　□其他_____ 2. 放疗　□　3. 分子靶向治疗　□　4. 免疫调节　□ 5. 造血干细胞移植　□自体　□异体　6. 支持治疗　□
血液内科危险因素的评估	1. 贫血：　是否达标：□是　□否 入院前贫血指标：□正常　□异常 入院后贫血指标：血红蛋白（Hb）（　　　）g/L 2. 感染：　体温　□正常　□异常（　　　）℃ 　　　　　白细胞指数　□正常　□异常（　　　）$\times 10^9$/L 3. 出血：血小板　□正常　□异常（　　　）$\times 10^9$/L 4. 遗传：□家族中有类似疾病　□近亲结婚所生子女　□先天性疾病患者 5. 疾病影响：□患有某些免疫缺陷疾病（如获得性免疫缺陷综合征） 　　　　　　□自身免疫性疾病（如系统性红斑狼疮） 　　　　　　□免疫功能低下
血液内科危险因素的评估	1. 药物：□长期使用免疫抑制剂（如泼尼松或氢化可的松） 　　　　　□细胞毒性药物（如环磷酰胺、甲氨蝶呤等） 　　　　　□可能导致白血病的药物（如乙双吗啉） 2. 其他： □接受或从事过放射线辐射、原子能、核电站等相关工作 □汽车产业、美容业、染料生产业、装修业等或长期/反复接触汽油、油漆、染发剂、装修污染、化学物品、毒物等 □某些患有其他血液病（骨髓增生异常综合征、淋巴瘤、多发性骨髓瘤、阵发性睡眠性血红蛋白尿症等）
出院后治疗案	□口服药物　　□口服药物+饮食改变与个人防护 □口服药物+静脉给药　□口服药物+静脉给药+饮食改变与个人防护 □其他_____ 再次治疗安排：□化疗　□放疗　□干细胞移植　□其他_____
全程管理计划表	
现存问题	
主要问题	

注：1. 认知评估：□完全了解，能做到　□完全了解，不能做到　□部分了解　□完全不了解。
　　2. 行为评估：□愿意接受　□持续维持　□不愿意接受　□已改变。

附表 3　血液内科复诊后信息登记和个案管理计划

病史资料	
姓名_____　ID_____　科室_____　登记日期____年___月___日	
就诊情况	本次复诊时间____年___月___日　　　　第____次复诊
检验、检查的异常指标	血常规_____　　凝血功能_____ 生化全套_____　BNP_____ 输血前四项_____　血型_____ 肌钙蛋白_____　心肌酶_____ 免疫学_____　基因检测_____ 粪常规_____　尿常规_____ 骨髓穿刺_____　活检_____ CT_____　X线_____ 超声_____　心电图_____　其他_____
危险因素	贫血□　　是否达标□：　是□否□ 感染□　　是否达标□：　是□否□ 出血□　　是否达标□：　是□否□ 遗传□　　是否达标□：　是□否□ 疾病□　　是否达标□：　是□否□ 药物□　　是否达标□：　是□否□ 其他□　　是否达标□：　是□否□
调整的治疗方案	□口服药物_____ □饮食改变与个人防护_____ □其他_____
现存问题	
主要问题	
个案管理计划	

注：1. 认知评估：□完全了解，能做到　□完全了解，不能做到　□部分了解　□完全不了解。
2. 行为评价：□愿意接受　□持续维持　□不愿意接受　□已改变。

附表 4　血液系统疾病个案管理收案评估

患者基本信息	姓名：　　　性别：　　　年龄：　　　诊断：
病情描述 （居家管理情况）	
历史就诊	
过敏史	
药物使用情况	
有无不良药物反应	
希望获得的帮助	
近期检验	
近期检查	
远程数据	
备注	

附表 5　全病程管理满意度问卷调查

患者姓名：_____　科室：_____　电话：_____
调查时间：_____年___月___日　调查员：_____
调查方式：□网络调查　□电话调查　□现场随访

1. 您对全病程管理服务的满意程度
□非常满意　□满意　□一般　□不满意　□非常不满意

2. 您对线上咨询流程的满意程度
□非常满意　□满意　□一般　□不满意　□非常不满意

3. 您对线上人员能否及时回应的满意程度
□非常满意　□满意　□一般　□不满意　□非常不满意

4. 线上咨询时，您对医务人员回答的满意程度
□非常满意　□满意　□一般　□不满意　□非常不满意

5. 出院后，您对医务人员随访服务的满意度
□非常满意　□满意　□一般　□不满意　□非常不满意

6. 当需要时，您是否还会再次选择全病程管理服务
□是　□否　□不确定

7. 您是否会向病友推荐全病程管理服务
□是　□否　□不确定

8. 您对本次全病程管理的整体评价
□非常满意　□满意　□一般　□不满意　□非常不满意

9. 您觉得全病程管理服务需要改进的地方：_____